中医疾病源流考丛书

姜德友　总主编

中医外科疾病源流考

王远红　高　杰　主　编

科学出版社

北　京

内 容 简 介

中华医学典籍卷帙浩繁,彰显历代医家智慧。历代医家对疾病的认识各有体会,见仁见智,然多散见而未成体系。《中医外科疾病源流考》一书从病名、病因病机、证候分类、治疗入手,对历代重要医籍各外科疾病的相关论述进行整理,寻找外科常见病的学术脉络和规律。本书编写参考近五百部外科专著、方书、类书和综合性医书等,涉及中医外科常见疾病五十余种。全书以中医病名为主线,以类病为篇,具体疾病为目,按中医外科的传统分类方法分为疮疡、乳房疾病、瘤岩病、皮肤病、肛门直肠疾病、男性前阴病、外伤性疾病与周围血管疾病共七篇。本书十分注重对中医外科特色优势与中医经典著作的阐释,密切联系临床,以期为后学者传承中医外科学精髓提供指导和帮助。

本书适用于广大中医药工作者、中医药院校学生及中医药爱好者参考阅读。

图书在版编目(CIP)数据

中医外科疾病源流考 / 王远红,高杰主编. —北京:科学出版社,2021.2
(中医疾病源流考丛书 / 姜德友总主编)
ISBN 978-7-03-068155-3

Ⅰ. ①中⋯ Ⅱ. ①王⋯ ②高⋯ Ⅲ. ①中医外科-诊疗 Ⅳ. ①R26

中国版本图书馆 CIP 数据核字(2021)第 034334 号

责任编辑:鲍 燕 / 责任校对:郑金红
责任印制:徐晓晨 / 封面设计:北京图阅盛世文化传媒有限公司

版权所有,违者必究。未经本社许可,数字图书馆不得使用

科学出版社 出版
北京东黄城根北街 16 号
邮政编码:100717
http://www.sciencep.com

北京虎彩文化传播有限公司 印刷
科学出版社发行 各地新华书店经销

*

2021 年 2 月第 一 版　开本:787×1092 1/16
2021 年 2 月第一次印刷　印张:20
字数:475 000

定价:118.00 元
(如有印装质量问题,我社负责调换)

"中医疾病源流考丛书"编委会

总 主 编 姜德友

副总主编 蒋希成　郭伟光　郭加利　王远红　柳成刚

编　　委 （按姓氏笔画排序）

　　　　　　王　兵　　王玉琳　　王远红　　王金环　　王玲姝
　　　　　　乔　羽　　刘　丹　　刘　征　　刘朝霞　　刘德柱
　　　　　　李永华　　张志刚　　柳成刚　　姜彩霞　　姜德友
　　　　　　徐江红　　高　杰　　郭加利　　郭伟光　　郭家娟
　　　　　　常佳怡　　隋博文　　蒋希成　　韩宇潇　　韩洁茹
　　　　　　谢春郁

学术秘书 李富震　孙许涛

《中医外科疾病源流考》编委会

主　　编　王远红　高　杰
副 主 编　王绍莹　王远韬　马振友　邢荣贵
　　　　　方殿伟　王泽芸
编　　委　（按姓氏笔画排序）
　　　　　丁戌坤　于　琨　于　影　于存玥　于佳新
　　　　　马宇琳　马振友　马斯风　王　杨　王　陆
　　　　　王以林　王远红　王远韬　王泽芸　王绍莹
　　　　　王保军　王婷萱　乌凯迪　方殿伟　邓　贺
　　　　　邢国庆　邢荣贵　刘　洋　许子健　孙　亮
　　　　　孙　瑶　孙帅辉　孙奥博　李　玉　李　慧
　　　　　李文昊　杨　锐　肖丙龙　肖诚浦　宋　莹
　　　　　宋美玉　张　磊　张海丽　张鼎顺　陈天玺
　　　　　范玉坤　和鹏飞　孟　璐　赵　艳　赵卫浩
　　　　　赵术志　赵洪旭　荆　琪　俞　婧　高　阳
　　　　　高　杰　蒋钱福　温　馨
学术秘书　高　阳　陈天玺

总　序

　　源者水之始也，流者水之支也，有源始能成其根本，有流方能汇其磅礴，海有其广博，在于源流之汇聚，中医亦然！

　　内难之始，成国医之根源，自此以降，历代先贤无不穷其学以羽翼之，至此方有如今浩如烟海之论述，卷帙浩繁之医籍，是以中医之发展乃前辈先贤呕心沥血、甘为人梯之硕果，数千年对疾病之见解论述，方成今日中医发展之盛况，然自西学东进，于中医之冲击可谓巨大，对于疾病之论述大有取而代之之势，历代先贤之论述亦有被弃如草芥者，对中医诊病之误解比比皆是，故而溯本求源之声不绝于耳，回归中医之意振聋发聩。

　　今喜闻门人姜德友教授总主编"中医疾病源流考丛书"即将付梓，展卷之余美不胜收，丛书汇古今之论，上至先秦经典医籍，下至历代各家专著，亦有各朝官修医典，分内科、外科、妇儿、五官四部，将二百余种疾病，分篇分病论述，汇古通今，详细整理，探赜发挥，取舍得当。考据各病之病名、病因病机、证候分类，归纳分析，梳理疾病发展之脉络沿革，荟萃治疗之观点经验，遑论囊括古今，确能见病知源。

　　此举展示中医学对疾病认识治疗之历程，乃回归中医本原、为中医正名之壮举，对于中医之发展价值重大，意义深远，可供中医学有识之士广为参详，展卷有益，常踞案头，故而乐为之序。

国医大师 张琪
戊戌年八月于冰城

总 前 言

中华医学典籍卷帙浩繁，博大精深，彰显历代医家之中医智慧。特别是中医对疾病的认识，历代医家各有体会，见仁见智，然多散见而未成系统，故从疾病之源流角度对其进行梳理，既必要也重要。编委会以《中华医典》为主要文献检索工具，旁及其他方式文献，在科学出版社支持下，整理编写"中医疾病源流考丛书"，以期为中医各科疾病的现代临床治疗研究提供理论文献依据和参考。

"中医疾病源流考丛书"所引用参考文献有先秦汉隋时期的《五十二病方》《黄帝内经》《神农本草经》《伤寒杂病论》《难经》《诸病源候论》等临床经典医籍；魏晋唐宋时期的《脉经》《肘后备急方》《针灸甲乙经》《备急千金要方》《外台秘要》《三因极一病证方论》《妇人大全良方》《小儿药证直诀》等方脉全书、各科专著，以及《新修本草》《太平惠民和剂局方》《圣济总录》等官方修订的本草书籍；金元明清时期的《黄帝素问宣明论方》《儒门事亲》《格致余论》《脾胃论》《临证指南医案》《温病条辨》《外科正宗》等各家学术类方书，亦探求《证治准绳》《景岳全书》《杂病广要》《张氏医通》等临证综合医籍。

本丛书共四个分册，即《中医内科疾病源流考》《中医外科疾病源流考》《中医妇儿科疾病源流考》《中医五官科疾病源流考》。

《中医内科疾病源流考》共分八篇，择选六十余种中医内科常见疾病，第一篇主要介绍春温、风温、伏暑等温病学常见疾病。第二至第六篇，以脏腑为纲，分别介绍了肺系、心系、脾胃系、肝胆系及肾系常见疾病。第七篇，以气血津液为纲，主要介绍郁证、血证、痰饮、消渴等疑难杂病。第八篇主要介绍六类具有代表性的肢体经络病证。

《中医外科疾病源流考》共分七篇，其中包括疮疡，如疖、疔、痈、疽、发颐、瘰疬等；乳房疾病，如乳痈、乳痨、乳癖、乳衄等；瘤岩病，如筋瘤、肉瘤、血瘤、失荣、乳岩等；皮肤病，如热疮、蛇串疮、疣、黄水疮、癣等；肛门直肠疾病，如痔、肛痈、肛裂、脱肛、肠痈等；男性前阴病，如子痈、囊痈、子痰、水疝；外伤性疾病与周围血管疾病，如冻疮、烧烫伤、毒蛇咬伤、臁疮、青蛇毒、股肿、脱疽、破伤风、脉痹等。共计五十余种外科常见疾病。

《中医妇儿科疾病源流考》共分两篇，即妇科篇与儿科篇。其中妇科疾病根据妇人生理特点将其分为六章，包括月经病、带下病、妊娠病、产后病、前阴疾病及妇科杂病，共四十余种妇科常见疾病；儿科疾病包括肺系疾病、心系疾病、脾胃系疾病、肝胆系疾病、肾系疾病、虫病、传染病、疮疹病等二十余种儿科常见疾病。

《中医五官科疾病源流考》共分五篇，分别为眼科疾病，如胞睑疾病、针眼、睑弦赤烂、眼丹、椒疮、粟疮、目劄、漏睛、暴风客热、白涩症、聚星障、宿翳、青风内障、圆翳内障、青盲、云雾移睛、暴盲、风牵偏视、雀目、近视、远视等；耳科疾病，如耳疖、耳疮、耵耳、断耳疮、耳鸣、耳聋等；鼻科疾病，如鼻疮、鼻疔、鼻疳、鼻窒、鼻槁、鼻衄、鼻渊、酒齇鼻等；咽喉科疾病，如乳蛾、喉痹、喉风、喉喑、喉痈、喉癣、白喉；口齿科疾病，如牙痛、牙宣等五十余种五官科常见疾病。

各分册分别从病名、病因病机、证候分类及治疗四个方面，对古代医家所论述的疾病详细整理，探赜发挥。其中病名部分，将历代医家所提及之名称搜集分类，对比鉴别，发现各种疾病或以病症特点命名，或以病位脏腑命名，或以病因病机命名，凡此等分类方法，不一而足，均得以概括总结。在病因病机与证候分类两部分，将历代典籍中指出的各种病因病机加以概括，并参考近现代医学论著中提到的证候类型加以归纳。在治疗的论述中，不仅对历代医家医著中辨证论治的精华进行提炼分析，而且分别将中药、针灸等治疗方法加以归纳总结。

编委会编纂历时十余载，对丛书反复校对，多次修改完善，终有所成。由于中医典籍宏富，编纂所阅古籍尚有未及之处，加之编者水平有限，不足之处在所难免，冀望广大读者提出宝贵意见，以利再版时修订。

"中医疾病源流考丛书"编委会

2018年5月

目 录

总序
总前言
第一篇　疮疡 ··· 1
　　疖源流考 ··· 2
　　疔源流考 ··· 6
　　痈源流考 ··· 10
　　疽源流考 ··· 17
　　发颐源流考 ··· 21
　　瘰疬源流考 ··· 24
　　流痰源流考 ··· 29
　　丹毒源流考 ··· 32
第二篇　乳房疾病 ·· 39
　　乳痈源流考 ··· 40
　　乳痨源流考 ··· 43
　　乳癖源流考 ··· 46
　　乳衄源流考 ··· 51
第三篇　瘤岩病 ·· 55
　　筋瘤源流考 ··· 56
　　肉瘤源流考 ··· 60
　　血瘤源流考 ··· 65
　　失荣源流考 ··· 72
　　乳岩源流考 ··· 78
　　肾岩源流考 ··· 86
第四篇　皮肤病 ·· 89
　　热疮源流考 ··· 90
　　蛇串疮源流考 ··· 97
　　疣源流考 ··· 102
　　黄水疮源流考 ··· 107
　　癣源流考 ··· 112
　　疥疮源流考 ··· 122
　　湿疮源流考 ··· 127

药毒源流考 ……………………………………………………… 135
　　瘾疹源流考 ……………………………………………………… 140
　　牛皮癣源流考 …………………………………………………… 147
　　风瘙痒源流考 …………………………………………………… 156
　　风热疮源流考 …………………………………………………… 164
　　酒渣鼻源流考 …………………………………………………… 167
　　油风源流考 ……………………………………………………… 177
　　猫眼疮源流考 …………………………………………………… 181
　　紫癜风源流考 …………………………………………………… 183
　　白癜风源流考 …………………………………………………… 187
　　黄褐斑源流考 …………………………………………………… 193
　　瓜藤缠源流考 …………………………………………………… 199
　　褥疮源流考 ……………………………………………………… 202
　　瘢痕源流考 ……………………………………………………… 206

第五篇　肛门直肠疾病

　　痔源流考 ………………………………………………………… 214
　　肛痈源流考 ……………………………………………………… 222
　　肛裂源流考 ……………………………………………………… 228
　　脱肛源流考 ……………………………………………………… 232
　　肠痈源流考 ……………………………………………………… 238

第六篇　男性前阴病

　　子痈源流考 ……………………………………………………… 246
　　囊痈源流考 ……………………………………………………… 249
　　子痰源流考 ……………………………………………………… 257
　　水疝源流考 ……………………………………………………… 261

第七篇　外伤性疾病与周围血管疾病

　　冻疮源流考 ……………………………………………………… 268
　　烧烫伤源流考 …………………………………………………… 273
　　毒蛇咬伤源流考 ………………………………………………… 278
　　臁疮源流考 ……………………………………………………… 280
　　青蛇毒源流考 …………………………………………………… 285
　　股肿源流考 ……………………………………………………… 289
　　脱疽源流考 ……………………………………………………… 292
　　破伤风源流考 …………………………………………………… 297
　　脉痹源流考 ……………………………………………………… 305

第一篇 疮疡

疖源流考

"疖"早在《黄帝内经》中就有论述，后作为独立的病证出现在晋代葛洪所著《肘后备急方》中。疖病的病机和临床表现较为典型，易于区分辨别。现从病名、病因病机、证候分类及治疗入手，对历代医籍中疖的相关病证论述进行整理研究，以探究其学术价值和临床经验，为后世医家认识本病提供有效的指导。

（一）病名

"疖"，历经数千年而沿用至今。由于历代医家对前人临床经验、理论认知的程度、方式不同，在理解上也各有其历史局限性，故不同时期"疖"的学术含义有所不同。唐代孙思邈《备急千金要方·痈疽》云"凡肿，根广一寸以下名疖"，指出疖子根深，肿胀在一寸以下。明代万密斋《万氏秘传外科心法·总论大法》中指出："热发于肌肉之上，微肿根小，不过一二寸者为疖。"阐明疖病发于肌肉之上，肿形较小。

1. 以病因病机分类命名

热疖，又称暑疖，指夏日所生之小脓肿，因感受暑毒之气而成，可分为有头疖（毛囊疖）和无头疖（汗腺疖）两种。热疖多形态较小且病发于炎热夏日，故被称为"热疖"。

2. 以病证特点分类命名

蝼蛄疖是疖病的一种，多发于小儿头部，患处初为小疖，其根坚硬，外形如蟮（指蚯蚓）之拱头，故俗称"蟮拱头"。清代吴谦等著《医宗金鉴·蝼蛄疖》有云："此证多生小儿头上，俗名貉貀，未破如曲蟮拱头，破后形似蝼蛄串穴。"提出此种疖病多发生在患儿头部，未破溃时为局部肿势凸起之状，这种疖肿常为多发性，头皮下脓腔破溃后形成多个相连的窦道，故称"蝼蛄疖"。

（二）病因病机

疖的病机总由内蕴热毒或外受暑热之邪而发。由于内郁湿火，外感风邪，两相搏结，蕴阻肌肤而成；或由于在夏秋季节感受暑湿热毒之邪而生；或因天气闷热，汗出不畅，暑湿热毒蕴蒸肌肤，引起痱子，复经搔抓，破伤染毒而发。

1. 外感毒邪

《素问·生气通天论》言："汗出见湿，乃生痤疿。"隋代杨上善《黄帝内经太素》作"汗出见湿，乃生痤疿"。其后注曰："若汗遍身，见湿于风，即邪风客于肌肉，壅遏营卫，伤肉以生痤疿也。痤，痛之类，然小也，俗谓之疖子。"《素问·生气通天论》又曰："劳汗当风，寒薄为皶，郁乃痤。"明代张介宾（即张景岳）《类经》注曰："形劳汗出，坐卧当风，寒气薄之，液凝为皶，即粉刺也。若郁而稍大，乃成小疖，是名曰痤。"由上可知，汗出之后，感受风邪，局部肌肉气血运行受阻，聚集于局部，阻滞气血运行，使得局部气血发为脓肿而成疖病；或感受寒邪，凝滞气血，阻于局部，发为疖病。延及宋代，《小儿卫生总微论方·痈疖论》有言："小儿生痈疖者，由六腑不和，风毒邪热干于皮肤，搏于血气，入客经络之间，留结而生，小而有头者为疖。"指出疖病由于风热毒邪内侵肌肤，客于经络所致。明代申斗垣《外科启玄·时毒暑疖》有言："是夏月受暑热而生，大者为毒，小者为疖，令人发热作脓而痛。"申氏指出疖病由夏天感受暑热之邪所致。明代朱橚等所著《普济方·痈疽门·疖》有云："夫疖者，由风湿冷气，搏于血结聚所生也。人运动劳役，则阳气发泄，因而汗出，遇冷湿气搏于经络，血得冷折，则结涩不通，而生疖肿，结如梅李也。"书中亦提到风湿冷气等邪气致病，聚集于机体某一脉络，血滞涩而不行，发为疖肿。清代吴谦等所著《医宗金鉴·蝼蛄疖》有言："此证多生儿头上……亦有暑热成毒者。"具体阐明小儿蝼蛄疖可以由暑热之邪所致。

2. 情志不舒，饮食不节

清代汪昂《医方集解·痈疡之剂》有言："痈疽之生，始于喜、怒、忧、乐之不时，饮食、居处之不节……致阴阳不平，而蕴结营卫，凝涩而腐溃，轻者起于六腑，浮达而为痈；重者发于五脏，沉涩而为疽。浅者为疖。"汪氏具体阐明七情致病、饮食不节致病学说，七情内伤，饮食伤脏，导致阴阳不能平衡，机体营卫不行，气血运行受阻，腐溃成脓，由六腑发病者外达肌肤而成痈，发于五脏者成疽，病位表浅者名为疖。同一时期，高秉钧《疡科心得集·辨蝼蛄串肘痈肘后毒论》云："丹溪曰：蝼蛄串，生于臂（小臂也）内中廉，属包络经。由思虑伤脾，脾伤则运化迟，故生浊液流于肌肉，脾气郁滞不舒凝结而成。"提出蝼蛄疖可由忧思气结，耗伤脾气，脾气无力运化水谷精微，水谷不化，则生浊液，凝聚于肌表，发为疖病。清代陈士铎《洞天奥旨·时毒暑疖》有云："身生疖毒，乃夏天感暑热之气，而又多饮凉水冷汤，或好食生果寒物，以致气不流通，血不疏泄，乃生毒疖矣。"陈氏提出，疖病的发生是由于天气炎热，又贪凉饮冷，导致寒凝气血，气血不得疏泄所致。

3. 内蕴火毒

《万氏秘传外科心法·总论大法》云："热发于肌肉之上，微肿根小，不过一二寸者为疖。"万氏提出热毒蕴结于肌肉可形成疖病。清代高秉钧《疡科心得集·辨蝼蛄串肘痈肘后毒论》有言："肘痈生于肘之围绕，由心肺风火凝结而成，形小为疖。"高氏提出疖病的发生与心肺火邪相关，具体阐明内生火毒之邪致病机理。同一时期，《医宗金鉴·蝼蛄疖》有言："此证多生儿头上……有因胎中受毒者，其疮肿势虽小，而根则坚硬，溃破虽出脓水，而坚硬不退，疮口收敛，越时复发，本毒未罢，他处又生，甚属缠绵难敛。"书中具体指出小儿蝼蛄疖多因胎毒所致，肿势急迫，难溃难消，反复发生。

4. 体虚毒恋

清代王士雄《回春录·外科·疖》有云："濮妪，于酷热之秋，浑身生疖如疔，痛楚难堪，小溲或秘或频，大便登圊则努挣不下，卧则不能收摄。人皆谓其虚也。"具体指出正气虚弱也可导致疖病的发生。例如，阴虚内热之消渴病患者或脾虚便溏患者，病久后气阴双亏，容易感染邪毒，并可反复发作，迁延不愈，而致多发性疖病。

（三）证候分类

历代医家对疖病证候分类的表述有：①热毒蕴结；②暑热浸淫；③体虚毒恋，阴虚内热；④体虚毒恋，脾胃虚弱。

（四）治疗

1. 辨证论治

（1）清暑化湿：明代申斗垣在《外科启玄·时毒暑疖》中记载道："是夏月受暑热而生，大者为毒，小者为疖……宜清暑香薷饮，内加芩连、大黄之类治之而愈。"提出夏月感受暑湿之邪，生出疖病，无其他症状者，用清暑香薷饮治疗。清代陈士铎《洞天奥旨·时毒暑疖》有言："身生疖毒……内用清暑解火，解暑败毒饮。"提出用解暑败毒饮治疗本病，清解暑热之邪。《疡科捷径》有言："时毒暑疖是夏月受暑热而生。大者为毒。小者为疖。令人发热作脓而痛。别无七恶之症，宜清暑香薷饮，内加芩连大黄之类治之而愈。"提出用清暑香薷饮治疗夏月感受暑热之邪所致疖病。《洞天奥旨·时毒暑疖》有云："身生疖毒，乃夏天感暑热之气，而又多饮凉水冷汤，或好食生果寒物……内用清暑解火。"进一步指明以清解暑热之法治疗疖病。

（2）清热解毒：疖之为病，内蕴湿火，外感风邪，两邪搏结，蕴阻肌肤，而此病又多发生于夏秋季节，感受暑湿热毒为多，又天气闷热，汗出不畅，热邪阻于肌肤而不发。因此，清热解毒法在疖病的治疗过程中极其重要。陈延之《小品方·治痈疖诸方》有云："治痈疖诸方……内宜服连翘汤下。"以连翘汤方清热解毒，治疗疖病。宋代《太平圣惠方》有云："治小儿初生疮疖，五脏壅热，宜服大黄散方。"提出治疗小儿初生疖肿，五脏蕴热者，可以用大黄散方，大黄清热解毒、活血止血，血余炭助大黄止血，二药合用以达解毒活血之用。延续至明代，《普济方·痈疽门·疖》云："生干地黄丸，治热毒疮疖肿硬。防风当归散，治诸般疮疖等毒热疮。漏芦散，治热毒痈疖。"具体指明了对于疖病的治疗可以用生干地黄丸、防风当归散和漏芦散治疗。以上三方并举清热化湿、扶正祛邪之功用，为治疗疖病的代表方剂。明代王绍隆《医灯续焰·小儿脉证》中记载道："五福化毒丹治积热、惊惕、狂谵、烦渴、颊赤、咽干、唇口生疮、夜卧不宁、头面遍身疮疖。"又提出应用五福化毒丹以清热解毒，凉血消肿，连翘清热解毒，消肿散结；生地黄、玄参、赤芍、青黛清热凉血，活血化瘀；桔梗、牛蒡子疏风清热；芒硝润燥软坚，泻热导滞；甘草调和诸药。远志酒托散诸毒，治疗疖病等一切热毒疾病，颇有良效。明代汪机《外科理例·疮名有三曰疖曰痈曰疽》中提到："疖者，初生突起，浮赤，无根脚，肿见于皮肤，止阔一二寸，有少疼痛，数日后微软，薄皮剥起，始出青水，后自破脓出，如不破，用簪针丸。"提出用簪针丸治疗疖病脓头初生后不能破溃者。追至清代，清代魏之琇《续名医类案·疮疖》中提到："久而两足常生疖毒，愈而复生半月余。以清凉饮子下之，得紫黑血积于便中，去者月余，其积毒顿除，是知积热毒致痈肿者如此。"魏氏指明对于热毒所致疖病，以清凉引子清热祛邪，方中以当归养血活血，酒浸以使药力上行；大黄清热解毒，使毒邪外泄；赤芍活血；甘草调和诸药，四药合用，排毒外出。

（3）养阴清热解毒：清代王士维《回春录·外科·疖》云："濮妪，于酷热之秋，浑身生疖如疔，痛楚难堪，小溲或秘或频，大便登圊则努挣不下，卧则不能收摄。人皆谓其虚也。予白虎汤加花粉、竹叶、栀子、白薇、紫菀、石斛、黄柏，十余剂而痊。"指明对于阴不足加之内有热邪之证，用白虎汤加味治疗。同一时期，高秉钧《疡科心得集·辨蝼蛄串肘痈肘后毒论》有言："丹溪曰：蝼蛄串……初起筋骨如中流矢，疼痛渐增，漫肿坚硬……日久其肿块渐次溃破……内溃串通诸孔，外势肿硬不消，脓水淋沥如漏。患者必面黄肌瘦，饮食减少，午后寒热交作，虚证并添……次用人参养营汤，调和气血、扶助脾胃，十中可保三、四。若妄投寒凉克伐，损伤脾胃，则活者鲜矣。"提出治疗蝼蛄串，破流脓水，寒热交错，虚实并证，可以用人参养营汤调和气血、扶助脾胃，以养阴清热解毒。

2. 外治法

宋代窦材《扁鹊心书·蝼蛄疖》记载道："蝼蛄疖，风寒凝于发际，或冷水沐头，小儿头上生疖，麻油调百花散涂之。如脑痛初起，亦服救生汤。"提出风寒或遇冷水所致蝼蛄疖，用麻油调百花散治疗，取百花散收敛之性。陈延之《小品方·治痈疖诸方》有云："取鹿角就磨刀石上水摩之，以汁涂，燥复涂，则消也。疖始结肿赤热方。水摩半夏涂之，燥更涂，得便消也。山草中自可掘取半夏乃佳，神验。"陈氏分别将鹿角磨汁、半夏水摩，涂于患处治疗疖病，用鹿角清热解毒之功，取半夏散结消肿之效。宋代唐慎微《证类本草·东壁土》有言："治背痈疖。以多年烟熏壁土并黄柏二件等捣罗末，用生姜汁拌成膏，摊贴之，更以茅香汤调下一钱匕，服，妙也。"以烟熏灶土和黄柏捣散，用生姜汁和成膏状贴于患处。明代《普济方·痈疽门·疖》云："硝石散治疮疖初生、热毒始结，疼痛妨闷……以浆水旋调稀稠得所。涂于肿上，干即易之，以热退肿消为度。"阐明用硝石散治疗疖病，消瘀散肿。又言："麻油调敷治软疖，用螺蛳壳烧灰。真麻油调涂。又方，用树上自起薄皮，火炙干为末，麻油调敷。"提出用麻油调螺蛳壳可以治疗软疖，取其散结之性。清代吴谦等人所著《医宗金鉴·蝼蛄疖》云："宜用三品一条枪插于孔内，化尽坚硬衣膜，换撒生肌散，贴玉红膏以收敛之，不致再发也。亦有暑热成毒者……宜贴绀珠膏，拔尽脓毒，将所串之空皮剪通，使无藏脓之处，用米泔水日洗一次，干撒生肌散，贴万应膏甚效。有因疮口开张，日久风邪袭入，以致疮口周围作痒，抓破津水，相延成片……宜用败铜散搽之，忌鱼腥发物。"提出蝼蛄疖溃破后应用生肌散、生肌玉红膏以收敛生肌，脓成毒盛者用绀珠膏排脓，后用生肌散收敛，而溃破流脓者用败铜散涂之，促进脓出毒解。清代程鹏程《急救广生集·疡科·诸疖》中总结了诸多医家的治疗经验，如"痈疖恶肉，生地黄（三斤），水一斗煮约及三升，去滓煎稠，涂纸上贴之，日三易（《刘子涓方》）"，以生地黄的清热解毒之效，外敷治疗本病；"一方，用大芋头捣烂，敷之即愈（《御医院方》）"，用芋头散结之力，捣烂外敷治疗本病；"软疖频作，露蜂房（二枚）烧存性，以巴豆（二十一粒）煎清油二三沸，去豆，用油调敷，甚效（《得效方》）"，指出软疖可用露蜂房的攻毒之效外敷治疗；"暑疖肿毒，槿树花连叶捣敷，甚效（《简易良方》）"，提出了疖肿已溃时用槿树花外敷，使脓尽则愈；"热疖，五月五日午时，取独部大蒜切片，贴眉心，入夏不发（《方钞》）"，提出大蒜可以解毒杀虫，用大蒜预防疖病有很好的效果；"一切热疖，芙蓉叶，菊花叶，同煎水频洗，或捣烂敷之，甚效（《种福堂方》）"，用芙蓉叶、菊花叶治疗疖病可取其清热解毒之效；"时行暑疖，用桐油、麻油（各半斤）同熬，滴水成珠，再入黄丹（半斤）收贮，摊贴效。（《同寿》）"，对于暑热疖肿可以用桐油或麻油治疗。书中又云"软疖，用哺退鸡蛋壳烧灰，清油调搽效（《简易良方》）"，提出治疗软疖，用鸡蛋壳烧灰调清油涂抹患处，取其煅烧后收敛之效；"眼堂成漏，眼下空处生疖，脓水不干，久而成漏，诸药不效。用柿饼去皮取肉捣烂涂，十日可愈（《屡效方》）"，提出眼部疖病的治疗方法：用柿饼去皮捣烂外敷，取其寒凉收涩之性。同一时期，邹存淦《外治寿世方·头上软疖》有言："头上软疖，野芋头磨醋敷，或用大芋捣敷亦效,又鸡肫皮、明矾为末,麻油调涂。"取芋头、鸡肫皮、明矾清热解毒,凉血散痤消疖。

3. 其他疗法

本病之其他疗法尚有针刺法。清代魏之琇《续名医类案·疮疖》中提到:"一省掾背项常有痤疖,愈而复生。张曰:太阳血有余也。先令涌泄之,次于委中针出紫血,病更不复作也。"提出单用针刺疗法治疗疖病,取委中穴放血,有散瘀活血、清热解毒之功。

综上所述,历代医家对疖病的记录较多,认识颇为深入,临床治疗思路较为宽广,遂整理如上,考镜源流,以供同道查阅。

(于佳新 王远红)

疖源流考

早在《素问·生气通天论》中就有疖的记载,而后世关于疖的论述则更趋完善。疖的病机较为简单,临床表现也颇具典型,现从病名、病因病机、证候分类及治疗入手,对历代重要医学典籍中关于疖病的病证描述进行整理和研究,梳理学术思想脉络,意义重要。

(一)病名

"疖"一词历史悠久,一直沿用至今。其特点是局部表现为红、肿、热、痛,呈小结节,并可逐渐增大,呈锥形隆起。继而中央变软,出现白色小脓栓。疾病传变极为迅速。纵观历代医家诸多典籍,其病名多与病因病机、发病部位及形状特点相关。现综合分析疖的称谓历史,归纳为以下2种命名。

1. 以病证特点分类命名

疖证根据其在患者身上所表现出来的症状特点可以分为"羊毛疖""疫疖""烂疖""红丝疖"。关于"羊毛疖"一说,清代鲍相璈《验方新编·卷十一》有云:"此症忽起一泡,其形如瘤,内有羊毛,亦名羊疖。初起或头痛,或发寒热即是。"提到"羊毛疖"之症状为疖内有类似于羊毛状物质,顾名思义则如此命名。唐代孙思邈《备急千金要方·卷第二十二》首载:"六曰烂疖,其状色黑有白斑,疮中溃溃则有脓水流出,疮形大小如匙面,忌沸热食烂臭物。"指出"羊毛疖"主要症状。关于"红丝疖"的命名,《医宗金鉴·卷七十二》中提出:"又有红丝疖,发于手掌及骨节间,初起形似小疮,渐发红丝,上攻手膊,令人寒热往来,甚则恶心呕吐,治迟者,红丝攻心,常能坏人。"提到"红丝疖"实则为发于四肢,皮肤呈红丝显露,迅速向上走窜的疾病。《验方新编》中提出:"此疖流走最快。生于足者,其红丝渐长至脐;生于手者,红丝渐长至心;生于唇面者,红丝渐长至喉,至则不可救矣。"指出本病发生发展迅速,甚则致死。

2. 以病位分类命名

(1)按部位分:①颜面部疖疮,是指发生在颜面部的急性化脓性疾病。其特征是疮形如粟,坚硬根深，状如钉丁之状。本病病情变化迅速，易成走黄危证。颜面部疔疮由于发生部位不同，名称各异。如生在眉心的，称"眉心疔"；生在眼胞的，称"眼胞疔"；生在鼻部的，称"鼻疔"；生在颧骨之间的，称"颧疔"；生在迎香穴的称"迎香疔"；生在人中的，称"人中疔"；生在人中两旁的，称"虎须疔"；生在口角的，称"锁口疔"；生在唇部的，称"唇疔"。②手足部疔疮，指发生于手足部的急性化脓性疾病。由于发病部位、形态及预后不同，而有多种病名。生于指头顶端者，称"蛇头疔"；生于指甲周围者，称"沿爪疔"；发于指甲旁的，称"蛇眼疔"；生于手掌中心者，称"托盘疔"；生在足掌中心者，称"足底疔"。

（2）按经络分：毒气发于脾经者，称为"黄鼓疔"；毒气发于肺经者，称为"白刃疔"；毒气发于肾经者，称为"黑靥疔"；毒气发于肝经者，称为"紫燕疔"；毒气发于心经者，称为"火炳疔"。

（二）病因病机

疔证多因火热之毒为患，其毒或从内发，如恣食膏粱厚味、醇酒辛辣炙煿之品，脏腑蕴热内生；或从外受，如感受风热火毒，或皮肤破损染毒。火热之毒蕴热肌肤，以致气血凝滞，火毒结聚，热盛肉腐而成。若火毒炽盛，内燔营血，则成走黄重证。

1. 外邪内犯

明代龚廷贤《寿世保元·卷九》有言："夫疔疮者，由四时迭更，阴阳交变，此二气互相激怒，必成暴气。然暴气卒然，大风大雾，大寒大热，若不能避，而遇袭于皮肤，入于四体，传注经络，遂使腠理结满，阴阳二气，不得宣通，遂成疔毒。"进一步具体阐明疔疮之病机：四时之气改变，致使阴阳二气紊乱，从而构成一个致病的先决条件，后由于外界气候的不断变化，阴阳二气外不能固护肌表，内不能养护五脏，阴阳之气不得宣通，发为疔疮。清代张锡纯《医学衷中参西录·论治疔宜重用大黄》提出："疮疡以疔毒为最紧要，因其毒发于脏腑，非仅在于经络。其脉多见沉紧。紧者毒也，紧在沉部，其毒在内可知也。"可见外邪入里，潜伏体内，化作毒邪，久则发病。

2. 情志内伤

情志致病也是疔发生的重要因素。忧虑伤肺，致使气血停滞加之热毒内攻、劳伤太过等因素导致本病的发生和发展，对后世医家有重要启示。

3. 饮食劳倦

《素问·生气通天论》记载："膏粱之变，足生大丁。"指出其病因。明代张景岳《类经》有云："厚味太过，蓄为内热，其变多生大疔。"可见饮食不节、嗜食肥甘是疔疮发生的重要原因。《医宗金鉴·卷六十三》有言："（颧疔）多因过食炙煿、药酒，以致胃经积火成毒而生……凡疔皆属迅速之证，初觉即当急治，迟则毒火攻心，令人昏愦谵语，恶证悉添，多致不救。"饮食不节致病最为广泛，久食炙煿发火之品，则内生火热毒邪，蕴积于体内，无法清除，待到其他致病因素来时，间夹致病。

4. 元气内虚

元气内虚实为本病发生最主要的内因，清代魏之琇《续名医类案·卷三十四》记载道："……

面患疗，脉洪数有力……属邪气蕴结，反益其势，致耳、目、唇、口俱肿闭，头面如斗，由邪气外实也。前脉按之无力，由元气内虚也。"魏氏指出患者发病虽有外邪因素，但主要还在于体内气血不足，无力托毒外出，邪气反而趁势侵袭机体，疾病则迁延日久。指明正气在发病过程中的重要作用。

（三）证候分类

历代医家对疗证证候分类的表述有：①热毒蕴结；②火毒炽盛。

（四）治疗

1. 辨证论治

（1）清热解毒，攻毒外出：在各种疾病导致的疗疮肿毒之中，以火热毒邪最为亢盛，故治疗时以清热解毒之法最为常见，同时也最为重要，其治疗的成败往往对后来的治疗和预后有着重要的决定意义。《医宗金鉴·卷六十三》提出："此证（颧疗）生在颧骨之间……顶凹坚硬，按似疗头，麻痒疼痛……胃经积火成毒而生。初宜蟾酥丸，或麦灵丹汗之，次服黄连消毒饮清之……凡疗皆属迅速之证，初觉即当急治，迟则毒火攻心，令人昏愦谵语，恶证悉添，多致不救。"吴氏提出火毒所致颧疗的具体治法，先用蟾酥丸或麦灵丹解毒消肿，辟秽疗疮，活血定痛，后用黄连消毒饮清热泻火以续疗效。如果发病迅速，疾病恶劣的情况下甚至是疗疮走黄之时，无以速效，则以蟾酥丸、麦灵丹和黄连消毒饮一齐治之。清代魏之琇《续名医类案·卷三十四》中记载道："松江诸大尹唇生一疗，已五日，肿硬，脉数，烦躁喜冷，此胃经积热所致……一男子胸患疗，遍身麻木，脉数而实。急针出恶血，更明灸数壮始痛。服防风通圣散，得利而愈。"提出唇疗用灸法治疗效果不明显时，甚至是加重病情即误治后，以防风通圣丸清热泻火主之，对症后则药到病除。元代罗谦甫《罗谦甫治验案·卷下》云："丙午岁，予居城，人多患疗疮……若疮气入腹危者，服破关丹……肿硬，脉数，烦躁喜冷，此胃经积热所致。先以凉膈散一服以清热泄火，热去五六。更与夺命丹二粒清热消肿，肿退二三。再与荆防败毒散疏风散寒、除湿解表，四剂而愈。"记载了疗疮内陷入里时采用破关丹主之，以清热消肿；如果为胃经积热所致，则用凉膈散治疗。《验方新编·痈毒诸方》中以"麻油饮"清热解毒，治痈疽疗疖一切大毒。其中具体说道："真麻油一斤，砂锅内煎数十滚倾出，兑酒二碗，随口热饮一二碗，少顷再饮，急则一日饮尽，缓则分二日饮，无有不愈。"又言以护心散治疗"凡患疗疮及一切大痛大毒，神昏呕吐，此毒气攻心，急用此药服之，神效""以菊花饮为治疗毒圣药，有起死回生之功。凡对口、发背、一切无名红肿热毒，亦极神效。阴疽色白平塌者勿用"。阐明了护心散有护心解毒的作用，主治疮毒内攻，口干烦躁，恶心呕吐。对于急性病则急投此方，为神效；同时警告医者，症属阴疽者不要用此方。而对于疗疮走黄之势，《验方新编·痈毒诸症》有言："凡疗毒肿痛、神昏、甚至不省人事，谓之走黄。急用芭蕉根捣汁服之，立可回生。或照前菊花饮、地丁饮服之均妙。"指出了用芭蕉根的汁或用菊花饮、地丁饮治疗走黄的方法。

（2）益气养血，托毒外出：本病以虚证居多，临床治疗也以补虚为主。《续名医类案·卷三十四》有言："薛立斋治上林陈静涵，面患疗……属邪气蕴结，用清热消毒散二剂未应……前脉按之无力，由元气内虚也，连进托里消毒之药，及数砭患处，出黑血碗许，已而脓与腐肉并溃而出。复用托里之药，疮势渐愈。七日后，复因调护失宜，以致烦渴不食，两尺脉如丝欲绝，急用八味丸料煎服，其脉顿复，手足自温。"此处原文指明，当医者辨证不清，误用攻法或清解之法未愈或致使病情加重时，应当重新辨证，属于气虚者当补气，属于血虚者当补血，对于疔疮气血俱虚者，治以托里之药，扶正固托效果较好。又言："长洲庠苏子忠，鼻梁患疔，症属表邪，但气血俱虚，不胜发散，遂以补中益气为主。"书中提出疔疮之病属气血亏虚者，应当补中益气，待正气充足后再行攻毒之势。

2. 外治法

古代医者对于疔疮肿毒多以外治法为治疗的主要辅助手法，临床上外治法操作简便，治疗迅速，疗效较好，因此为大多数医者所推广。唐代孙思邈《备急千金要方》有言："艾蒿一担烧作灰，于竹筒中淋取汁，以一二合和石灰如面浆，以针刺疮中至痛，即点之，点三遍，其根自拔，亦大神验。"由此可以看出，对于疮疡肿起，可以在痛点用火针挑破，将脓排出。但患处不佳者颇为难治，对于毒邪即将走散之时，应及时治疗，以防毒邪进一步走散，扩散全身。延及明代，缪希雍《先醒斋医学广笔记》有言："用陈年露天铁锈，碾如飞面，将金簪脚挑破毒处一孔，纳铁锈末于内，仍将皮盖好。少顷黑水流尽，中有白丝如细线，慢慢抽尽，此疔根也，尽即立愈。"指出用铁锈治疗疔疮颇有奇效，可以清热解毒，镇心平肝。同一时期的龚廷贤《寿世保元·九卷》言："疔毒之名有十三种。必发于手足间，生黄泡，其中或紫色，有一带红线道直入者，用针于线处刺去毒血水，针时以知痛出血为妙，否则红线入腹攻心，必致危困。"提出红丝疔应当及早用针挑破。又言："一治疔肿及无名疮毒，掐头去白水，以葱头捣敷。"提出疔疮肿毒的治疗方法，并为后世所沿用。后至清代，《验方新编·痈毒诸症》记载："红丝疔，于手足两处，可用头发离丝一二寸远紧紧捆住，并将丝头刺破，或用灯火、或用艾火在丝头烧之，丝即退散而愈。不散再烧，以散为度，其效如神。"红丝疔生于手足之间，较为难治，书中以偏方治疗，用丝线结扎一处后，将丝头挑破，后用灯火烧，如此反复则有奇效。《验方新编·痈毒诸症》又言："羊毛疔……用黑豆、荞麦各等分研末，挑破敷之，毛落即愈。"指出外用药物治疗疔疮，如黑豆、荞麦粉研末外敷。又言："拔疔根法：疔毒重者，好而复发，此疔根未出故也。若不急治，再发则根愈深而难治矣。蓖麻子（去油）一粒，乳香一分（去油），共捣烂，用饭和为饼贴之，少时疔根自出。"由此可知，对于疔疮根深者，应当及时治疗，否则根深难愈，可用蓖麻子、乳香活血化瘀，消肿拔毒以拔毒外出。

3. 其他疗法

针灸治疗疾病可以追溯到千年以前，其作为古代医疗手法，对不同疾病皆有奇效，外科疔疮也不例外。《续名医类案·卷三十四》有言："立斋治刘贯卿，脚面生疔……以隔蒜灸五十余壮，痒遂止。再灸片时，乃知痛。更用膏药封贴……夫至阴之下，道远位僻。且怯弱之人，用峻利之药，则药力未到，胃气先伤，虚脱之祸，有所不免，不如灸之为宜。"薛立斋指出，施用灸法治疗疔疮，可以隔蒜使用，灸法可以宣通局部阳气，使气血通利，同时缪氏又指出一些人不便于应用方剂治疗时，使用灸法为上。《续名医类案·卷三十四》言："一男子左手背患疔……遂明灸至二十余壮，尚不知痛，又三十余壮始不麻，至百壮始痛。"进一步论证针灸治病之法。又言："故下部患疮，皆宜隔蒜灸之，痛则灸至不痛，不痛则灸至痛。若灸之而不痛者，宜明灸之，及针疔四畔去恶血……若针之不痛，或无血者，以针烧赤，频烙患处，以痛为度。或不痛，眼黑如见火光者，此毒气入脏腑也，不治。"进一步提出对于局部麻木不知痛痒的疔疮患者，以灸法治疗，如此反复，如针灸后仍不知痛痒甚至以火烙之仍无感觉者，则表明此为毒邪深入，不治。《续名医类案·卷三十四》有言："凡人暴死，多是疔毒，用灯照看遍身，若有小疮即是，宜急灸之。俟醒，更服败毒药，或夺命丹。人汗入肉食之，则生疔疮，不可不慎……马氏室忽恶寒作呕，肩臂麻木，手心瘙痒，遂瞀闷，不自知其故，但手中有一泡，此乃患疔毒也。令急灸患处，至五十余壮知痛……但是胸腹温者可灸……有人因剥死牛瞀闷，令看遍身，俱有紫泡，便急灸泡处，良久遂苏。"书中提到对于一些疔疮患者突然昏倒不省人事，或突然急剧呕吐全身出现疔疮紫泡者，自是毒邪深入，应当急用灸法。《经验丹方汇编·疔疮（附金疮）》中提出："痈疽宜灸，疔毒宜针。明疔易治，暗疔难疗。生于口耳目鼻者，显而易见；生于身体四肢者，隐而难防，及至发作误认伤寒，半日不治，毒必走黄入心，人即昏愦。若早知觉，急用针或磁峰刺入二、三分，挤去恶血，当掺立马回疔丹于针孔内……屡见染此症者，多畏疼痛不肯针刺，殊不知，一染疔毒，皮肉即僵，针亦不觉痛，须用胆速针，慎勿迟延而误时刻也。凡手足间生黄泡或紫黑色，有一条如红线，急宜以针于红线所至之尽处，刺出毒血，不刺则毒入肠胃不救。惟刀镰疔忌刺，刺后用益母草叶熏烧灰敷之。"书中提出，对于外科痈疽疔毒等疾病，可以考虑用针灸的方法治疗；对于一些不显露于外的疔疮，因其难以察觉，导致治疗失当或治疗失时之时，医者应当注意辨证，及时采用针刺疗法，以防错过时机导致疔疮走黄。

综上所述，历代医家对疔病的经验颇多，临床诊治思路多种多样，遂整理如上，考镜源流，以供现代医家参考查阅。

（于佳新　王绍莹）

痈 源 流 考

"痈"之病名早在《黄帝内经》中已有记载，后世医家对"痈"多有阐述，认为痈是气血被邪毒壅聚而发生的化脓性疾病。其病因病机复杂，证型种类繁多。现从病名、病因病机、证候分类及治疗入手，对历代医家典籍相关论述进行整理归纳、梳理脉络，勘明源流。

（一）病名

痈为外科常见疾病，痈者，壅也。其特点是局部红肿热痛，发病迅速，易肿、易脓、易溃、易敛。纵观历代医家诸多典籍，其病名多与病因病机、发病部位及形状特点相关。现综合分析痈的称谓历史，归纳为以下3种命名。

1. 以病因病机分类命名

《灵枢·上膈》言："喜怒不适，饮食不节，寒温不时，则寒汁流于肠中，流于肠中即虫寒，虫寒则积聚，守于下管，则肠胃充郭，卫气不营，邪气居之。人食则虫上食，虫上食则下管虚，下管虚则邪气胜之，积聚以留，留则痈成，痈成则下管约，其痈在管内者，即而痛深；其痈在外者，则痈外而痛浮，痈上皮热。"认为寒气留于肠中则虫寒，虫寒则积于下脘，继而卫气不营，邪气留于下脘。人饮食则虫向上移动，下脘正气愈虚邪气愈胜，邪气积聚成痈。故名"虫痈"。

2. 以病位分类命名

痈发无定处，随处可生。因发病部位不同而名称繁多。如《灵枢·痈疽》中记载："发于肩及臑，名曰疵痈，其状赤黑，急治之。""发于颈，名曰夭疽，其痈大以赤黑，不急治，则热气下入渊腋，前伤任脉，内熏肝肺，熏肝肺，十余日而死矣。"认为痈若发自肩臑部或颈部则来势凶猛，病情危急，需要立即治疗。书中又言"发于内踝，名曰走缓""发于足傍，名曰厉痈""发于膺，名曰甘疽""发于腋下赤坚者，名曰米疽"等称谓，并加以阐述。清代许克昌、毕法合撰的《外科证治全书·卷一》云："于臂为臂痈；于脐为脐痈，为脐中出水，为腹皮痈；在臀为臀痈，为坐板疮。"

3. 以病证特点分类命名

"悬痈"因其立若悬胆而得名，历代医家对其有两种说法，一种指会阴部的脓肿；另一种指生于上腭，形如紫李的肿物。清代程国彭《医学心悟·悬痈》云："悬痈，生于肾囊之后，肛门之前，又名海底漏，最难收功。"程氏认为悬痈又名海底漏，生长在会阴部，较难痊愈。清代吴谦等所撰《医宗金鉴·悬痈》提到："此证一名骑马痈，生于篡间，系前阴之后，后阴之前屏翳穴，即会阴穴，系任脉经首穴也。初生如莲子，微痒多痛，日久焮肿，形如桃李。由三阴亏损，兼忧思气结，湿热壅滞而成。"认为悬痈又名骑马痈，是由湿热壅盛，三阴亏损引起的，皮损初起若莲子大小，逐渐大如桃李，红肿热痛。清代高秉钧在《疡科心得集·辨悬痈舌论》中记载："悬痈者，生于上腭，形如紫李，坠下抵舌。"认为悬痈生在上腭，形状如紫李，可抵舌部。

历代医家典籍中对痈的病状观察细致，亦有"兔啮""石痈""黄鳅痈""黄瓜痈"之称。如《灵枢·痈疽》中记载："发于胫，名曰兔啮。其状赤至骨，急治之，不治害人也。"指胫骨出现的形状像兔啮的痈疽。隋代巢元方《诸病源候论·石痈候》有云："其肿结确实，至牢有根……坚如石，故谓之石痈也。"认为"石痈"因坚硬如石而得名。明代王肯堂《证治准绳·胫阴痈》言："足小肚内侧，微红微肿，坚硬如石三四寸许，痛楚难禁何如？曰：此名黄鳅痈。"认为"黄鳅痈"生在腿肚内侧，微红微肿，坚硬如石。吴谦等所著《医宗金鉴·黄鳅痈》曰："黄鳅痈生在小腿肚里侧，疼痛硬肿，长有数寸，形如泥鳅，其色微红。"认为"黄鳅痈"因状如泥鳅而得名。《医宗金鉴·黄瓜痈》又曰："黄瓜痈生于背旁，一名肉龟，由脾火积毒而成。皮肉色红，状若黄瓜，肿高寸余，长可尺许，四肢麻木，疼痛引心。"认为"黄瓜痈"状如黄瓜，色红肿痛。

（二）病因病机

痈的病因病机多与火热相关，气血不通，聚而生热易形成痈肿。经整理概括为：邪客经络，化热生痈；气郁化热生痈；营卫壅塞，运行不畅，聚而生痈；脏腑不和，阳盛生痈；饮食不节，化热生痈；热毒积聚成痈。现分述如下。

1. 邪客经络，气血不通

《灵枢·痈疽》言："寒气客于经络之中则血泣，血泣则不通，不通则卫气归之，不得复反，故痈肿。"认为外来寒邪留于经络，阻滞气血运行，气血不通则成痈肿。隋代杨上善《黄帝内经太素·疽痈逆顺刺》曰："邪客于血，聚而不行，生痈四也。"认为外邪阻遏血气运行是生痈的原因之一。巢元方《诸病源候论·痈发背候》中记载："经络为寒所客，寒折于血，则壅不通，故结成痈。"宋代官修《太平圣惠方·治痈有脓诸方》记载："寒气搏于肌肉，致血气结聚，乃成痈也。"《太平圣惠方·治久痈诸方》又言："寒气客于经络，血则凝涩不通，壅结成痈。"皆认为外来寒邪阻于经络肌肉之间，气血不通，化而成痈。明代王绍隆《医灯续焰·痈疽脉证第七十四》曰："邪若入陷于脉，则营亦不顺，逆于肉理之中，久则结聚为痈肿也。"认为邪气内陷经脉，营气不通，逆于肉理，日久则化热成痈。清代高学山《高注金匮要略·疮痈肠痈浸淫病脉证治第十八》曰："六淫之外邪，流于隧道，郁于经穴，以致气血不通，而壅塞拥起之象，故名痈。"认为六淫邪气阻碍气血运行，壅塞不通则留而为痈。吴谦等所著《医宗金鉴·痈疽总论歌》中记载："应时而至，主生养万物；不应时而至，主杀害万物。若人感受，内生重病，外生痈肿。凡此八风为病，亦属外因。故曰外因六淫八风感也。"认为痈肿的产生受外在六淫八风影响。

2. 气郁生热，积热成痈

《素问·生气通天论》云："营气不从，逆于肉理，乃生痈肿。"认为营气逆乱，聚而化热生痈。杨上善《黄帝内经太素·疽痈逆顺刺》曰："喜怒无度，争气聚，生痈一也。"书中又云："夫积石成山，积水成川，积罪成祸，积气成痈。"认为喜怒无常，气郁则生痈。宋代陈无择在《三因极一病证方论·痈疽叙论》中记载："不问虚实寒热，皆由气郁而成。气宿于经络，与血俱涩而不行，壅结为痈疽。不言热之所作而后成痈者，此乃喜怒忧思有所郁而成也。"认为痈无论寒热虚实皆由气阻经脉，郁而化热而成。明代张景岳《类经·痈疽五逆》中言："喜怒不测，则气有所逆；饮食不节，则脏有所伤；阴气不足，故营有不行；阳气有余，故热从而聚，皆足以致痈疽也。"认为痈的形成是因为喜怒气逆，聚而生热，加上阴气不足，阳盛阴衰造成的。

3. 营卫壅塞，阻滞气血

《灵枢·痈疽》曰："营卫稽留于经脉之中，则血泣而不行，不行则卫气从之而不通，壅遏而不得行，故热。大热不止，热胜则肉腐，肉腐则为脓，然不能陷，骨髓不为焦枯，五脏不为伤，故命曰痈。"认为痈是营气、卫气壅结于经脉之内，气血运行不畅，郁而化热造成的。王绍隆《医灯续焰·痈疽脉证第七十四》言："痈者，壅也。荣卫气血，壅塞阻滞，郁热成脓之所致，有阴阳脏腑之分。"认为荣气、卫气不行，气血运行不畅，郁而化热生脓形成痈肿。清代张志聪《黄帝内经灵枢集注·痈疽第八十一》中记载："盖营行脉中，卫行脉外，交相逆顺而行者也，营血留泣不行，则卫气亦还转而不得复反其故道，故痈肿也。"日本学者丹波元简《灵枢识·痈疽篇第八十一》中也提到："荣血留泣不行，则卫气亦还转，而不得复反其故道，故痈肿也。"两者皆认为营卫二气逆乱，不能正常运行，导致营血不行，卫气蕴结，形成痈肿。

4. 脏腑不和，气血不行

《灵枢·脉度》曰："六腑不和则留为痈。"巢元方《诸病源候论·痈候》言："痈者，由六腑不和所生也。六腑主表，气行经络而浮。"两者均认为六腑属阳主表，其不利，则肌腠留为痈疡。宋代官修《圣济总录·痈疽统论》言："内使阴阳不平而蕴结，外使荣卫凝涩而腐化，轻者起于六腑，浮达而为痈，外溃肤肉。"认为人体阴阳不和，营卫凝滞，导致六腑病变，肌肤形成痈肿。宋代《太平圣惠方·痈疽论》中记载："夫阴阳蕴结，腑脏为之积聚，气血凝涩，荣卫为之壅滞，阳滞于阴则生痈。"认为脏腑阴阳不和，气血壅塞不行，阳气因为阴血凝滞也受阻郁结，进而化热成为痈肿。书中又言："六腑积热，腾出于外肉之间，其发暴盛，肿皮先软，侵展广大为痈也。痈起于六腑，浮达易理，若燎原之火，外溃肤肉。"认为六腑化热生火，外达肌肉，肌肉受热熏蒸化腐为痈。明代李梴《医学入门·痈疽总论》言："痈者，壅也，为阳，属六腑。毒腾于外，其发暴而所患浮浅，不伤筋骨。"王绍隆《医灯续焰·痈疽脉证第七十四》中也提到："腑为阳，阳主卫。卫气不和，则留结于肌腠而痈肿矣。"皆认为六腑属阳而主气，邪气游于六腑，六腑功能失常，邪气结聚于皮肤形成痈肿。明代陈实功《外科正宗·痈疽原委论第一》曰："五脏不和则六腑不通，六腑不通则九窍疲癃，九窍疲癃则留结为痈。盖痈疽必出于脏腑乖变，关窍不得宣通而发也。"认为痈疽是由五脏不和，六腑不通所致。

5. 饮食不节，脾胃热盛

《素问·生气通天论》云："膏粱之变，足生大丁。"认为膏粱厚味食用日久脾胃湿热，湿热壅盛则容易形成痈肿疔疮。《素问·异法方宜论》又云："故东方之域，天地之所始生也，鱼盐之地。海滨傍水，其民食鱼而嗜咸……其病皆为痈疡。"认为过于偏食咸味则易生痈肿。巢元方《诸病源候论·解散痈肿候》中言："夫服散之人，若将适失宜，散动热气，内乘六腑，六腑血气行于经脉，经脉为热所搏，而外有风邪乘之，则石热痈结，血气痞涩，而成痈肿。"认为服散的人中焦热盛，行散不当，热气散于六腑，热壅经脉，加上外感风邪，风热相搏，气血运行不畅，就容易形成痈肿。宋代杨士瀛《仁斋直指方论·痈疽方论》曰："滋味过多则里易生热，感受日久，热胜于寒，寒化为热，六腑蕴热，腾出于肤肉之间。"认为过食厚味容易内生里热，日久六腑蕴热，肌肉化腐生痈。明代龚廷贤在《寿世保元·痈疽》中记载："亦有久服丹石燥热之药，热毒结深，而发为痈疽也。夫此疾多生于膏粱富贵之人，以其平昔所食肥腻炙爆，安坐不劳，嗜欲无节，以致虚邪热毒内攻，煎熬气血而成也。"认为痈肿之形成是由于平时多食膏粱厚味，体内热毒积聚，气血凝滞所致。

6. 热毒壅盛，毒气熏蒸

汉代华佗《中藏经·论痈疽疮肿第四十一》云："夫痈疽疮肿之所作也，皆五脏六腑蓄毒，不流则生，非独因荣卫壅塞而发者也。"认为不是只有荣卫不和容易造成痈肿，五脏六腑热毒壅盛皆可成痈。《普济方·诸痈疽》曰："发于下者阴中之毒，发于上者阳中之毒，发于外者六腑之毒，发于内者五脏之毒。"认为热毒流于皮肤肌肉之中，所积聚之处，皆可形成痈肿。清代王维德《外科证治全生集·痈疽总论》云："痈疽二毒，由于心生，盖心主血而行气，气血凝滞而发毒。"认为痈肿是由心火热毒旺盛、气血凝滞造成的。吴谦等所著《医宗金鉴·痈疽总论歌》中也提到："痈疽原是火毒生也。"认为痈的形成与火毒热盛关系密切。

（三）证候分类

历代医家对痈证候分类的表述有：①火毒凝结；②热盛肉腐；③气血两虚；④余毒留恋。

（四）治疗

痈病的治疗多以"消、托、补"三法为总则，辨证论治，内治外治相结合。如火毒壅盛者当清热解毒；成脓者当托毒排脓；体虚疮口不易愈合者当补虚生肌；余毒留恋者当清其余毒；等等。古籍中对此记载颇多，现整理如下。

1. 辨证论治

（1）清热解毒，消肿止痛：痈红肿热痛的症状虽然表现在外部，但其根本是由体内热盛导致的。所以当痈初起之时可清热解毒，消散邪热。唐代孙思邈《备急千金要方·痈疽第二》云："凡诸暴肿，一一不同，无有近远，皆服五香连翘汤。"认为五香连翘汤对痈肿暴发有良好效果。《太平圣惠方·痈疽叙疗诸法》中记载："凡痈疽疖初生，皆只如粟黍粒许大，微似有痛痒，或触破之即焮展，初觉有之，即须速服犀角汤丸。"认为痈病初起，当用犀角汤丸清热解毒，取其通利、疏畅腑脏之功。《圣济总录·痈疽等疮内消法》言："治发背痈疽，肿毒痛苦，不可忍者，内消散方。车螯（一枚背上紫色光厚者，是用黄泥裹定火煅通赤，放冷去泥，捣为末）上一味，以瓜蒌一枚打碎，用酒一碗，于银石锅内，慢火熬及一盏，滤去滓，入腻粉一钱匕，同以酒调，晚后服之，取下如鱼涎为验。"方中采用车螯、瓜蒌来散结止痛。杨士瀛《仁斋直指方论·痈疽证治》中提到："拔毒散，痈疽肿结通用，能散能溃。"认为拔毒散治疗痈肿疗效较好。《普济方·痈疽等疮内消法》中云："黄连独活散，治背疽一切恶疮。初发肿甚者，服三四服即消散。"方中采用连翘、黄芩等清热解毒之品和防风、桔梗等疏散之品，使邪消散而去。清代顾世澄《疡医大全·痈疽肿疡门主方》言："立消散，酒水同煎，热服取汗，轻可立消，重者二剂。如已成将溃，禁服。"认为此方用于痈肿初起，用之立消。但是应注意若痈肿已溃，则不能服用。

（2）托毒排脓，行气活血：《太平圣惠方·治痈有脓诸方》曰："治痈疽一切疮肿。托里排脓散方。"又云："治痈肿。消脓占斯散方。"认为脓成之后，透脓托毒，当用托里排脓散方、消脓占斯散方治疗。《圣济总录·诸痈疽托里法》言："治发背痈疽，一切疮肿，托里排脓。木香散方。"认为木香散可托里排脓，疗效显著。杨士瀛《仁斋直指方论·痈疽证治》云："皂棘散，托毒排脓。"方中重用皂角刺透脓托毒，佐之川芎、乳香以行气活血。宋代陈自明《外科精要·痈疽既灸服药护脏腑论第十一》提到："柞木饮子，治一切痈疽，未成自消，已成自溃，甚效。"方中荷叶蒂去恶血，萱草解毒，柞叶善祛逐，地榆、甘草节清血消毒。《普济方·痈疽托里法》中记载："御用托里散，治一切恶疮、发背、疔、痈疽等疮初出者，只一服便消去，毒肿甚欲作脓者，吃二服能消肿收脓，散血毒止痛，甚妙如神。"顾世澄《疡医大全·痈疽肿疡门主方》曰："四妙汤即神效托里散。此疡科首用捷法，功效立奏，增减活法，医者临证酌用。遇大证金银花每加至六两、四两，黄芪加至两许，当归加至二两，甘草节加至三钱。但见疮色不起，脓水清稀，即加肉桂转阴为阳，化毒成脓。如乳痈、乳吹，即加蒲公英一两立消，百发百中，万稳万当。大毒恶疮，初起即消，已成自溃。"认为此方疗效显著，对外科治疗极为重要。

（3）消肿生肌，补益气血：《太平圣惠方·治痈内虚诸方》言："治痈内虚不定，脓水不绝，四肢乏弱，不能饮食，久不瘥，必为内漏，宜服黄芪散方。"又言："治痈疽内虚不足，人参散方；治痈疽溃散，脓出太多，内虚少力，不食，宜服内补散方。"《圣济总录·痈疽门·痈内虚》记载："治痈经年不瘥，脓血过多。补虚。肉苁蓉散方。"皆认为痈后脓出过多，体质虚弱，不易愈合，补其内虚，可加速疮口愈合。《普济方·痈疽后补虚羸》云："大抵病疮毒后，焮热痛楚，心气烦壅，胸膈烦闷，不能饮食。须用调理进食为上，不然则真元虚耗，形体尪羸，恶气内攻，最难调护。可服茯苓开胃散、人参内补散、嘉禾散。仍兼服五香加犀角人参黄芪汤、排脓内补十宣散之类是也。参苓顺气散亦宜服之。"明代孙一奎在《赤水玄珠·治痈疽用药大纲》中也提到："痈疽将安，宜用加味十全汤，补其气血，庶肌肉易生。"皆认为充足的气血有助于疮口的愈合。陈实功《外科正宗·痈疽治法总论》认为疮溃脓后宜用纯补之法，并根据不同证候列举了具体方剂，其曰："凡疮溃脓之后，五脏亏损，气血大虚，外形虽似有余，而内脏真实不足，法当纯补，乃至多生。但见已溃时，发热恶寒、脓多自汗作痛者，便进十全大补汤；但见虚热少睡，饮食不甘者，便进黄芪人参汤；但见皮寒虚热，咳嗽有痰者，便进托里清中汤；但见四肢倦怠，肌肉消瘦，面黄短气者，便进人参养荣汤；但见脓多，心烦少食，发躁不睡者，便进圣愈汤；但见脾亏气弱，身凉脉细，大便溏泄者，便进托里温中汤；但见饮食不甘，恶心呕吐者，便进香砂六君子汤。但见脾虚，下陷食少，虚热间作者，便进补中益气汤；但见肾虚作渴，不能相制心火者，便进加减八味丸，仿此选用。盖托里则气血壮而脾胃盛，使脓秽自排，毒气自解，死肉自溃，新肉自生，饮食自进，疮口自敛。"认为气血亏损不利于疮口的愈合，应于疮溃脓后期补益气血，气血足则可加速疮口愈合。

（4）清热补虚，消散余毒：《太平圣惠方·治痈虚热诸方》中记载："夫发痈虚热者，脓溃痈瘥之后，余热未尽，而血气已虚，其人翕翕苦热，惙惙虚乏，故谓之虚热也。治痈发后，脓溃不止，肌体虚热，口干食少，熟地黄散方。"认为痈愈后，余热未尽，而血气已虚，乃虚热不止之因。患者身体虚弱，当服熟地黄散方排出余毒，补益气血。《太平圣惠方·治久痈诸方》又言："发痈之后，热毒未尽，重有风冷乘之，冷搏于肿，蕴结不消，故经久不瘥。治久痈不瘥，风毒气留积，筋骨疼痛，脓水久出，疮不生肌，宜服五香连翘散方。"认为感受外寒久痈不愈，是余毒留存造成的，应该服用五香连翘散方，驱散外寒，消散余毒。《圣济总录·久痈》云："治发背痈疽，经年不瘥，热气结聚。山茱萸散方。"认为热气结聚造成的久痈不愈，应服用山茱萸散方治疗。

2. 外治法

（1）贴敷法：《华佗神方·华佗治痈肿无头神方》曰："以蛇蜕烧灰，和猪油涂之，极效。"认为蛇蜕和猪油相配对痈肿有良好效果。宋代唐慎微《证类本草·牡蛎》云："集验方治痈，一切肿未成肿，拔毒。牡蛎白者为细末，水调涂，干更涂。"《太平圣惠方·治痈肿贴熁诸方》言："治痈肿，热毒疼痛，攻蚀肌肉，赤色虚肿，手不可近，欲成脓，及已有脓者，四畔赤肿，宜用寒水石散方。"认为寒水石散方可消肿止痛，解毒排脓。《太平圣惠方·治一切痈疽发背疮肿溃后排脓膏药诸方》又言："治一切痈疽发背，恶疮毒肿溃后，久脓水不住，肌肉不生，毒气未定，收毒止痛暖肌。麒麟竭膏方……治一切痈疽发背，溃后，肌肉不生，宜用此排脓生肌。神效膏方。"认为痈肿溃后，余毒不尽，肌肉不生可用麒麟竭膏方。而神效膏方则用于排脓生肌。宋代沈括、苏轼《苏沈良方·治肿毒痈疽》记载："疗肿毒痈疽，未溃令消，已溃令速愈。草乌头屑，水调，鸡羽扫肿上，有疮者先以膏药贴定，无令药着疮，人有病疮甚者，涂之，坐中便见皮皱，稍稍而消。"指出草乌头屑贴敷治疗痈肿，可有奇效。《圣济总录·痈疽溃后蚀恶肉》中云："治发背痈疽，及诸恶疮生恶肉。麝香膏方……发背痈疽，及恶疮，不生肌，肉败坏，其色黑，蚀恶肉。白矾散方。"提出麝香膏方、白矾散方具有腐蚀恶肉之功效。顾世澄《疡医大全·痈疽敷药门主方》言："如意金黄散《正宗》。痈疽发背，诸般疔肿，跌扑损伤，湿痰流注，大头时肿，漆疮火丹，风热天泡，肌肤赤肿，干湿脚气，妇女乳痈，小儿丹毒。凡外科一切诸般顽恶肿毒，随手用之，无不应效，诚为疮家良便方也。"指出如意金黄散之清热解毒功效明显，用途广泛。

（2）洗法：陈自明《外科精要·论医者更易良方》记载："猪蹄汤治一切痈疽肿坏，消毒气，去恶肉。凡疮有口，便要用此汤洗濯。"顾世澄《疡医大全·痈疽汤洗门主方》中也提到："猪蹄汤《正宗》治痈疽已溃流脓时，用此汤洗，消毒气，去恶肉，回死肌，润疮口，又能散风消肿，腐尽则已。"皆认为猪蹄汤有解毒、去腐、生肌之功。清代赵学敏《串雅内外编·洗痈疽》言："肿时用紫葛、天荞麦、忍冬藤、金丝草各等分，煎汤洗。溃时白芷、甘草、羌活、黄芩、露蜂房、赤芍药、当归头，先将猪前蹄一只，煮汁去油花，取清汁煎药，去渣温洗，以绢拭之。"认为在痈肿的不同阶段用对症的中草药配伍猪蹄煎汤外洗，可加强疗效。

3. 其他疗法

（1）针法：痈肿初起不宜针，针法须用于脓成之时。《素问·长刺节论》云："治痈肿者刺痈上，视痈小大深浅刺。"《素问·通评虚实论》又云："腋痈大热，刺足少阳五；刺而热不止，刺手心主三，刺手太阴经络者大骨之会各三。"杨上善《黄帝内经太素·刺腋痈数》对此解释："足少阳脉下胸络肝属胆，循胁里，在腋下，故腋胁之间有痈大热，可刺足少阳脉之穴，五取之。热而不已，刺手心主脉，其脉循胸下腋三寸，上抵腋，故腋痈三取之。"陈无择《三因极一病证方论·痈疽灸法》曰："夫痈则皮薄肿高，初发并宜灼艾，唯痈成则宜针。"认为痈初成宜灸，脓成宜针。《太平圣惠方·辨痈疽宜针烙不宜针烙法》言："夫痈疽者，头少肿处多出脓，不快者宜针烙。"又言："痈则皮薄宜针。"认为脓成可以针刺排脓。张景岳《类经·刺痈疽》云："痈大患浅，但多泄其血则毒可去；痈小患深，必正纳其针而深取之也。"陈实功《外科正宗·痈疽治法总论》记载："凡疮十日以后，自当腐溃为脓；如期不作脓腐，仍尚坚硬者，此属阴阳相半之症。疮根必多深固，若不将针当头点入一寸许，开窍发泄，使毒气无从而出，必致内攻也。倘内有脓，又便易出，此为开户逐贼之意也。"又言："如疮半月后仍不腐溃、不作脓者，毒必内陷。急用铍针，品字样当原顶许点开三孔，随疮之深浅一寸、二寸皆可入之。入针不痛，再深入不妨。随将药筒预先煮热，对孔窍合之，良久，候温取下。如拔出之物，血要红而微紫，脓要黄而带鲜，此为血气营运活疮，其人必多活。又谓脓血交粘，用药可全，色鲜红活，腐肉易脱。"认为痈肿日久难以脓出者，应针刺排脓。

（2）灸法：灸法适用于痈肿初发之时，以艾灸置于成痈之处，内热气被火导之随火而出。宋代陈自明《外科精要·骑竹马灸法》言："其法：先令病人以肘凭几，竖臂腕要直，用篾一条，自臂腕中曲处横纹，男左女右，贴肉量起，直至中指尖尽处截断为则，不量指甲。却用竹杠一条，令病人脱衣骑定，令身正直，前后用两人扛起，令脚不着地，又令二人扶定，勿令僵仆。却将前所量臂腕篾，从竹杠坐处，尾骶骨尽处，直向上，贴脊背，量至篾尽处为则，用墨点定，此只是取中，非灸穴也。却用薄篾作则子，量病人中指节，相去两横纹为则，男左女右，截为一则，就前所点记处两边，各量一则尽处，即是灸穴，两穴各灸五壮或七壮，不可多灸。不问痈生何处，并用此法灸之，无不愈者。"认为骑竹马灸穴法可泄心火余毒，心火调畅，血脉流通，痈则容易痊愈。《太平圣惠方·辨痈疽宜灸不宜灸法》记载："若能于疮头四边，相去各一寸已来，更花灸，奇妙无以加也。其疮若只痒，即宜隔豉饼子灸之。"《圣济总录·治痈疽疮肿灸刺法》云："凡痈疽始发，或小或大，或如米粒，此皆微候，急须攻之，若无医药处，即灸当头百壮。一方云：七八百壮，其大重者，灸四面，及中央，二三百壮。"杨士瀛《仁斋直指方论·痈疽证治》言："痈疽初发小点，一二日间，急以大蒜头横切如钱，贴其中心，顿小艾柱灸之，五壮而止。若形状稍大，以黄秆纸蘸酒全贴，认先干处为筋脚，于先干处灸之，或两处先干皆灸，但五七壮而止。"明代周文采《医方选要·痈疽疮疖门》言："初生并宜灸之，谓其气本浮，达以导其热，令速畅也。"《普济方·发背》曰："小觉背上痒痛有异，即火急取净土水和为泥，捻作饼子。厚二分，阔一寸半，以粗艾火作炷，灸泥饼上，贴着疮上灸之，一炷一易饼子。若粟米大时，可灸七饼子即瘥。如榆荚大，灸七七饼炷即瘥。"诸典籍皆记载痈疽初起可采用灸法导其毒热之法。清代鲍相璈《验方新编·痈毒诸方》云："隔蒜灸法：一切痈疽肿毒恶疮，初起即用此法，使毒气解散，用药施治亦易见功，轻者灸过即愈。"认为隔蒜灸法可使余毒随火而出，发病初期疗效显著。

综上所述，历代医家对痈的认识记载详尽，病机包括六淫之邪，客于经络，气血不通，化热生痈；气郁化热生痈；营卫壅塞，运行不畅，聚而生痈；脏腑不和，阳盛生痈；饮食不节，脾胃不调，化热生痈；热毒积聚成痈；等等。在治疗上则多以"消""托""补"三法为总则，辨证论治，内治外治相结合。内治法如下：如火毒壅盛者当清热解毒；成脓者当托毒排脓；体虚疮口不易愈合者当补虚生肌；外治方法亦多种多样，如针法、灸法、贴敷法、洗法等，遂大致将其整理，希望能对各位同道有所帮助。

（赵卫浩　高　杰）

疽源流考

中医学对疽的认识由来已久，《周礼》《左传》《山海经》中即有疽的病证记载。后至晋代，《刘涓子鬼遗方》将其作为独立疾病加以阐述，命名为疽，后世医家多沿袭其说。纵观历代古籍中关于疽之论述得出，本病病证独特，病因病机涉及多个脏腑，治疗方药繁多，故从病名、病因病机、证候分类及治疗入手，对相关论述加以整理研究，分述如下。

（一）病名

"疽"一词，历经数千年而沿用至今。然而由于历代医家对前人临床经验、理论认知的程度及方式不同，在理解上也各有其历史局限性，故不同时期疽的学术含义有所不同。纵观历代有关疽的诸多论述，本病主要以病证特点分类命名。

《灵枢·痈疽》曰："发于肩及臑，名曰疵痈。"指出疵痈之病证特点为局部红肿热痛，成脓早溃者为顺；反之则肿势平塌，颜色赤黑，坚硬难溃，或溃迟缓而脓稀色败者为难治。若积极治疗，令人汗出至足，驱邪外出，则邪毒不能内陷五脏。又曰："发于胸，名曰井疽，其状如豆大，三四日起，不早治，下入腹，不治，七日死矣。"指出"井疽"乃胸部出现如豆之大小肿块，一般经三四天发出，如不及时治疗，病邪深入，由胸入腹，则难以治愈。由此可知早在《内经》盛行时期，便有医家对本病有所认识，将人体不同部位所发之疽分别命名为"疵痈""井疽"，二者病症特点相似。后至汉代，许慎《说文解字》将痈疽进一步阐释，指出"痈"为"肿也"，"疽"为"久痈也"，认为疽是痈病情迁延日久，进一步发展的结果。

直至晋代，《刘涓子鬼遗方》在前人基础上丰富完善，谓："热气浮盛，当其筋骨良肉无余，故曰疽。疽上皮肉，以坚上如牛领之皮。"认为热毒亢盛，深陷于肌肤的内部，使筋膜溃烂，骨髓焦枯，同时还影响五脏，使血气枯竭。其发病部位比痈的发病部位深，使得筋骨肌肉等都溃烂无遗，所以称之为疽。并同时指出疽的特征为皮色晦暗而坚硬，如同牛颈部的皮一样。隋代杨上善《黄帝内经太素》进一步丰富疽之论述，将发于嗌中之痈，命名为"猛疽"，突出其病势凶猛；将发于颈部者，称为"夭疽"，此命名形象生动地指出此病危重；将发于腋下红肿坚硬、状如米粒者，名曰"米疽"；将起于胸膺部者，命名曰"井疽"，亦名"甘疽"；将发于股胻及足趾者，命名为"脱疽"；将发于尻部者，名曰"兑疽"；将发于膝部者，名曰"疵疽"；将发于足旁者，名曰"厉疽"。杨氏秉承《内经》之旨，总结归纳猛疽、夭疽、米疽、井疽、甘疽、脱疽、兑疽、疵疽、厉疽等称谓，可见其对疽之认识颇深。由此可知，隋代以前诸医家均以病证特点称谓本病，后世医家多宗其说。

宋代东轩居士《卫济宝书》的痈疽医理源于《内经》，但对痈疽病证的认识又有所不同，将"痈疽"按形态分为"五发"，其曰：一曰癌，二曰瘭，三曰疽，四曰痼，五曰痈；这里的"癌"，非恶性肿瘤，是指深部脓肿之"无头疽"。明代陈实功《外科正宗》曰："疽者沮也，为阴……故为伤筋蚀骨难治之症也。"为骨疽之称谓奠定了基础。直至明代，汪机《外科理例》根据病程将其病证特点加以详细阐述，其云："疽者，初生白粒如粟米，便觉痒痛……三、四日后，根脚赤晕展开，浑身壮热微渴，疮上亦热……疽顶白粒如椒者数十，间有大如莲子蜂房者，按捺有脓流。"指出疽的特点为初起局部皮肤上即有粟粒样脓头，焮热红肿胀痛，易向深部及周围扩散，脓头相继增多，溃烂之后，状如莲蓬或蜂窝，且脓流不畅，而向周围蔓延扩展。清代王维德《外科证治全生集》提出痈疽二证截然两途，不可混称，结束前人所著医籍中虽有痈疽辨别之理论，但书中上下文呈现痈、疽混用之局面。以阴阳辨痈疽，其曰："阴疽，初起之形，阔大平塌，根盘散漫，不肿不痛，色不明亮，此疽中最险之证，尚误服寒凉，其色变，如隔宿猪肝，毒攻内府，神昏即死。夫色之不明而散漫者，乃气血两虚也；患之不痛而平塌者，毒痰凝结也。凡患色红肿疼痛，根盘寸余者是痈。"书中还提纲挈领地介绍了痈疽的部位命名。《外科证治全生集》中痈疽包括各种疾病，分列为阴症门、阳症门、有阴有阳症门，非常明确地列出了这几类门中所属疾病，对痈疽包含疾病范围有了清楚的认识。可见明清时期，对痈疽病证认识较为成熟，形成了较为统一固定的痈疽病名，一直沿用至今。

此外，明代王绍隆《医灯续焰》曰："骨与气并，日以益大，则为骨疽。"将邪毒内附于骨，阻滞气血者，称为"骨疽"。由此可知，亦有医家以发病部位命名。清代王洪绪（即王维德）《外科证治全生集·阴疽治法》云："初起之形，阔大平塌，根盘散漫，不肿不痛，色不明亮，此疽中最险之证。"将疽病初起范围较大，平塌于皮肤之下，根盘散漫，无明显肿痛，颜色晦暗者称名为"阴疽"，其病势危重，属按病性特点分类命名之例。

（二）病因病机

火热是痈疽的基本病理因素，阳热生火、火聚成脓、肉腐血败而致本病。外感风温、湿热之邪，邪毒侵入肌肤，毒邪蕴聚以致经络阻塞，气血运行失常；脏腑蕴毒，情志内伤，气郁化火；或由于平素恣食膏粱厚味、醇酒炙煿，以致脾胃运化失常，湿热火毒内生；由于房室不节，劳伤精气，以致肾水亏损，水火不济；阴虚则火邪炽盛，感受毒邪之后，往往毒滞难化等均可诱发本病。

1. 经络阻滞，气血不畅

痈疽病证的理论最早见于《灵枢》。《灵枢》对痈疽病因病机已有一定的认识，其曰："寒邪客于经络之中则血泣，血泣则不通，不通则卫气归之，不得复反，故痈肿。"认为寒邪客于经络之中，则血涩不通，卫气归于内，而不得复反于外，所以生成疽。宋代官修《圣济总录》言："痈疽诸疮，虽发于外，而本乎中热之所出，始觉经络壅滞，气血闷郁，有疮疡之证。"指出痈疽疮疡，虽然发于体表，但是其根本为内热，热邪壅滞经络，气血不畅，故生疮疡；明代李梴《医学入门》曰："痈疽毒要气血胜，内外因皆湿热凝。"又曰："血为邪郁，隧道或溢或结，积久溢出脉外，气为之乱，此阳滞于阴而为疽。盖阳气无形，阴血有质，必湿热泣血，而后发为痈疽。"阐释湿热瘀结血脉为痈疽发病之根本。

2. 脏腑蕴毒，气血失调

隋代巢元方《诸病源候论》曰："疽者，五脏不调所生也……脏气沉行，主里……血肉腐坏，化而为脓，乃至伤骨烂筋，不可治而死也。"明代陈实功《外科正宗》集明之前外科大成之作的思想，对痈疽病因病机认识较为深入，其曰："疽者，沮也，为阴，属五脏毒攻于内，其发缓而所患深沉，因病原禀于阴分中。盖阴血重浊，性质多沉，故为伤筋蚀骨难治之症也。"明代王绍隆《医灯续焰》记载："损为疽者，属五脏毒气深沉，气伏坚实。不宜缓治之，须内实五脏，外透皮肤，令软匀和。"清代顾靖远（即顾松园）《顾松园医镜》曰："痈疽症，皆由荣家实热气逆所结。"认为痈疽皆为机体感受实热、气机逆乱互结所致。清代吴谦等所著《医宗金鉴·外科心法要诀》载："痈疽原是火毒生，经络阻隔气血凝。"由此可见，毒是中医对病邪的总称，包括导致机体阴阳平衡失调、对机体产生不利影响的各种因素。

3. 饮食不节，营卫失和

明代张景岳《类经》记载："病之生时，有喜怒不测，饮食不节，阴气不足，阳气有余，营气不行，乃发为痈疽。"认为喜怒不测，则气有所逆；饮食不节，则脏有所伤；阴气不足，故营有不行；阳气有余，故热从而聚，皆足以致痈疽也。清代医家陈修园《家藏心典》曰："嗜膏粱厚味之人，久服丹石燥热之药，虚邪热毒煎熬气血，热毒结深而发痈疽也。"认为嗜食肥甘厚味之人，长时间服用热性药物，虚邪热毒煎熬气血，热毒深入而发生痈疽之病。

此外，宋代陈无择认为痈疽瘰疬不论虚实寒热，均由于气机不畅，郁结停滞而致，其在《三因极一病证方论》中云："痈疽瘰疬，不问虚实寒热，皆由气郁而成。"元代朱震亨（即朱丹溪）《丹溪心法》云："痈疽只是热胜血。六阳经，六阴经，有多气少血者，有少气多血者，有多气多血者，不可一概论也。"认为痈疽的发生与气血有着密切的关系，指出痈疽是因为血中热盛而致，并且由于人身经脉气血盛衰之不同，亦不可一概而论。亦有医家认为气血亏虚，痰毒壅滞可致痈疽，如清代《外科证治全生集》提出以阴阳辨痈疽，其曰："阴疽……夫色之不明而散漫者，乃气血两虚也；患之不痛而平塌者，毒痰凝结也。"清代鲍相璈另辟蹊径，提出痈疽之发病与心之助血行气功能密切相关。正如《验方新编》曰："痈疽二毒，由于心生，盖心主血而行气，气血凝滞而发毒。"指出引起痈疽的毒邪是由心所生，因为心主血脉而行气血，若心气行血之功能失常，不能推动血液运行，使气血凝滞而引发毒邪致病。综上所述，本病由邪重正虚，气血失调，外发于经络骨骼，内伤于脏腑气血而致病。

（三）证候分类

历代医家对疽的证候分类表述有：①气血凝滞；②经络阻塞；③化热生毒。

（四）治疗

历代医家对疽病的治疗大同小异，以和营托毒、透脓消肿、补养气血、疏通经络为主要治法，分内治法、外治法和其他疗法。

1. 辨证论治（内治法）

（1）消法：汉代《华佗神方》曰："凡阳症痈疽，发生时必突起分余，其色红肿发光，疼痛呼号，苦在五日之内，犹可内散。方用：金银花四两、蒲公英二两、生甘草二两、当归二两、天花粉五钱。"方中金银花、蒲公英清热解毒，凉血消肿，佐以生甘草清热解毒，配合当归、天花粉消肿排脓，止痛生肌。《刘涓子鬼遗方》认为初期即痈疽初始状态，火热始盛，壅滞卫表，当以清热解毒、解表透邪为法，以"消"为治疗特点，如"治痈疽始一二日，痛微，内薄令消，猪胆薄方"。宋代李迅《集验背疽方》记载："退毒下脓漏芦汤（生大黄、黄芩、赤芍药、甘草、升麻、漏芦、麻黄、白蔹、白及、枳壳），疽作后二日，服此退毒下脓，又与五香连翘汤间服。"指出退毒下脓漏芦汤可治疗热毒痈疽，其中生大黄、赤芍药、黄芩凉血消肿，漏芦、升麻清热解毒，白蔹、白及收敛消肿，麻黄、枳壳行气散结；《普济方》云："木香拓肿汤，治诸疮疽始发，肿焮增长热痛。木香、犀角、大黄、栀子仁、升麻、黄芩、黄连、射干、黄柏、白蔹、甘草（炙）、朴硝、紫檀、羚羊角（各一两）。"此方治疗痈疽初起，以患部红肿热痛为主要参考标准。方中黄连、黄芩、黄柏清热燥湿，泻火解毒，羚羊角、朴硝、紫檀、升麻清热解毒、消肿止痛，木香、犀角、大黄行气散结止痛，栀子仁、白蔹、甘草泻热活血消肿。以上诸方皆指出"消法"在痈疽的初始阶段有着重要的治疗作用。

（2）托法：《刘涓子鬼遗方》中载中期即痈疽脓成状态，热盛肉腐，当以清热和营、托毒排脓为法，以"托"为治疗特点，如宋代《圣济总录》载："治痈疽诸疮，溃后脓出，多内虚。"方用托里黄芪汤，方用黄芪、人参补气托毒生肌，桂枝、当归活血生肌，茯苓健脾渗湿，麦冬清热补肺，远志辛散专治痈疽，五味子酸温善收肿大，甘草调和诸药兼以解毒，诸药合用补气血，理脾胃，托疮毒，调阴阳。又提出"治痈疽"用托里六倍散，方以黄芪补气托毒，赤小豆、白蔹解毒排脓、敛疮生肌，川芎、当归活血行气生肌，瓜蒌清热化痰。诸药合用补气托毒，敛疮生肌。

（3）补法：《刘涓子鬼遗方》亦载末期即痈疽溃脓状态，余邪未清，气血两虚，当以托毒生肌、气血双补为法，以"补"为治疗特点，如"治痈去脓多，虚满上气，竹叶汤方"。《三因极一病证方论》云："远志酒，治一切痈疽、发背、疖毒、恶候浸大有死血……或气虚血冷，溃而不敛，傅之即敛。"指出远志酒益气安神、消肿止痛，可治疗痈疽虚证。

2. 外治法

宋代官修《圣济总录》曰："治发背及诸痈疽疮，木通膏方。"阐述了木通膏（木通、白芷、细辛等药物）既可消未成之脓，又可破已成之脓，主治发背及诸痈疽疮。北宋沈括也强调用外治法治疗痈疽肿毒，如《苏沈良方》云："疗肿毒痈疽，未溃令消，已溃令速愈。草乌头屑，水调,鸡羽塌肿上,有疮者先以膏药贴定,无令药着疮,人有病疮甚者,涂之。"提出用草乌头等药物外治痈疽之法。明代赵宜真《外科集验方》云:"拔毒散(南星、草乌头、白芷、木鳖子仁),痈疽肿结通用,能散能溃。"《丹溪心法》记载:"铁围散,治痈疽肿毒。"以上两位医家均认为外治法是治疗痈疽的重要手段。至清代叶桂原著,华岫云编《种福堂公选良方》记载治阴疽痈发方,其曰:"治阴疽痈发:艾叶(一斤)、硫黄、雄黄(各五钱)。以水同煮半日,捣烂候温敷上,再煮再易,十余次,知疼者可生。"提出外治法亦可治疗阴疽痈发,方中多应用温阳解毒之品。由此可见,外治法是历代医家治疗痈疽重要而十分有效的方法。

3. 其他疗法

本病之其他疗法以灸法为主。宋代陈自明《外科精要》首篇为"疗发背痈疽灸法用药第一",该篇章是对痈疽发病原因,特别是治疗步骤、方法、方剂等进行论述的专论,彰显出痈疽治疗方法之丰富。陈氏提出:"宜先用内托散,次用五香连翘汤,更以骑竹马法,或隔蒜灸,并明灸足三里,以发泄其毒……若热渴便秘,脉沉实洪数,宜用大黄等药以泻其毒,后国老膏、万金散、黄矾丸、远志酒之类,选而用之。"《仁斋直指方论·痈疽证治》曰:"痈疽初发小点,一二日间,急以大蒜头横切如钱,贴其中心,顿小艾柱灸之,五壮而止。若形状稍大,以黄秆纸蘸酒全贴,认先干处为筋脚,于先干处灸之,或两处先干皆灸,但五七壮而止。又法:屈指从四围寻按,遇痛处是根,就此重按,深入自觉轻快,即此灸之,更于别外寻灸。若或大肿,即捣蒜为饼,焙干,蘸法醋炙热,更换顿罨,或以熨斗火于蒜饼上熨之,更换热饼频熨,如觉患处走散,即以绵帛覆盖,勿令气泄,俟少间敷药。"提出当根据痈疽不同病证特点施术不同灸法进行治疗。《普济方》又云:"治疽之疾,灼艾之功胜于用药……然人未知之而多迟疑不决,至二日之后,疽大如指,毒气开散,病者不能堪火,不可灼艾矣……但头上见疽,或项以上见疽,决不可用此法灸,灸则反增其疾也。"由此可见,灸法治疗痈疽优于其他治法,同时阐明灸法治疗痈疽的禁忌证,即"疽大如指,毒气开散……但头上见疽,或项以上见疽"。明代张时彻《急救良方》曰:"治痈疽发背,恶疮肿毒初生,及毒蛇疯犬所伤用大蒜切片子如钱厚,安肿上,以艾灸之,蒜熟更换新者,初灸觉痛,灸至不痛即止,初灸不痛,灸至极痛乃止。"同样记载应用灸法治疗痈疽肿毒的具体操作方法。从历代医家的论述中可见灸法是治疗痈疽的重要治法。

纵观历代医家的论述,已经较为明确地阐明了疽的中医基本理论,突显了中医辨证论治的特色,提出了内、外等多种治疗方法,对临床起着重要启迪与指导作用。考查其学术脉络和规律,颇有意义。

(方殿伟 高 杰)

发颐源流考

发颐之名首见于晋代《刘涓子鬼遗方》,关于发颐的论述,十分复杂,病机涉及多个脏腑,临床表现纷繁,故从古典文献入手,对发颐的病名、病因病机、证候分类及治疗分类讨论,以期有裨益于临床实践。

（一）病名

纵观历代有关发颐的诸多论述，历代医家多根据病位、病证等特点命名，其别名尚有"汗毒""腮颐发"等。

明代陈实功《外科正宗》曰"伤寒发颐亦名汗毒"，将伤寒发颐命名为"汗毒"。同一时期，王肯堂《外科证治准绳》（即《证治准绳·疡医》）云："腮脸生毒何如？曰：此名腮颔发。"从病位为腮、颔角度来命名发颐。清代鲍相璈《验方新编》曰："腮内酸痛名遮腮……若病后两腮发肿，不作酸痛者名发颐。"近代医家陆锦燧《鲟溪秘传简验方》云："腮内酸痛者，曰痄腮；不酸痛者，曰发颐。"将酸痛与否作为发颐与痄腮的鉴别要点。以上医家从不同的角度对发颐进行了科学的命名。

（二）病因病机

外感风寒、风温之邪，或热病后遗毒于内，或情志郁结、饮食不节，郁热内生，致使火热不能外达而结聚于少阳、阳明之络，气血凝滞而成本病。

1. 外感风寒

明代陈实功《外科正宗》曰："风寒用药发散未尽，日久传化为热不散，以致项之前后结肿疼痛。"提出外感风寒用药治疗后，未尽去邪气，郁而化热，热邪结于颈项，发为"发颐"之发病机理。后至清代，吴杖仙《吴氏医方汇编》曰："又有发颐痄腮之症，亦感四时不正之气所致。"指出发颐为感受四时不正之气所致。清代王梦兰《秘方集验》记载："伤寒发颐，原受风寒，表邪未尽，日久身热不解，耳项前后结肿，疼痛，初起身热口渴。"同样阐释了伤寒发颐的病因为感受风寒，并详细介绍了外感风寒发颐的临床表现。清代王旭高《外科证治秘要》记载："发颐，多生于伤寒、温病未退之际。"指出发颐发病时期为伤寒、温病未退之际。清代徐灵胎《洄溪医案》言："大凡风寒留于经络，无从发泄，往往变为痈肿，上为发颐。"明确了发颐是由风寒之邪壅于经络所致。

2. 风温外袭

清代陈修园《时方妙用》云："若发颐及大头症，是风火相乘而为毒。"说明风火相乘会引起发颐。清代雷丰《时病论》云："温热之毒，协少阳相火上攻，耳下硬肿而痛，此为发颐之病。"清代沈金鳌《杂病源流犀烛》云："近于下为发颐，由阳明畜热。"清代顾世澄《疡医大全》曰："颐发生于颧骨之下，腮颔之上，耳前一寸三分，古云不治，属足阳明胃经热毒上攻。"以上医家均指出发颐的病因病机为风温之邪蓄于经络。清代姜成立《龙砂八家医案》曰："失汗过经不解，邪热郁蒸肺胃，致发颐毒。"进一步指出温热之邪可导致病情凶险的颐毒。

3. 热毒遗内

明代吴绶《伤寒蕴要》言："此（发颐）为遗热成毒之所致也。"清代沈金鳌《伤寒论纲目》曰："遗毒，瘥后汗出不彻，邪热结耳后一寸二三分，或耳下俱肿硬者，名曰发颐。此为遗热成毒之所致也，宜速消散之，若缓则成脓为害。"阐释了疾病后期若热毒未解、邪毒内留，则发为遗毒。

（三）证候分类

历代医家对发颐证候分类的表述有：①热毒蕴结；②毒盛酿脓；③热毒内陷；④余毒未清。

（四）治疗

历代医家对发颐的治疗大同小异，以清热解毒、透脓消肿为主要治法，分内治法、外治法和其他疗法。

1. 辨证论治（内治法）

本病宜早期治疗，多以清热解毒为主，配合外治法及其他疗法，效果更佳。

（1）发汗解表：清代陈修园《时方妙用》记载："若发颐及大头症。是风火相乘而为毒。宜防风通圣散。加牛蒡子、金银花、桔梗、贝母、瓜蒌仁之类。"方中防风通圣散汗下并用，疏风解表，通腑泻热；佐以牛蒡子、金银花清热解毒，桔梗、贝母、瓜蒌仁化痰散结。

（2）清热解毒：发颐早期治法宜用清热解毒法，如明代李梴《医学入门》云："（发颐）早期宜清热解毒，佐以表散，内服普济消毒饮之类，外敷金黄膏。"方以普济消毒饮清热解毒，疏风散邪，疏散上焦之风热，清上焦疫毒，配合使用金黄膏以清热解毒、消肿止痛，标本兼治。同一时期，王肯堂《证治准绳·伤寒》记载："连翘败毒散，治发颐初肿，服此消之。"本方选连翘、金银花为君，其能透达表里以清热解毒、消痈散结；方中以荆芥、防风、羌活辛温解表、发散风寒，为臣药；佐以独活以祛风除湿，川芎以活血祛风止痛，前胡、桔梗宣畅肺气以祛痰，枳壳理气宽中，茯苓利湿；方用柴胡、薄荷是为引诸药入肝经而设，以调节肝之疏泄功能；甘草有调和诸药之效。清代程国彭《医学心悟》记载："初起宜用银花甘草汤，加柴胡、荆芥、薄荷、蒡子，以清散之。"此方清散并用，共奏清热解毒散邪之功。由此可见，清热解毒法为治疗发颐的重要内治法。清代何廉臣《重订广温热论》载道："瘥后发颐……治法以解毒清热，活血疏散为主。误则成脓不出，而牙关紧，咽喉不利，多不能食而死，毒内陷而复舌燥神昏亦死，出脓后气虚血脱亦死，故宜早治也。"指出疾病后期治疗，应在清热解毒的基础上佐以活血疏散之品。

综上所述，历代医家将清热解毒法作为治疗发颐的重要治法，贯穿于整个疾病始终。方药以普济消毒饮加减为主。疾病初期，在清热解毒基础上当疏风解表，加薄荷、牛蒡子、桔梗等；后期当活血疏散，加莪术、栀子等。

（3）解毒透脓：明代王肯堂《证治准绳·伤寒》言："内托消毒散，治发颐有脓不可消者，已破未破服之。"方剂组成有：人参、黄芪、防风、白芷、川芎、当归、桔梗、连翘、升麻、柴胡、金银花、甘草节。方中人参、黄芪益气托毒；当归、川芎养血活血，气行血畅，正气充盛，则利于托里排毒；连翘、金银花、甘草清热解毒；白芷、防风相配通滞而散其结，使热毒从外透解；白芷、桔梗能消肿止痛排脓；升麻、柴胡疏散风热，并引诸药上达头目，诸药合而用之，既可托毒外出，又可消肿解毒。明代李中梓《伤寒括要》记载："托里消毒散……主发颐，有脓不消，已破未破，俱可服。"指出发颐不可消者，用以解毒透脓法，不论已破未破，均可用托里消毒散治疗。托里消毒散组成为黄芪、白芷、连翘、羌活、川芎、当归尾、赤芍药、防风、桔梗、柴胡、皂角刺、金银花、甘草。方中重用黄芪益气托毒；当归尾、赤芍药、川芎活血化瘀，气行血畅，正气充盛，则利于托里排毒；金银花、连翘、甘草清热解毒；白芷、防风相配通滞而散其结，使热毒从外透解；白芷、桔梗能消肿止痛排脓；皂角刺止痛排脓。诸药合而用之，既可托毒外出，又可消肿解毒，托里消毒。清代许克昌、毕法《外科证治全书》记载："发颐，宜表散风毒，用白芷、天麻、防风、荆芥各一钱，陈酒煎，服醒消丸三钱即愈。"方中天麻、白芷、防风相配通滞而透脓，配伍醒消丸以活血消肿、止痛。诸药合用，共奏解毒透脓止痛之功。

解毒透脓法适用于发颐毒盛酿脓，无论破损与否，皆可用之。所以历代医家均重视解毒透脓法的灵活运用，大都以托里消毒散、普济消毒饮加减等方剂治疗。

2. 外治法

宋代杨士瀛《仁斋直指方论（附补遗）》载"特异万灵散"，方用软石膏一两，大白南星半两，赤小豆半两，草乌（连皮尖）半两，乳香（别研）二钱，蜜水少许，调敷四周，用以敛毒排脓。明代王肯堂《证治准绳·疡医》记载："百合散，治颐颏疮。百合、黄柏（各一两）、白及（一钱半）、蓖麻子（五十粒，研）上为末，用朴硝水和作饼贴之，日三五次。"同时亦载曰："芙蓉敷方，治腮颔肿痛，或破成疮。芙蓉叶（不拘多少）上捣烂敷之，以帛扎定，日一换。神效方，治痄腮，及痈疽发背、疮疖等证。赤小豆（为细末）以新汲水调敷疮上，及四边赤肿处，干则再敷之。"指出以上诸方均为外治发颐的重要方剂。清代张璐《本经逢原》云："赤小豆……瓜蒂散用之，以泄胸中寒实，正以其利水清热也。生末敷痈肿，为伤寒发颐要药。"提出以瓜蒂散外敷治疗伤寒发颐。清代医家云川道人《绛囊撮要》云："黎洞膏，治痈疽初起及热疖瘰疬俱效；并治痄腮发颐一切风毒之症。"提出用黎洞膏外敷具有治疗风毒发颐的作用。清代邹存淦《外治寿世方》曰："发颐，天南星熬膏敷。"以天南星外用消肿止痛之功效治疗发颐肿痛。《咽喉脉证通论》云："急用千金内托散治之，外敷南星膏。"指出用内服千金内托散，外敷南星膏，内外并用的方法治疗发颐。

3. 其他疗法

本病之其他疗法尚有灸法。清代廖润鸿《针灸集成》中记载："灸发颐法：此疮最险，头面肿大，牙齿亦脱。解开发，寻顶螺中，灸二十一壮；如不达，灸至四十九壮而止。"指出发颐是非常凶险的疾病，常以头面部肿大为临床表现，也可导致牙齿脱落。打开头发，找到头顶的螺中，艾灸二十一壮；如果没有达到治疗目的，继续灸直至四十九壮，然后停止。

综上所述，历代医家对发颐多有论及，辨证思路多样，在魏晋时期萌芽，唐宋金元时期发展，明清时期达到鼎盛，历经近两千年的发展，其特点和优势也逐渐显露，为发颐的治疗与研究开辟了新思路。

（方殿伟　杨　锐）

瘰疬源流考

"瘰疬"作为一种外科常见疾病历史悠久，早在《黄帝内经》中便有记载。隋代巢元方《诸病源候论》载三十六种病，宋代《圣济总录》又有"九瘘"之称。明清时期涌现出大量外科专著，对瘰疬的认识亦进一步拓展。为明晰瘰疬之源流脉络，现从病名、病因病机、证候分类及治疗入手，对历代重要医籍中关于本病的记载进行整理，加以论述。

（一）病名

瘰疬是疡科的一种顽固疾病，其症之成也，往往三五成群，牵藤成串，故有"病串"之称。亦有窜胸窜胁者，种种现象不一而足，溃后则脓水常流，终岁穷年，缠绵不愈。因其病证复杂，加之中医外科著作浩瀚如烟，历代医家对瘰疬的命名各抒己见，病名难以统一，给后学者带来诸多不便。现根据瘰疬的病因病机、病证特点及病位，将其称谓归纳分析，总结如下。

1. 以病因病机分类命名

《灵枢·寒热》中提出"鼠瘘"一词，其曰："寒热瘰疬在于颈腋者，皆何气使生？岐伯曰：此皆鼠瘘，寒热之毒气也，留于脉而不去者也。"认为颈腋之瘰疬即为鼠瘘，由于寒热毒气在经脉中停留，郁结不消而成。清代易凤翥《外科备要·瘰疬》载有"食毒瘰疬"，指误食毒物，初小后大，连接数枚者。亦提出"气毒瘰疬"，书中载道："项之左右两侧……形软，遇怒即肿，统名气毒瘰疬。"日本著名汉医学家丹波元简所著《灵枢识·寒热篇第七十》中载有"气疬"，与气毒瘰疬描述类似，皆与情绪有关，遇怒即起。

2. 以病证特点分类命名

金代刘完素根据瘰疬的形态特征，将其分为三种，其《素问病机气宜保命集·瘰疬论第二十七》中载道："独形而小者，为结核。续数连结者，为瘰疬。形表如蛤者，为马刀。"明清医家对瘰疬的命名更加细化，明代王肯堂《证治准绳》中出现"漏疬"一词，指瘰疬病程日久，破溃成瘘而久不敛者；"莲子疬"为瘰疬核块簇聚，一包生数十个，形同莲蓬之子者。明代张介宾《类经·瘰疬》对《内经》"鼠瘘"之名加以解释："瘰疬者，其状累然而历贯上下也，故于颈腋之间，皆能有之。因其形如鼠穴，塞其一，复穿其一，故又名为鼠瘘。"指出瘰疬多生于颈腋部，结核累累，其破溃后形成窦道，此伏彼起，疮形如老鼠的巢穴，因此以鼠瘘名之。丹波元简《素问识·骨空论篇第六十》亦云："盖其状累然未溃者，为瘰病。已溃而脓不止者，为鼠瘘。"认为瘰疬未破溃者，称为瘰病。鼠瘘特指瘰疬已溃，脓液不止，久不收口者。《外科备要·瘰疬》中载："坚硬如砖者名门闩疬；形如荔枝者名石榴疬；其形如鼠者名鼠疬，又名鼠疮。"把瘰疬质地坚硬如砖石者，称为门闩疬；形状如荔枝一般者，称为石榴疬；而鼠疬指瘰疬未破溃而形同鼠体之状者。

3. 以病位分类命名

瘰疬生于不同部位，亦有不同的别称。明代龚廷贤《寿世保元·瘰疬》载有："一论绕项起核，名曰蟠蛇疬。延及胸前及连腋下者，名曰瓜藤疬。左耳根肿核者名曰惠袋疬；右耳根肿核者名曰蜂窝疬。"认为瘰疬绕脖颈而起者，名为蟠蛇疬；从颈部蔓延至胸前及腋下者，名为瓜藤疬；生在左耳根部者，名为惠袋疬；生于右耳根者，名为蜂窝疬。《外科备要·瘰疬》着眼于经络，对瘰疬的病位分类描述甚详："如生于项前下颏及颊车下者，属足阳明胃经，皮色不变，名痰疬……独生一个在总门者，名单窠疬。生乳旁及两胯软肉等处者，名筋疬疬。"认为瘰疬生于颈前下颏及颊车下方皮色不变者，称为痰疬，若皮色焮红，形肿质硬者，称为热毒疬；生于后发际两侧，肿势散漫者，名为湿疬；单独生于囟门处者，名为单窠疬；生于两乳旁及胯部软肉处者，名为箕疡病。

（二）病因病机

关于瘰疬的病因病机，古代医家各有阐述，或因忧思恚怒，肝气郁结，气郁伤脾，脾失健运，痰湿内生，结于颈项而成；或日久痰浊化热，肝郁化火，下灼肾阴，热盛肉腐而成脓，溃后脓水淋漓，耗伤气血，经久难愈。也可因素体肺肾阴亏，以致阴虚火旺，肺津不能输布，灼津为痰，痰火凝结而形成。总之其病因病机复杂多样，现分述如下。

1. 外邪内犯

外邪的侵袭是疾病发生的主要因素，瘰疬亦不除外。《灵枢·寒热》载："寒热瘰疬在于颈腋者，皆何气使生？岐伯曰：此皆鼠瘘，寒热之毒气也，留于脉而不去也。"认为瘰疬是由于外来的寒热毒邪，在经脉中停留，郁结不去而成。陈延之所著《小品方·治附骨疽与贼风相似诸方》载："贼风者，其人体平无热，中暴风冷，则骨解深痛。附骨疽久者则肿见结脓，贼风久则枯痹或结瘰疬，以此为异也。"贼风即四时不正之气。书中认为，贼风久客人体，又与冷气相搏，遂成瘰疬。《诸病源候论·卷三十四》曰："此由风邪毒气客于肌肉，随虚处而停，结为瘰疬。"认为瘰疬是由外来风邪毒气入侵而人体正气亏虚无力抗邪而起。宋代《太平圣惠方·治瘰疬结肿寒热诸方》记载："夫瘰疬者，由风热毒气壅滞于胸膈之间，不得宣通，而搏于肝，肝主筋，故令筋蓄结而肿。"认为风热毒气是瘰疬发病的外因，其侵犯人体后与肝气相互搏结，肝气难以升发条畅，导致经筋蓄结，乃瘰疬发病的主要机理。清代黄元御在《素问悬解·生气通天论》中提到："若寒邪闭束，筋膜结郁，卫阻热发，肉腐脓生（如瘰疬疮病）。而表寒不解，卫气内陷，腐败益深，经脉穿漏，脓血常流，是谓瘘证（如鼠瘘、痔瘘病）。此其留连肉腠之中，久而不愈者也。"认为瘰疬是由于寒邪侵袭，卫气受遏，营卫不和，逆于肉理，导致肉腐脓生，发为瘰疬。若表寒不解，正气亏虚，邪气深陷，病情迁延日久，可变为瘘证。

2. 情志不遂

瘰疬外因责于风热毒气，在内则与肝经郁火、情志不遂关系密切。宋代杨士瀛《仁斋直指方论·瘰疬方论》云："瘰疬生于项腋之间，凡人少小以来，动辄蓄怒，或忧思惊恐，抑郁不伸，多致结核于项，日积月累，风毒热气聚焉。"认为瘰疬因人从小郁怒愤懑，忧思恐惧，气郁于颈项，加之风热毒邪久聚所致。元代齐德之《外科精义·论瘰治法》亦有载："其本皆由恚怒气逆，忧思过甚。"明确指出，本病与愤怒忧思等情绪密切相关。

3. 饮食劳倦

汉代华佗所著《华佗神方·华佗治瘰疬神方》中记载："瘰疬得病之原因有九：一因怒，二因郁，三因食鼠食之物，四因食蝼蛄、蜥蜴、蝎子等所伤之物，五因食蜂蜜之物，六因食蜈蚣所游之物，七因大喜饱餐果品，八因纵欲伤肾，饱餐血物，九因惊恐失忱，气不顺。"书中所述瘰疬的九条病因中，饮食因素便占五条。由此可见，饮食不洁，毒物入腹是瘰疬发病的重要原因。张仲景《金匮要略·血痹虚劳病脉并治》中载道："人年五六十，其病脉大者，痹侠背行，若肠鸣，马刀侠瘿者，皆为劳得之。"认为瘰疬因过度劳累，伤及中气所致。清代黄元御在《四圣心源·瘰疬根原》中亦有云："瘰疬者，足少阳之病也……而甲木之降，由于辛金之敛，辛金之敛，缘于戊土之右转也。戊土不降，少阳逆行，经气壅遏，相火上炎，瘀热抟结，则瘰疬生焉。"进一步指出瘰疬为胆病，而甲木的下降是由于肺气的敛降，肺气的敛降又依赖于中焦脾土运化功能的正常，因此脾土运化功能失司，则少阳胆经经气受遏，相火上炎，瘀热互结于经脉，便发为瘰疬，由此可见，脾胃失和，中气亏虚与瘰疬之发病关系密切。

4. 肺气不足

肺主气，朝百脉，助血运。清代章虚谷《灵素节注类编·四诊合参总论》曰："肺痹者，烦满喘而呕也……涩甚者，气伤血瘀，瘀积于胃而呕血也；微涩者，气血两伤而两滞，故成鼠瘘，如瘰疬之类。"认为只有肺之功能正常，五脏六腑之气机才能通畅，若肺气不足，则气虚无力推动血液运行，进而导致气血瘀滞于脉中而生瘰疬。清末梁希曾在《疬科全书》中提到："疬之成症，原与痨瘵相表里者也，同一阴火，痰也。其痰其火，行之脏腑，初则咳嗽咯血，随成痨瘵，行之经络，则为瘰疬。"认为瘰疬与痨瘵关系密切，两者互为表里。痨瘵损伤肺络，日久肺之气阴两伤，阴虚火旺，痰火胶结，留于经络之中则变生瘰疬。

5. 肝肾亏虚

项乃足少阴肾、足太阳膀胱所主，亦属太阴脾、厥阴肝，瘰疬生于项，与肝肾关系密切。明代薛己《外科枢要》引《外台秘要》之语云："肝肾虚热则生疬。"亦载："夫瘰疬之病……或肝肾二经精血亏损，虚火内动。"皆认为瘰疬的发病乃肝肾精血不足、阴虚内热所致。清代蔡乃庵《医会元要·十二经所主部分》云："惟肝血虚火旺，必筋燥急强，多生瘰疬。"认为肝主筋，肝血不足，阴虚火旺，筋脉必然会失于濡养而干燥挛急，筋急挛缩则瘰疬生矣。

（三）证候分类

历代医家对瘰疬证候分类的表述有：①气滞痰凝；②阴虚火旺；③气血两虚；④肝肾阴虚。

（四）治疗

瘰疬的病理因素主要在于风、寒、热、痰、毒、虚等。故在治疗上应当以扶正祛邪为总则，按初、中、后期辨证论治，内治与外治相结合。古代医籍对瘰疬的治法颇多，现将其治法加以概括，分类如下。

1. 辨证论治

（1）祛毒散邪：瘰疬初期，多为风、寒、热、毒等四时不正之气，侵入人体，郁结于经筋脉络而成，此时机体正气未虚，故在治疗上应以祛邪为主。祛毒之法，或汗而发之，或吐或下。《圣济总录·食治瘰疬》载"鸡子方"治瘰疬，其曰："将鸡子开破头……若病在膈上即吐出虫，在下即泻出疬子。"亦有应用通利小便之法者，如《仁斋直指方论·瘰疬方论》载："治法无他，大抵以地胆、斑蝥为主，盖瘰疬之毒，莫不有根，地胆、斑蝥制度如法，能使其根从小便中出，或如粉片，或如块血，或如烂肉，皆其验耳。但毒根之行，小便亦必涩痛，当以木通、滑石辈导之。"地胆、斑蝥攻毒蚀疮，逐瘀散结，加之木通、滑石通利，可使毒从小便解。明代张觉人《外科十三方考》记载："在初起时可用紫背天葵草服之，或以紫花地丁草服，间有愈者。"

紫花地丁辛、苦、寒，归心、肝二经，长于清热解毒、凉血消肿，广泛应用于外科疔疮肿毒、痈疽发背等。同朝代陈实功《外科正宗·瘰疬论第十九》曰："别其风毒者散其风、除其湿，如防风解毒汤之类是也。热毒者，清其脾、泻其热，连翘消毒饮之类是也。"方中多用连翘、黄芩等质轻疏散、清热解毒之品，功专祛邪。

（2）疏肝解郁：《外科正宗·瘰疬论第十九》载："筋疬者，忧愁思虑，暴怒伤肝，盖肝主筋，故令筋缩结蓄成核……筋疬者，清其肝、解其郁，柴胡清肝汤之类是也。"认为情志不遂、肝气不舒是筋疬发病的主要原因，故在治疗上应当疏肝行气，养血开郁。柴胡清肝汤方中柴胡善清少阳之郁火，防风、牛蒡疏风解毒，黄芩、栀子、连翘、生地清热凉血，配合川芎、当归、白芍等共奏疏肝解郁、行气活血之功。

（3）健脾化痰：中焦脾气不足则痰湿内生，痰涎壅盛停留于皮肉之间可生瘰疬，故在治疗瘰疬时，健脾化痰、攻逐痰涎尤为重要。《外科正宗·瘰疬论第十九》曰："痰疬者，饮食冷热不调，饥饱喜怒不常，多致脾气不能传运，遂成痰结……痰疬者，豁其痰、行其气，芩连二陈汤之类是也。"方中半夏辛温，燥湿化痰，又可降逆和胃；黄芩、黄连、陈皮、茯苓调和肝胃，健脾化痰；木香行气止痛，调中导滞；配伍连翘、牛蒡子、天花粉、夏枯草等疏风解毒消肿，善治外皮漫肿、色红微热之痰疬。清代陈士铎《辨证录·瘰疬门》亦载："盖瘰疬之症，多起于痰，而痰块之生，多起于郁，未有不郁而能生痰，未有无痰而能成瘰疬者也。故治瘰疬之法，必须以开郁为主。然郁久气血必耗，况流脓流血则气血更亏，徒消其痰，不解其郁，但开其郁，而不化痰，皆虚其虚也，不能奏功。方用消串丹。"认为瘰疬日久必然耗伤人体气血，而解郁化痰是治疗瘰疬的关键，可用消串丹。方中蒲公英与紫背天葵为消串之神药，佐以柴胡、白芍疏肝解郁，茯苓、白术、陈皮、天花粉健脾燥湿化痰，配合附子峻烈之性以鼓动药力，则疗效倍增。

（4）滋阴补肾：瘰疬亦可由肾水不足，真阴耗伤，阴虚火旺，气血亏损所致。在治疗上，清代怀远《古今医彻·瘰疬》载："北方者，水也，水乃生木，乙癸同源。肝气不宜助而肝血宜滋……故泻南方者，治瘰疬之始。补北方者，救瘰疬之终。"认为在瘰疬初期，治疗以清热为主，而在瘰疬后期，体质虚弱，应以滋阴补肾为重。《疬科全书》亦有相似记载："凡颈际夹起……当以温补肝肾固脾为主，如加减六味地黄丸之类。"认为颈部之瘰疬，乃先天不足、后天失养所致，可使用六味地黄丸之类的方药以滋阴养肝、补肾暖脾。

2. 外治法

本病之外治法以贴敷法为主。《外科正宗·瘰疬论第十九》载"紫霞膏""琥珀膏"，治疗瘰疬初起，或成而不溃，溃后脓水不绝，久不收口者。清代名家王维德《外科证治全生集》中载有"阳和解凝膏"，方中附子、肉桂、草乌、白芷、桂枝等温经散寒；合以当归、川芎、赤芍、地龙、五灵脂、木香、香橼等活血调气、通络化瘀，适用于寒湿凝滞之阴疽、流注、瘰疬、痰核、冻疮等阴性疮疡，已溃或未溃均可。又载"咬头膏"，方中乳香、没药、蓖麻仁消肿拔毒止痛；木鳖粉、巴豆等攻毒蚀疮，用于疮毒瘰疬，脓已成不能自破者。《疡医大全·卷十八》载"千锤膏"，方中乳香、没药消肿止痛；血竭、蓖麻仁、松香活血止痛；配合珍珠粉、轻粉等拔毒生肌敛疮，对于瘰疬初起，贴之自消，将溃贴之，毒从毛窍中出，不致穿溃。

3. 其他疗法

（1）针灸治疗：《灵枢·寒热》最早记载瘰疬的针刺疗法，其曰："请从其本引其末，可使衰去而绝其寒热。审按其道以予之，徐往徐来以去之。其小如麦者，一刺知，三刺而已。"认为在治疗瘰疬时应看到疾病的本质，祛除其寒热毒气，则瘰疬自可痊愈。施治时要审查其脉气运行的通道，以针刺之，配合补虚泻实的手法，对于初起的瘰疬，一刺即知其效，三刺其病可已。《素问·骨空论》载："鼠瘘寒热，还刺寒府，寒府在附膝外解营。"寒气自下而上者，必聚于膝，是以膝膑最寒，寒阻经络，少阳上逆，经气不行，结为瘰疬。寒府乃足少阳经之阳关穴，刺膝外寒府，内泻寒邪，外散风淫，少阳下达，则鼠瘘平矣。《圣济总录·瘰疬统论》论曰："其治法大要，古人皆曰浮于脉中，未著肌肉，而外为脓血去者，急刺去之。"认为瘰疬治疗宜早，病位表浅者施以针刺，见效迅速。在选穴上，文中记载："手三里二穴，在曲池下二寸，按之肉起兑肉之端。治手臂不仁，肘挛不伸，齿痛颊颔肿，瘰疬，可灸三壮，针入三分。"又曰："臂臑二穴，在肘上七寸臑肉端，手阳明络也。治寒热颈项拘急，瘰疬肩背痛不得举，可灸三壮，针入三分……一切瘰疬，灸两胯里患病处宛宛中，日一壮，七日止。"提出了手三里、臂臑、大迎、缺盆等诸多治疗瘰疬的特效穴，治疗时须针灸并用，补虚泻实。《仁斋直指方论·瘰疬》曰："治瘰疬……如患四五年，用药不退，辰时着灸，申时即落，所感稍深，三灸即安，法仍以蒜切片，贴病疮上，灸七壮，易蒜，多灸取效。"认为瘰疬日久，服药难以康复者，可用灸法治疗，见效迅速。若病位较深，可选用隔蒜灸，壮数宜多。元代齐德之《外科精义·论瘰疬治法》载："若肿高而稍软，其人面色萎黄，皮肤壮热上蒸，脓已成也，可以针决核中，令其溃散，则易愈也。"指出阳证瘰疬，肿势高突，按之柔软，皮肤壮热者，乃脓成也。此时可以用针刺疮口，使脓出毒泄，从而加速疮口的愈合。

（2）导引法：古人注重养生，感悟自然，追求人与自然相统一。练气导引之法历史悠久，早在东汉时期，著名医家华佗便发明了五禽戏，用于防病治病。巢元方《诸病源候论·瘰疬瘘候》载："跂踞，以两手从内曲脚中入，据地，曲脚加其上，举尻。其可用行气，愈瘰疬、乳痛。"即是通过导引行经络阻滞之气，开郁散结，以此来达到治疗瘰疬的目的。

（3）治疗禁忌：关于瘰疬的治疗禁忌，《外科备要·瘰疬》有详细的记载："以上诸疬，推之移动为无根，属阳，外治宜因证用针灸敷贴蚀腐。若推之不移动者为有根，属阴，且深，难治之证也，切忌外砭，及追蚀等药，如妄用之，则难收敛矣。且内外治法，首尾得温暖，即效。误犯寒凉，令人项背拘强，疮势塌陷，便泻者逆。"认为在治疗瘰疬过程中，首先应辨别阴阳。对于阳证瘰疬，可以施用针灸敷贴蚀腐等法。阴证瘰疬病位较深，病情顽固，切忌攻邪追蚀之法，妄用寒凉伤正之品，否则疮口难以收敛愈合，终成败证。

总之，瘰疬病因复杂，症状多端，古代医家在治疗本病的过程中积累了丰富的经验。在此对其加以梳理，以期师古用今，对同道有所裨益。

（孙帅辉　王泽芸）

流痰源流考

"流痰"属阴证范畴，原属阴疽一类，元代已有关于本病治疗的记载，但清代以前常与附骨疽、流注混淆，清代以后才有"流痰"的记载。本文从病名、病因病机、证候分类及治疗来对流痰进行梳理，望其对现代临床医家理解认识本病有所裨益。

（一）病名

清代余听鸿所著《外证医案汇编》言："痰凝于肌肉、筋骨、骨空之处，无形可征，有血肉可以成脓，即为流痰。"综合分析流痰诸多称谓，将其按照以下两类分类命名。

1. 以病位分类命名

清代陈莘田《陈莘田外科方案》按其发病部位采取多种命名。如其曰："右腰肾俞流痰，抽掣作痛，色白不变，脉弦而数，寒热往来，不易消退者。"将病于腰部肾俞穴附近者，称为"肾俞流痰"。又如："手腕流痰，起经一载，漫肿酸楚，不得屈伸，渐有成溃之象，溃则难于收敛者。"将病于手腕部附近者，称为"手腕流痰"。亦如："肝肾阴虚，湿痰痹络，左腿环跳贴骨流痰，漫肿酸楚，按之板硬，骨骱损伤，艰于步履。"将病于髋关节环跳穴附近者，称为"环跳流痰"。亦如："两足穿踝流痰，漫肿酸楚，难于举动，最虑延损。"将病损于踝，疮孔内外相通者，称"穿踝流痰"。

2. 以形态分类命名

明代徐春甫《古今医统大全》曰："肘膝肿痛，臂骱细小，名曰鹤膝风。以其象鹤膝之形而名之也。"将病发于肘膝部，形似鹤膝者称为"鹤膝风"。明代沈之问《解围元薮·鼓槌风》言："久则肢胫屈弱，骨节大痛，腿肉渐去渐小，膝踝胀大，趾指酸麻，痛烂堕落，或皮肉紫黑，形如鼓槌，故有此名。"将病发于胫、膝部，日久形似鼓槌者称为"鼓槌风"。同一时期，王肯堂《证治准绳·疡医》提及鹤膝风时，又名鼓槌风。《证治准绳·幼科》亦曰："肺为诸脏华盖，居于膈上，水气泛溢，则肺为之浮，日久凝而为痰，停滞心胸，兼以风热内发，其外证唇红面赤，咳嗽喘促，致胸骨高如覆掌，名曰龟胸。"将病于心胸，形似龟者称为"龟胸"。清代吴谦等著《医宗金鉴》载曰："蜣螂蛀由痰气凝，指节坚肿蝉肚形，初起不疼久方痛，溃久脓清瘘病成。"将病于指节，形似蝉肚者，称"蜣螂蛀"。清代赵濂《医门补要》曰："背脊骨中凸肿如梅，初不在意，渐至背伛颈缩……伹龟背痰已成。"将流痰发于脊椎关节，致使背部高起者，称为"龟背痰"。

（二）病因病机

流痰病因病机经整理概括为外邪侵袭、情志不畅、跌仆损伤、肝肾亏损。分别论述如下。

1. 外邪侵袭

清代陈复正《幼幼集成》言："龟背，生下不能保护，以客风入于骨髓。"又言："肾主骨，风寒乘虚而入于骨髓，致精血不能流通，故成龟背。"认为风邪外袭入骨髓，血瘀而成龟背痰。清代王旭高《王旭高临证医案》载有医案并阐述病因病机，其云："某，鼓槌多骨流痰，脓孔甚多，手掌及腕皆肿硬，而色紫不痛。已出过多骨，出骨之处已敛，而余外仍肿。此风毒湿热锢结手经。延来五月，收功不易。"认为风湿热邪外袭于手、腕而成流痰。《王旭高临证医案》又云："赵，脾虚湿热入络，两手指节手腕皆木肿。此乃鼓槌流痰，不易速愈。"认为湿热之邪入络发为此病。

2. 情志不畅

清代沈来亨《沈菊人医案》曰："思病情由乎情怀少畅，郁则气滞，流行之机减，思必伤脾，脾虚湿聚生痰，流于皮里膜外而结流痰，壅滞肾俞部位。"认为情志不畅，郁则气滞，且思虑伤脾，脾虚湿聚成痰，痰结发为流痰。

3. 跌仆损伤

《医门补要》云："或病后失调，或跌伤碰损，大人肾虚腰痛，每成此症。"认为跌仆损伤是发病的一大诱因。明代孙一奎《孙文垣医案》论及龟背痰时曰："必初年乳母放在地上，坐早之过，彼时筋骨未坚，坐久而背曲，因受风邪，初不觉，其渐入骨节间而生痰涎，致令骨节胀满而大。"认为儿童可由先天不足，骨骼柔嫩脆弱，再感风邪，留滞筋骨关节，骨节胀大而成此病。

4. 肝肾亏损

清代璇玑洞主《贯唯集》言："肾阴不足，肝阳有余，平昔吐血伤阴，痰火凝聚，乘虚窜入络中，而成流痰之症。"认为肾阴亏虚、肝阳上亢而致痰火凝聚于络中，形成流痰。《陈莘田外科方案》曰："肝肾阴虚，浊液生痰，痰痹于络，循筋着骨，右鹤膝流痰。"认为肝肾阴虚，浊痰痹阻于络、凝于筋骨，发为鹤膝流痰。《医门补要》曰："脾肾两亏，加之劳力过度，损伤筋骨，使腰胯隐痛，恶寒发热，食少形瘦。背脊骨中凸肿如梅，初不在意，渐至背伛颈缩。盖肾衰则骨痿，脾损则肉削，伹龟背痰已成，愈者甚寡，纵保得命，遂为废人。"认为脾肾两亏，加之过劳而损伤筋骨，日久骨痿肉削而成龟背痰。

（三）证候分类

历代医家对流痰证候分类的表述有：①阴虚内热；②阳虚痰凝；③肝肾亏虚；④气血两虚。

（四）治疗

流痰以正虚为主，治法多用温经通络，补益正气，托毒外出。对古代医籍文献关于流痰的论述整理如下。

1. 辨证论治

（1）温经散寒化痰：病之初为寒。清代许克昌、毕法合撰《外科证治全书》有言："生于胸中，因阳虚痰凝气结，胸膛突起如鸡胸状，坚塌不痛，不医遂成终身残疾。初起可治……然后以紫元丹每隔两日进一服，所隔之两日以小金丹、阳和汤或阳和丸合加味二陈汤煎，早晚轮服，轻者半月，重者一月即愈，如患经溃不救。"清代王维德《外科证治全生集》曰："木渎镇谈姓妇，背患如碗，初起色白，近已转红，痛甚，时值三伏，余以阳和汤书毕……立令等候煎服，服不逾时，痛息，接服四剂，患消七分，其有脓之三分，不痛而溃，五日收功。"此乃用小金丹、阳和汤等温经散寒化痰之药治疗阳虚痰凝证之流痰。

（2）补益肝肾，养阴清热：病之后为阴亏火旺。清代马培之《马培之医案》论及龟背痰时载道："若肝肾虚热，阴精被耗，骨枯髓减，宜以地黄汤合二至丸……水亏者，补元煎左归丸之类。"认为肾阴亏耗者可用二至丸、左归丸等滋补肾阴之方。《陈莘田外科方案》言："左胁流痰，起经三载，溃孔成管，脓水淋漓，曾经失血，血去阴伤，咳呛频频，脉右细左数，舌光无苔，午后渐热，痰怯之机已着，有何恃而不恐耶？勉拟景岳法。"从阴虚症状可知，此处景岳法为养阴清热之法，张景岳犹以左归丸、左归饮滋肾阴而著。又言："肝脾肾三阴并虚，浊液生痰，痰痹于络，左胯流痰。"并拟培补三阴之方，方用潞党参、怀山药、枸杞、左牡蛎、炙甘草、怀膝、大熟地、山萸肉、白归身、生鳖甲、厚杜仲、云苓。方中山药健脾益肺、固肾益精，枸杞滋补肝肾、益精，牡蛎敛阴潜阳、软坚散结，熟地黄补血养阴、填精益髓，山茱萸补益肝肾、平补阴阳，生鳖甲滋阴潜阳、退热除蒸、软坚散结。诸药合用，补益肝肾、养阴清热，用以治疗流痰之肝肾阴虚内热证。

（3）补气养血：化脓日久，耗伤气血，则气血两虚。《马培之医案》曰："火亏者，归肾丸赞化血余丹之类……赞化血余丹，此丹大补气血，壮筋养骨，有培元赞育之功。"赞化血余丹方中血余消瘀止血，熟地黄补血养阴、填精益髓，鹿角胶温补肝肾、益精养血，桃肉补肾固精，小茴香行气止痛，杜仲补肝肾、强筋骨，枸杞滋补肝肾，老台人参大补元气，云茯苓健脾和胃、宁心安神，巴戟肉强筋骨，苁蓉温补肾阳，菟丝子平补肝肾，生首乌养血益肝强筋骨，当归补血活血。此乃用补气养血之剂治疗流痰之气血两虚证。

2. 外治法

清代吴杖仙《吴氏医方汇编》曰："流痰肿块，甘松、三奈、南星各一两，粉草二两煎浓汁，将三味入甘草汁内收干，焙燥细末，姜汁调敷患上，数次即愈。"甘松外用祛湿消肿，三奈、南星、粉草止痛，合用共奏消肿散结、散瘀止痛之功。清代朱费元《临证一得方》言："回阳玉龙膏，治一切阴疽绝不红肿，肌肤冰冷，及寒湿流络，流痰、流注，筋挛，骨痿并鹤膝风等。"又载："冲和膏，治流痰流注，风湿麻痹，寒湿流经等。"其认为回阳玉龙膏和冲和膏等温经散寒之外用膏药可用于治疗寒湿型流痰。《医门补要》论及流痰，有载："乘初起用长尺许宽五寸布膏药，再掺观音救苦膏末药于上，外贴肿处连两腰眼，半月一换，内服方看体质虚实，轻者半年，重者一载屡效。"外贴观音救苦膏，配合内治法，内外同调，治疗流痰。由上可知，外敷膏药等可有效治疗流痰。

3. 其他疗法

古籍中尚有灸法治疗本病的记载。明代龚廷贤《寿世保元》论及龟胸时言："仍宜灸两耳前各一寸半，上两行三骨罅间六处，各灸三壮。春夏从下灸起，秋冬从上灸起，依法灸之。"《医门补要》曰："或咳久伤气，使胸前忽生高骨，渐凸成患者……初起外在骨尖处灸之（切忌针刺）。"可知，灸法有助于流痰的治疗。

综上所述，流痰之为病，病名复杂多样，病因病机相对统一，治疗方法丰富，余梳理其发展源流，以飨同道。疏漏之处，还望指正补充。

（王以林　陈天玺）

丹毒源流考

丹毒为中医外科学中常见疾病，祖国医学关于其论述最早可追溯至秦汉，早在《黄帝内经》

中便有"丹胗""丹熛疮疡"之称谓。此后历代医家对本病的认识日益丰富，隋代巢元方《诸病源候论》专立"丹毒病诸候"首提"丹毒"一词，并对其好发部位及病因进行阐述。明清时期，医家们在前人基础上丰富完善本病之治疗方药，使得人们对丹毒的认识更加深入。由于古代书籍对于本病之记载颇多，加之本病病因病机复杂，治法方药多样，遂从病名、病因病机、证候分类及治疗入手，对历代重要医籍中关于丹毒的相关论述进行整理研究，清其脉络、追溯本源，以期对现代临床研究与诊治丹毒提供借鉴。

（一）病名

"丹毒"之病，其起病突然，表现为局部皮肤可忽然变赤，色如丹涂脂染，焮热肿胀，因此有"丹疹""丹熛疮疡""天火"等称谓；又因其边界清楚，发无定处，因此根据其发病部位的不同而名称各异。纵观历代有关丹毒之诸多论述，可将病名分为以病因病机、病证特点及病位分类命名。

1. 以病因病机分类命名

《素问·至真要大论》载："少阳司天，客胜则丹胗外发，及为丹熛疮疡。"称本病为"丹胗""丹熛疮疡"，认为少阳客胜导致郁火外发而为本病。明代窦梦麟伪托窦汉卿之名所著（旧题宋代窦汉卿辑著）《疮疡经验全书》记载："肾气游风，肾气游走，毒在脚趾，受在膀胱经，冷气伤肾之实，复在膀胱，此乃风毒也。"认为本病由风毒受于膀胱经，致肾气游走及冷气伤肾而成，并称本病为"肾气游风"。明代医家所著《幼科概论·论小儿之游风丹毒》云："此症由娠母过食辛辣煎炙之物，或久卧火炕，内热炽盛，波及生儿，降生后复感风邪，将血中已蕴之热毒引起，发为游风丹毒。"以"游风"赘述丹毒，说明风邪为本病发病重要因素。《外科大成》将食滞导致之丹毒称为"食滞丹毒"，即："食滞丹毒，初发赤晕，行而缓慢，非若胎热之暴速，此由食滞所致。"清代吴谦等人编著《医宗金鉴·外科心法要诀》记载："胎惊丹毒面初生，形如水痘根微红，时出时隐延颈项，继发丹毒赤游同。"此证因孕母受惊，传袭子胎。婴儿初生之后，周岁以上，忽两眼胞红晕，面色青暗，烦热夜啼，或面如胭脂，此属伏热在内，散发于面，状如水痘，根脚微红，时出时隐，延及颈项，继发丹毒，因此称为"胎惊丹毒"。又言："滞热丹毒赤游形，伤乳多食滞热生，较之赤游走缓慢，先宜消食次宜清。"此证初发，形若赤游丹，较之赤游丹游走缓慢。因婴儿乳食过多，不能运化，蕴热于内，达于肌表而生，因此称为"滞热丹毒"。除以上名称外，《医宗金鉴·外科心法要诀》还提出"赤游丹毒"，均为婴儿时期所患，为热毒之气极与血相搏而风乘之所致。

2. 以病证特点分类命名

《诸病源候论》专立"丹毒病诸候"，为现代病名最早表述，以"丹"概称本病，并分述白丹、黑丹、赤丹、丹轸、室火丹、天灶火丹、废灶火丹、尿灶火丹、熛火丹、瘑火丹、萤火丹、石火丹十二类。《诸病源候论·天火丹候》亦载："丹发竟身体，斑赤如火之烧，故谓之天火丹也。"指出本病犹如火烧，故称本病为"天火丹"。唐代孙思邈《备急千金要方》云："丹毒一名天火，肉中忽有赤，如丹涂之色，大者如手掌，甚者遍身有痒有肿，无其定色。有血丹者，肉中肿起，痒而复痛，微虚肿如吹状，隐疹起也；有鸡冠丹者，赤色而起，大者如连钱，小者如麻豆粒状，肉上粟粟如鸡冠肌理也，一名茱萸丹；有水丹者，由遍体热起，遇水湿搏之，结丹晃晃黄赤色，如有水在皮中，喜著股及阴处。"称本病为"丹毒"，后世医家多沿用此名，又称"天火"，其中肿如吹状色赤者为"血丹"；如鸡冠纹理赤者为"鸡冠丹""茱萸丹"；晃晃黄赤色，如有水在皮中为"水丹"。元代医家曾世荣《活幼心书》曰："赤紫丹瘤，皆心火内郁而发，赤如丹砂，故名丹毒。"称本病为"丹瘤""丹""丹毒"。清代顾世澄《疡医大全》称为"流火""火延丹"，即："凡腿上或头面红赤肿热，流散无定，以碱水扫上，旋起白霜者，此流火也。流火两脚红肿光亮，其热如火者是。骆潜庵曰：腿脚红肿名火延丹。"生动形象地体现出丹毒散无定处之性。《医宗金鉴》称"赤游丹毒"，言："小儿赤游丹之证，皆由胎毒所致。欲发之时，先身热，啼叫，惊搐不宁，次生红晕，由小渐大，其色如丹，游走无定，起于背腹，流散四肢者顺；起于四肢，流入胸腹者逆。"指出本病多生于新生儿，其色如丹，又因流散各处，遂名为"赤游丹毒"。清代陈士铎《辨证录》云："人有赤白游风，往来不定，小儿最多此证。"称本病为"赤白游风"，因其往来不定，色乎赤乎白而得名，并指出小儿易发本病的特点。清末名医王旭高《外科证治秘要》言："一名游火，乃风热天行时疫，其候发于鼻面耳项。赤晕略肿无头。先发于鼻额属阳明，先发于耳前后上下属少阳，先发于项属太阳。其症寒热、口渴脉数，一处渐退，一处渐肿，故名游火，热退乃愈。若热甚神糊属险证。"因本病特点为此消彼长，故称本病为"游火"。

3. 以病位分类命名

因本病发无定处，而好发于颜面、腿足，故医家多以发病部位来命名本病。明代陈实功《外科正宗》将生于胸胁腰胯部者称为"缠腰丹"，其言："腰胁生之，肝火妄动，名曰缠腰丹。"以丹毒绕腰部而得此名；清代祁坤则称本病为"内发丹毒"，所著《外科大成》言："内发丹毒，生胁下及腰胯间，肿痛，色赤如霞……如无汗，及呕哕腹胀，神昏便闭，遍身青紫者，不治。"指生于胁下及腰胯间者称为"内发丹毒"，并认为出现无汗、呕吐、神昏等症状则预后不良。发于小腿足部者，《外科大成》称为"腿游风"，其言："腿游风，外腿忽然赤肿热痛，按之如泥不复起者，由风热相抟所致。"以"游风"生于腿者命名，既指出发病部位，又阐述"风热之邪"为本病发病因素。发于头部者，清代高秉钧《疡科心得集》称"抱头火丹"，其言："抱头火丹毒者，亦中于天行热毒而发，较大头瘟证为稍轻。初起身发寒热，口渴舌干，脉洪数，头面焮赤有晕。"将本病与"大头瘟"加以区别，认为本病较其轻，并指出头面赤为本病特点；清代俞根初《重订通俗伤寒论》称本病为"颜面丹毒""头部丹毒"，其记载："初发于鼻梁，或鼻旁颊部之皮肤，由鼻而颊，由颊而眼睑而耳翼，以及颜面全部，再蔓延至颏部，至发际而止，此谓'颜面丹毒'。有发部亦为所侵袭，全头皆遭患者谓之'头部丹毒'"。

（二）病因病机

丹毒发病总由血热火毒为患，心主血，心火则致血热，《素问》言："热胜则肿。"认为热胜则可发为丹毒痈肿之病。由于素体血分有热，外受火毒，热毒蕴结，郁阻肌肤而发；或由于皮肤黏膜破伤，毒邪乘隙侵入而成。综合各类古籍可归纳出：凡发于头面部者，夹有风热；发于胸腹腰胯部者，夹有肝火；发于下肢者，夹有湿热；发于新生儿者，多由胎热火毒所致。

1. 风热毒蕴

《诸病源候论》言："丹者，人身体忽然焮赤，如丹涂之状……皆风热恶毒所为。"指出丹毒为风热邪气侵袭人体所致。又言："赤丹者，初发疹起，大者如连钱，小者如麻豆，肉上粟如鸡冠肌理。由风毒之重，故使赤也。"说明风毒严重可致赤丹。后世医家多沿袭巢氏之论，明代无忌先生《保幼新编》言："此症乃热毒之气与血相抟，而风升之，故游走遍身。"清代陈复正《幼幼集成》亦认为本病"皆风热恶毒所为，入腹则杀人"。并阐明毒邪内传陷里则预后不佳。

2. 心火内蕴

宋代陈言（即陈无择）《三因极一病证方论》载："经云，诸痛痒疮皆属心，心虚寒则痒，心实热则痛，丹毒之病，由心实热也。心生血，主于脉，血热肌浮，阴滞于阳，即发丹毒。"提出丹毒为心实热所致。《活幼心书》载："赤紫丹瘤，皆心火内郁而发，赤如丹砂，故名丹毒。心主血而火性热，血热相搏，阴滞于阳，即发丹毒。"亦认为心火与血热搏结，阴滞于阳导致本病。其后明清医家也多沿此说，明代万全《片玉心书》载："小儿赤游丹毒，虽有十种，皆由心火内盛，热与血搏。或起于手足，或发于头面胸背，游移上下，其热如火，痛不可言，赤如丹砂，故名丹毒。"清代沈金鳌《幼科释谜》曰："丹毒多般，病原则一，总由心火，风毒搏击，主血者心，血为火逼，阴滞于阳，血热郁逆，内而熏蒸，先蕴胸膈，外达皮肤。"清代冯楚瞻《冯氏锦囊秘录》云："赤紫丹瘤，皆心火内郁而发。赤如丹砂，故名曰丹。因热毒客于皮肤，搏于气血，而风乘之，阴滞于阳，即发丹毒。热极生风，片刻之间，游走遍体。虚热则痒，实热则痛。"皆认为本病与心火内蕴有关。

3. 肝脾湿火

《外科正宗》载："腰胁生之，肝火妄动，名曰缠腰丹。"指出肝火内蕴，久而循经外发于腰胁为"缠腰丹"产生之病因病机。《医宗金鉴》曰："丹毒肝脾热极生，肋上腰胯赤霞形，急宜砭出紫黑血，呕哕昏胀毒内攻。此证由肝、脾二经，热极生风所致，生于肋骨，延及腰胯，色赤如霞，游走如云，痛如火燎……若呕哕昏愦，胸腹膜胀，遍身青紫者，则为毒气内攻属逆。"指出内发丹毒为肝脾二经失调所致，肝经生热，热极生风，脾经可助湿生热，遂本病游走如云，痛如火燎。若病情严重，可导致呕哕、胸腹胀满等，此为毒气内攻，预后不佳。

4. 湿热毒蕴

明代李梴《医学入门》载："丹毒游行走遍身，病因湿热逼心君；丹名不一，皆由母食五辛，及烘尿衣，乘热或不甚干即着，湿热侵淫，心火骤盛，以至毒与血搏而风乘之，所以赤肿游走，遍身不定。"说明湿热之邪亦可导致丹毒发生，湿热上攻心君，心主血脉，遂毒与血相搏，加之外风侵扰，共成丹毒。

5. 胎火蕴毒

明代施光致《幼科概论》言："此症由娠母过食辛辣煎炙之物，或久卧火炕，内热炽盛，波及生儿，降生后复感风邪，将血中已蕴之热毒引起，发为游风丹毒。失治能漫延全身，变症百出，亦能致命也。"认为妊娠时期母体积热波及胎儿，胎儿降生复感风邪诱发丹毒。《外科大成》云："胎热丹毒，初发赤肿光亮，游走遍身者，由热毒之气极与血相抟而风乘之也。"指出婴儿血、热、风三者相搏可发本病。《医宗金鉴》载："或初生之后，外用热水洗浴，兼以火烘衣物，触动内毒，遂成此证。"说明胎体素有内毒，因出生后接触火热之气引动内毒发为本病。

（三）证候分类

历代医家对丹毒证候分类的表述：①风热毒蕴；②肝脾湿火；③湿热毒蕴；④胎火蕴毒；⑤毒邪内攻。

（四）治疗

因丹毒之病多为血热毒蕴所致，故以凉血清热、解毒化瘀为治疗原则。发于头面者，需兼散风清火；发于胸腹腰胯者，需兼清肝泻脾；发于下肢者，需兼利湿清热。在内服的同时还可结合砭镰、外敷等外治法。如《医宗金鉴》言："丹毒名多云片形，风火湿寒肉分凝，胸腹四肢分顺逆，清火消风砭敷灵。"经从古代医籍文献中整理，现执简驭繁，将治法概括为以下几类，兹述如下。

1. 辨证论治

（1）疏风清热解毒：本法用于治疗发于头面丹毒之风热毒蕴证，其症状常为皮肤焮红灼热，肿胀疼痛，甚则发生水疱，眼胞肿胀难睁，伴有恶寒发热、头痛等。元代医家曾世荣《活幼心书》载"牛蒡汤"治疗赤紫丹毒，认为其主伤风，专祛风邪，其言："牛蒡汤主伤风，发热，烦躁，鼻塞，气喘，痰嗽，惊啼；及诸疮赤紫，丹毒，咽喉肿痛。"方以牛蒡子、大黄、甘草主清热解毒，防风、薄荷、荆芥以疏风清热。明代孙志宏《简明医彀》记载："丹毒，人身忽然变赤如丹，乃血热肌虚，风邪所搏而成。宜防风通圣散之类治之。"防风通圣散为祛风圣药，风去则丹毒自消。万全《片玉心书》言："疗此症者，其法必先用表药，以解热毒。"又言："俱先服防风升麻汤，以解其热毒。"清代陈复正《幼幼集成》亦载："凡治丹毒，俱宜先服防风升麻汤，以解毒发表。"皆认为治疗丹毒首先应以疏风解毒为要，用"防风升麻汤"治疗，方中皆为清热解毒、疏风散表之品，药力颇佳。此外，《外科大成》认为"驱风散"可治疗紫赤丹毒及诸疮咽喉肿痛，并伤风发热烦躁、鼻塞气喘、痰嗽惊风等症。《冯氏锦囊秘录》载"荆防饮"治疗赤丹游走，方中荆芥、防风祛风发表，金银花清热解毒，另配丹皮、玄参以凉血滋阴。

（2）清肝泻火利湿：本法用于发于胸腹腰胯部丹毒之肝脾湿火证，其皮肤红肿蔓延，按之灼手，肿胀疼痛，伴有口干口苦等症。丹毒乃肝脾二经失调所致，肝经生热，热极生风，脾经可助湿生热，遂应以清肝泻火利湿为主。《外科正宗》以"化斑解毒汤"疗心肝二经之火，"胃苓汤"治脾肺二经湿热，"柴胡清肝汤"清肝火妄动之因，载："火丹者，心火妄动，三焦风热乘之，故发于肌肤之表，有干湿不同，红白之异。干者色红，形如云片，上起风粟，作痒发热，此属心、肝二经之火，治以凉心泻肝，化斑解毒汤是也。湿者色多黄白，大小不等，流水作烂，又且多疼，此属脾、肺二经湿热，宜清肺泻脾，除湿胃苓汤是也。腰胁生之，肝火妄动，名曰缠腰丹，柴胡清肝汤。"《重订通俗伤寒论》载"龙胆泻肝汤"专治湿热证，其言："肝为风木之脏，内寄胆府相火，凡肝气有余，发生胆火者……故以胆、通、栀、芩纯苦泻肝为君……此为凉肝泻火，导赤救阴之良方。"清代张秉成《成方便读》亦言："夫相火寄于肝胆，其性易动，动则猖狂莫制，挟身中素有之湿浊，扰攘下焦，则为种种诸证。或其人肝阴不足，相火素强……故以龙胆草大苦大寒，大泻肝胆之湿火。肝胆属木，木喜条达，邪火抑郁，则木不舒，故以柴胡疏肝胆之气。更以黄芩清上，山栀导下，佐之以木通、车前、泽泻，引邪热从小肠、膀胱而出。古人治病，泻邪必兼顾正，否则邪去正伤，恐犯药过病所之弊，故以归、地养肝血，甘草缓中气，且协和各药，使苦寒之性不伤胃气耳。"皆达通利湿热，清肝泻火之功。

（3）利湿清热解毒：本法多用于发于下肢丹毒之湿热蕴毒证，表现为局部红赤肿胀、灼热疼痛，或见水疱、紫斑，甚至结毒化脓或皮肤坏死。《辨证录》列"除湿逐丹汤"以祛其脾之湿热，其言："治法利其水湿之气，解其火热之炎，仍从膀胱下走……方用除湿逐丹汤：防风三分，苍术三钱，赤茯苓五钱，陈皮五分，厚朴一钱，猪苓一钱，山栀子三钱，甘草三分，白术三钱，薄桂三分。"取多种清热利湿之药，共奏"利水清热"之功，并言："此方利水多于散火者，以湿重难消，水消则火亦易消也。"认为湿热互结，因湿邪难消，则以利湿为要，湿去火自消。《疡科心得集》载有"草薢渗湿汤，治湿热下注"之论，经医家临床应用，专治下肢丹毒、湿疮等湿热下注所致者，本方采用"利小便"之法，使湿热随小便利出而解，方载草薢、薏苡仁、泽泻、滑石、通草、赤茯苓利湿之品，加之黄柏、丹皮以清下焦湿热，其清热利湿之力尤重，方对其证，效如桴鼓。

（4）凉血清热解毒：本法多用于治疗发生在新生儿臀部丹毒之胎火蕴毒证，局部红肿灼热，常呈游走性，或伴壮热烦躁，甚则神昏谵语、恶心呕吐。元代罗天益《卫生宝鉴》载："清凉四顺饮子，治一切丹毒，积热壅滞，咽喉肿痛。"方中列当归、炙甘草、赤芍、大黄四药，共达清热凉血泻热之功。明代薛铠、薛己所撰《保婴撮要》云："犀角消毒散治瘾疹丹毒，发热痛痒及疮疹等症。"以"犀角消毒散"论治小儿丹毒，犀角为君，清热凉血之力最强。明代龚廷贤《寿世保元》曰："小儿丹毒赤肿，风热狂躁，睡卧不安，胸膈满闷，咽喉肿痛，九窍有血妄行，遍身丹毒，及疮痘已出未出，不能快透，或已出，热不解，急宜服犀角消毒饮。"提出应用"犀角消毒饮"可治疗小儿丹毒赤肿之症。张介宾《景岳全书》言："连翘归尾煎治一切无名痈毒，丹毒流注等毒，有火者最宜用之……如邪热火盛者，加槐蕊二三钱。"方中连翘、金银花清热解毒，当归尾、红藤祛瘀活血，甘草缓和药性，若邪热胜者，应用苦寒之槐花以达凉血清热之力。《辨证录》列"清火消丹汤"疗小儿丹毒，方载生地、丹皮、玄参、赤芍、天花粉以凉血清热；牛膝以行血疏热；甘草清热以兼固护胃气，并言："此方凉血而兼行血，清火而并散火，既无大寒之虞，自无甚热之虞，郁易开而火易达矣。"《疡科心得集》云："治以犀角地黄汤，或羚羊、地丁、银花、黄芩、山栀、石斛、元参、丹皮、知母、连翘之属；若舌腻有白苔者，宜黄连解毒汤。"应用犀角地黄汤或清热凉血之属治疗丹毒，若舌苔白腻者，可用黄连解毒汤加减以燥湿清热，解毒消肿。民国时期医家吴克潜《儿科要略》记载："丹毒之原因，既由于血中热毒之壅滞，故其治法总不外凉血解毒。"提出以"凉血解毒"为纲论治小儿丹毒。

2. 外治法

（1）砭镰法："砭镰法"最早记载于《内经》，为中医外科学中常用方法，《素问·阴阳应象大论》记载："血实宜决之。""决"为"放、泄"之意。血并于一处，滞而不行，是为"血实"，即用针具刺破放血，此法具有开窍泄热、通经活络、消肿止痛等作用。丹毒之病，因邪热蕴于皮肤之血络，故此法可放血泄毒，减轻病痛。宋代官修医书《圣济总录·诸丹毒》有"法用镰割出血"之记载。金代医家张从正《儒门事亲》言："夫小儿有赤瘤丹肿，先用牛黄通膈丸泻之。后用阳起石扫傅，则丹毒自散。如未散，则可用锋针砭刺出血而愈。"指出若用他法，丹毒未散，可用针砭刺血即愈。《简明医彀》载："砭法，治背痈等证及小儿丹毒肿赤，游走不定。用细瓷器打碎，取有锋铓者一块，以竹箸劈开头寸许，夹住瓷锋，用线扎定，以两指轻撮箸梢，将锋铓对患处悬寸许，再用箸击之，铓刺其毒，血出自愈。"《片玉心书》载："次用蜞针法,以去其毒血,如无蜞针,用砭针法。"其中"蜞针法"即用水蛭数条,放于红肿处,令吸出毒血,如今用水蛭吸出毒血在现代临床中应用广泛,可见当时医者之聪慧;"砭针法"为用磁瓦片,打成尖锋,以筷子夹定扎住,连刺令出恶血。两法都可视为砭镰法在丹毒上的应用。清代许克昌、毕法合撰《外科证治全书》亦载:"砭法,凡赤游、丹毒、疔疮、红丝走散,或时毒、瘀血壅实等证,皆宜行砭法。然不可太深。"强调应用此法时不可刺入太深,否则会损伤肌肉,又添他病。

（2）外敷法:《外科正宗》提出"外以柏叶散、如意金黄散敷之"治疗本病。《冯氏锦囊秘录》中记载了多种治疗丹毒的外敷方药,其言:"绿袍散,绿豆五钱、大黄二钱,共为细末,生薄荷捣汁,入蜜涂。"其中绿豆可清热,大黄具利湿解毒消痈之功,加入薄荷与蜜可舒缓病处。除复方外,尚有单方取汁外敷,如:"浮萍草汁敷,或芭蕉根汁敷,或鼠粘根汁敷。"清代沈金鳌《杂病源流犀烛》云:"又有自胁抵腰,肿赤如霞,名丹毒者,宜榆白皮末,鸡子白和涂。甚至遍身青紫,当急砭出恶血,宜羚羊角烧灰,鸡子白和涂。"说明治疗丹毒可应用多种外治之法,病情严重时急当刺破放血,然后以疏风清热之药以敷之。《疡科心得集》言:"外以如意金黄散,蜜水调涂即愈。此证不传染。"外用"如意金黄散",以其清热解毒、消肿止痛之功治疗丹毒。另和蜜调,既以蜜之黏性敷贴患处,又取蜜之缓性避免刺激肌肤,加之蜜有解毒之用,可谓一举多得。

综上所述,经历代医家对丹毒认识的不断丰富,丹毒的辨治体系日益完善,其对现代临床起到重要的借鉴和指导作用,具有一定意义。

（赵术志　刘　洋）

第二篇 乳房疾病

乳痈源流考

乳痈之名首见于晋代《针灸甲乙经》，其后《肘后备急方》《经效产宝》《太平圣惠方》《医学心悟》等多有提及。古籍中有大量针对乳痈病因病机、辨证论治等方面的论述，包含丰富的理论探讨和实践经验。故从病名、病因病机、证候分类和治疗入手，对历代文献中乳痈相关论述进行整理研究，总结其治则治法，对现今临床应用具有重要意义。

（一）病名

晋代葛洪《肘后备急方》中提及乳痈时又名"妒乳""吹奶"。初起乳房出现硬结、胀痛、乳汁不畅，全身可有恶寒发热；继则肿块增大，焮红剧痛，寒热不退，蕴酿成脓。

乳痈按照发病时期分为"外吹乳痈""内吹乳痈"和"不乳儿乳痈"。清代顾世澄《疡医大全》引《心法》曰："内吹者，怀胎六七月，胸满气上，乳房结肿疼痛。若色红者，因热盛也；如色不红者，既因气郁，且兼胎旺也。外吹者，乳母肝胃气浊，更兼儿吮乳睡熟，鼻孔凉气袭入乳房，与热乳凝结肿痛，令人寒热烦躁口渴。"将孕期妇女乳房结肿疼痛者称为内吹乳痈；将哺乳期妇女乳房肿痛者称为外吹乳痈。《疡医大全》引明代陈实功《外科正宗》曰："乳房属阳明胃经所司，乳头属厥阴肝经所主，多血少气，有乳之妇，名曰外吹；怀孕之妇，名曰内吹。"亦将乳痈分为外吹和内吹。《疡医大全》又曰："不乳儿妇人，患乳名曰害干奶子。"将发生于非哺乳期和非孕期者称为害干奶子，即今之不乳儿乳痈。

（二）病因病机

《疡医大全》引同时期陈远公所述云："有乳上生痈……此证男妇皆有之，而女人居多。"清代王大德《青囊秘诀》中亦有相似论述。由此可知，古代医家认为本病女性多见。故此本文也主要以讨论女性患者为主。经整理发现乳痈之病因病机主要为外邪侵袭、乳汁淤积和肝胃蕴热。现分别论述如下。

1. 外邪侵袭

隋代巢元方《诸病源候论》云："足阳明之经脉，有从缺盆下于乳者，劳伤血气，其脉虚，腠理虚，寒客于经络，寒搏于血，则血涩不通，其气又归之，气积不散，故结聚成痈。痈气不宣，与血相搏，则生热；热盛乘于血，血化成脓。"认为产后体虚，腠理疏松，寒邪入侵，血脉不通，结聚成痈，痈病不除而生热化脓。金代张从正《儒门事亲》言："夫乳痈发痛者，亦生于心也，俗呼曰吹乳是也。吹者，风也。风热结薄于乳房之间，血脉凝注，久而不散，溃腐为脓也。"指出风热之邪郁结使血脉凝滞，久则溃为乳痈。清代冯楚瞻《冯氏锦囊秘录》曰："亦有所乳之子，膈有滞痰，口气焮热，含乳而睡，热气所吹，遂生结核。于初起时，便须忍痛揉吮令通，自可消散。失此不治，必成痈疖。"指出乳儿含乳而睡，口中热气从乳窍吹入，闭阻乳络亦可成痈。

2. 乳汁淤积

《诸病源候论》云："亦有因乳汁蓄结，与血相搏，蕴积生热，结聚而成乳痈。"认为乳汁与血蓄积化热可成乳痈。宋代陈自明《妇人大全良方》引唐代昝殷《经效产宝》论曰："产后宜裂去乳汁，不宜蓄积。不出恶汁，内引于热，则结硬坚肿……若产后不曾乳儿，蓄积乳汁，亦结成痈。"由此指出产后应勤去乳汁，以防乳汁蓄积导致乳痈的产生。清代闵纯玺《胎产心法》言："产后妒乳，因无子食乳，蓄结作胀。或妇人血气方盛，乳房作胀，以致肿痛，憎寒发热。若不以手捏去乳汁，及令人吮通之，必致成痈。"认为乳汁过多而排出不畅进而导致乳痈。

3. 肝胃蕴热

明代孙文胤《丹台玉案》言："夫乳病者，乳房阳明胃经所司，乳头厥阴肝经所属。乳子之母，不善调养，以致乳汁浊而壅滞，因恼怒所伤，气滞凝结而成痈毒。"认为怒伤肝使肝气不舒，则乳汁分泌或排出失调导致乳汁淤积，气血瘀滞，热盛肉腐。傅山《傅青主女科》云："乳头属足厥阴肝经，乳房属足阳明胃经。若乳房痈肿，结核色红，数日外肿痛溃稠脓，脓尽而愈，此属胆胃热毒，气血壅滞，名曰乳痈。"认为乳痈与肝、胃二经关系密切，其产生的原因与肝胃蕴热有关。《胎产心法》曰："轻为妒乳，重为乳痈。亦胆、胃二腑热毒，气血壅滞而成。"亦认为胆胃热毒炽盛可致乳痈。《冯氏锦囊秘录》曰："乳房阳明所经，乳头厥阴所属。乳子之母，不知调养，忿怒郁闷所遏，厚味炙煿所酿，以致厥阴之气不行，故窍不得通而汁不得出，阳明之血沸腾，故热甚而化脓。"指出哺乳期妇女忿怒郁闷使肝气郁结，调养不足，饮食不节使胃中积热，郁热阻滞乳络而致乳痈。清代程国彭《医学心悟》云："乳痈者，乳房肿痛，数日之外，焮肿而溃，稠脓涌出，脓尽而愈。此属胆胃热毒，气血壅滞所致。"亦认为胆胃热毒，气血凝滞而致乳痈。

（三）证候分类

历代医家对乳痈证候分类的表述：①热毒炽盛；②正虚毒恋；③气滞热壅。

（四）治疗

根据疾病初起、脓成、破溃等不同阶段，所使用治疗方法、药物也存在一定差异。经过对古代文献的梳理，现将治法归纳为以下几种。

1. 辨证论治

（1）清热解毒：清热解毒法适用于热毒炽盛阶段，以抑热毒之势。临床表现为局部红肿高突、灼热疼痛，伴有壮热口渴、舌苔黄、脉弦数等。明代张介宾《景岳全书》云："肿痛势甚，热毒有余者，宜以连翘金贝煎先治之，甚妙。"认为热毒炽盛者应用连翘金贝煎以达清热解毒、消肿排脓之效。

（2）托里透脓：托里透脓法适用于气血两虚，不能托毒外出者。脓成难溃，治宜补益托毒，使之毒聚透脓。明代李梴《医学入门》有载："虚者，托里消毒散。"用益气生血、消肿溃脓之托里消毒散治疗元气虚弱乳痈未溃散者。明代汪机《外科理例》有言："不作脓或不溃，托里为主。"认为乳痈不溃者以托里治法为主。

（3）益气和营：益气和营法多用于溃后脓水清稀，疮形平塌，漫肿不收，或有寒热、纳差等气血虚弱证候。《医学入门》曰："已溃，寒热者，内托十宣散；少食口干者，补中益气汤；晡热内热者，八物汤加五味子。"认为溃后有气血虚弱之证候用补益气血之方剂。《古今医统大全》有言："一妇右乳肿，发热，怠惰嗜卧，无气以动，至夜热尤甚，以补中益气汤兼逍遥散而痊。"认为乳痈兼气虚发热等证候者可加用补气方剂。《景岳全书》云："若脓出反痛，或作寒热，气血虚也，十全大补汤；体倦口干，中气虚也，补中益气汤；晡热内热，阴血虚也，八珍汤加五味子；欲呕作呕，胃气虚也，补胃为主，或用香砂六君子汤；食少作呕，胃气虚寒也，前汤加干姜；食少泄泻，脾气虚寒也，理中汤或加人参、附子；若劳碌以致肿痛，气血未复也，八珍汤倍用参、芪、归、术。"认为脓出后有气血虚、阴血虚、脾胃气虚等证时辨证论治，以益气补血和营法治疗。

（4）疏肝散结：疏肝散结法多用于忧郁伤肝、肝郁气滞而引起的乳痈。《古今医统大全》有言："暴怒、或儿口气所吹，痛肿者，疏肝行气。肿焮痛甚者，清肝消毒⋯⋯未成脓者，疏肝行气。"认为痛肿者、未成脓者皆可疏肝以治之。明代陈实功《外科正宗》曰："又有忧郁伤肝，肝气滞而结肿，初起必烦渴呕吐，寒热交作，肿痛疼甚，宜牛蒡子汤主之。厚味饮食，暴怒肝火妄动结肿者，宜橘叶散散之。"认为可用疏肝散结之方剂治疗肝气郁结之乳痈。清代陈士铎《辨证录》曰："盖妇人生子，儿食乳时后偶尔贪睡，儿以口气吹之，使乳内之气，闭塞不通，遂至生痛。此时即以解散之药治之，随手而愈。"认为外吹乳痈初起之时以散结之药可轻易而愈。清代高秉钧《疡科心得集·辨乳痈乳疽论》云："凡初起当发表散邪，疏肝清胃，速下乳汁，导其壅塞，则自当消散。"认为乳痈初期者可疏肝散邪使乳汁速下而愈。清代王清源《医方简义》有言："乳痈乃乳房肿硬，乳管闭塞不通，数日之外必焮肿作脓。初起必寒热往来，病在足少阳足阳明二经，宜通络破滞。古人每用逍遥散治之，往往绵延不愈，甚至溃烂，余自制芎归疏肝汤治之。"认为乳痈主要因乳管不通而发，故用自制芎归疏肝汤通络破滞以治之。《女科精要》言："若郁怒肝火炽盛，为肿为痛者，自当疏肝散郁，兼以养血和血，则肝阳不强，而肿自退。若郁结弥甚，血滞不舒，更由乳汁壅积，溃而成脓，则为乳痈矣。"认为乳痈由肝郁血滞，乳汁淤积而成者，治当疏肝散结。

2. 外治法

（1）外敷：宋代王怀隐等编写的《太平圣惠方》有言："治妇人乳痈，经年肿硬，如石不消，宜贴大黄散方。"大黄散中川大黄逐瘀通经解毒，当归活血调经止痛，赤芍散瘀止痛，黄芪生肌，川芎行气活血止痛，防风祛风除湿镇痛，黄连泻火解毒，莽草消肿散结止痛，栀子仁清热凉血泻火，腻粉解毒消肿止痛，乳香活血止痛，鸡子白清热解毒，共奏消肿散结止痛之功。《丹溪治法心要》言："乳痈，用生地黄汁敷，热即易之，无不效⋯⋯又方，益母草捣盦之，或干末水调涂。又方，浓磨鹿角汁涂之⋯⋯敷药用南星、寒水石、皂角、贝母、白芷、草乌、大黄为末，醋调涂。"认为生地黄清热凉血，其汁外用可效；益母草活血祛瘀可用；鹿角生用散热行血消肿；敷药中南星止痛，寒水石清热泻火消肿，皂角软坚散结排脓，贝母清热散结，白芷消肿排脓，草乌温经止痛，大黄逐瘀通经解毒，用醋调涂共奏消肿散结、排脓止痛之功。《医学心悟》曰："乳痈者，乳房焮痛作脓，脓尽则愈。其初起，宜服瓜蒌散，敷以香附饼，即时消散。若已成脓，则用太乙膏贴之，若溃烂，则用海浮散掺之，外贴膏药，吸尽脓自愈。"认为乳痈初起可外敷香附饼消肿散结以助消散；成脓者可用太乙膏清热解毒，消肿生肌；溃烂者可用海浮散调气活血，祛腐定痛，生肌收口。可见，随证外敷能有效治疗乳痈。

（2）热熏：《太平圣惠方》有方记载热熏法，其曰："耶屈律藤蔓（切一斤）右上以水二升，煮取一升半，泻于小口瓷瓶中，熏患处良；又方，和泥葱（七茎）右捣如泥，以水二升。煮取一升半，泻于小口瓷瓶中，熏患处，三五度瘥；又方，和泥芥菜右捣，以水二升，煮取一升半，泻于小口瓷瓶中，熏患处，三五度瘥；治妇人乳痈疼痛，宜熏方。露蜂房（半斤细锉）右件药，以醋五升，煮令热，相和，倾于瓶中，热熏乳上，三五度即瘥。冷即再煎用之，妙。"认为以消肿散结止痛之药，如葱、芥菜、露蜂房等做热熏法有利于乳痈治疗。

（3）外洗：《胎产心法》言："予治吹乳、结乳、乳痈等证，立消毒饮二方，外用槐艾洗法，通治乳证，效过多人……槐艾洗法，治产妇乳上结核、乳痈。槐条、艾叶不拘多少，连须葱一条，将槐艾用水同煎煮，入醋少许，频频洗之。若乳顶傍生疮，脓出洗净，与儿吮之，随以松萝茶叶末掺上。"认为槐条清热散瘀，艾叶温经止痛，与醋共洗，奏散瘀止痛之功。

（4）热熨：晋代葛洪《肘后备急方》云："削柳根皮，熟捣，火温，帛囊贮熨之，冷更易，大良。又方，取研米槌煮令沸，絮中覆乳，以熨上，当用二枚，互熨之，数十回止。姚云神效。"削柳根皮有解毒敛疮止痛之效，用其热熨，效果颇佳。

3. 其他疗法

（1）针灸：宋代王执中《针灸资生经》云："膺窗，治乳痈寒热，卧不安。临泣，治乳痈。神封，治乳痈，洒淅恶寒。乳根，治乳痈凄惨寒热痛，不可按。三里，主乳痈，有热。下廉，主乳痈，惊，痹，胫重，足跗不收，跟痛。神封、膺窗主乳痈，寒热短气，卧不安。天溪、侠溪，主乳肿痈溃。"认为膺窗、乳根、三里、下廉、神封、天溪、侠溪可泻热以治疗乳痈。《古今医统大全》曰："一妇脓成不溃，胀痛，予欲针之，令毒不侵展，不，又数日，痛极始针，涌出败毒三四碗，虚证蜂起，几殆，用大剂补之，两月余始安……一妇乳痈脓成，针刺之及时，不月而愈。"认为及时针刺可缩短治疗周期。

（2）按摩：《诸病源候论》曰："初觉便以手助捻去其汁，并令傍人助嗍引之。"其记载用吸吮配合乳房按摩令乳汁下而治疗乳痈。元代朱丹溪《丹溪治法心要》曰："于初起时，便须忍痛揉令软，气通自可消散。失此不治，必成痈疖。"认为乳痈初起时按摩以气通而愈。《冯氏锦囊秘录》亦有此记载。唐代王焘《外台秘要》言："疗妇人妒乳、乳痈。诸产生后，宜勤挤乳，不宜令汁蓄积不去。"认为以乳房按摩手法将郁滞的乳汁渐渐排出，进而治疗乳痈。

综上所述，历代医家对乳痈已有了较为清晰的认识，治疗方法良多，遂整理其分类、病因病机、治疗等，以飨同道。

（王以林　马宇琳）

乳癖源流考

乳癖之名首见于明代汪机《外科理例·乳痈一百零七》。清代祁坤《外科大成·胸部》对本病的认识更为详细，将其病状描述为：乳房部肿块，大如鸡子，长久不消，牵延到胸胁部，伴见全身阴虚之状。现从病名、病因病机、证候分类及治疗入手，对乳癖的相关病证论述进行整理研究，考查其学术脉络和规律。

（一）病名

"乳痨"一词，虽出现较晚，然早在隋代即有相似症状描述。纵观历代有关乳痨的诸多论述，"乳痨"在古代医书中含义较为统一：指以乳房结块如梅李，边界不清，皮肉相连，日久破溃，脓出稀薄，疮口不易收敛，病程缓慢为主要表现的慢性化脓性疾病。乳痨之别名尚有"乳痰"，均以病证特点分类命名。

隋代巢元方《诸病源候论·乳结核候》曰："足阳明之经脉，有从缺盆下于乳者，其经虚，风冷乘之，冷折于血，则结肿。夫肿，热则变败血为脓，冷则核不消。又重疲劳，动气而生热，亦焮烊。"巢氏所述之乳结核候颇似乳痨之症。"乳痨"病名最早见于明代汪机《外科理例·乳痈一百零七》，其曰："一妇乳内肿一块如鸡子大，劳则作痛，久而不消，服托里药不应。此乳劳症也。"清代祁坤《外科大成·胸部》论述更为详细，其曰："乳房结核，初如梅子，数月不疗，渐大如鸡子，串延胸胁，破流稀脓白汁而内实相通，外见阴虚等症。"不但叙述本病之局部症状，亦指出本病多外见阴虚等症状。清代吴谦等所著《医宗金鉴·乳中结核》亦指出："形势虽小，不可轻忽。若耽延日久不消，轻成乳劳，重成乳岩。"本病溃后稀薄如痰，故又称"乳痰"。清代高秉钧《疡科心得集·辨乳癖乳痰乳岩论》有言："有乳中结核，始不作痛，继遂隐隐疼痛，或身发寒热，渐渐成脓溃破者，此名乳痰。"

（二）病因病机

本病的形成，本虚标实，虚实夹杂。在肺肾阴虚的前提下，常有肝气郁结，脾失健运的诱因。经整理概括为：肝郁血虚，气郁痰结，气血虚弱。现分述如下。

1. 肝郁血虚

情志内伤，肝郁气滞，日久化火，所谓"气有余便是火"，偏旺之肝火与固有之阴虚火旺，两火相合，其火愈炽，故炼液成痰，即《外科理例》中"郁久"而成乳内结核例。《外科理例·乳痈一百零七》有言："乳内肿一块如鸡子大，劳则作痛，久而不消，服托里药不应。此乳劳症也，属肝经血少所致。"肝藏血不足，乳不得肝之阴血濡养而生乳痨。《疡科心得集·辨乳癖乳痰乳岩论》亦言："或亦由肝经气滞而成。"

2. 气郁痰结

明代陈实功《外科正宗·乳痈治验》所谓："一妇人忧思过度，久郁成痨，左乳结核如桃半年。似痛非痛，咳嗽生痰，身发潮热，诊之脉微数而无力。"忧思过度而致肝郁气滞痰凝，成痨，乳房结块。观其脉证，实为正虚邪未盛之象，此妇人正气虽弱，而邪火有余，如合理用药，亦能调治。《疡科心得集·辨乳癖乳痰乳岩论》曾言："或由于胃经痰气郁蒸所致。"脾主运化，可运输水谷精微营养全身。脾失健运，胃失和降，湿聚为痰，痰阻乳络，形成乳痨。

3. 气血虚弱

脾胃相互表里，为后天之本，气血生化之源。《灵枢·决气》云："中焦受气取汁，变化而赤，是谓血。"脾胃虚弱，气血生化乏源，则易感邪气。《诸病源候论·乳结核候》载道："足阳明之经脉，有从缺盆下于乳者，其经虚，风冷乘之，冷折于血，则结肿。夫肿，热则变败血为脓，冷则核不消。又重疲劳，动气而生热，亦㸌烊。"指出足阳明胃经经络气血亏虚导致结肿，加之疲劳，进而生热成痨之机理。迨至明代，李梴《医学入门·胸腹部》亦曰："结核亦有气血虚弱，略被外感内伤，以致痰瘀凝滞。"由此可见，气血素亏，卫表不固，复因外感，气血凝滞不通，而发乳痨。若乳痰日久，蕴热肉腐，破溃流脓，脓水清稀，夹杂败絮，日久耗伤气血，迁延难愈。

（三）证候分类

历代医家对乳痨证候分类的表述：①气滞痰凝；②正虚邪恋；③阴虚痰热。

（四）治疗

乳痨历代医家所述较少，以明清医家为主，本病虚实夹杂，治以解郁化痰、扶正托里透脓、养阴清热为主。

1. 辨证论治

（1）解郁化痰：《医宗金鉴·乳劳》云："乳劳……初结肿时，气实者宜服蒌贝散，及神效瓜蒌散；气虚者逍遥散，及归脾汤合而用之。"吴氏认为乳痨初期，由于气郁导致者可用蒌贝散合神效瓜蒌散，以达疏肝解郁、化痰散结之功效；气虚者用逍遥散合归脾汤以收疏肝解郁、益气养血之效。《疡科心得集·辨乳癖乳痰乳岩论》又云："用药疏肝之中，必加贝母、半夏、瓜蒌等以治痰，则未脓可消；至已溃，必兼补气血，方易收口。"治宜疏肝理气、化痰软坚。贝母清热化痰，散结消痈；半夏燥湿化痰，消痞散结；瓜蒌清热化痰，宽胸散结。清代余听鸿《外证医案汇编·乳胁腋肋部》指出："治乳症，不出一气字定之矣。脾胃土气，壅则为痈。肝胆木气，郁则为疽。正气虚则为岩，气虚不摄为漏，气散不收为悬，痰气凝结为癖、为核、为痞。气阻络脉，乳汁不行，或气滞血少，涩而不行。若治乳从一气字着笔，无论虚实新久，温凉攻补，各方之中，挟理气疏络之品，使其乳络疏通。"治乳痨应注重疏理气机，舒通乳络。清代顾世澄《疡医大全·胁痛门主论》亦言："故治妇人诸痛诸疾，必以行气开郁为主，破血散火兼之。"若为寒痰凝结所致，宜温阳祛寒、化痰散结，方选阳和丸、犀黄丸加味。清代王洪绪（即王维德）《外科证治全生集·恶核治法》进一步指出服药禁忌，其曰："大者恶核，小者名痰核……然其寒凝甚结，毒根最深，却不易溃。未溃之前，忌贴凉膏，忌投凉药。惟内服阳和汤、犀黄丸可消。"

（2）扶正托里透脓：《外科大成·胸部》中云："乳劳……已成者用瓜蒌散调之，兼八珍汤加姜、炒香附、夏枯草、蒲公英补之。"方中瓜蒌宽胸散结，乳香、没药相配合消肿止痛、去腐生肌，人参与熟地黄相配益气养血，白术、茯苓健脾渗湿助人参益气补脾，当归、白芍养血和营，川芎活血行气，甘草益气和中、调和诸药。配合香附行气和营、疏肝散结，夏枯草散血破癥、生肌解毒，蒲公英清热解毒、消痈散结。诸药合用，共奏扶正托里透脓之功。

（3）养阴清热：《医宗金鉴·乳劳》言："乳劳……阴虚之证已见，宜服六味地黄汤，以培其本。"书中认为乳痨后期肝肾亏虚，宜用六味地黄汤滋补肝肾、调摄冲任。故方中重用熟地黄滋阴补肾，山萸肉补养肝肾，山药补益脾阴，三药相配，滋养肝脾肾，配伍泽泻利湿泄浊，并防熟地黄之滋腻恋邪；牡丹皮清泻相火，并制山萸肉之温涩；茯苓淡渗脾湿，并助山药之健运。六味合用，以达养阴清热、清化痰浊之目的。

2. 外治法

清代龚自璋《家用良方·治外科各症并跌打损伤》记载了"乳痨乳痈"之外治方药。方中瓜蒌宽胸化痰；当归、乳香、没药活血消肿、排脓生肌；甘草清热解毒。诸药合用消肿排脓。方后曰："绍酒三碗，煎二碗饮，以渣乘热敷患处。"酒煎可加强活血之功，将药渣乘热敷于患处，有解毒消肿之效。同一时期，《疡科心得集·家用膏丹丸散方》载曰："肉桂膏，治一切寒湿痹痛、乳痰、乳癖、瘰疬等证。"方中麻黄、细辛、肉桂散寒通滞；五倍子解毒消肿；川乌、草乌麻醉止痛；海藻软坚散结；甘草清热解毒；当归、白及、白芷消肿排脓；甘遂、芫花、红大戟、半夏消肿散结；虎骨（代）通络。诸药相合消肿排脓、去腐生肌。高氏亦详细记载了用法，其曰："用麻油二斤、青油一斤五两，入药煎枯，去渣；下净东丹（炒）一斤，收成膏；再下乳香去油研、没药去油研各一两，寸香研五钱，百草霜一两，搅匀。用红布摊贴。"在汤药基础上，以麻油、青油、净东丹制成膏药，再加乳香、没药、寸香（麝香）搅匀，取其解热拔毒、消肿生肌之功，最后用红布摊贴于患处。

此外，历代医家亦有应用内外同治法治疗本病的记载，如明代赵宜真《秘传外科方·妇人乳发》云："但要识证，开口洪者，去奶房因伤而坏也，皆须急服药，敷之。不生肌者，必死难治。可服秘传流气饮、托里十宣散，中间敷解毒生肌定痛散。用前吹乳方内敷药四围敷之。"宜在辨证论治基础上，内服秘传流气饮、托里十宣散，外敷解毒生肌定痛散（中间）、吹乳方（四周）。

3. 其他疗法

（1）灸法：《外科大成·胸部》有言："乳劳……初起宜隔蒜灸之，绀珠青贴之。"指出乳痨初期可行隔蒜灸，及外用绀珠膏贴敷治疗，以达清热解毒、软坚散结之效。

（2）治疗禁忌：《秘传外科方·妇人乳发》云："凡患乳痨之证，不宜用针，恐针伤其房缝者死。"赵氏认为，乳痨治疗不宜用针刺之法，恐针刺伤其乳络。

综上所述，历代医家对乳痨的认识繁多，辨证思路多种多样，遂整理如上，考镜源流，以飨同道。

（范玉坤　王远韬）

乳癖源流考

中医对乳癖的认识由来已久，最早可追溯至《神农本草经》，但"乳癖"之名最早出现于东汉末年华佗的《中藏经》。随着女性完全融入社会生产，女性的压力也日渐增大，其肝郁气滞者难以胜数，而此为本病发生的主要内在因素之一，因而罹患乳癖的女性亦快速增加。为此对乳癖的深入认识和研究逐渐受到重视，现通过对古籍中相关内容的整理，将本病的病名、病因病机、证候分类及治疗总结如下，以飨同道。

（一）病名

本文的"乳癖"主要指妇女乳中有大小不等的结核，形如丸卵，或呈结节状，可伴疼痛及溢乳。而在明代以前的部分医书皆用来指小儿乳食不化而成结块聚于腹内，影响脾胃的正常运化，如《中藏经》之八卷本中记载："治小儿乳癖，胸腹高、喘急吐乳方。"且宋代《太平圣惠方·卷第八十八》曰："夫小儿乳癖者，由乳母食饮无恒，醉饱过度，便即乳儿，不知撙节，小儿脾胃虚嫩，不能消化，或乳母偏卧，一向乳儿不能回转，儿亦睡着，乳滞偏于胁下，因兹结聚，成块而痛者是也。其候，面色青黄，发歇壮热，吐乳多睡，口内生疮，渐渐黄瘦，腹内结块不散，故名乳癖也。"提出小儿食乳过多或侧卧食完即睡均可导致小儿乳癖，遂在此简单记述以示读者，不可与女性外科疾病之乳癖相混。通过综合分析乳癖诸多称谓的历史，现分类归纳如下。

1. 以病因病机分类命名

《神农本草经·上品·木部》记载："槐实，味苦，寒。主五内邪气热……妇人乳瘕。"明代缪仲淳则在《神农本草经疏》中注解道："妇人乳瘕，肝家气结血热所成。"可见此处的"乳瘕"是指乳房所生的结块，所以视为乳癖之别称。清代王旭高《外科证治秘要》曰："乳痰，即乳癖之大者。初起不痛，后渐痛疼，发热成脓，穿破，此名乳痰，即乳岩之根也。"指出乳癖增大后被称为"乳痰"，且若不及时治疗则会发展为乳岩。

除此之外，明代汪机《外科理例》曰："一妇乳内肿一块如鸡子大，劳则作痛，久而不消，服托里药不应。此乳劳症也。"将妇人乳内肿块命名为"乳劳"，且此肿块劳累后疼痛，久久不消散，用补益托邪治法亦不能去。清代顾世澄则在《疡医大全》中将肝气不舒引起的"乳内忽大如桃，又不疼，色亦不赤，身发热，体渐瘦损"之症称为"乳痞"。上二者亦皆与本病相似。

2. 以病证特点分类命名

隋代巢元方《诸病源候论》有"乳中结核"的记载，其曰："足阳明之经脉，有从缺盆下于乳者，其经虚，风冷乘之，冷折于血，则结肿。夫肿，热则变败血为脓，冷则核不消。"提出阳明经虚弱而受外邪可致"乳中结核"一病，且分寒热二型。元代朱丹溪《格致余论》提到"隐核"一词，虽未明确作为本病之名，但后世医家亦多有遵此者。迨至明代，薛己《外科枢要》及陈实功《外科正宗》中皆有关于"乳中结核"的描述。明代窦梦麟伪托窦汉卿之名所著（旧题宋代窦汉卿辑著）《疮疡经验全书》云："奶疬，此疾因女子十五六岁经脉将行……每乳上只有一核可治，若串成三四个即难疗也。"将年轻女子乳上所生之核命名为"奶疬"，且提出本病治疗之难易与结核数量密切相关。其后又言："此疾乃五六十岁年老之人生。"并名为"奶癖"，以示区别。张景岳之《景岳全书》是现存最早用"乳癖"指代妇人乳生痰核之医籍，其在卷四十九中论述白芥子的治疗时指出："若肿毒乳癖痰核初起"。其后龚居中《外科活人定本》首次明确"乳癖"之定义，其曰："此症生于正乳之上，乃厥阴阳明经所属也……何谓之癖？若硬而不痛，如顽核之类。"指出乳癖为乳房内出现硬而不痛如痰核之结块的疾病。清代吴谦等所著《医宗金鉴·外科心法要诀》歌曰："乳中结核梅李形，按之不移色不红，时时隐痛劳岩渐，证由肝脾郁结成。"后注云此"乳房结核坚硬，小者如梅，大者如李，按之不移，推之不动，时时隐痛，皮色如常"，实与本病一也。《疡医大全》记载："乳癖乃乳中结核，形如丸卵，或坠重作痛，或不痛，皮色不变，其核随喜怒消长。"较全面地阐述了本病的常见特征。又引冯鲁瞻之言曰："奶栗即乳栗，又名乳癖。"指出"奶栗""乳栗"同为本病之别名。亦引申斗垣之语，提出"乳核"之别名，其曰："如妇人年近五十以外，气血衰败，当时郁闷，乳中结核，天阴作痛，名曰乳核。"将妇女乳中出现的结块命名为"乳核"。高秉钧《疡科心得集·辨乳癖乳痰乳岩论》曰："有乳中结核，形如丸卵，不疼痛，不发寒热，皮色不变，其核随喜怒为消长，此名乳癖……始不作痛，继遂隐隐疼痛，或身发寒热，渐渐成脓溃破者，此名乳痰……乳痰之不可治者，则有乳岩……初如豆大，渐若棋子，不红不肿，不疼不痒，或半年一年，或两载三载，渐长渐大，始生疼痛，痛则无解日，后肿如堆栗，或如覆碗，紫色气秽，渐渐溃烂，深者如岩穴，凸者如泛莲，疼痛连心，出血则臭，并无脓水。"以上所述不仅描述了乳癖的病证特点，而且通过临床表现对乳癖、乳痰、乳岩三者加以鉴别，为后世医家对乳中结核的分类研究奠定了基础。此外，邹五峰之《外科真诠》亦以"乳癖"一名立论。

（二）病因病机

经过历代医家不断地治疗实践，总结出本病的直接原因是痰气互结成核，亦有少数夹有血瘀之因，其主要可责于肝、脾、肾三脏及冲、任二脉的功能失常。通过对各家著述的整理研究，将本病的病因病机归纳为寒凝气滞、肝脾不和、冲任失调三类，分述如下。

1. 寒凝气滞

《诸病源候论》曰："若摄养乖方，则三焦痞隔。三焦痞隔，则肠胃不能宣行，因饮水浆过多，便令停滞不散，更遇寒气，积聚而成癖。"提出了"癖"的形成可由寒凝水液所致，其后在"乳结核候"亦指出风冷客于阳明经可致气滞血凝而成乳中结核。《外科真诠》继承此说并有所拓展，其曰："乳癖……总由形寒饮冷，加以气郁痰饮，流入胃络，积聚不散所致。"认为除了外受寒邪之外，过食饮冷，亦可使气机缓滞形成痰饮，聚于胃络而成乳癖。

2. 肝脾不和

《格致余论》中提到："若夫不得于夫，不得于舅姑，忧怒郁闷，昕夕积累，脾气消阻，肝气横逆，遂成隐核，如大棋子，不痛不痒。"较早认识到乳中生核与忧愁郁怒烦闷的不良情绪有关。《外科正宗》有言："又忧郁伤肝，思虑伤脾，积想在心，所愿不得志者，致经络痞涩，聚结成核，初如豆大，渐若棋子。"认为无论是忧郁、思虑、积想还是得非所愿，久之皆可致乳络涩滞，从而积聚成核，且随着病情发展而逐渐增大。后文更言，若不及时干预治疗，最终可发展为乳岩。《景岳全书·卷之四十七·乳痈乳岩》记载："大抵郁闷则脾气阻，肝气逆，遂成隐核，不痛不痒，人多忽之，最难治疗。"指出肝气郁结克阻脾气，逆于乳中会形成结核。清代祁坤《外科大成》认为妇人所生结核多由"郁怒亏损肝脾，或胎产失调"所致。张璐在《张氏医通》中亦云："妇人结核，皆因郁怒亏损肝脾，触动肝火所致。"此处不仅包括乳中结核，还有妇人身体其他部位所生的结核，总之，乳癖多由肝郁脾虚、气滞化火痰凝所致。《医宗金鉴·外科心法要诀》亦指出本病"由肝、脾二经气郁结滞而成"。《疡医大全》中记载陈实功之言曰："乳癖……多由思虑伤脾，怒恼伤肝，郁结而成也。"虽与《外科正宗》所言有所差别，但主旨相同，均认为肝脾功能失常可致本病，特别指出妇人年岁超过五十者，其气血逐渐衰败，后天生化不足，若"常时郁闷"，以致肝郁脾虚，则终致罹患乳核之症。此后《疡科心得集》进一步认为本病"良由肝气不舒郁积而成"，书中谓胃土为肝木所克，因而形成肿核，治疗则"不必治胃，但治肝而肿自消矣"。

3. 冲任失调

《疮疡经验全书》曰："奶痨，此疾因女子十五六岁经脉将行，或一月二次，或过月不行致生此疾，多生寡薄，气体虚弱。"认为奶痨多发于先天禀赋不足，月事不调之妇女，并认为五六十岁年老之人亦生。由此可见，本病与肝肾亏虚、冲任不充密切相关。盖因冲、任二脉之阴血，上为乳汁，下为月水，当肝肾亏损、脾胃虚弱导致气血不足时，冲任不充而化火生痰浊，上阻于乳络，则发为本病。

（三）证候分类

历代医家对乳癖证候分类的表述：
(1) 实证：①肝郁气滞；②肝郁火旺；③血瘀痰凝。
(2) 虚证：①肝郁脾虚；②冲任不调；③肝肾两虚；④脾肾阳虚。

（四）治疗

乳癖治法多样，虽属外科范畴，但古代医家多以内治为主，给后世留下丰富的理论及方药，通过整理诸家著述，将治法概括为两类，分述如下。

1. 辨证论治

(1) 温阳散结：清代王维德《外科证治全生集》曰："初起乳中生一小块，不痛不痒，症与瘰疬、恶核相若，是阴寒结痰。此因哀哭忧愁，患难惊恐所致。其初起以犀黄丸，每服三钱，酒送十服痊愈。或以阳和汤加土贝五钱，煎服，数日可消。"此虽在乳岩篇下，但描述与乳癖较为相似，且临床确有寒凝痰结发为本病的情况。其中犀黄丸由"犀牛黄三分，乳香、没药末各一两，麝香一钱五分"组成，研末后用一两黄米饭捣烂和为丸，且用热陈酒送服，方中犀牛黄即牛黄，主以化痰；麝香温散寒痰且可活血通络；乳香、没药则助麝香开乳中血络，加大活血之力；黄米饭则入中土，固护脾胃，以防犀黄、麝香伤及脾胃；以热陈酒送服更增活络之功。阳和汤则取"熟地一两、麻黄五分、鹿角胶三钱、白芥子二钱、肉桂一钱、生甘草一钱、炮姜炭五分"同煎服用，方用大量熟地黄滋阴养血，益精填髓；肉桂、鹿角胶、炮姜炭、生甘草温补脾肾，少佐麻黄以温通经络，助阳化气，从里达表散寒结；白芥子力专温化寒痰，《景岳全书》谓其"善开滞消痰"。其后马培之在整理此书时评注曰："此方治阴症，无出其右，用之得当，应手而愈。"但阴虚有热及破溃日久者，万万不可服用。清代胡增彬在《经验选秘》中亦记载以阳和汤治疗乳癖之法。直至现今，本方仍然广泛用于乳癖之阴寒证。

(2) 疏肝解郁：明代虞抟《医学正传》引述丹溪"单煮青皮汤"曰："治妇人百不如意，久积忧郁，乳房内有核，如鳖棋子。"青皮入肝经，破气散结之力强。同时期薛立斋（即薛己）《外科枢要》曰："若肝火血虚而结核者，四物汤加参、术、柴胡、升麻。若肝脾气血虚者，四君子加芎、归、柴胡、升麻。郁结伤脾而结核者，归脾汤兼瓜蒌散。"提出肝脾同治之法治疗乳核，即肝郁化火血虚者用四物汤合人参、白术以益气补血，柴胡、升麻解郁散火；肝脾气血亏损者，以四君子加川芎、当归健脾气生血，再佐以柴胡、升麻解郁升阳；肝郁伤及脾胃者，用归脾汤健脾养血解郁，瓜蒌散理气化痰。《外科正宗》有清肝解郁汤一方，"治一切忧郁气滞，乳结肿硬，不疼不痒，久渐作疼，或胸膈不利，肢体倦怠，面色痿黄，饮食减少"，以"陈皮、白芍、川芎、当归、生地、半夏、香附（各八分），青皮、远志、茯神、贝母、苏叶、桔梗（各六分），甘草、山栀、木通（各四分）"再加三片生姜同煎，方中以健脾理气为法，佐白芍、当归、生地以活血养肝，远志、贝母、桔梗、木通以化痰通经理气滞。《医宗金鉴·外科心法要诀》亦记载："初起气实者，宜服清肝解郁汤。"清代王子接的《绛雪园古方选注·女科》有方："疏肝清胃丸，夏枯草、蒲公英、金银花、漏芦、橘叶、甘菊、鼹鼠粪、紫花地丁、贝母、连翘、白芷、山慈菇、瓜蒌实、炙甘草、广陈皮、茜根、乳香、没药。上法制，等分为末，另用夏枯草煎膏为丸，每服五钱，开水送。"其言夏枯草入厥阴经解郁热，散结气；蒲公英又名黄花地丁，入阳明经散热毒，消痈肿，二味共为君。佐金银花入阳明经清热散结，甘菊清风热益肝阴，鼠粪解热，紫花地丁透乳消肿，茜根行血通经，贝母开郁化痰，此六者皆入肝经；又佐入胃经之连翘清客热、消肿毒，白芷散血热、攻乳癖，山慈菇攻毒散结，瓜蒌实降火涤痰，甘草和胃消痈，陈皮和胃破结。乳香活血，没药散血，皆能止痛消肿，二味为使。再以夏枯草煎膏为丸者，意在通阳化阴，流通血脉，乳癖自散。《外科大成·结核》中云："结核在于乳者，用南星、贝母、连翘、甘草等分，瓜蒌倍之，青皮、升麻减半，水煎加酒服。"提出用南星、贝母、瓜蒌、连翘化痰散结，青皮破滞气，升麻升阳气于阳明之络，同时加酒服增强散结通络之功。《疡医大全》引陈远公治乳癖之方，其曰："用加味逍遥散：柴胡二钱，白芍五钱，陈皮五分，当归、瓜蒌、半夏、白术、茯神各三钱，人参、甘草、川芎各一钱，水煎服。十剂内消矣。去瓜蒌又十剂，不再发矣。"方以柴胡、白芍、当归、川芎四药疏肝理气、养血活血通络；以陈皮、瓜蒌、半夏燥湿而化阳明络中之痰；再辅以白术、茯神、人参、甘草健运脾土，以绝生痰之源。《疡科心得集》亦记薛立斋治本病用"逍遥散去姜、薄，加瓜蒌、半夏、人参主之"，言此方解肝之滞，肝解则胃气不解而自舒，又以瓜蒌、半夏专治胸中积痰，痰去肿亦消矣。

（3）益气养血：气血内虚，冲任失调而生之乳癖，自当以补益气血为主，如明代薛立斋《女科撮要》记述："一妇人久郁，右乳内肿硬，用八珍汤加远志、贝母、柴胡、青皮及隔蒜灸，兼服神效瓜蒌散，两月余而消。"运用八珍汤大补气血合理气化痰之法以消乳癖。又曰："一妇人禀实性躁，怀抱久郁，左乳内结一核，按之微痛，以连翘饮子二十余剂少退，更以八珍加青皮、香附、桔梗、贝母，二十余剂而消。"提出先以连翘饮子清热化痰散结去其实，再以八珍汤加减补其虚。《医宗金鉴·外科心法要诀》亦曰："气虚宜服香贝养荣汤。""香贝养荣汤：白术（土炒）二钱，人参、茯苓、陈皮、熟地黄、川芎、当归、贝母（去心）、香附（酒炒）、白芍（酒炒）各一钱，桔梗、甘草各五分，姜三片，枣二枚，水二钟，煎八分，食远服。"方中重用白术补气健脾，人参、茯苓、陈皮、甘草、生姜健脾化湿，而以熟地黄、川芎、当归、白芍补血活络，再使贝母、香附、桔梗开郁化痰，并可防补而壅滞。

2. 外治法

明代缪希雍《先醒斋医学广笔记》载有"乳癖乳痛方"，是以活鲫鱼同生山药捣汁，敷于乳上。鲫鱼自古就用来产后通乳，所以其在通利乳中络脉方面效果显著，同时配以生山药补中益气力，使脉络充盛而不滞。《外科正宗》在乳疾治疗中提出："木香饼：治一切气滞结肿成核，或痛或闪肭、风寒所伤并效。木香（五钱）、生地黄（一两，捣膏）。上木香为末，同地黄和匀，量患处大小，作饼置肿上，以热熨斗熨之；坚硬木痛者，间日熨之妙。"此法较为新颖，以木香末和于地黄中做饼，靠热熨斗促进吸收，但操作中须注意医疗安全。《景岳全书》在白芥子主治中曰："若肿毒乳癖痰核初起，研末用醋或水调敷甚效。"白芥子辛温利气，破壅豁痰，于本病气滞痰凝型正合。清代张璐《本经逢原·卷三》除了记载鲜薯蓣和生鲫鱼脑同捣外敷之法外，亦载有以鲜薯蓣捣烂和芎劳末、白糖霜，涂"乳癖结块，及诸痛日久、坚硬不溃"等处之法，此以川芎易鲫鱼，行气活血通络。《疡医大全》记载冯鲁瞻在治疗本病时除补益气血外还"以丁香末敷之"，取其甘温扶中土、辛香行气散痰结之功。清代华岫云整理的《种福堂公选良方·卷四》在外治乳癖时选用虾蟆饼方，其云："用虾蟆一个去皮令净，入半夏三钱，麝香半分，共捣烂为一大饼，敷患处，用帛缚之，约三时许解去，其效如神。"虾蟆辛寒，破癥消痈肿之力胜，再辅以化痰之半夏、通经之麝香，乳癖可消。其后陈修园之《医学从众录》亦记有本方。

除以上敷药法之外，治疗乳癖还有其他较为特殊的外治法留世，如《外科活人定本》云："初起必痒，以小艾灸五七壮，其毒自消。"提出以艾灸治疗初起之乳癖。《外科正宗》曰："惟初生核时，急用艾灸核顶，待次日起泡挑破，用披针针入四分，用冰蛳散条插入核内，糊纸封盖。至十三日，其核自落，用玉红膏生肌敛口，再当保养不发。"冰蛳散由大田螺五枚、白砒一钱二分、冰片一分、硇砂二分组成，田螺去壳晒干后与白砒同煅熟，再与诸药共研末，此法当为中医外治之埋线法。《张氏医通》亦载有一法，其曰："外用一味香附末，唾调作饼艾灸，干即易之，勿令伤肉，常灸自消。"以唾液湿润香附末盖于患处进行艾灸，此法适于寒凝气滞而痰结之证。

乳癖在古代著作中内涵博大精深，以上所述的仅仅是其中一部分，本文作为引玉之砖抛出，希望可以结合历代医家的思想和经验，对现代乳癖的治疗有事半功倍之得宜。

（孙奥博　李　慧）

乳衄源流考

乳衄之名首见于《疡医大全》，嗣后，历代医家鲜有关于乳衄的记载。其病机与肝、肾、脾、胃关系最为密切，临床主要表现为乳头部位有血液溢出。现从病名、病因病机、证候分类及治疗入手，对乳衄的相关病证论述进行整理研究，考查其学术脉络和规律。

（一）病名

纵观历代医家对乳衄的研究，本病历史沿革不深，多以病证特点进行命名。乳衄之最早记载，见于清代顾世澄《疡医大全·卷二十》，其曰："妇女乳房并不坚肿结核，唯乳窍常流鲜血，此名乳衄。"顾氏以乳头部位出血命名，然其认为乳衄者"乳房并不坚肿结核"，与近代对乳衄的认识有异。同时期王旭高在《外科证治秘要》中亦有类似的阐述，以乳头溢血命名，其言："惟乳衄，乳头出血。"许豫和于《怡堂散记·妇人病》中载："中年妇乳胀流血，名乳衄……初流血续出黄水。"许氏对乳衄一病有新的发挥，其认为乳衄不仅是乳头部有鲜血溢出，后期亦伴有黄水淋漓之证。其后，程文囿在《医述》中亦载许氏之言。

值得一提的是，乳衄之名虽首见于清代，但遍览古籍，发现乳衄一病在清代以前乃附属于"乳泣"一病，均属于乳头溢液的范畴。随着古代医家对本病的认识日趋完善，清代顾世澄《疡医大全》首提"乳衄"一名，将乳衄从乳泣中分离出来。然后世医家对乳衄一病的叙述仍少之又少，盖其发病率较小，故叙述较少。

（二）病因病机

早在《黄帝内经》中就有关于乳房经络、生理和病理等方面的记载，清代顾世澄引胡公弼之言，指出："男子乳头属肝，乳房属肾。女子乳头属肝，乳房属胃。"即女子乳房归属足阳明胃经，乳头归属足厥阴肝经，并且冲、任二脉起于胞中，至胸中而散；且冲脉为气血之海，上行为乳，下行为经。今冲任不调，血循经上行，不为乳而反从乳窍溢出，形成本病。此外，妇人本多愁善感，较易被七情六欲所扰，正如清代顾世澄《疡医大全》载："乃属忧思过度，肝脾受伤，肝不藏血，脾不统血，肝火亢盛，血失统藏，所以成衄也。"郁怒伤肝，肝失疏泄，日久化火导致血热妄行，引发乳衄；忧思伤脾，脾不统血，则血不能循经运行，溢于孔窍，发为乳衄。血不循经，外溢孔窍，为乳衄初发之病因病机，若伴肝气郁滞，日久化火，所谓"气有余便是火"，肝火亢盛，炼液成痰；或离经之血结于乳络，痰瘀交并，络脉瘀阻，则乳头或乳晕部出现结块。顾氏"肝热""脾虚"的病机论述，对指导辨证论治，至今仍有现实意义。

（三）证候分类

历代医家对乳衄证候分类的表述：①肝郁化火；②脾虚失统；③痰凝血瘀；④冲任失调。

（四）治疗

对乳衄一病治疗方法以内治为主，辨证止衄为要。清代余听鸿《外证医案汇编·乳胁腋肋部·附论》言："若治乳从一气字着笔，无论虚实新久，温凉攻补，各方之中，挟理疏络之品，使其乳络舒通。气为血之帅，气行则血行。阴生阳长，气旺流通，血亦随之而生。自然壅者易通，郁者易达，结者易散，坚者易软。再辨阴阳虚实。"故属肝经郁热者，应清泻肝热、疏肝理气；属脾胃气虚者，应健脾益气；痰凝血瘀者，应化痰散结；冲任失调者，应调摄冲任。

1. 辨证论治

（1）疏肝清热：清代萧壎《女科经纶·乳证治法总论》引明代薛立斋言，其曰："大凡乳证，若患怒，宜疏肝清热。"明确指出由大怒伤肝导致女子乳房之病应采用清泻肝热、疏肝理气之法。顾世澄《疡医大全》亦言："治当平肝散郁。"程文囿在《医述》中引许宣治之语，用医案的形式记载肝经郁热型乳衄之证治，其云："一妇年四十，久不乳，忽内热头昏，两乳作胀，以手捻出鲜血……诊脉弦大，此肝热也。余用生地、丹皮、白芍、青皮、泽兰、车前、山栀、麦芽，三剂平，四剂愈。"方中生地黄、丹皮、山栀清热凉血；青皮、泽兰破气祛瘀，通乳络；白芍、麦芽柔肝健脾。诸药合用，共奏清泻肝热、养血平肝之效。

（2）健脾养血：清代顾世澄《疡医大全》开门见山地提出"养血扶脾为主"之治疗原则，然古籍中虽未记载相应的方剂，但据后世医家的临床经验可在"归脾汤"基础上加减。方中以人参、黄芪、白术、甘草甘温之品补脾益气以生血，使气旺而血生；当归、龙眼肉甘温补血养心；茯苓（多用茯神）、酸枣仁、远志宁心安神；木香辛香而散，理气醒脾；姜、枣调和脾胃，以资化源。

（3）化痰散结：古籍中未有相关记载，根据现代医家经验总结可在"海藻玉壶汤"基础上加减应用。本方中海藻、海带、昆布化痰软坚、消瘿消结，为君药；配以半夏、贝母化痰散结；陈皮、青皮疏肝理气；川芎、当归辛散活血；独活通经活络；连翘清热解毒、消肿散结；甘草调和诸药。诸药配伍，共奏化痰行气、消瘿散结之功。

（4）调摄冲任：古籍中未有相关记载，根据现代医家经验总结可在"二仙汤"基础上加减应用。仙茅、淫羊藿、巴戟天、菟丝子补肾助阳；黄柏清血分郁热；当归养血补血；益母草缓消瘀血；牛膝引诸药下行。诸药合用，调理冲任，引血下行。

2. 外治法

乳衄患者若乳房有肿块的情况，选择"阳和解凝膏"或者"阴毒内消散"局部外用治疗。

3. 针灸治疗

临床可选取"大敦、太冲、然谷、阴谷、气海、中极、三阴交"等穴位针刺治疗肝郁化火型的乳衄患者；选取"足三里、中脘、气海"等穴治疗脾不统血型的乳衄。还可选取耳部穴位"乳腺、肾、皮质下、内分泌、肝、脾、神门"等，使用耳针疗法治疗乳衄。

总而言之，乳衄一病，临床少见，医书鲜有记载，且古代医家对乳衄一病的发现与认识，起源较晚，叙述较少，现整理如上，望毋遗其华，不失其本。

（于　琨　范玉坤）

第三篇 瘤岩病

筋瘤源流考

中医对筋瘤认识久远，早在《黄帝内经》中便有其相关记载。晋代皇甫谧《针灸甲乙经》首提"筋瘤"之病名，后至明清时期，医家对筋瘤之认识日臻完善，形成独特的辨证论治体系。下面将从病名、病因病机、证候分类及治疗入手，对历代重要医籍中筋瘤的相关病证论述进行整理研究。

（一）病名

筋瘤，为发于浅表之筋脉瘤肿，又名"石瘤"。现将后世医家对其病名的论述归纳总结，大致分为以病因病机命名和以病状分类命名。

1. 以病因病机分类命名

关于"筋瘤"之描述最早见于《灵枢·刺节真邪论》，其言："虚邪之入于身也深，寒与热相搏，久留而内著……有所疾前筋，筋屈不得伸，邪气居其间而不反，发于筋溜。"指出筋瘤是因寒邪外袭，客于筋，致筋屈不得伸所致的疾病。晋代皇甫谧《针灸甲乙经》亦宗《黄帝内经》之旨，其论述与《黄帝内经》基本一致，但其首提"筋瘤"之名，具有开创性意义，对后世有深远影响，其云："邪之入于身也深，其寒与热相搏，久留而内著……有所疾前，筋屈不得伸，气居其间而不反，发为筋瘤也。"明代陈实功《外科正宗》曰："肝统筋，怒动肝火，血燥筋挛，曰筋瘤。"认为筋瘤可因郁怒伤肝，化火灼伤阴血，致筋脉失其柔养，血燥筋挛而成。清代李云骈《新刻图形枕藏外科》曰："筋瘤，肝经受风热之邪，传脾，逆于筋骨之间。"指出筋瘤是因肝经受邪，传于脾脏，使得气血壅阻于筋骨之间所致。李学川《针灸逢源·证治参详·瘤赘》阐述为："瘤者，留也。若怒动肝火，血涸而筋挛者，自筋肿起，按之如筋，久而或有赤缕，名曰筋瘤。"指出筋瘤以筋肿或有赤缕为主要症状。吴谦等人所撰《医宗金鉴·外科心法要诀》云："夫肝统筋，怒气动肝，则火盛血燥，致生筋瘿、筋瘤。"亦称本病为筋瘿，强调其发病部位为筋，与肝脏病变密切相关。林珮琴在《类证治裁·瘰疬结核瘿瘤马刀论治》中阐述为："筋瘤者，自筋肿起，按之如筋，或有赤缕。此怒动肝火，血涸而筋挛也。"以上皆属于以病因病机为侧重点命名本病，并对筋瘤之致病因素进行整合与分析，为后世医家认识筋瘤起到重要指导作用。

2. 以病状分类命名

唐代孙思邈《备急千金要方》首提"石瘤"之病名，但并未对其详细论述。《华佗神方·华佗治石瘤神方》中进一步描述石瘤特点，其云："石瘤亦生于皮肤之上，按之如石之坚，不觉痛苦。"指出石瘤为质地较硬、高于皮肤、不觉痛苦的一种疾病。《华佗神方》中将筋瘤、石瘤作不同疾病分别论述，但后世医家大多认为二者为同一疾病，现在此说明，供大家参考。明代陈实功《外科正宗·瘿瘤论》云："筋瘤者，坚而色紫，垒垒青筋，盘曲甚者，结若蚯蚓。"生动形象地指出筋瘤是以筋脉色紫、盘曲突起、状如蚯蚓为主要表现的疾病。清代陈士铎《洞天奥旨》曰："筋瘤者,乃筋结成于体上也。初起之时,必然细小,按之乃筋也,筋蓄则屈,屈久成瘤而渐大矣。然虽渐大,亦不甚大也。"详细描述筋瘤为初起细小、筋结而屈、高于皮肤的疾病。又曰："至于骨瘤石瘤,亦生皮肤之上……或如石之坚,按之不疼者是也。"亦认为石瘤并非筋瘤之别名。吴谦等人所撰《医宗金鉴·外科心法要诀》提出筋瘤之别名为石瘤,其云："瘿、瘤二证,发于皮肤血肉筋骨之处……瘤有六种:坚硬紫色,累累青筋,盘曲若蚯蚓状者,名筋瘤,又名石瘤。"

(二)病因病机

总览古代医籍,筋瘤的主要病机为血瘀,如宋代陈言《三因极一病证方论》所述："夫血气凝滞,结瘿瘤者,虽与痈疽不同,所因一也……瘤则有六:骨瘤、脂瘤、石瘤、肉瘤、脓瘤、血瘤,亦不可决溃。"诸瘤皆因血气凝滞所致,然导致筋瘤之血瘀的病理因素总体可分为:寒邪外袭、风热外侵、情志愤郁。

1. 寒邪外袭

《灵枢·刺节真邪论》言:"虚邪之入于身也深,寒与热相搏,久留而内著……有所疾前筋,筋屈不得伸,邪气居其间而不反,发于筋溜。"寒邪侵袭,凝结筋脉,致筋屈不得伸,成块成瘤。晋代皇甫谧《针灸甲乙经》亦宗其旨,其云:"邪之入于身也深,其寒与热相搏,久留而内著……有所疾前,筋屈不得伸,气居其间而不反,发为筋瘤也。"由此可知,寒凝经脉,使局部气血运行失常,瘀阻络道,积久成形,以致筋脉盘曲。

2. 风热外侵

明代李云骥《新刻图形枕藏外科》曰:"筋瘤,肝经受风热之邪,传脾,逆于筋骨之间。"指出筋瘤是因足厥阴肝经受风热之邪侵袭,继而内犯脾脏,影响脾胃功能,盖因脾为后天之本、气血生化之源,若气血化源不足,不能濡养筋骨肌肉,加之风热邪气,外侵入里,又肝主筋,致邪气流于筋骨之间,亦影响气血运行,终成虚实夹杂之证,发为筋瘤。

3. 情志愤郁

明代陈实功《外科正宗》认为筋瘤的发生是因"肝统筋,怒动肝火,血燥筋挛"而成。郁怒伤肝,化火灼伤阴血,筋脉失其柔养,而血燥筋挛,瘀血阻滞而致筋瘤。清代医家亦宗此说,如李学川《针灸逢源·证治参详·瘤赘》阐述为:"瘤者,留也。若怒动肝火,血涸而筋挛者,自筋肿起,按之如筋,久而或有赤缕,名曰筋瘤。"林珮琴在《类证治裁·瘰疬结核瘿瘤马刀论治》中阐述为:"筋瘤者,自筋肿起,按之如筋,或有赤缕。此怒动肝火,血涸而筋挛也。"吴谦等人所撰《医宗金鉴·外科心法要诀》云:"夫肝统筋,怒气动肝,则火盛血燥,致生筋瘿、筋瘤。"怒气伤肝,肝火妄动,耗伤阴血致血燥而成瘤。

此外,虽并未有医家明确提出虚证筋瘤之病理机制,但通过分析研究发现,部分医家亦有应用益气补虚法治疗筋瘤之相关记载,故推测气虚、血虚亦可导致筋瘤形成。

(三)证候分类

历代医家对筋瘤的证候分类的表述有:①气滞血瘀;②湿热下注;③寒邪外袭;④火盛血

燥；⑤劳倦伤气；⑥气血两虚。

（四）治疗

明代徐春甫《古今医统大全》云："治瘿瘤以削坚开郁行气为本，经曰：坚者削之，留者攻之，结者散之，郁者达发夺泄折之是也。"综合分析古代医籍，历代医家多以方药治疗居多，现分别论述。

1. 辨证论治

（1）化瘀解毒，软坚散结：唐代孙思邈《备急千金要方》指出可用"陷肿散"治疗石瘤，方中乌贼骨、丹参、琥珀散结，大黄泄瘿瘤之毒，石硫黄、白石英、紫石英、钟乳石助干姜、附子破阴，胡燕屎辟毒。诸药共奏解毒散结之功。王焘《外台秘要》应用生石灰煎治疗石瘤，本方煎煮法颇为特殊，须将其"以沸汤令汩汩调湿，纳甑中蒸之，从平旦至日中，还取釜中沸汤七斗，合甑三淋之，澄清纳铜器中，煎令至夜，斟量余五斗汁，微火徐徐煎，取一斗，洗乱发，干之如鸡子大，内药中，即消尽，又取五色彩剪如韭叶大，量五寸，著药中，亦消尽，又令不强，药成，以白罂子中贮之"。元代李仲南《永类钤方》应用葛仙方治疗本病，在昆布、海藻软坚散结基础上，加入一味槟榔，可增下气破滞、磨坚行瘀之效。明代陈实功《外科正宗·卷二》载有："清肝芦荟丸……治恼怒伤肝，致肝气郁结为瘤，其坚硬色紫，垒垒青筋，结若蚯蚓，遇喜则安，遇怒则痛者服之。川芎、当归、白芍（各二两），生地（酒浸，捣膏）二两，青皮、芦荟、昆布、海粉、甘草节、牙皂、黄连（各五钱）。上为末，神曲糊为丸，如梧桐子大，每服八十丸，白滚汤量病上下，食前后服之。"方中黄连清热解毒泻火，芦荟凉肝泻热通便，昆布、海粉、牙皂软坚化痰散结，当归、川芎、青皮活血化瘀理气，生地黄、白芍柔肝养血。此外，芍药、甘草配伍，酸甘化阴以缓急止痛。诸药共奏化瘀解毒、软坚散结之功。李梴《医学入门》亦宗其旨，其曰："筋瘤……肝火盛者，间以芦荟丸暂服。"徐春甫《古今医统大全》应用昆布丸治疗本病，在昆布、海藻软坚散结基础上，加入小麦一味，以增除热之功，亦应用治瘤方（海藻、黄连）治之。清代医家亦推崇前人之说，如吴谦等人所撰《医宗金鉴·外科心法要诀》云："夫肝统筋，怒气动肝，则火盛血燥，致生筋瘿、筋瘤。宜清肝解郁，养血舒筋，清肝芦荟丸主之。"主张以清肝解郁、养血舒筋之法治疗肝郁火盛之筋瘤，方用清肝芦荟丸以疏肝化瘀、软坚散结。

值得一提的是，明代周文采《外科集验方》中创制海藻圆方治疗本病，方中海藻、昆布、明矾、松萝、海蛤、白芷、白蔹软坚散结消肿，川芎理气行滞，当归活血化瘀，肉桂温通经脉，细辛、藿香散寒祛湿。诸药合用，共奏温经散瘀、软坚散结之功。周氏亦创制守瘿圆，方中海藻、昆布软坚散结，通草、射干散瘀通结，杏仁、牛蒡子化痰散结。全方共奏散结消瘿之功。

（2）攻补兼施：元代危亦林《世医得效方》曰："先以甘草煎膏，笔蘸糊瘤傍四围，干后复妆糊，凡三次，后以药传。"一味甘草可益气调中，后加入大戟、芫花、甘遂以增消肿散结之效。明代薛己《薛氏医案·论瘤》云："若怒动肝火，血涸而筋挛者，其自筋肿起，按之如筋，久而或有血缕，名曰筋瘤，用六味地黄丸、四物、山栀、木瓜之类。"六味地黄丸滋阴益肾，四物汤益气补血，栀子清热解毒、泻火除烦，木瓜舒筋活络。诸药合用，以达标本兼治之效。李梴《医学入门》在薛氏基础上进一步创新，其云："虚者：筋瘤，肾气丸，或八物汤加山栀、木瓜、炒黑龙胆草。"应用补肾助阳之肾气丸或气血双补之八物汤治疗虚证筋瘤，亦加入栀子、龙胆草、木瓜三味药物，以增解毒舒筋之功。万全《万氏秘传外科心法》云："十七味大流气饮，治诸般瘤症，无论头面胸背手足，通用皆效。"方中人参、黄芪、甘草、当归益气补中，川芎、乌药、木香行气止痛，肉桂温中补虚，厚朴、枳壳、青皮理气消中，白芷、紫苏、防风祛风散寒，桔梗引药上行，槟榔散结，白芍缓急止痛，姜枣为引。诸药共奏益气补虚、祛风止痛之功。清代林珮琴《类证治裁》亦宗薛氏之说，其云："筋瘤者……六味丸，或四物汤加山栀、木瓜。"

此外，李云骕《新刻图形枕藏外科》曰："筋瘤，肝经受风热之邪，传脾，逆于筋骨之间，用清肝流气饮。"原书中只记载方名而无药物组成，现通过整理后世医家研究发现，方中枳壳、青皮散结消滞，柴胡疏肝理气，桔梗开宣肺气，薄荷、防风、白芷祛风解表，石膏、黄芩清热泻火，前胡宣散风热，乌药行气止痛，羌活祛风散湿，生地黄、赤芍清热凉血，川芎活血行气，诸药合用，共奏祛风解表、行气散结之功。

值得一提的是，亦有医家应用内外同治之法，如明代朱橚《普济方》有云："筋瘤疮第四十，其疮多生于胸背上着骨，肿硬不消，疼痛不止，宜服乳香散托之，水沉膏贴之，撮毒散扫之。"治以乳香散行气止痛，水沉膏收敛生肌，撮毒散清热活血、消肿止痛。朱氏注重内外同治之法，使筋瘤疮更快痊愈，对后世医家有深远影响。徐大椿《洄溪医案》载有："苏州一小童，背上肿大如覆碗，俯不能仰，群谓驼疾也……余实不知其中何物，姑以腐药涂上，数日皮开肉烂，视其肉，如蚯蚓者盘结数条……急以舒筋收口丸散，外敷内服，筋渐散，创渐平，肤完而身直矣。此筋瘤之一种也。"文中未提及舒筋收口丸散的具体药物组成，仅作为源流在此论述。

2. 外治法

《华佗神方·华佗治筋瘤神方》载有："筋瘤无甚大害，本可置之不治。若妄用刀针，往往伤筋，反至死亡，故最忌刀割。若欲割去，须于初出之日，以芫花煮细扣线系之，日久自落。"强调筋瘤不可妄用刀针，芫花煮细线系之即可。元代危亦林《世医得效方》云："芫花根净洗带湿，不得犯铁器，于木石器中捣取汁。用线一条，浸半日或一宿，以线系瘤，经宿即落。如未落，不换线，不过两次自落。后以龙骨、诃子末敷，疮口即合。"强调芫花根捣汁不可用铁石器，以免影响药效。筋瘤脱落后以龙骨、诃子末外敷，以增收敛生肌之功。明代申斗垣《外科启玄·筋瘤赘》亦宗其旨，其曰："筋瘤赘，筋蓄则屈屈于瘤。久久渐大，大凡瘤根细小，可以芫花煮细扣线系之，日久自落，或利刀去之。"指出筋瘤可用利刀去之，但孙氏论刀针往往伤筋，故临床治疗应多加考量。徐春甫《古今医统大全》应用五灰膏外涂之法治之。清代陈士铎《洞天奥旨》进一步指出："因线系而筋不能长大。或可用利刀割断，辄用止血生肌之药敷之，可庆安全。倘初生根大，难用线系，万不可轻试利刀割断也。"指出若用利刀治之，应治以止血生肌之药外敷。林珮琴《类证治裁》提出治疗石瘤用"神效开结散"，方中陈皮理气化痰，沉香、木香行气止痛并除恶气，珍珠收敛生肌，猪靥子四十九粒，共研末，酒调下。王旭高在《外科证治秘要》中指出瘰瘤初起，当用生胆南星、山慈菇醋磨外涂。方中胆南星清火化痰，山慈菇、醋消肿散结，共奏化痰散结之功。

3. 其他疗法

古籍中亦有运用灸法治疗本病的记载。元代李仲南《永类钤方》载有："男左女右，灸肘后属高骨尖点穴，却伸手背，灸七壮，并灸胸心坎骨下巨阙穴五壮。"首次提出以针灸治疗筋瘤之法，开创针灸治疗之开端。明代徐春甫《古今医统大全》云："天突，治一切瘿瘤初起者，灸之妙。穴在结喉下宛宛中，三七壮。"主张以天突穴治疗筋瘤之法，以增调理气机、理气降逆之功。又云："肩髃，左膊骨头肩端两骨间陷宛中，举臂取之。男左灸十八壮，右十七壮，女右灸十八壮，左十七壮。耳后两发际亦可灸，臑会、天府、冲阳、气舍，以上穴治瘿瘤，并灸。"

综上所述，历代医家对筋瘤之记载较为丰富，随着时代发展对于筋瘤理法方药之论述渐臻完善，故对筋瘤发展源流进行浅析，归纳整理如上，考镜源流，以飨同道。

（赵　艳　宋美玉）

肉瘤源流考

"肉瘤"之名始见于唐代孙思邈《备急千金要方》，纵观历代医家对本病的论述，本病诊断要点明确，论治十分丰富，故从病名、病因病机、证候分类及治疗等方面，对历代医书中肉瘤的相关论述进行总结，进而指导临床实践。

（一）病名

有关肉瘤病名，《黄帝内经》称之为"肉疽"，东晋葛洪《肘后备急方》始称之为肉瘤，此后历代文献亦有些许论述，但总体不外乎两种肉瘤，一是较为坚硬，病性严重的恶性肉瘤，另一类则是质地柔软的良性肉瘤。纵观历代医家对本病的论述，可大体归为两种分类命名。

1. 以病因病机分类命名

《灵枢·刺节真邪论》曰："有所结，中于肉，宗气归之，邪留而不去，有热则化而为脓，无热则为肉疽。"认为邪气结聚于肉，与宗气相搏，稽留不散，不发热所致的疾病，称为肉疽。后至明代张介宾《景岳全书·性集杂证谟寒热章》和清代薛雪著《医经原旨·疾病第九邪气》中亦载有此句。《景岳全书》中亦提到："脾统血而主肉……若郁结伤脾，肌肉消薄，外邪所搏而为肿者……名曰肉瘤。"认为脾脏被伤，肌肉因而瘦削，外邪乘虚入侵于肉，而发肿发病，称为肉瘤。同时期的诸多医家均有此共识，如明代陈实功《外科正宗》云："脾主肌肉，郁结伤脾，肌肉消薄，土气不行，逆于肉里而为肿曰肉瘤。"薛己《外科枢要》宗此论述。后至清代高秉钧纂《疡科心得集》、李学川编《针灸逢源》、顾世澄著《疡医大全·痈疽论》亦有同样论述。

此外，明代薛铠《保婴撮要》云："脾主肉……脾为肉瘤。"认为肉瘤发病，多责之于脾，脾气郁滞，发肿，称为肉瘤。清代黄元御《灵枢悬解》言："肉疽，气郁于肉中。"认为邪气郁滞于肉中，称为肉瘤。

2. 以病证特点分类命名

东晋范汪《范东阳方》言："发肿状如蛇虽极大，此肉瘤非痈也。"认为瘤大不热为肉瘤。

后至明清，言肉瘤病状者渐多。《景岳全书》载："自肌肉肿起，按之实软，名曰肉瘤。"认为肉瘤肿于肌肉，触之或实或软。明代丁凤《医方集宜》云："瘤者随气瘤注，初如梅李，皮嫩而光，渐如杯大是也。"认为肉瘤随气可发于周身，病初如梅李大小，瘤皮嫩而光滑，病日久，瘤体可长如杯大。王肯堂《证治准绳·疡医》宗前人所言，又有："颧骨内卒然而痛，经宿而痛甚，寒热大作……肉疽也。"认为肉瘤可发于颧骨，突然疼痛，晚间尤甚，外有表证。薛己《外科枢要》曰："其自肌肉肿起，按之实软，名曰肉瘤。"陈实功《外科正宗》云："肉瘤者，软若绵，硬似馒，皮色不变，不紧不宽，终年只似覆肝然。"认为肉瘤多触之实软，皮色没有变化。明代申斗垣《外科启玄》云："凡肉瘤初生如栗如桃，久则如馒头大，其根皆阔大，不疼不痒，不红不溃，不软不硬，不冷不热，日渐增加。"认为肉瘤不见寒热痛痒，逐渐肿大，发于肌肉，因而得名。

《针灸逢源》有云："瘤者，留也……自肌肉肿起，按之实软，名曰肉瘤……聚而不散是为肉疽。凡此数气者，其发无常处，而有常名也。"《医经原旨·疾病第九邪气》载："肉疽……凡此数气者，其发无常处，而有常名也。虽有常名，而发无常处。无常处，则形证亦无常矣，此所以变化无常也。"清代林珮琴《类证治裁》云："肉瘤者，自肌肉肿起，按之实软。"均认为发于肌肉，结聚不散，病无常处，按之实软者为肉瘤。祁坤《外科大成》曰："肉瘤属脾，色不变，软如绵，不宽不紧。"吴谦等人《医宗金鉴》言："瘤有六种……或软如绵，或硬如馒，皮色如常，不紧不宽，始终只似覆肝，名肉瘤。"《疡医大全》又曰："肉瘤软如绵，硬似馒，皮色不变，不紧不宽，终年只似覆肝……瘤则随留所住，初如梅李之状，皮嫩而光，渐如杯卵者是也。"认为肉瘤属脾，皮色无明显变化，触之不软不硬，瘤体饱满且逐渐变大。同时代高秉钧《疡科心得集》、黄元御《灵枢悬解》均对肉瘤病状有类似的描述。吴谦等人《医宗金鉴》又言："或软如绵，或硬如馒，皮色如常，不紧不宽，始终只似覆肝，名肉瘤。瘤证属阴，色白而漫肿，皮嫩而光亮，顶小而根大。"认为瘤证属阴，顶小而根大。

（二）病因病机

脾主肌肉，肉瘤的发病与脾的关系最为密切。脾主肌肉的功能主要依赖以下几个方面：其一，脾阳及其生化的卫气温分肌肉；其二，脾化生的水谷精微和气血濡养肌肉；其三，脾胃的运化以斡旋枢机、升清降浊。因此肉瘤发病主要责之于脾，其病因病机包括卫阳不足，感受外邪；情绪内伤，郁结伤脾；饮食不节，湿痰内生；气血不足，阳明郁火。

1. 卫阳不足，感受外邪

《灵枢·刺节真邪论》曰："阳胜者则为热，阴胜者则为寒，寒则真气去，去则虚，虚则寒。搏于皮肤之间……虚邪之入于身也深，寒与热相搏，久留而内著，寒胜其热……有所结，中于肉，宗气归之，邪留而不去，有热则化而为脓，无热则为肉疽。"认为这类肉瘤是病位较深，质地较硬，性质为阴寒凝滞的肉瘤。卫阳不足，感受寒邪，寒热相搏，积聚不散，而成肉瘤。另有清代吴谦等人《医宗金鉴》言："瘤者，随气留住，故有是名也。多外因六邪，荣卫气血凝郁。"认为瘤因邪气留于身体局部而命名，外感六淫，营卫不和，气血随之凝滞而病。

2. 情绪内伤，郁结伤脾

《景岳全书》曰："若郁结伤脾，肌肉消薄，外邪所搏而为肿者……肉瘤。"认为情志抑郁，脾气受损，外邪乘虚内侵发病。《外科正宗》曰："脾主肌肉，郁结伤脾，肌肉消薄，土气不行，逆于肉里而为肿曰肉瘤。"认为脾五行属土，情志郁结伤脾，脾气不畅而发病。《疡医大全》中载《百效全书》内容，其曰："夫瘿瘤皆因气血凝滞，结而成之。瘿则喜怒所生……瘤则随留所住。"认为瘤病病因多为气血为病，喜怒无常所生。《外科大成》认为忧郁伤肝，思虑伤脾，致脾气不行，逆于肉里，乃生气瘿肉瘤。《类证治裁》云："此郁结伤脾，肌肉伤而邪搏也。"《医宗金鉴》言："瘤者……脾主肌肉，郁结伤脾，肌肉浇薄，土气不行，逆于肉里，致生肉瘿、肉瘤。"认为肉瘤发病主要责之于脾，与情志有关。《医宗金鉴》另有："瘤者……内因七情，忧患怒气，湿痰瘀滞，山岚水气而成，皆不痛痒。"认为瘤内因情志过激，痰浊郁滞而成。

3. 饮食不节，湿痰内生

梁代陶弘景《养性延命录》曰："铜器盖食，汗出落食中，食之发疮、肉疽。"认为若汗入以铜器为盖之食物，则食后发病。由此可见，饮食不洁，食之发病。明代薛铠《保婴撮要》言："脾主肉……脾为肉瘤……小儿患之，多因禀赋不足，乳母七情起居，饮食失调，致儿五脏不和，内火沸腾，血凝气滞也。"认为幼儿患本病是因禀赋素虚，饮食不调，患儿体内气血不调，气血凝滞而发病。

4. 气血不和，阳明郁火

《保婴撮要》曰："夫瘤者留也。随气凝滞，脏腑受伤，气血不和所致。"认为气机郁滞，脏腑气血不调，发病为瘤。《证治准绳·疡医》言："此颧骨肉疽也，属上焦与阳明经郁火所致……是名颧疽，属阳明经积热所致。"《疡医大全》引王肯堂之言载："颧骨肉疽……属上焦与阳明经郁火所致。"认为肉瘤因阳明郁火而发。

（三）证候分类

历代医家对肉瘤证候分类的表述：①寒湿留注；②郁结伤脾；③气虚痰凝；④气阴两虚。

（四）治疗

肉瘤诊断虽易，但历代医家对本病论治争鸣不断，其治法可分为：内治法（益气健脾、攻补兼施）、外治法及其他疗法。

1. 辨证论治（内治法）

（1）益气健脾：明清时期多位医家认为肉瘤主因脾气亏虚，正邪相搏而发，当用益气健脾法，缓缓图之。明代薛己《外科枢要》言："肉瘤……用归脾、益气二汤。"归脾汤方中以参、芪、术、草大队甘温之品补脾益气以生血，使气旺而血生；当归、龙眼肉甘温补血养心；茯苓（多用茯神）、酸枣仁、远志宁心安神；木香辛香而散，理气醒脾，与大量益气健脾药配伍，复中焦运化之功，又能防大量益气补血药滋腻碍胃，使补而不滞，滋而不腻；用法中姜、枣调和脾胃，以资化源。全方共奏益气补血、健脾养心之功。补中益气汤方中重用黄芪，味甘微温，入脾肺经，补中益气，升阳固表，为君药。人参、炙甘草、白术补气健脾，为臣药，与黄芪合用，以增强其补中益气之功。血为气之母，气虚时久，营血亏虚，故用当归养血和营，协人参、黄芪以补气养血；陈皮理气和胃，使诸药补而不滞，共为佐药。并以少量升麻、柴胡升阳举陷，协助君药以升提下陷之中气，为佐使药。炙甘草调和诸药，亦为使药。诸药合用，使气虚者补之，气陷者升之，气虚发热者，得此甘温益气而除之，元气内充，清阳碍升，则诸症自愈。

（2）攻补兼施：《备急千金要方》言："陷肿散，治二三十年瘿瘤……肉瘤。"载陷肿散治二三十年瘿瘤，及骨瘤、石瘤、肉瘤、脂瘤、脓瘤、血瘤，或息肉大如杯盂升斗，十年不瘥，致有漏溃，令人骨消肉尽，或坚或软或溃，令人惊悸，寤寐不安，身体瘦缩，愈而复发方。方中硫黄、钟乳、紫白石英皆为悍烈之性，助姜、附以破阴；乌贼、丹参、琥珀散结，燕屎辟毒，仅取大黄一味以泄瘿瘤之旺气，并解药石之悍烈，敷之不消更加芒硝以辅大黄破毒之盛。后世医书多转载此方。宋代官修医书《圣济总录》载海蛤散及陷脉散方，其言："治积年瘿瘤、骨瘤、石瘤、肉瘤、脓瘤、血瘤，大如杯盂，或漏溃骨消肉尽，或坚或软，惊惕不安，身体掣缩者。"前者方中海蛤、海藻软坚散结，人参益气养血，茯苓、半夏燥湿利水，全方攻补兼施，软坚养血。后者同《千金》陷肿散方明代李梴《医学入门》云："瘿瘤或软或硬，无痛无痒，体实者，海藻散坚丸、海带丸。"认为正气尚足者，可用海藻散坚丸，疏肝解郁，化痰散结。方中海藻、昆布软坚散结，柴胡、小麦疏肝解郁，龙胆草泻肝胆湿热。海带丸化痰、软坚、散结，方中海带、贝母软坚散结，陈皮、青皮理气化痰。《证治准绳·疡医》认为大凡属肝胆二经结核。方用八珍汤加山栀、胆草以养气血，清肝火；六味丸以养肺金，生肾水。若属肝火血燥，须生血凉血，用四物汤、二地、丹皮、酒炒黑胆草、山栀。中气虚者，补中益气汤兼服。若治失其法，脾胃亏损，营气虚弱，不能濡于患处，或寒气凝于疮口，荣气不能滋养于患处，以致久不生肌而成漏者，宜调补脾胃，则气血壮而肌肉自生矣。又有："肉疽也。属上焦与阳明经郁火所致，宜活命饮加升麻、桔梗、干葛，水酒煎服……汗之可消……是名颧疽。属阳明经积热所致，用紫金丹、乌金散、活命饮，加制过南星，服之而消。"认为阳明经热盛所生肉瘤，用汗、消二法。活命饮方中以金银花、升麻清热解毒为君；当归尾、赤芍、没药、乳香活血散瘀以止痛，陈皮、干葛理气以助血行为臣；防风、白芷疏风散结以消肿，贝母、桔梗、花粉清热排脓，散结消肿，穿山甲、皂角刺疏通经络、溃坚排脓为佐；甘草清热解毒为使。诸药合用，共奏清热解毒、消肿溃坚、活血止痛之功。紫金丹方中信砒辛酸大热，逐寒劫痰；豆豉善能宣通胸中郁气，兼能解信砒之毒。二药合力，劫寒痰，平喘急。《疡医大全》亦有类似论述。清代陈士铎《洞天奥旨》言："内托外消散，治肉瘤、血瘤、粉瘤……盖湿热生耳。"其认为肉瘤属湿热为病，用内托外消散，托邪外出，软坚散邪。《外科大成》云："肉瘤……治宜行痰开郁理中，如顺气归脾丸……治思郁伤脾，结为肉瘤……思虑伤脾，致脾气不行，逆于肉里，乃生气瘿肉瘤，皮色不变，日久渐大者。"《外科正宗》言："肉瘤……朝以八味丸，午用人参养荣汤……治思虑伤脾，致脾气郁结乃生肉瘤，软如绵，肿似馒，脾气虚弱，日久渐大，或微疼或不疼者服。"以健脾益气、养血散瘀之顺气归脾丸论治。八味丸方中熟附子、桂枝温补肾阳；干地黄、山茱萸、山药滋补肾阴，使阳得阴助而生化无穷，为阴中求阳之法；牡丹皮配桂枝可调血分之滞，有利于通阳；茯苓、泽泻渗利阳虚所生之湿，使湿去则阳生，且可防滋腻药敛邪。诸药合用，共有温补肾阳之效。人参养荣汤方中熟地黄、归、芍，养血之品。参、芪、苓、术、甘草、陈皮，补气之品，血不足而补其气，此阳生则阴长之意。且参、芪、五味补肺，甘、陈、苓、术健脾，归、芍养肝，熟地黄滋肾，远志能通肾气上达于心，桂心能导诸药入营生血。五脏交养互益，故能统治诸病，而其要则归于养荣也。

2. 外治法

《普济方》载长肉膏外敷治疗肉瘤，其云："此膏治肉瘤、疔疮、痈疽、发背、脑疡。"书中又载有"生肉膏"，并载用法云："先将麻布擦令血热，方上药，大者用药四五次，小者用药三四次，以至根头不痛。"清代鲍相璈《验方新编》载有："每夜将睡时，用新熟热饭敷上，冷则另换，每晚连敷三次，久而自愈。凡新起肉瘤如小弹子者治之，屡见功效，不可轻视。"应用热饭反复热敷患处，可治愈肉瘤，且瘤体小者，效果明显。清代陈士铎《洞天奥旨》云："水银一钱、儿茶二钱，共研至无星为度，加入冰片二分，再加入麝香五厘，再研，又入硼砂五厘，再研，不见水银始可用。此药敷于瘤处，肉瘤、血瘤、粉瘤、气瘤俱化为水，约三日必消尽。"外用水银、儿茶、冰片、麝香清热活血软坚。清代陈士铎《石室秘录》曰："肉瘤最易治，用水银一钱，儿茶三钱，冰片三分，硼砂一钱，麝香三分，黄柏五钱，血竭三钱，各为细末。将此药擦于瘤之根处，随擦随落，根小者无不落也。"方中水银、儿茶、冰片、硼砂、麝香、血竭活血消肿，黄柏清热解毒。用一验方外敷，以行气活血、软坚散结。

3. 其他疗法

（1）针灸治疗：《针灸逢源》载："肉瘤……向一人于眼皮下沿生一小瘤。初如米粒，渐大如豆，用钻针三四枚，翻转眼皮刺其膜，少少出血，如此二三次，其瘤日缩，竟得渐消。"用点刺出血法治肉瘤。亦云："又一人于手臂上生一瘤，渐大如龙眼，其人用小艾于瘤上灸七壮，竟尔渐消不长，或隔蒜灸之。凡有生此物者，当以上二法酌宜用之……或有以萝卜子、南星、朴硝之类敷而治之。"隔蒜灸法或言外敷法，临床仅作参考，斟酌使用。

（2）手术治疗：明代王肯堂《证治准绳·疡医》言："诸瘿瘤、疣赘等，至年衰皆自内溃，治于壮年，可无后忧。按之推移得动者，可用取法去之。"认为瘤证应在青壮年时治疗，推其动者可用手术取出，并详述手术方法，其言："治法：先以铁罐膏，点瘤顶上令肉黑腐，不痛，方可以刀剪去黑腐，又以药涂，令肉腐溃，又可剪之，又涂又剪，瘤根去尽为度。若怕针刀者，却以井金散涂之，令肉黑极，十分腐烂，方可用刀剪之、刮之。"进一步指出待肉黑尽方可剪刮之因，其曰："若稍有些肉不黑尽，恐肉未死。肉未死血亦未死，血未死则不可剪刮，恐血来多，致有昏晕之失。其肉十分黑极，十分腐烂，推得动者，此肌肉死也，肌死则血死。其血死乃可剪刮无妨，虽血瘤、肉瘤取之亦无妨也。"又言本病之预后与瘤之大小有关，其言："小瘤取之即愈，大瘤取之有半载肌肉麻痹也，宜服养气血药，久之自愈。"认为肉瘤术后轻者易愈，重者术后，气血亏乏，肌肉失养，给予适当补养气血药。《冯氏锦囊秘录》云："治血瘤肉瘤，以蜘蛛丝圈匝根上，久而自枯。"认为肉瘤可用蜘蛛丝捆于根上，枯后自愈。清代赵濂《医门补要》有云："惟骨瘤、肉瘤，初起可用火针，插进降条，化尽其根可愈。"认为肉瘤初起，可用火针治疗。

（3）治疗禁忌

1）肉瘤慎疗，不得针刺：东晋著名医家葛洪在《肘后备急方》中载有："不得针灸。"认为本病不得针刺。后至唐代孙思邈《备急千金要方》言："凡肉瘤勿治，治则杀人，慎之。"认为肉瘤治之不慎，可危及生命。此观点被后世多位医家认同，如唐代王焘《外台秘要》引《千金方》云："凡肉瘤勿疗，疗则杀人，慎之慎之。"宋代郭思《千金宝要》曰："肉瘤勿治，治则杀人。又云不得针灸。"宋代王执中《针灸资生经》曰："凡肉瘤勿治，治则杀人。（肘后方云：不得针灸）"《医心方》有云：凡肉瘤勿治，治杀人，慎慎之。"宋代陈言（即陈无择）《三因极一病证方论》言："骨瘤、脂瘤、肉瘤、脓瘤、血瘤，亦不可决溃，肉瘤尤不可治，治则杀人。"元代危亦林《世医得效方》言："盖六种瘤疮，肉瘤尤不可治，治则杀人。"《证治准绳·疡医》言："如推之不动者，不可取也。瘤无大小，不量可否而妄取之，必妨人命。俗云:"瘤者留也,不可轻去,不为无理。"认为肉瘤不可轻易用手术取出,推之不动者,取之为禁。明代申斗垣《外科启玄》言:"亦无法治,治恐难痊。虽针灸无功,故录之。"

2)不可破溃,忌攻伐:《医学入门》言:"切不可轻用针刀决破,破则脓血崩溃,渗漏无已,必至杀人。"认为肉瘤不可妄动针刀,瘤体破溃后易成危证。明代赵宜真《外科集验方》言:"瘿瘤二者虽无痛痒,最不可决破,恐脓血崩溃,渗漏无已,必致杀。其间肉瘤不可攻疗。"指出肉瘤不可破溃,亦不能攻伐。明代丁凤《医方集宜》言:"肉瘤、血瘤、脓瘤、骨瘤即筋石瘤,名虽不一,亦无痛痒,切不可决破,恐脓血崩溃,必致伤人。大抵瘿瘤之类,惟气瘤、脂瘤可以攻疗,余则难治矣。"认为肉瘤难治,不可破溃。明代徐春甫《古今医统大全》言:"瘿瘤二证,虽不痛痒,诚不美观。治之不得其法者,又莫如弗治之为愈也。尝见用针及烂药决破脓血,崩溃渗漏不已而致死者。"认为肉瘤破溃,血不止者多可致死。明代龚信《古今医鉴》亦云:"瘿瘤二者,虽无痒痛,最不可决破,恐脓血崩溃,渗漏无已,必致杀人。其间肉瘤不可攻疗。"认为瘤病不可破溃,亦不可攻伐。

总而言之,历代医家对本病的辨病要点相对统一,论治方法十分丰富,整理如上,梳理其历史沿革,对临床有一定的指导意义。

(和鹏飞 陈天玺)

血瘤源流考

"血瘤"病名首载于《外台秘要》,自唐以降,有关本病的病因病机及论治思路的论述逐渐丰富,至明清时期,多位医家提出了独到的见解。本书从病名、病因病机、证候分类及治疗等方面入手,对历代古典医书中血瘤的因机证治加以梳理,探索本病的历史源流和学术脉络。

(一)病名

血瘤又名"红丝瘤""胎瘤",后世医家关于本病病名的论述非常丰富,可大致分为以病因病机和病证特点分类命名。

1. 以病因病机分类命名

明代薛己所著《薛氏医案·论瘤论》言:"若劳役火动,阴血沸腾,外邪所搏而为肿者……名曰血瘤。"认为因怒动肝火,阴血不循常道,与外邪搏结发肿者为血瘤。明代李梴纂《医学入门·外科》曰:"心主血,劳役火动,阴火沸腾,外邪所搏而为肿,曰血瘤。"认为血瘤发于心,心火妄动,与外邪搏结,所形成之肿为血瘤。明代陈实功著《外科正宗·瘿瘤论》有云:"心主血,暴急太甚,火旺逼血沸腾,复被外邪所抟而肿曰血瘤。"认为心火暴急,迫血妄行,与外邪搏结,发为血瘤。明代楼英《医学纲目》曰:"身有红丝瘤……肾中伏火,精中多有红丝,以气相传,生子故有此疾,遇触而动,发于肌肉之间,俗名胎瘤是也。"胎瘤为父母肾中有伏火,与气相搏结,生子遇邪与血相搏结,发于肌肉所致。清代顾世澄著《疡医大全》曰:"但此患由先天肾中伏火,精有血丝,以气相传生子,故有此疾。终为火证,亦难收敛。"认为血瘤是由先天肾中伏火，精有血丝，生子相传所致的疾病，故称为血瘤；其病性属火，难以收敛。清代陈莘田著《陈莘田外科方案》言："肝火挟痰，凝聚左乳头之下，结为血瘤。"认为肝有郁火，痰湿流注，聚发血瘤。清代李学川撰《针灸逢源》有云："若劳役火动，阴血沸腾，外邪所搏而为肿者……名曰血瘤。"认为劳役太过，火热内盛，迫血妄行，与外邪搏结发肿者，发为血瘤。

2. 以病证特点分类命名

东晋范汪所著《范东阳方》云："发肿都软者，血瘤也。"宋代官修方书《太平圣惠方》在此基础上扩大了血瘤的疾病范围，认为："发肿都软，肿高者，血瘤也。"并提出本病的病位多发于血脉。唐代王焘所著《外台秘要》首次明确提出血瘤之病名，并详细描述本病的发病症状。其言："发肿都软，血瘤也。"后又引葛洪之言："皮肉中忽肿起，初如梅李，渐长大，不痒不痛，又不坚强，按之柔软，此血瘤也。"论本病见皮肉间肿起瘤体，按之柔软，大如梅李。明代张景岳所著《景岳全书》言："若发肿都软而不痛者，血瘤也。"若肿块具有软且不痛的病证特点，可称为血瘤。明代著作《普济方》和《古今医统大全》亦有同样见解。王肯堂所著《证治准绳》完善血瘤之症状特点，其曰："血瘤者，随气凝结皮肤之中，忽然肿起，状如梅李，皮软而光，渐如杯卵。若发肿都软不痛者，血瘤。"认为血瘤发病势迅猛，瘤体饱满，发肿软而不痛。明代申斗垣撰《外科启玄》云："凡生血瘤赘，小而至大，细根蒂者与茄子相似。"认为血瘤亦可见细根蒂者。明代丁甘仁所著的《丁甘仁医案》对血瘤的病状亦有描述，其曰："右耳根血瘤有年，骤然胀大，坚肿色红，日夜掣痛，有外溃之势。"血瘤年久不愈，忽然肿大，瘤皮色红，疼痛剧烈，脓血欲溃。清代顾世澄编著的《疡医大全》曰："红丝瘤一名胎瘤，发无定处，由小渐大，婴儿落草，或一二岁之间患之，瘤皮色红中含血丝，亦有自破者。"又言："血瘤，微紫微红，软硬间杂，皮肤隐隐，缠若丝缕色红，擦破血流，禁之不住。"顾氏所论红丝瘤、胎瘤与血瘤实属一病。

清代林珮琴编写的《类证治裁》与清代李学川撰《针灸逢源》均载："血瘤者，自肌肉肿起，久而现赤缕，或皮色赤。"认为血瘤是从肌肉肿起，发病瘤体多现赤缕，皮色为赤。清代赵濂《医门补要》明确提出血瘤的范畴，其曰："大凡瘤，皮有红丝缠绕，即是血瘤。"清代吴谦等人所著《医宗金鉴》用歌诀形式生动表达："婴儿初生红丝瘤，皮含血丝先天由，精中红丝肾伏火，相传患此终难瘳。"其后注解："此证一名胎瘤，发无定处，由小渐大，婴儿落草，或一、二岁之间患之。瘤皮色红，中含血丝，亦有自破者。"论述本病为婴儿多发，文中所见"胎瘤""红丝瘤"被后世医家认为是血瘤之别名，其描述的病状如瘤皮色红、中含血丝，与血瘤之病状一致。论及血瘤若擦破，多禁之不住，应属危证。又曰："微紫微红，软硬间杂，皮肤中隐隐若红丝纠缠，时时牵痛，误有触破，而血流不止者，名血瘤。"认为血瘤皮色紫红，或软或硬，瘤皮可见红血丝，牵扯作痛，如若破溃，血流如注。清代陈莘田所著的《陈莘田外科方案》云本病病状有："色红坚肿，右耳根血瘤翻花，肉突如菌，频频出血。"清代罗越峰《疑难急症简方》云："眉毛上忽生一瘤，长尺余，触着大痛，名曰血瘤。"认为血瘤者，触之痛感明显。

（二）病因病机

血瘤与血的病理变化密切。心主血脉，脾统血，肝藏血，肾藏精，精血可相互转化，气为血之帅，血为气之母。多种原因导致上述功能发生改变，则发生血瘤，现将历代医家所述整理归纳如下。

1. 心火妄动

薛己《外科枢要》言："心裹血而主血脉……若劳役火动，阴血沸腾，外邪所搏而为肿者，其自肌肉肿起，久而有赤缕，或皮俱赤，名曰血瘤。"认为过于劳累，可耗伤肾阴及津液，肾水不能上济心火，使心火亢旺，煎熬阴血，迫血离经妄行，与外邪相搏。《医学入门》《类证治裁》《证治准绳·疡医》和《针灸逢源》中均有相关论述。明代薛铠所著的《保婴撮要》云："心主血……心为血瘤……小儿患之，多因禀赋不足，乳母七情起居，饮食失调，致儿五脏不和，内火沸腾，血凝气滞也。"薛氏认为血瘤之为病多与心有关，幼儿得此病，其病因为乳母七情、饮食失调，致小儿素体虚弱，五脏不和，气血凝滞。《外科正宗·瘿瘤论》云："心主血，暴急太甚，火旺迫血沸腾，复被外邪所搏，而肿曰血瘤。心火妄动，迫血沸腾，外受寒凉，结为血瘤。"认为心火旺盛，迫血妄行，行于脉外，与外邪搏结，肿而为血瘤。《医宗金鉴》有云："心主血，暴戾太甚，则火旺逼血沸腾，复被外邪所搏，致生血瘿、血瘤。"亦云："婴儿初产患胎瘤，胎热瘀血是根由。"认为情志刺激太过，郁而化火，火热迫血妄行，与外邪搏结，而生血瘤。

2. 肝火燔灼

《外台秘要》言本病的病机为肝郁化火挟痰。《丁甘仁医案》有云："血瘤……肝火逼血妄行，凝结少阳之分。"认为肝火旺盛，迫血妄行，血瘀凝结，发为血瘤。《薛氏医案·论瘤论》云："若怒动肝火，阴血沸腾，外邪相搏而为肿者，其自肌肉肿起，久而有赤缕或皮俱赤，名曰血瘤。"认为大怒伤肝，肝火内盛，阴血沸腾，与外邪搏结发为血瘤。《陈莘田外科方案》言："肝火挟痰，凝聚左乳头之下，结为血瘤。"认为肝火旺盛，挟痰夹瘀，结为血瘤。

3. 肾伏虚火

明代徐彦纯（即徐用诚）所著《玉机微义》言："乃肾中伏火，精气中多有红丝，以气相传，生子故有此疾，俗名胎瘤。"认为胎瘤多因父母肾精伏火，以气传子而得。《医宗金鉴》云："婴儿初生红丝瘤，精中红丝肾伏火。"认为婴儿所发之红丝瘤，多为禀赋虚弱，肾有伏火所致。《医学纲目》言："身生红丝瘤……肾中伏火，精中多有血丝，以气相传，生子故有此疾，遇触而动，发于肌肉之间，俗名胎瘤是也。"认为血瘤多为父母肾有伏火，精中有热，随气相传于子，故子有此疾。《疡医大全》曰："但此患由先天肾中伏火，精有血丝，以气相传生子，故有此疾。终为火证，亦难收敛。"又言："此乃心主血，暴急太甚，火旺逼血沸腾，复被外邪所搏而成也。小儿胎瘤，初生头上、胸乳间，肿起大如馒，小似梅李，此乃胎中瘀血凝滞而成。"认为患者肾中素有伏火，以气传子，故血瘤多为火证，火热迫血妄行，与外邪搏结，瘀血凝滞，而为胎瘤。清代吴谦等人《医宗金鉴》云："胎瘤，但此患由先天肾中伏火，精有血丝，以气相传，生子故有此疾，终变火证，溃处亦难收敛。"认为胎瘤为患者先天肾中伏火，因病性属热，火热迫血妄行，故患处破溃难以收敛。

4. 气滞血瘀

《外台秘要》言本病因血结气滞，经络不通，复受外邪所搏而致。明代虞抟著《医学正传》

云："瘤者，气血凝滞结聚而成。"认为血瘤为气血凝滞结聚而成。明代周文采所著《外科集验方》言："夫瘤者，皆因气血凝滞，结而成之，瘤则随气留住。"认为血瘤因气血凝滞，气机随之凝滞，结聚而成。明代万全著《万氏秘传外科心法》云："瘤者，流而积，积而聚，聚而成也。乃人身之滞气，浊血结聚而成也。"认为血瘤多因人体气机运转不利，清气不升，浊气不降，滞气浊血结聚而成。清代陈士铎著《洞天奥旨》言："血瘤而赘生于皮外者，乃脏腑之血瘀，而又有湿气入于血中，故生于外也。"认为本病多因血瘀，复感湿邪凝聚而成。《外科大成》言："胎瘤者，乃胎中瘀滞也。"认为血瘤多因先天禀赋不足，胎中即有瘀血阻滞而成。清代高秉钧撰著《疡科心得集》有云："瘿瘤者，非阴阳正气所结肿，乃五脏瘀血浊气痰滞而成也。瘤者，阳也……色红而高突，或蒂小而下垂瘤者，阴也，色白而漫肿，无痒无痛，人所不觉……若劳役火动，阴血沸腾，外邪所搏而为肿者，自肌肉肿起，久而有赤缕，或皮俱赤者，名曰血瘤。"认为血瘤为五脏瘀血浊气痰浊凝滞而成，劳役过度，气机郁滞，郁而化火，火热迫血妄行，与外邪搏结，肿为血瘤。

（三）证候分类

历代医家对血瘤证候分类的表述：①心肾火毒；②心火妄动；③肝火燔灼；④脾统失司；⑤气滞血瘀；⑥血热瘀滞；⑦肾伏虚火；⑧寒凝血瘀。

（四）治疗

血瘤的疾病特点鲜明，治法丰富多样，经过对古代经典文献的梳理，将治法概括为以下三类，兹详述如下。

1. 辨证论治

（1）清热解毒，软坚散结：《外台秘要》言《千金》陷肿散，可治本病，其中硫黄、钟乳、紫白石英皆具悍烈之性，助干姜、附子破阴；乌贼、丹参、琥珀散结，燕屎辟毒；仅取大黄，以泄瘿瘤之旺气，并解药石之悍烈，敷之不消，更加芒硝以辅大黄破毒之盛。功在散肿、解毒、止痛。主治："血瘤……大如杯盂升斗，十年不瘥，致有漏溃，令人骨消肉尽，或坚或软或溃，令人惊悸，寤寐不安，身体瘦缩，愈而复发者。"后至宋代官修医书《圣济总录》载陷脉散方，治疗血瘤经久不愈，方中乌贼骨、丹参、琥珀散结，大黄清热解毒，石硫黄、白石英、紫石英、钟乳石助附子、干姜破阴。诸药合用，共奏清热凉血、软坚散结之功。

（2）补脾益肾：《医学入门》言："红丝瘤，不救，宜补阴丸、肾气丸。"认为红丝瘤治宜补阴益肾。补阴丸方中黄柏、知母泻火清热，熟地黄、龟版、白芍补益肝肾，滋阴养血；虎骨（代）强壮筋骨；锁阳温阳益精；干姜、陈皮温中健脾、理气和胃。诸药合用，共奏滋阴降火、强壮筋骨之功。肾气丸方中地黄、山茱萸补益肾阴而摄精气；山药、茯苓健脾渗湿；泽泻泄肾中水邪；牡丹皮清肝胆相火；桂枝、附子温补命门真火。诸药合用，共成温补肾气之效。《疡科心得集》有云："若中气虚者，补中益气汤兼服之。倘治失其法，脾胃亏损，营气虚弱，不能濡于患处，或寒气凝于疮口，营气不能滋养于患处，以致久不生肌而成漏者，悉宜调补脾气，则气血壮而肌肉自生。"认为中气虚弱者，用补中益气丸补益中气。因脾胃亏损，营卫运转不利，所致创口不能收敛者，宜调补脾气，使气血肌肉自生。清代鲍相璈著《验方新编》载："令男服滋胃丸，女服六味地黄丸，后生子皆无此患。"认为男子宜服滋胃丸滋养胃阴，女子宜服六味地黄丸益肾养阴。

（3）攻补兼施：《外科正宗》载："芩连二母丸芎芍，熟地当归羚羊角，蒲黄生地与骨皮，甘草柏叶同丸服。治心火妄动，逼血沸腾，外受寒凉，结为血瘤；其患微紫微红，软硬间杂，皮肤隐隐，缠如红丝，皮破血流，禁之不住者宜服。"认为芩连二母丸主治血瘤心火内盛，皮破血流，禁之不住者。方中川芎、白芍行气活血，敛阴柔肝；熟地、当归滋补肾阴，养血活血；羚羊角清热解毒，疏风散热；蒲黄、生地、地骨皮凉血消瘀；黄芩、黄连泻火清热；知母滋阴；贝母散结；甘草调和诸药。诸药合用，共奏清热凉血、行气止血之功。明代万全《幼科发挥》著有育婴延龄解毒丹，并述其制法："以丹溪三补丸半生用半酒炒，甘草半生半炙，各等分为末，雪水丸。麻子大砂雄黄各二分之一，水飞为衣，淡豆豉汤送下，初生二腊内服之良。"育婴延龄解毒丹清热除烦，解毒补虚。明代万密、姚昌绶校注《育婴家秘》，楼英著《医学纲目》与清代俞震纂《古今医案按》均云："遂与滋肾丸数服，以泻肾中火邪，视天真之不足。忌酒肉辛热之物。其妻以六味地黄丸养其阴血，受胎五月后，以白术、黄芩二味作散与服。血瘤不复作矣。"认为用滋肾丸与六味地黄丸滋补肾气，白术与黄芩清热益气。同时期的著作如沈源《奇症汇》、张璐《张氏医通》与魏之琇《续名医类案》，均有类似论述。《医学入门》《类证治裁》与《外科枢要》均提出治疗血瘤宜四物汤加茯苓、远志。四物汤益精养血，茯苓、远志安神，消肿祛痰，交通心肾。《医学入门》载："防葵……消气血瘤，杀百邪。久服益气强志，坚筋骨，除肾邪。"认为防葵一药，久服益气强志，坚筋骨，除肾邪，消血瘤。《普济方》载："陷肿散治……血瘤……久不瘥，致有痈溃，令人骨消肉尽，或溃。令人惊惕，寝寐不安。"用陷肿散治血瘤久病，内有破溃，惊悸失眠者。另载"饼金散"，方中砒黄脚性大毒，七日痔枯白落，取热毒之性以枯歹肉也；砒霜蚀疮去腐，截疟，蚀腐；砒黄脚、巴豆逐水退肿，蚀疮杀虫；木鳖子解毒，追风止痛。全方功在活血化瘀，软坚散结。清代高秉钧撰《疡科心得集》指出，大凡属肝、胆二经结核，宜八珍加山栀、胆草以养气血、清肝火；六味丸以养肺金、生肾水。《疡科心得集》言："若属肝火血燥，须生血凉血，用四物、二地、丹皮、酒炒黑胆草、山栀。"认为血瘤属肝火血燥者，治宜生血凉血、清热滋阴。方用四物汤以活血养血；二地、丹皮、酒炒黑胆草、山栀，清热凉血、滋阴解毒。《疡医大全》言："治当养血凉血，抑火滋阴，安敛心神，调和血脉为主。芩连二母丸主之。"认为血瘤，宜养血、凉血、抑火、滋阴、安敛心神、调和血脉，方用芩连二母丸。《医宗金鉴》亦有相似论述。

2. 外治法

汉代华佗著《华佗神方》云："以利刃割断，即用银烙匙烧红，一烙即止血，且不溃，并不再生。"书中虽未明确提及血瘤病名，但已提出瘤之外治法。《外科启玄》亦提及此法。金代刘完素著《素问病机气宜保命集》曰："一云红丝瘤……法当于疮头截经而刺之以出血，后嚼萍草根涂之，立愈。"认为治血瘤刺出血后，用萍草根外涂，活血消瘀。《证治准绳·疡医》言："其血死乃可剪刮无妨，虽血瘤、肉瘤取之亦无妨也。小瘤取之即愈，大瘤取之有半载肌肉麻痹也，宜服养气血药，久之自愈。"提出血瘤肉死者可刮剪，取后如有肌肉麻痹症者，服养气血药。又云："先以铁罐膏，点瘤顶上令肉黑腐，不痛，方可以刀剪去黑腐，又以药涂，令肉腐溃，又可剪之，又涂又剪，瘤根去尽为度，若怕针刀者，却以井金散涂之，令肉黑极，十分腐烂，方可用刀剪之、刮之。"以铁罐膏令肉腐后，剪至去根，如患者惧怕针刀，用井金散令肉完全腐烂，后剪除。铁罐膏组成：桑柴炭一碗，荞麦秸灰一碗，石灰一碗，炭灰少许。制备：用瓦罐一个，旁钻一孔塞住，前口倾灰填罐内，用水注满，着厚纸封固一伏时，用芦筒插在旁孔内，细淋之，尽其水，去灰，将水于小锅内慢火熬，用铁片续搅不休，看稀稠滴水内不散为度，用铁罐子盛，封定口。功效：止痛追毒，去死肉。井金散方中土黄、硇砂逐毒消瘀，雄黄、轻粉解毒杀虫，朱砂、乳香、没药活血化瘀、敛疮收口，麝香、片脑活血通经、消肿止痛。《医学纲目》言："有人生血瘤，大如栗。常被衣擦破，则血出不止，用此血余灰敷之愈。"认为血瘤出血不止者，可用血余灰敷。《普济方》言："取蜘蛛网及丝共搓为线子……以线系之，留线头……如血瘤系之血出者，服定血药，咽服药治之。"用线系瘤，出血者，服定血药。《医学正传》曰："血瘤……用龙珠膏治之。"龙珠膏组成：龙芽草五两，棘枣根半两，海藻二钱五分，苏木半两。功效：去腐肉虫新肌。认为血瘤可用丝系后，蒜片贴敷，艾灸后即愈。又可用醋调甘遂、芫花、大戟和甘草涂，频涂即消。《外科启玄》言："大凡瘤根细小，可以芫花煮细扣线系之，日久自落，或利刀去之。如治血瘤法亦妙，内服补养之剂，外以太乙贴。"认为血瘤用芫花煮细线，系之，自落后，用刀切去，内服补养气血药，外用太乙贴。《类证治裁》云："凡瘿瘤皆忌决破，令脓血崩溃，多致夭柱。宜敷桃花散，止血药……又有形似垂茄，根甚小者，用五灰膏点其蒂。俟茄落，以生猪脂贴自愈。"认为血瘤破溃者，用桃花散外敷。方中石灰十两炒红，麻油半盏，大黄一两煎汁，色如桃花。全方具有解毒生肌，去腐消痈的功效。瘤体似茄者，用五灰膏点其蒂。桑柴灰、枣柴灰、黄荆灰、桐子壳灰、荞麦杆灰、斑蝥、甲片、石灰、乳香、冰片功在活血化瘀，散结消肿。瘤体脱落后，用生猪脂，收敛止血，贴愈。清代张璐著《本经逢原》云："马齿苋功专散血消肿，故能治血瘤及多年恶疮，捣敷不过两三遍即愈。解马汗射工毒，涂之瘥。烧灰和梳垢封疔肿，先灸后封之，其根即出。"认为马齿苋外敷可散血消肿。清代程鹏程著《急救广生集》言："血瘤日久自破，以发灰掺之，外以膏药护好，自能敛口收功。"认为血瘤破溃后，以血余炭外敷，能愈。清代丁尧臣著《奇效简便良方》言："奇验方银蛳、煤灰等分，研极细，用水调涂患处，再用旧纸窗纸一块盖之，粘住四角，瘤自渐渐焦落。血瘤伤破出血不止者，将此药干掺，旧窗纸贴之，其效尤速。"方中银蛳、煤灰功在收敛止血，外敷后，用旧纸窗纸盖之，愈。

亦有医家用内外同治法论治血瘤。如《外科大成》曰："胎瘤者……候盈月外，方可刺之，出赤汁而安内服五福化毒丹。"认为胎瘤外刺出血后，内服五福化毒丹以清热解毒。《医宗金鉴》载此方组成为玄参、黄连、赤茯苓、龙胆草、桔梗、甘草、人参等。《洞天奥旨》言："血瘤……以利刀割断，即用银烙匙烧红，一烙即止血，且不溃，不再生也。否则复出血瘤，一月如旧。……曾为人治下疳，方中用水银……早起见席上有血筋一条，取观之，乃腋下所生血瘤已堕落矣……治初起之瘤颇多验。"认为可先用利刀割去血瘤，用烙匙止血。后参考以前验案，用水银外涂。又载："水银一钱、儿茶二钱，共研至无星为度，加入冰片二分，再加入麝香五厘，再研，又入硼砂五厘，再研，不见水银始可用。此药敷于瘤处，肉瘤、血瘤、粉瘤、气瘤俱化为水，约三日必消尽。然后服消瘤丹，每用一两，滚水吞服，不拘时。"外用水银攻毒，儿茶止血定痛，冰片消肿止痛，麝香镇痛消肿，硼砂解毒防腐。内服消瘤丹活血化瘀。制方外涂，活血化瘀，消肿。《医宗金鉴·外科心法要诀》载："婴儿初生即有者，候过满月熟透，方可针之，放出赤豆汁或脓水汁，其肿即消。初服五福化毒丹，兼贴黄连膏；溃贴生肌玉红膏。"认为血瘤针之排出脓血后，服五福化毒丹兼黄连膏以清热解毒；表皮破溃者用玉红膏敛疮收口。

3. 其他疗法

（1）针灸治疗：北宋时日本医家丹波康赖著《医心方》引用僧深所撰《僧深方》，其言："治血瘤方：鹿肉割，炭火炙令热，掩上搨之。冷复炙，令肉烧燥，可四炙四易之。若不除，灸七炷便足也。"运用炭热鹿肉疗血瘤。清代卢荫长、何英著《文堂集验方》："初生如莲子大者，取蛛丝拈成粗线，缠扎其根，数日其丝渐紧，瘤根渐细，屡易屡细即落，蒜片贴患处，艾丸灸五七壮，即能渐消。血瘤已成大者，用甘草煎膏，以笔涂周遭，一日上三次，又芫花、大戟、甘遂，各等分为末，醋调。另以新笔涂甘草圈内，勿近甘草，频涂即消。"清代鲍相璈著《验方新编》云："血瘤，断之即流血不止而死。陈艾一团，放瓦上烧烟，离长眉毛寸许熏之，即能缩短病除，至来年初夏再熏，永不复发。"认为血瘤破溃者，用陈艾熏后愈。《疡医大全》曰："如婴儿初生即有者，候过满月，熟透方可针之，放出赤豆汁或脓汁，其脓即消。若满月后生者，必待肿鼓熟透再针。"认为先天胎瘤须待1个月后，再用针放血治疗。

（2）治疗禁忌与预后：《外台秘要》言："无虚劳腹中疾，或发血瘤疮，疮状坟起，头墨正尔置，不当灸疗，疗之火熨便焦烂，剥刮去焦痂，则血泄不可禁，必死。"认为血瘤灸之结痂者，不能剥刮，刮则血流不止。宋代陈言《三因极一病证方论》曰："血瘤，亦不可决溃。"认为血瘤破溃属难医。明代徐春甫著《古今医统大全》云："治之不得其法者，又莫如弗治之为愈也。尝见用针及烂药决破脓血，崩溃渗漏不已而致死者。"认为血瘤破溃脓血不止者致死。明代龚廷贤所著《寿世保元》言："血瘤也……偏有软处，当软处切不可针破也……若针灸刺破，不可疗也。"认为血瘤禁用针刺破。《医学纲目》与《证治准绳·疡医》亦言："血瘤，亦不可决溃。"《证治准绳·疡医》曰："肿处软而不痛者，血瘤也……诸瘿瘤、疣赘等，至年衰皆自内溃不一，于补养而妄行攻蚀，必有性命之忧。"认为患血瘤者，至年衰，可自内溃，不可妄用攻法。明代汪机著《外科理例》亦言："诸瘿、瘤、疣、赘等，至年衰皆自内溃，治于壮年，可无后忧。"认为血瘤若治于壮年，可痊愈。明代赵宜真著《外科集验方》曰："瘿瘤二者虽无痛痒，最不可决破，恐脓血崩溃，渗漏无已，必致杀人。"认为血瘤破溃，脓血不止者死。明代万密斋（即万全）著《万氏秘传外科心法》言："血瘤……切不可妄用针刀勾割，恐脓血崩溃，多致夭亡。慎之！"认为血瘤不可妄用针刀，以防脓血破溃。清代张云航《外科十三方考》亦言："血瘤红线缠满……不可乱动刀针，否则翻弦不收，其症危矣。"认为血瘤外用线缠，不可妄动刀针。《名医类案》与清代俞震《古今医案按》均言："忌酒肉辛热之物。"认为血瘤一病，多为血液不循常道所致，应忌酒肉等辛热之物。明代薛铠撰《保婴撮要》言："若行气破血，或敷寒凉追蚀之药，或用蛛丝缠芫花线等法，以治其外则误矣。"认为血瘤不可行气破血，敷寒凉追蚀之药。《疡科心得集》曰："若不慎饮食起居，及七情六淫，或用寒凉蚀药，蛛丝缠、芫花线等法以治其外，则误矣。又瘿瘤诸证，只宜服药消磨，切不可轻用刀针掘破，血出不止，多致危殆。"认为血瘤应注意饮食起居，七情六淫，忌寒凉蚀药，刀针掘破。清代钱峻著《经验丹方汇编》曰："血瘤、筋瘤，亦不可决破，决破则亦难治。"《类证治裁》言："凡瘿瘤皆忌决破，令脓血崩溃，多致夭柱。"《疡医大全》曰："血瘤也，当审坚硬虚实为要……当软处切不可针破也……若针灸刺破，不可疗矣。"认为血瘤不可针破。清代魏之琇著《续名医类案》云："凡……血瘤、肋瘤、乳瘤、肘臂瘤不可治，治之破膜泄气不救，宜绝此念，勿信庸愚，以轻性命也。"认为血瘤须谨慎治疗，破膜泄气者不救。清代顾锡著《银海指南》言："血瘤已落，红翳未尽，视物不清。生六物合杞菊加丹参、石决明、茺蔚子。"论血瘤之预后，并认为血瘤落后，视物不清者，应滋阴清热、凉血明目。

历代医家对血瘤的文献记载蔚为大观，对于血瘤理法方药的论述随着时代发展亦日臻详备，古文献卷帙浩繁，本书仅窥其一斑，对血瘤病名、病机及证治的发展源流进行浅析，以期对研究和治疗血瘤有所启迪和借鉴。

（和鹏飞　张海丽）

失荣源流考

"失荣"作为病名，首见于明代陈实功《外科正宗》。早在《黄帝内经》中就有关于失荣的记载，后至清代，对失荣的认识及理解方有进一步加深。失荣是以颈部肿块坚硬如石，推之不移，皮色不变，面容憔悴，形体消瘦，状如树木失去荣华为主要表现的肿瘤性疾病，相当于西医学的颈部原发性恶性肿瘤和恶性肿瘤颈部淋巴转移，如淋巴肉瘤、霍奇金病及鼻咽癌、喉癌的颈淋巴结转移和腮腺癌等。失荣多发于40岁以上的男性，属古代外科四大绝症之一。今参照各家理论，对失荣的病名、病因病机、证候分类和治疗进行整理，考其源流，兹述如下。

（一）病名

"失荣"又名"失营"，在《黄帝内经》中将失荣称为"失精"和"脱营"，如《素问·疏五过论》中记载："凡未诊病者，必问尝贵后贱，虽不中邪，病从内生，名曰脱营。尝富后贫，名曰失精。"明代医家陈实功根据《黄帝内经》中此段论述进一步阐发，其在《外科正宗》中首次提出"失荣"的病名，并对此病有较为详细的论述。而清代王维德则将"恶核失荣"归属于阴疽的范畴，并在《外科证治全生集》中记载："阴毒之症，皮色皆同，然有肿有不肿，有痛有不痛，有坚硬难移，有柔软如绵，不可不为之辨。夫肿而不坚，痛而难忍，流注也。肿而坚硬微痛，贴骨、鹤膝、横痃、骨槽等类是也。不肿而痛，骨骱麻木，手足不仁，风湿也。坚硬如核，初起不痛，乳岩瘰疬也。不痛而坚，形大如拳，恶核失荣也。不痛不坚，软而渐大，瘿瘤也。不痛而坚如金石，形如升斗，石疽也。此等症候，尽属阴虚，无论平塌大小，毒发五脏，皆曰阴疽。"现综合分析失荣的诸多历史称谓，可归纳为以下二种分类命名。

1. 以病因病机分类命名

《外科正宗》曰："失荣者，先得后失，始富终贫，亦有虽居富贵，其心或因六欲不遂，损伤中气，郁火相凝，隧痰失道，停结而成。"认为失荣之发病皆得之于精神抑郁，情志不遂所引起的郁火凝滞，痰瘀互结，故发病，名曰失荣。明代张觉人等人所著《外科十三方考》曰："疡起皮里肉之外，疮发皮肤为失荣。"认为失荣病是由疮发于皮肤而成，肌肤失于荣养，故名失荣。

2. 以病证特点分类命名

《外科正宗》中曰："其患多生肩之以上，初起微肿，皮色不变，日久渐大，坚硬如石，推之不移，按之不动。"表明失荣是按照病证特点命名的疾病，多发生于肩部以上并且肿大坚硬者为失荣。《医宗金鉴》中有云："失荣证，生于耳之前后及肩项，其证初起，状如痰核，推之不动，坚硬如石，皮色如常，日渐长大。由忧思、恚怒、气郁、血逆与火凝结而成。日久难愈，形体渐衰，肌肉削瘦，愈溃愈硬，色现紫斑，腐烂浸淫，渗流血水，疮口开大，努肉高突，形似翻花瘤证。"认为患者的症状为触之坚硬如石，以此特点命名为失荣病。清代王维德《外科证治全生集》中论述："阴毒之症，皮色皆同，然有肿有不肿，有痛有不痛，有坚硬难移，有柔软如绵，不可不为之辨……坚硬如核，初起不痛，乳岩瘰疬也，不痛而坚，形大如拳，恶核失荣也。"亦论述了失荣的病证特点，同书中亦有云"失荣独在项间"，认为发生在颈项部位的痈疽可名之失荣。而后清代医家高秉钧运用取类比象法，进一步对"失营"病名进行详尽描述，其在《疡科心得集》中提出："失营者，犹树木之失于荣华，枝枯皮焦，故名也。生于耳前后及项间，初起形如栗子，顶突根收，如虚痰疬瘤之状，按之石硬无情，推之不肯移动，如钉着肌肉是也。不寒热，不疼痛，渐渐加大，后遂隐隐疼痛，痛着肌肉，渐渐溃破，但流血水无脓，渐渐口大内腐，形如湖石凹进凸出，斯时痛甚彻心，胸闷烦躁。"指出失荣病的患者面容憔悴，形体消瘦，状如树木失去荣华，枝叶焦黄发枯，因而命名，并从病位、病形、病势、病性等多方面对其临床症状加以概括。

（二）病因病机

失荣病在古籍文献中被称为"四绝"之一，病于五脏六腑。各医家对其病因病机的研究与探讨莫衷一是，各持己见。经整理概括为正虚邪袭、气郁痰结、痰凝化火三类，现分别论述如下。

1. 正虚邪袭

《黄帝内经》云："正气存内，邪不可干……邪之所凑，其气必虚。"素体正虚，六淫邪毒，乘虚而入，留而不去，邪气客于经络或肌肉，与血气相搏，而成本病。又如隋代巢元方《诸病源候论》曰："此由寒气客于经络，与血气相搏，血涩结而成疽也。"同样认为机体正气素虚，寒气入里与气血相搏结可发为本病。清代汪蕴谷《杂症会心录》载："失荣一证，经谓先富后贫，先贵后贱，心志屈辱，神气不伸，而忧煎日切，奉养日廉，如有此患也。"明确指出失荣一证病从内生，正虚是本病发生的内因，其后云："夫营属阴血，卫属阳气，脉中脉外，乃往来之道路，故百骸得以荣养，经络得以流通，又何至脱营失精，而病从内生哉？无如禀赋素虚，平日以酒为浆，以妄为常，醉以入房以欲竭其精，以耗散其真，而郁火相凝，隧痰停结，乃成是症。"更是强调了禀赋素虚在本病发病原因中占有的重要地位。后文描述其症状特点为"其患多生肩之上下，初起微肿，皮色不变，日久渐大，坚硬如石，推之不移，按之不动，半载一年，方生阴痛，或破烂紫斑，渗流血水，或泛如莲，秽气熏蒸，病势至此气血衰败，形容瘦削，未有不毙者矣"，并详细说明了肝肾亏虚导致本病发生的机理："盖肝主谋虑，心主血脉，肾主五液。思虑多则伤肝，精神耗则伤心，精液少则伤肾；肝伤则筋不荣而肿，心伤则血不生而枯，肾伤则液不润而涩。漫肿无头，发在关节，病虽在经，根实在脏，譬之树木根摇，而枝叶已先萎矣。奈何医家误认流痰痈毒，药进清凉表散，愈耗阴血，是速其危也。不知流痰之发，坚而痛，痛而红，红而肿，肿而溃，在阴则平塌不红不肿、不痛，数日立毙；失荣则坚久隐痛，皮色如故，数载乃亡也。"认为此病与禀赋不足、正气亏虚有着密切的关系，机体禀赋素虚，又不注重保养调护，则邪气易于入里伤于五脏。同时亦提出了其不同阶段的治疗方剂："其见症之不同，治法之各异，安可不细辨乎？初起宜六味归芍汤，久久服之，救其根也；病久隐痛，阴亏者宜左归生脉汤，补其元也；阳亏者，宜十全大补汤，培血气也。"

2. 气郁痰结

元代朱丹溪《格致余论》曰："忧怒郁闷，昕夕积累，脾气消阻，肝气横逆，遂成隐核。"表明忧怒等情志因素可导致肝脾郁滞，气机升降失调，郁气郁痰内生，久而形成该病。清代张志聪《黄帝内经素问集注》中进一步阐发其为："此病生于志意，而不因于外邪也。夫尝贵后贱，尝富后贫，则伤其志意，故虽不中邪，而病从内生。夫脾藏营，营舍意，肾藏精，精舍志，是以志意失而精营脱也。"进一步说明本病可由于情志因素而导致气郁痰结而发病。《外科证治全生集》中亦有云："乳岩、失荣、马刀，乃七情致伤之症，治宜解郁疏肝，不可照阴疽例治。"其认为失荣是由于情志造成肝气失于条达，故在治疗上应疏肝理郁、行气化痰。

《疡科心得集》中对"失荣"的病因病机亦有补充，曰："夫失营马刀，一为不可治，一为可治，以患处部位相同而形又相似，故并而论之。失营者……如树木之失于荣华，枝枯皮焦故名也。"明确指出失营可由肝阳郁结导致，后文描述其症状为："生于耳前后及项间，初起形如栗子，顶突根收，如虚痰瘤之状，按之石硬无情，推之不肯移动，如钉着肌肉者是也。不寒热，不觉痛，渐渐加大；后遂隐隐疼痛，痛着肌骨，渐渐溃破，但流血水无脓，渐渐口大内腐，形似湖石，凹进凸出，斯时痛甚彻心，胸闷烦躁，是精神不收，气不摄纳也；随有疮头放血如喷壶状，逾时而止。"并说明其病情的危重性："体怯者，实时而毙；如气强血能来复者，亦可复安。若再放血，则不能久矣（亦有放三、四次而毙者，余曾见过）。此证为四绝之一，难以治疗。"其后又提出了本病的治疗参考："若犯之者，宜戒七情，适心志；更以养血气、解郁结之药，常常服之，庶可绵延岁月，否则促之命期已。其应用之方，如加味逍遥散、归脾汤、益气养营汤、补中益气汤、和营散坚丸等，酌而用之可也。马刀……然究非若失营之不可治也。故合二证而论之，以明其生死不同如此。用药与瘰同。"认为失荣可由肝郁经阻所致，肝阳久郁导致营络阻滞不通，不能荣养经筋而导致本病，并提出了其治疗代表方剂加味逍遥散、归脾汤等，应调节情志、养血解郁以辅助治疗本病。

清代余听鸿《外证医案汇编》云"失荣属少阳忧思郁结者多"，亦表明了情志不畅，肝气不舒，肝脾气郁，脏腑之气内郁不达，郁气、郁痰瘀结日益加重可引起失荣病。清代王泰林在《环溪草堂医案》中这样记载："七情郁结，痰火上逆，入于肝胆之络，颈项结核，大者坚硬如石，小者如梅如李，此失荣证也。"同样认为七情所伤，情志郁结，气郁痰火上逆，遂发本病。

清代张璐《张氏医通》中记载："尝读《内经》有脱营失精之病，方家罕言。近惟陈毓仁痈疽图形，仅见失营之名，究无方论主治，故粗工遇此，靡不妄言作名，为害不浅。夫脱营者，营气内夺，五志之火煎迫为患，所以动辄烦冤喘促，五火交煽于内，经久始发于外，发则坚硬如石。毓仁所谓初如痰核，久则渐大如石，破后无脓，惟流血水，乃百死一生之证，是以不立方论，良有以也。"认为失荣之病为百死一生之危证，并描述为"其形著也，或发膺乳腋胁，或发肘腕胫膝，各随阴阳偏阻而瘕聚其处，久而不已，五气留连，病有所并，则上下连属，如流注然，不可泥于毓仁之耳前后及项间，方目之为失营也。以始发之时，不赤不痛，见证甚微。是以病者略不介意，逮至肿大硬痛，蟠根错节已极，岂待破后无脓，方为百死一生之证哉"，同时指出了其正虚痰郁之病因病机，认为"郁结"是失荣一证发生的根本："原夫脱营之病，靡不本之于郁。若郁于脏腑，则为噎膈等证。此不在脏腑，病从内生，与流注、结核、乳岩，同源异派，推其主治，在始萌可救之际，一以和营开结为务，而开结全赖胃气有权，方能运行药力。如益气养营之制，专心久服，庶可望其向安。"

3. 痰凝化火

《外科正宗》曰："失荣者，先得后失，始富终贫，亦有虽居富贵，其心或因六欲不遂，损伤中气，郁火相凝，隧痰失道，停结而成。"认为失荣之发病皆得之于情志不遂，精神抑郁而中气受损，郁结日久，日久瘀滞化火，灼津炼液为痰，痰凝而发病。同书中亦云："又忧郁伤肝，思虑伤脾，积想在心，所愿不得志者，致经络痞涩，聚结成核，初如豆大，渐若棋子，半年一年，二载三载，不疼不痒，渐渐而大，始生疼痛，痛则无解，日后肿如堆栗，或如覆碗，紫色气秽，渐渐溃烂，深者如岩穴，凸者若泛莲，疼痛连心，出血则臭，其时五脏俱衰，四大不救，名曰乳岩。"提出了失荣证是因情志六欲不遂，郁而化火，痰凝隧道而成，其病机当是郁火痰凝，又于后文中说明了其病情的危重性："凡犯此者，百人百必死。如此症知觉若早，只可清肝解郁汤或益气养荣汤，患者再加清心静养，无挂无碍，服药调理只可苟延岁月。"

再如清代马培之《马培之医案》中所述："操劳思虑，郁损心脾，木失畅荣，气化为火，阳明浊痰，藉以上升，致颈左坚肿，成为失荣。"认为气郁化火，痰火结聚可发为失荣病。《医宗金鉴》中记载失荣证："失荣耳旁及项肩，起如痰核不动坚，皮色如常日渐大，忧思怒郁火凝然。"明确指出失荣可由忧郁火凝而致，后文又言："日久气衰形削瘦，愈溃愈硬现紫斑，腐烂浸淫流血水，疮口翻花治总难。失荣证，生于耳之前后及肩项。"描述了其发病的病证特点之后，阐述了本病火郁痰凝的病因病机："其证初起，状如痰核，推之不动，坚硬如石，皮色如常，日渐长大。由忧思、恚怒、气郁、血逆与火凝结而成，日久难愈，形气渐衰，肌肉削瘦，愈溃愈硬，色现紫斑，腐烂浸淫，渗流血水，疮口开大，努肉高突，形似翻花瘤证。"认为因气郁血逆与火凝结可成失荣证，气血逆乱遇火热凝结必成瘀血，阻于隧道而成结，其病机当是郁火血逆致瘀。最后亦强调了本病的病情危重："古今虽有治法，终属败证。但不可弃而不治。初宜服和荣散坚丸，外贴阿魏化坚膏，然亦不过苟延岁月而已。"

（三）证候分类

历代医家对于失荣一病的证候分类描述为：①气郁痰结；②阴毒结聚；③瘀毒化热；④气血两亏。

（四）治疗

失荣证的治疗可分为内治法和外治法及其他疗法，其中内治法较为重要，治疗原则可分为软坚散结、消肿化瘀，益气养血、解郁散结，温阳补血、散寒通滞，扶正固本、益气养营，现分述如下。

1. 内治法

（1）软坚散结，消肿化瘀：《外科正宗》中首创和荣散坚丸治疗失荣，其曰："和荣散坚丸，治失荣症坚硬如石，不热不红，渐肿渐大者。"并记载其主要药物为当归、熟地、茯神、香附、人参、白术、橘红、贝母、南星、酸枣仁、远志、柏子仁、丹皮、龙齿、芦荟、角沉、朱砂等，诸药合用共奏消肿化瘀之功。但至后世《医宗金鉴》中所载和荣散坚丸虽也谓"调和荣血，散坚开郁"的功效，用药却差异很大，记载其主要用药为川芎、白芍、当归、茯苓、熟地、陈皮、桔梗、香附、白术、人参、甘草、海粉、昆布、贝母、升麻、红花、夏枯草等。比较两方，《外科正宗》中和荣散坚丸祛痰散结稍强，行瘀稍逊，且更重视安神解郁。同时《外科正宗》中记载的"治一切瘰疬，忧抑所伤，气血不足，形体瘦弱，潮热咳嗽，坚硬肿痛。毋分新久，但未穿溃者并效"的滋荣散坚汤也有较好的软坚散结作用，书中记载其用药为川芎、当归、白芍、熟地、陈皮、茯苓、桔梗、白术、香附、甘草、海粉、贝母、人参、昆布、升麻、红花等，并可根据不同症状进行药物加减，如身热加柴胡、黄芩；自汗盗汗去升麻倍人参、黄芪；饭食无味加藿香、砂仁；食而不化加山楂、麦芽；胸膈痞闷加泽泻、木香；咳嗽痰气不清加杏仁、麦冬；口干作渴加知母、五味子；睡卧不宁加黄柏、远志、枣仁；惊悸健忘加茯神、石菖蒲；有汗恶寒加薄荷、半夏；无汗恶寒加茅术、藿香；女人经事不调加玄胡索（即延胡索）、牡丹皮；腹胀不宽加浓朴、大腹皮等。所用药物多为软坚散结、消肿化瘀之品。

清代余听鸿《外证医案汇编·失荣证附论》曰："肿则散之，坚则消之，久则身体日减，气虚无精，顾正消坚散肿。"明确提出治疗本病应消肿散坚。清代许克昌及毕法《外科证治全书》云："阴疽之形，皆阔大平塌，根盘坚硬，皮色不异，或痛或不痛，乃外科最险之证。倘误服寒凉，其色变如隔宿猪肝，毒攻内脏，神昏即死。治之之法，非麻黄不能开其腠理，非肉桂、炮姜不能解其凝寒；腠理一开，寒凝一解，气血流行，则患随消矣。"强调了本病的病情危重性，认为只有麻黄、肉桂、炮姜等药性峻烈之品方可温化寒痰，暖其气血，后文亦云："血气不能化毒者，则宜温补排脓，虽当溃脓，而毒气未尽，肿硬未消，亦仍以温气血开腠理为要。大抵初起患轻，未经误药者，可用加味二陈汤、纳阳和丸同煎数服消之。"认为加味二陈汤配合阳和丸可治疗本病，此外还指出："如曾经误药，或皮色稍变，须服阳和汤。其甚者，与犀黄丸早晚轮服。溃后亦然。如失荣、恶核、石疽等证，初起毒根深固者，须更兼紫元丹，间服方能全消。凡初起皮色不异，或微痛或不痛，坚硬漫肿，俱可用此消之。"提出治疗失荣应在解毒消肿的同时，加以口服紫元丹软坚散结。

清代鲍相璈《验方新编》记载有治疗失荣的丸药："犀黄丸：治石疽、恶核、失荣、瘰疬、乳岩、流注、横痃、肺痈、小肠痈一切腐烂阴疽，屡试神验，百发百中之仙方也。"亦强调了在治疗上用犀黄丸散瘀软坚。犀黄丸主要用药为乳香、没药、麝香、犀牛黄等，方中药物亦多取其软坚散结、化瘀消肿之功。

（2）益气养血，解郁散结：《疡科心得集》中有曰："失营者……此证为四绝之一，难以治疗。若犯之者，宜戒七情，适心志；更以养血气、解郁结之药，常常服之，庶可绵延岁月，否则促之命期已。其应用之方，如加味逍遥散、归脾汤、益气养营汤、补中益气汤、和营散坚丸等，酌而用之可也。"认为治疗失荣证时患者应保持愉悦的心情，避免七情损伤心志，并且要经常服用解郁散结、补养气血之品。

清代邹岳《外科真诠》中主张失营疾病初起即用大补之药，不可妄攻，当用益气养营汤补气养血，并指出失营与石疽本属一病，仅以病势急缓与知否痛痒鉴别。《马培之医案》中描述道："肝郁不舒，气火夹痰凝结。颈左失荣坚肿，筋脉攀痛，宜清肝解郁。"同样认为治疗失荣应疏肝解郁，同时不可离开补气养血之道，并对于其用药记载有："川芎、当归、白芍、生地、夜交藤、僵蚕、蛤粉、大贝、钩藤、夏枯草、丹皮、金橘叶，失荣坚肿，痛攀肩背，原方加黑山栀三钱，去夜交藤、钩藤。操劳思虑，郁损心脾，木失畅荣，气化为火，阳明浊痰藉以上升，致颈左坚肿，成为失荣。焮热刺痛，痰火交并络中。投剂以来，肿势略减，惟动则气升，饮咽作阻。卧则渐平，肺为气之主，肾为气之根，水不养肝，蛰藏失职，肝逆直奔肺胃。职是之故，宜滋水柔肝，纳气归肾。"指出失荣的治疗当补肝补肾，并于其后提出了益气养血的益气养荣汤，记载其主要用药为当归身、党参、冬术、白芍、川芎、清半夏、陈皮、炙甘草、炒生地、佩兰、红枣、煨姜等，在补益中气的同时兼顾补血养血。

（3）温阳补血，散寒通滞：《外科证治全生集》中对失荣或恶核等病主张采用"阳和通腠，温补气血"之法进行治疗，并提出内治法可口服阳和汤。阳和汤即出自此书，书中言其专为阴疽而设。清代张秉成《成方便读》中言阳和汤："夫痈疽流注之属于阴寒者，人皆知用温散法矣。然痰凝血滞之证，若正气充足者，自可运行无阻，所谓邪之所凑，其气必虚，故其所虚之处，即受邪之处。病因于血分者，仍必从血而求之。"指出了阳和汤在温化寒痰方面的重要地位，方中以熟地大补阴血为君；鹿角胶属有形有情之品，养精血补血益气为臣；既虚且寒，又非平补之性可收速效，以炮姜温中散寒，并引熟地、鹿角胶直入血分；白芥子去皮里膜外之痰；桂枝入营，麻黄达卫，共成解散之功，以宣熟地、鹿角胶之滞；甘草调和诸药，且化百毒。诸药合用共奏温阳补血、散寒通滞之功，治阴疽功效显著。王洪绪在《外科证治全生集》中亦自言："阴疽治法……夫色之不明而散漫者，乃气血两虚也；患之不痛而平塌者，毒痰凝结也。治之之法，非麻黄不能开其腠里，非肉桂炮姜不能解其凝结。此三味酷暑不能缺一也。腠里一开，凝结一解，气血能行，行则凝结之毒随消矣。"认为当用麻黄、肉桂、炮姜以散寒化瘀，解其寒凝以开腠理、行气血，气血宣通则痰毒方散。《验方新编》中也记载："阳和汤：治乳岩、失荣、石疽、恶核、痰核、瘰疬、流注、横痃，并治一切色白平塌阴疽等症。此为阴疽圣药。"强调了阳和汤温阳补血的重要治疗意义。《外证医案汇编·失荣证附论》中亦曰："温通气血，补托软坚……皆郁则达之义也，不但失荣一症，凡郁症治法，俱在其中矣。"同样认为温补气血，软坚散结在失荣的治疗中具有一定的功用。

（4）扶正固本，益气养营：清代高思敬强调了扶助正气在治疗失荣过程中的重要性，提出了"本病初起万不能攻消，若用毒烈攻消，徒伤元气，于病无济也"的观点，丰富了该类疾病的治则治法，为失荣病的治疗提供了新思路，也为后世扶正固本思想的确立提供了依据。

2. 外治法

《外科正宗》中曰："飞龙阿魏化坚膏，治失荣症。"提出采用飞龙阿魏化坚膏进行失荣的治疗，记载飞龙阿魏化坚膏"治失荣症及瘿瘤、乳岩、瘰疬、结毒，初起坚硬如石，皮色不红，日久渐大，或疼不疼，但未破者，俱用此贴"，并记载其用药为"用蟾酥丸药末一料，加金头蜈蚣五条，炙黄去头足研末，同入熬就，乾坤一气膏二十四两化开搅和，重汤内顿化；红缎摊贴，半月一换，轻者渐消，重者亦可停止，常贴保后无虞矣"，方中蟾酥、蜈蚣均属化瘀通络之品，取其软坚散结之功，对当今临床尚有一定指导意义。《时方妙用》中强调外治法"不可用刀针及敷溃烂之药"。

《经验选秘》中主张对本病要内外同治，在内服方药的同时，研制出阳和解凝膏、化核膏等配合内服药的外用中药。其中阳和解凝膏"治一应阴疽流注，溃烂不堪，及冻疮、毒根等症。未溃者一夜全消；已溃者三张痊愈。疟疾贴背心立愈"，并言其用药为鲜大力子梗叶根、活大凤仙梗、大麻油、川附、桂枝、大黄、当归、肉桂、官桂、草乌、川乌、地龙、僵蚕、赤芍、白芷、白蔹、白及、川芎、续断、防风、荆芥、五灵脂、木香、香橼、陈皮、乳香、没药、苏合油、麝香等，方中多选用温阳、化瘀、解毒之品，对此类阴疽流注之病效果较好。另外，同书中载有化核膏"治瘰疬结核、恶核贴之即消。倘毒根不除，必以子龙丸日服三次，外贴此膏，方可除根，以杜后发"，言其用药为壁虎、蜘蛛、蜗牛、大麻油、首乌藤叶、甘菊花根、薄荷、牛蒡、苍耳、连翘、元参、苦参、白蔹、白芥子、僵蚕、水红子仁、大黄、荆芥、防风等，方中亦多选用搜风通络、清热解毒、活血化瘀之药。此外，书中许多方药及治验方法至今仍为临床广泛沿用。

《验方新编》中有阴疽无价活命仙丹治疗失荣病的相关记载，如"此丹通治落头疽、耳后锐毒、遮腮、骨槽风、阴对口、阴发背、乳岩、恶核、石疽、失荣、鹤膝风、鱼口、便毒、瘰疬、流注、一切阴疽，内不必服药（病重者仍服前阳和汤更妙），外不必敷药，惟用此药一丸放手心中紧紧握住，用布带将手指捆拢，不紧不松，免使药丸移动，捆至六个时辰，将药丸埋入土中（不可使鸡犬误食，食则必死），再换一丸，照前捆好，日夜不断。不论如何肿痛溃烂，用至数丸，自能收口生肌。轻者一二丸立见功效"，说明了此丹治疗本病效果显著，并提出了使用本药时的饮食禁忌："忌食鸡、鹅、鱼、虾发物，已愈不忌，惟女色宜谨戒半年。"方中主要用药为顶上真麝片、火硝、白矾、净黄丹、胡椒等，多属解毒化瘀之品。同书中还记载了回阳玉龙膏的外用治疗作用，如："回阳玉龙膏，治一切阴疽恶毒，敷之痛者能止，不痛者即痛而速愈，已破亦能收功。"清代祁宏源《外科心法要诀》中亦言回阳玉龙膏"治痈疽阴疮，不发热，不焮痛，不肿高，不作脓，及寒热流注，冷痛痹风，脚气，手足顽麻，筋骨疼痛，及一切皮色不变，漫肿无头，鹤膝风等证。但无肌热者，一概敷之，俱有功效"，并记载其用药为军姜、肉桂、赤芍、南星、草乌、白芷等，多为温经通络之品，亦说明回阳玉龙膏为治疗本病的有效方剂。

3. 其他疗法

鲍相璈认为铁熨法可以治疗本病初起阶段，其在《验方新编》中曰："铁熨法，治乳岩、流注、失荣、瘰疬、恶核、痰核，一切阴疽初起未成者。用敲火所用的铁镰二三块，在石上敲令极热，在患处时时轮流熨之（宜顺熨，不宜倒熨），初熨微痛，久则痛止毒消，无论何项阴疽，无不神效。"认为在患病部位时常以铁熨之可以消肿、解毒、止痛，为本病的治疗提供了可供参考的其他思路。

综上所述，历代医家对失荣的认识较为繁杂，辨证思路多种多样，遂整理如上，考镜源流，以飨同道。

（张鼎顺　邓　贺）

乳岩源流考

"乳岩"作为病名首见于宋代陈自明《妇人大全良方》。现代医学称其为乳腺癌，是女性常见肿瘤之一。本病初起乳中结成小核如豆大，渐渐大如棋子，不疼不痒，不红不热，经年累月，渐渐长大，始感疼痛，痛即不休，未溃时，肿如堆粟，或如覆碗，色紫坚硬，渐渐溃烂，污水渗出，时出臭血，溃烂深如岩穴，疮口边缘不齐，或高凸如莲蓬，疼痛连心；有的初起时乳房发生肿块，肿块中央按之富有弹性，多在未溃前发现乳窍流血，后期溃烂无脓而出血，疮口中央凹陷，边缘坚硬；也有初起时乳晕部位发红，出现丘疹，表面腐烂而渗出血水，此后乳头逐渐凹陷，四周坚硬，皮色紫褐，后期乳头溃烂，乳房内则有坚硬的肿块。以上三种症状，在患病过程中常可在患侧颈项部和腋下部位发现肿大的硬块，并与周围组织粘连。本病类似于西医学中乳腺癌等病证。历代医家关于乳岩的论述，十分复杂，病机涉及多个脏腑，临床表现纷繁，故从病名、病因病机、证候分类及治疗入手，对历代重要医籍中乳岩的相关病证论述进行整理研究，考查其学术脉络和规律，颇有意义。

（一）病名

"乳岩"一词，历经数千年而沿用至今。然而由于历代医家对前人临床经验，理论认知的程度、方式不同，在理解上也各有其历史局限性，故不同时期乳岩的学术含义有所不同。纵观历代有关乳岩的诸多论述，乳岩一词在古代医书中的含义是指乳房部结块，高低不平，坚硬如石，像山岩一样。常用病名除了"乳岩"之外，尚有石痈、乳石痈、乳岩、奶岩、石奶、审花奶、乳栗、奶栗、乳店、翻花石榴、乳中结核、妒乳、乳所、乳节、乳癌等命名，现对其中沿用较多的一些病名进行考证，论述如下。

1. 石痈、乳石痈

中医文献中有关石痈的最早记载见于东晋葛洪《肘后备急方》，其云："短剧，痈结肿坚如石，或如大核色不变，或作石痈不消。……若发肿至坚，而有根者，名曰石痈。当上灸百壮，石子当碎出，不出者，可益壮。"明确提出了"石痈"之名，并描述了其症状，同时提出了其治法和治疗禁忌。隋代巢元方《诸病源候论·乳石痈候》曰："乳石痈之状，微强不甚大，不赤，微痛热，热自歇，是足阳明之脉，有下于乳者，其经虚，为风寒气客之，则血涩结成痈肿。而寒多热少者，则无大热，但结核如石，谓之乳石痈。"明确提出了"乳石痈"之名并记载了其病症状，即为后世乳岩。

2. 乳岩、奶岩

元代朱丹溪于《格致余论·乳硬论》中云："若夫不得于夫，不得于舅姑，忧怒郁闷，昕夕累积，脾气消阻，肝气横逆，遂成隐核，如大棋子，不痛不痒，数十年后，方为疮陷，名曰奶岩。以其疮形嵌凹似岩穴也，不可治矣。若于始生之际，便能消释病根，使心清神安，然后施之以治法，亦有可安之理。予族侄妇年十八时，曾得此病，察其形脉稍实，但性躁急，伉俪自谐，所难者后姑耳！遂以本草单方青皮汤，间以加减四物汤，行以经络之剂，两月而安。"明确提出了"奶岩"之名，并指出其病情危重，"不可治"，认为应当加强预防，从初始即心清神安，方可消释病根。

《校注妇人良方》中记载："血水滴沥，若初起内结小核，或如鳖棋子，不赤不痛，积之岁月渐大，巉岩崩破，如熟榴或内溃深洞，此属肝脾郁怒，气血亏损，名曰乳岩。"明确提出了"乳岩"之名，对其症状及病因病机均加以描述。明代陈实功《外科正宗》对乳岩的症状描述甚详，并说明了本病的危重性："又忧郁伤肝，思虑伤脾，积想在心，所愿不得志者，致经络痞涩，聚结成核，初如豆大，渐若棋子；半年一年，二载三载，不疼不痒，渐渐而大，始生疼痛；痛则无解，日后肿如堆栗，或如复碗，紫色气秽，渐渐溃烂，深者如岩穴，凸者若泛莲，疼痛连心，出血则臭，其时五脏俱衰，四大不救，名曰乳岩。"亦沿用了"乳岩"之名，并认为犯乳岩者必死无可救，须从初时即解郁安神，清心静养，方不致渐渐加重不治。

清代祁宏源《外科心法要诀》中记载："乳岩初结核隐疼，肝脾两损气郁凝，核无红热身寒热，速灸养血免患攻。耽延续发如堆栗，坚硬岩形引腋胸，顶透紫光先腐烂，时流污水日增疼。溃后翻花怒出血，即成败证药不灵。"其在沿袭"乳岩"之名的基础上对本病有了进一步的认识，提出了乳岩后期可以发生转移的情况，同时亦认为乳岩病重难治，当从初起即清心涤虑，静养调理。

3. 乳癌

明代周文采《外科集验方》中载："又有妇人积忧结成隐核，有如鳖棋子大，其硬如石，不痛不痒，或一年、二年、三五年，始发为疮，破陷空洞，名曰乳癌。以其深凹有似岩穴也，多为难治。"明确提出了"乳癌"之名，并说明其病重难治。明代皇甫中《订补明医指掌》云："若有不得于夫，不得于舅姑者，忧怒郁闷，朝夕积累，遂成隐核如棋子，不痛不痒，数十年后为陷空，名曰乳癌，其疮形凹嵌如岩穴，难治。"亦沿用了乳癌之名，并说明其可由忧郁日久累积而成。

4. 乳发、发乳

《诸病源候论·发乳溃后候》曰："此谓痈疽发于乳，脓溃之后，或虚惙，或疼痛，或渴也。凡发乳溃后，出脓血多，则腑脏虚燥，则渴而引饮。饮入肠胃，肠胃虚，则变下利也。"提出"发乳"之名。明代万密斋《万氏秘传外科心法》中有云："乳发之毒丹，乳发未溃不能穿头，疼痛难忍。"沿袭"乳发"之名，且在书中亦记载治疗方剂，名为乳发消毒饮。

5. 乳栗

《丹溪心法》中记载："乳栗破，少有生，必大补。"提出"乳栗"之名。清代顾世澄《疡医大全·卷二十》有云："陈远公曰：'有生乳痈，已经收口，因不慎色，以至复烂，变成乳岩'。"引用了"乳岩"之名，并描述其症状特点为："现出无数小疮口，如管如孔，如蜂窝状，肉向外生，经年累月不愈，服败毒之剂，身益狼狈，疮口更腐烂。"后文又有云："乳岩乃性情每多疑忌，或不得志于翁姑，或不得意于夫子，失于调理，忿怒所酿，忧郁所积，厚味酿成，以致厥阴之气不行，阳明之血腾沸，孔窍不通，结成坚核，形如棋子。或五、七年不发，有十余年不发者，或因岁运流行，或因大怒触动，一发起烂开如翻花石榴者，名曰乳栗，凡三十岁内血气旺者可治，四十以外气血衰败者难治。"书中亦将本病称为"乳栗"，并详细描述了其病情的危重性，且承袭前人之见，论述了乳岩的病因病机。

6. 石奶

明代《普济方》中可见有关石奶的记载："石奶，初结如桃核，渐次浸长至如拳如碗，坚硬如石，数年不愈，将来溃破，则如开石榴之状，又反转外皮，名审花奶。五十以上，有此决死。如未破以前，不如不治，以听其终天年，不可不知。"可知石奶又名审花奶，亦为乳岩之别名。

7. 乳中结核、妒乳

乳中结核一名，清代吴谦等人《医宗金鉴》中有载："乳中结核梅李形，按之不移色不红，时时隐痛劳岩渐，证由肝脾郁结成。[注]此证乳房结核坚硬，小者如梅，大者如李，按之不移推之不动，时时隐痛，皮色如常。由肝、脾二经气郁结滞而成。形势虽小，不可轻忽。若耽延日久不消，轻成乳劳，重成乳岩，慎之慎之！"由之可见"乳中结核"可能为乳岩的早期形态，若失治误治则可能发展为乳岩，应根据病家气血之虚实辨证施治，防止传变。清代祁坤《外科大成》中亦云："乳中结核，如梅如李，虽患日浅，亦乳岩之渐也。由肝脾虚者，用四君子汤加芎、归、升麻、柴胡。由郁结伤脾者，用归脾汤，轻者蒌贝散……乳岩，亦乳中结核，不红热，不肿痛，年月久之，始生疼痛，疼则无已。"同样认为"乳中结核"应为乳岩病较轻之证，当及早施治，静养调理，并于后文描述其症状特点为："未溃时，肿如覆碗，形如堆粟，紫黑坚硬，秽气渐生；已溃时，深如岩穴，突如泛莲，痛苦连心，时流臭血，根肿愈坚，斯时也五大俱衰，百无一救。"

"妒乳"之名在唐代孙思邈《备急千金要方》中有载："妇人、女子乳头生小浅热疮痒搔之，黄汁出，浸淫为长，百种治不瘥者，动经年月，名为'妒乳'。"其描述的症状类似现代的乳房湿疹样癌。

8. 乳疳、乳节

明代申斗垣《外科启玄》论曰："有养螟蛉子，为无乳强于吮之，久而成疮，经年不愈，或腐去半截，似破莲蓬样，苦楚难忍，内中败肉不去，好肉不生，乃阳明胃中湿热而成，名曰乳疳。"提出了"乳疳"之名，并记载了其治疗方药，以外擦粉霜类药物为主，此症也类似现代的乳房湿疹样癌。《外科正宗》中亦云："又男子乳节与妇人微异，女损肝胃，男损肝肾，盖怒火房欲过度，以此肝虚血燥，肾虚精怯，血脉不得上行，肝经无以荣养，遂结肿痛。治当八珍汤加山栀、牡丹皮，口干作渴者加减八味丸，肾气素虚者肾气丸，已溃作脓者十全大补汤。"提到了"乳节"之名，并说明乳节发于男子，与女子乳岩稍异，然同属乳部肿痛甚则溃脓之证。

（二）病因病机

乳岩的产生可以由多种因素导致，如忧思郁怒、情志内伤、肝脾气逆、肝肾不足、冲任失调、毒邪蕴结、饮食失调、房欲劳伤等，均是乳岩发生的重要因素。正气不足，气血阴阳虚弱，脏腑功能衰退引起邪客于乳络是发病的基本原因和决定因素。现分别论述如下。

1. 正气不足，邪气内侵

《诸病源候论》指出："乳石痈之状，微强不甚大，不赤，微痛热，热自歇，是足阳明之脉，有下于乳者，其经虚，为风寒气客之，则血涩结成痈肿。而寒多热少者，则无大热，但结核如石，谓之乳石痈。"说明本病的发生多由于经虚，风寒气内侵而成。明代李中梓《医宗必读》中亦有"积之成也，正气不足，而后邪气踞之"的论述，提出了正虚可致乳痈、积聚的观点。

2. 忧思郁怒，情志内伤

《校注妇人良方》认为："若初起内结小核，或如鳖棋子，不赤不痛，积之岁月渐大，巉岩崩破，如熟榴或内溃深洞，此属肝脾郁怒，气血亏损，名曰乳岩。"这是目前可见关于乳岩病因的最早记载，认为其发病是由肝脾郁怒、气血亏损所致。元代朱丹溪《格致余论》中记载："若不得于夫，不得于舅姑，忧怒郁闷，昕夕累积，脾气消阻，肝气横逆，遂成隐核，如大棋子，不痛不痒。数十年后，方为疮陷，名曰奶岩，以其疮形嵌凹似岩穴也。不可治矣。若于始生之际，便能消释病根，使心清神安，然后施之以治法，亦有可安之理。"认为女子本病可由"忧怒郁闷"长久累积而成，阻脾气逆肝气，数十年后发为疮陷。明代张觉人《外科十三方考》记载："乳岩则因七情气郁而成，初起形如豆大，至四、五年时，乃渐大如弹子，或十余年方始发作，其硬如石，溃则状如山岩，故名乳岩。治法服'金蚣丸'、'中九丸'后而生脓者，则为可治之症，若年久溃而不敛者难治。尤忌开刀，可令人血出不止。倘有五善而无七恶者，尚属可治，否则百无一生。"同样认为情志郁结可导致本病发生，情志郁怒，气机不畅，不得宣散，郁于体内而致乳岩。

明代薛己《立斋外科发挥》认为："乳岩乃七情所伤，肝经血气枯槁之证，大抵郁闷则脾气阻，肝气逆，遂成隐核，不痛不痒，人多忽之，最难治疗。若一有此，宜戒七情，远厚味，解郁结，更以养血气之药治之，庶可保全，否则不治。"同样指出乳岩的病因病机为七情所伤，导致脾气受阻，肝气横逆，而成隐核。《外科正宗》中记载："又忧郁伤肝，思虑伤脾，积想在心，所愿不得志者，致经络痞涩，聚结成核，初如豆大，渐若棋子；半年一年，二载三载，不疼不痒，渐渐而大，始生疼痛，痛则无解，日后肿如堆栗，或如覆碗，紫色气秽，渐渐溃烂，深者如岩穴，凸者若泛莲，疼痛连心，出血则臭，其时五脏俱衰，四大不救，名曰乳岩。"同样指出七情所伤为乳岩致病原因之一，忧郁伤肝，思虑伤脾，积想伤心，而致经络阻塞，聚结成核，年深日久则成本病。

清代王洪绪《外科证治全生集》中记载本病："初起乳中生一小块，不痛不痒，证与瘰疬恶核相若，是阴寒结痰，此因哀哭忧愁，患难惊恐所致……。"指出乳岩为内伤七情所致，除喜之外的怒、忧、思、悲、恐、惊六情皆可导致乳岩的形成，损伤脏腑主要为肝、脾二脏。

3. 饮食失调，运化失常

宋代严用和《济生方·宿食门》云："善摄生者，谨于和调，一饮一食，使入胃中，随消随化，则无滞留之患；若禀受怯弱，饥饱失时，或过餐五味，鱼腥乳酪，强食生冷瓜果菜，停蓄胃脘，遂结宿滞，轻则吞酸呕恶，胸满噫噎，或泄或痢；久则积聚，结为癥瘕，面黄羸瘦，此皆宿食不消而主病焉。"说明饮食失衡亦可导致积聚，饥饱无时、过餐五味、强食生冷等均可损伤脾胃，使冷气、食气在胃脘处停聚，搏结宿食，从而运化失常，无法正常荣养机体而致病。

4. 房欲劳伤，耗损精气

《外科正宗》指出："又男子乳节与妇人微异，女损肝胃，男损肝肾，盖怒火房欲过度，以此肝虚血燥，肾虚精怯，血脉不得上行，肝经无以荣养，遂结肿痛。"说明房劳过度可耗伤精气、损伤肝肾，气血亏虚，瘀凝滞聚结成核，并于后文记载了其治疗方药。

5. 毒邪蕴结，积聚成瘤

《灵枢·九针论》云："八风之客于经络之中，为瘤病者也。"《灵枢·百病始生》云："积之始生，得寒乃生，厥乃成积也。"指出寒邪蕴积可得本病。《灵枢·五变》记载："寒温不次，邪气稍至，蓄积留止，大聚乃起。"亦认为外邪蓄积留止可致本病。《诸病源候论》云："乳石痈之状，微强不甚大，不赤，微痛热，热自歇，是足阳明之脉，有下于乳者，其经虚，为风寒气客之，则血涩结成痈肿。而寒多热少者，则无大热，但结核如石，谓之乳石痈。"同样指出了外邪侵袭，内滞经络，积聚成瘤的病理机制。

6. 阴极阳衰，虚阳浮积

明代窦梦麟伪托窦汉卿之名所著（旧题宋代窦汉卿辑著）《疮疡经验全书》中云："乳岩，此毒阴极阳衰，奈虚阳积而与血无阳，安能散？故此血渗于心经即生此疾……女子已嫁未嫁俱生此候，乃阴极阳衰，虚阳与血相积，无阳积安能散，故此血渗入心经而成此疾也。若未破可治，已破即难治。"虚阳浮积，阴血无阳不能发散，故而虚阳堆积与血相结，入里入心，而成本病，文中不但指出了阴极阳衰为本病的致病因素，而且还指出了发病人群的普遍性。

7. 脾肾不足，冲任失调

明代张景岳《景岳全书》中记载："凡脾胃不足及虚弱失调之人，多有积聚之病。"提出了脾胃虚弱、运化不足是乳腺癌的病因之一。脾胃为后天之本，气血生化之源，若谷反为滞，水反为湿，则易出现虚的一面。

（三）证候分类

历代医家对乳岩证候分类的表述：①情志内伤；②冲任失调；③毒邪蕴结；④气血衰竭；⑤脾胃虚弱；⑥气阴两虚。

（四）治疗

历代中医对乳岩的治疗方法多种多样，包括内治法和外治法，兹分述如下。

1. 辨证论治（内治法）

（1）疏肝健脾，益气养血：《疮疡经验全书》曰："（乳岩）未破可疗，已破即难治……未破用蠲毒流气饮，加红花、苏木、生地、熟地、青皮、抚芎、甘草、小柴胡、瓜蒌。"提出了乳岩未破的治疗方药，所用多为红花、苏木、生地、熟地、青皮、川芎、甘草、柴胡、瓜蒌等理气活血之品以疏肝、养血。朱丹溪亦认为乳岩是七情所伤，创制了以疏肝理气为主的"青皮甘草汤"，治疗早期乳岩。明代赵宜真《外科集验方·乳痈论》中亦云："得此证者虽曰天命，若能清心远虑，薄滋味，戒暴怒，仍服内托活血顺气之药，庶几有可生之理也。"同样认为乳岩的治疗当服活血顺气之药，或可苟延岁月。

《景岳全书》中云："乳岩属肝脾二脏，郁怒气血亏损，故初起小核，结于乳内，肉色如故，其人内热、夜热、五心烦热，肢体倦瘦，月经不调。用加味逍遥散、加味归脾汤、神效瓜蒌散，多自消散。若积久渐大，巉岩色赤，出水，内溃深洞，为难疗。但用前归脾汤等药，可延岁月。若误用攻伐，危殆迫矣。"提出治疗乳岩当使用加味逍遥散、加味归脾汤、神效瓜蒌散等方药疏肝补脾、益气养血，并于后文详细阐述补脾疏肝法为："大凡乳证，若因患怒，宜疏肝清热；焮痛寒热，宜发表散邪；焮肿痛甚，宜清肝消毒并隔蒜灸；不作脓或脓不溃，补气血为主；不收敛或脓稀，补脾胃为主；脓出反痛或发寒热，补气血为主；或晡热内热，补血为主；若饮食少思或作呕吐，补胃为主；饮食难化或作泄泻，补脾为主；劳碌肿痛，补气血为主；怒气肿痛，养肝血为主。"其认为乳岩治当补脾疏肝，根据作脓与否和溃破与否分别选用补气或补血或补气血为主之方药。

明代龚廷贤《寿世保元》则说："妇人乳岩，始有核肿，如围棋子大，不痛不痒，五七年方成疮。"并于后文依据是否成疮分别提出了不同用药："初便宜服疏气行血之药，亦须情思如意则可愈。如成疮之后，则如岩穴之形，或如人口有唇，赤汁、脓水浸淫胸胁，气攻疼痛，用五灰石膏，出其蠹肉，生新肉，渐渐收敛。此症多生于忧郁积忿，中年妇人，未破者尚可治，成疮者终不可治。"亦认为乳岩治疗应用理气行血之药以疏肝健脾。

《外科正宗》认为："又忧郁伤肝，思虑伤脾，积想在心，所愿不得志者，致经络痞涩，聚结成核，初如豆大，渐若棋子；半年一年，二载三载，不疼不痒，渐渐而大，始生疼痛；痛则无解，日后肿如堆栗，或如覆碗，紫色气秽，渐渐溃烂，深者如岩穴，凸者若泛莲，疼痛连心，出血则臭，其时五脏俱衰，四大不救，名曰乳岩。凡犯此者，百人百必死。如此症知觉若早，只可清肝解郁汤或益气养荣汤，患者再加清心静养、无挂无碍，服药调理只可苟延岁月。"认为本病病情危重，若及早察觉，当以清肝解郁汤、益气养荣汤等疏肝、补气方药治疗。

清代马培之《马培之医案》中对"乳岩坚肿"主张以"养阴清气化痰"为法。而清代王维德《外科证治全生集》则对乳岩的证治有详细记载："（乳岩）初起乳中生一小块，不痛不痒，证与瘰疬、恶核相若，是阴寒结痰，此因哀哭忧愁，患难惊恐所致。其初起以犀黄丸，每服三钱，酒送，十服痊愈。或以阳和汤加土贝五钱煎服，数日可消。"认为阳和汤可用于治疗本病，后文又言可以犀黄丸活血、化瘀、解毒，并主张在阳和汤通腠的同时重视温补气血。清代高秉钧《疡科心得集》中亦记载了用养肝清热、化痰散结的当归清营汤治疗乳痞。

（2）清热泻火，凉血解毒：东晋葛洪《肘后备急方》中记载："痈结肿坚如石，或如大核，色不变，或作石痈不消。鹿角八两（烧作灰），白蔹二两，粗理黄色磨石一斤（烧令赤）。三物捣作末，以苦酒和泥，厚涂痈上，燥更涂。取消止，内服连翘汤下之。姚方云：烧石令极赤，内五升苦酒中，复烧，又内苦酒中，令减半止，捣石和药。先用所余，苦酒不足，添上用。"主张用鹿角、白蔹、煅烧后的粗理黄色磨石，三者磨粉，加入苦酒和泥，外敷患处，并内服连翘汤，所涉及药物多为清热凉血、泻火解毒之品。《疡医大全》中亦载有用清热解毒、通络消肿的化圣通滞汤治疗乳痞之法。

（3）清心行血，交通心肾：宋代杨士瀛《仁斋直指方论》中记载："癌者……外证令人昏迷……心主血也，清心行血，固所当然，宜使肾得其养，则水有所司，真元凝合，彼疮自平。"认为乳癌重可使人昏迷，蒙心之清窍，不能司肾水，故治当清心行血、交通心肾。《丹溪心法》中记载："乳栗破，少有生，必大补，人参、黄芪、白术、当归、川芎、连翘、白芍、甘草节。"方中连翘、甘草节等均为清心活血之品，可清心火、祛瘀滞。

《外科正宗》则认为本病："初起发热恶寒，头眩体倦，六脉浮数，邪在表，宜散之。发热无寒，恶心呕吐，口干作渴，胸膈不利者，宜清之。忧郁伤肝，思虑伤脾，结肿坚硬微痛者，宜疏肝行气。已成焮肿发热，疼痛有时，已欲作脓者，宜托里消毒。脓已成而胀痛者，宜急开之。又脾胃虚弱，更兼补托。溃而不敛，脓水清稀，肿痛不消，疼痛不止，大补气血。结核不知疼痛，久而渐大，破后惟流污水，养血清肝。"亦说明本病治当根据成脓与否和溃破与否，分别选择托里消毒或养血清肝之法。

明代张景岳《景岳全书·妇人规·乳痈乳岩》中亦有："乳岩属肝脾二脏，郁怒气血亏损，故初起小核，结于乳内，肉色如故，其人内热、夜热、五心烦热，肢体倦瘦，月经不调。用加味逍遥散、加味归脾汤、神效瓜蒌散，多自消散。"提出了清心行血的方药如加味逍遥散、加味归脾汤、神效瓜蒌散等以养血清心，后文中又提出："若积久渐大，巉岩色赤，出水，内溃深洞，为难疗。但用前归脾汤等药，可延岁月。若误用攻伐，危殆迫矣。大凡乳证，若因恚怒，宜疏肝清热；焮痛寒热，宜发表散邪；红肿痛甚，宜清肝消毒并隔蒜灸。"提出了乳岩多由阴虚内热、气血亏损而发，故治当清心泄热、补益阴血，同时不可误用攻伐之品，以免加重病情。

清代林珮琴《类证治裁》中有曰："乳症多主肝胃心脾，以乳头属肝经，乳房属胃经，而心脾郁结，多见乳核、乳岩诸症。乳痈焮肿色红，属阳，类由热毒，妇女有之，脓溃易愈。乳岩结核色白，属阴，类由凝痰，男妇皆有，惟孀孤为多，一溃难治。且患乳有儿吮乳易愈，无儿吮乳难痊。其沥核等，日久转囊穿破，洞见肺腑，损极不复，难以挽回。而乳岩尤为根坚难削，有历数年而后痛，历十数年而后溃者，痛已救迟，溃即不治。"强调了乳岩一证病情的危重性，指出其对脏腑的危害极大，并于后文指出其治疗应"须多服归脾、养荣诸汤。切忌攻坚解毒，致伤元气，以速其亡"，亦指出清心行血对于治疗本病的重要性，同时亦提出了不可使用攻伐之品，以免损伤元气加速病亡。

清代陈士铎《辨证录》对乳岩溃烂描述曰："人有先生乳痈,虽已收口,后因不慎房事,以致复行溃烂,变成乳岩,现成无数小疮口,如管非管,如漏非漏,竟成蜂窝之状,肉向外生,终年累月而不愈。服败毒之药,身愈狼狈,而疮口更加腐烂,人以为毒深结于乳房也,谁知气血之大亏乎。"明确指出乳岩一证的内因为气血大亏、毒结于乳,故治当清心解毒,后文有云:"凡人乳房内肉外长,而筋束于乳头,故伤乳即伤筋也。此处生痈,原须急散,迟则有筋弛难长之虞。况又加泄精以损伤元气,安得不变非常乎。当时失精之后,即大用补精填髓之药,尚不至于如此之横。今既因虚而成岩,复见岩而败毒,不已虚而益虚乎。毋怪其愈败愈坏也。"其认为乳岩的治法必须大补其气血,以生其精,不必再泄其毒,"以其病原无毒之可泄耳",并于其后载有具有补益气血、解毒散结之功的化岩汤,药用人参、白术、黄芪、当归、忍冬藤、茜根、白芥子、茯苓等,认为此方"全去补气血,不去消毒,实为有见"。方中忍冬藤为清热解毒之药,然其性亦补,同入于补药中,则奏清心补益之功。后文又云:"惟是失精变岩,似宜补精,乃不补精,而止补气血何也?盖精不可以速生,补精之功甚缓,不若补其气血,转易生精。且乳房属阳明之经,既生乳痈,未必阳明之经能多气多血矣。补其气血,则阳明之经旺,自然生液生精以灌注于乳房,又何必复补其精,以牵掣参、芪之功乎,此方中所以不用生精之味耳。"由此可见该方疗效显著,因而一直沿用至今。

（4）温阳化痰,散寒解凝:《外科证治全生集》中记载:"初起乳中生一小块,不痛不痒,证与瘰疬、恶核相若,是阴寒结痰,此因哀哭忧愁,患难惊恐所致。"将乳岩归入阴疽范畴,认为其是阴寒痰凝所致,并于后文提出了其治法为:"其初起以犀黄丸,每服三钱,酒送十服痊愈。或以阳和汤加土贝五钱煎服,数日可消。倘误以膏贴药敷,定主日渐肿大,内作一抽之痛,已觉迟治,倘皮色变异,难以挽回。勉以阳和汤日服,或以犀黄丸日服,或二药每日早晚轮服,服至自溃而痛者,外用大蟾六只,每日早晚取蟾破腹连杂,以蟾身刺孔,贴于患口,连贴三日,内服千金托里散,三日后接服犀黄丸。可救十中三四溃后不痛而痒极者,无一挽回。大忌开刀,开则翻花最惨,万无一活。男女皆有此症。"提出可用温阳化痰之法治疗乳中恶核,所用代表方剂阳和汤即为温阳解毒之品,为治疗阴疽的常用方药。

2. 外治法

《外科正宗》中记载:"(乳岩)惟初生核时,急用艾灸核顶,待次日起泡挑破,用披针针入四分,用冰蛳散条插入核内,糊纸封盖;至十三日,其核自落,用玉红膏生肌敛口,再当保养不发。"提出可于乳岩早期使用针灸治法及外敷药膏,方为可治。玉红膏的药物组成主要有紫草、当归、白芷、甘草、血竭、轻粉等,诸药合用共奏解毒消肿、生肌止痛之功。同书中尚提出可用具有解毒化坚、散结消肿作用的飞龙阿魏化坚膏治疗乳岩初期,坚硬如石,未溃破者,并载有可治"乳岩溃后"的阳和解凝膏。飞龙阿魏化坚膏主要用药为蟾酥、雄黄、轻粉、铜绿、枯矾、煅寒水石、胆矾、乳香、没药、麝香、朱砂、蜗牛、蜈蚣等,诸药合用取其解毒、化瘀、通络之功。《外科心法要诀》中对早期乳岩使用季芝鲫鱼膏外贴、木香饼外熨,晚期已破溃则用生肌玉红膏、绛珠膏外贴以去腐、定痛、生肌。其中季芝鲫鱼膏主要用药为活鲫鱼肉、鲜山药等,取其通络、行气之功。《疡医大全》对溃烂者用活血止痛、祛腐生新的碧玉膏外敷。以上均为乳岩一病的外用膏药治法。

《外科证治全书》中记载,对溃后疼痛者"外用大蟾六只,每日早晚取蟾破腹连杂,以蟾身刺孔,贴于患口",为用蟾拔毒之法。

3. 其他疗法

历代医家还有使用灸法、铁熨法、神灯照法治疗本病的记载。另外，也有医籍对乳岩的治疗提出治疗禁忌，在《外科证治全生集》中指出晚期乳岩禁忌局部开刀，其曰："大忌开刀，开则翻花最惨，万无一活，男女皆有此症。"

以上历代医家的论述，确定了中医药防治乳岩的理论基础，至今仍影响着我们对本病的治疗理念，对临床实践起着重要启迪与昭示作用，故从大量古医籍中考镜源流，整理成篇，以飨同道。

（李　玉　孙　亮）

肾岩源流考

肾岩之名始见于清代高秉钧《疡科心得集》。肾岩为中医男科疾病，是发生于阴茎部的岩肿。古代医家将其与"舌疮""失荣""乳岩"共归属为外科四绝症，现系统整理肾岩病证的古医籍文献，对肾岩的病名、病因病机、证候分类和治疗进行研究，考其源流，兹述如下。

（一）病名

中医学认为，阴茎属肾，岩则以表现在人体各部位，坚硬如石，形态不规则的肿物命名。古籍所述之岩，大多为现代之恶性肿瘤。岩肿生于阴茎，故名"肾岩"。由于肾岩日久疮面溃破，形如去皮之石榴，如花瓣翻开，故又名"肾岩翻花""翻花下疳"等。今考其病名渊源，综合分析可知其主要以病证特点进行命名。

明代陈实功《外科正宗·翻花疮》中有记载："翻花者乃头大而蒂小，小者如豆，大者若菌，无苦无疼；揩损每流鲜血，久亦虚人。以津调冰蛳散遍擦正面，上用软油纸包裹，根蒂细处用线连纸扎紧，十日后其患自落；换珍珠散掺之收口。又有根蒂不小，如鳖棋子样难扎，以前药搽上，用面糊绵纸封上二重，用心勿动，亦以十日外落之，掺珍珠散。"此处所论"翻花"即指后世之肾岩，并记载了其外治法。

至清代，《疡科心得集·辨肾岩翻花绝证论》中亦谓："夫肾岩翻花者，俗名翻花下疳。"并描述本病症状为："初起马口之内，生肉一粒，如竖肉之状，坚硬而痒，即有脂水。延至一、二年，或五六载时，觉疼痛应心，玉茎渐渐肿胀，其马口之竖肉处翻花若榴子样，此肾岩已成也。渐至龟头破烂，凸出凹进，痛楚难胜，甚或鲜血流注，斯时必脾胃衰弱，饮食不思，即食亦无味，形神困惫；或血流至两三次，则玉茎尽为烂去；如精液不能灌输，即溘然而毙矣。"提出了本病的名称有"肾岩翻花""翻花下疳"，属于四大绝证之一，并详细记述了肾岩翻花的病证特点主要为初起在阴茎头部出现小结节，肿胀疼痛并伴有瘙痒，溃后翻花如石榴，表面凹凸不平，滋水恶臭等症状，且记载了其病因病机。清代高思敬《外科问答》中有云："筋瘤……此证得自郁怒伤肝，忧虑伤脾伤肾……肾花岩，与乳岩仿佛，由肝郁不舒，木火鸱张而得，甚不易治。"提出"肾花岩"之称谓。清代邹岳《外科真诠》亦曰："肾岩翻花，玉茎崩溃，巉岩不堪，脓血淋漓，形如翻花。"指出肾岩翻花具有肿胀疼痛，溃后翻花，渗出恶臭脓液的病证特点，并说明其命名是因患病部位形如翻花。

由上可见，历代医家多以病证特点为本病命名，常见病名有"肾岩""肾花岩""肾岩翻花""翻花下疳"，古代医籍多不出此窠臼。

（二）病因病机

肾岩的病因病机比较复杂，但总与肝、肾、脾功能密切相关。肝主筋，阴茎为宗筋之所聚，又为肾之外窍，当肝肾阴虚，水不涵木，宗筋失养，痰瘀停滞于宗筋而致阴茎络脉阻遏，影响气血运行，痰瘀凝结出现阴茎肿块。现将其病因病机归纳为肝郁气滞、正气亏虚、肝肾不足三个方面。

1. 肝郁气滞

《外科问答》中有言："筋瘤……此证得自郁怒伤肝，忧虑伤脾伤肾……肾花岩，与乳岩仿佛，由肝郁不舒，木火鸱张而得，甚不易治。"表明情志刺激或暴怒伤肝等因素可引起肝失条达，疏泄不利，气机不畅，血行瘀滞，日久化热，结毒玉茎，故而发病。

2. 正气亏虚

宋代《圣济总录》曰："瘤之为义，留滞而不去也。气血流行不失其常，则形体和平，无或余赘，及郁结壅塞，则乘虚投隙，瘤所以生。初为小核，寖以长大，若杯盂然，不痒不痛，亦不结强，方剂所治瘤肿闷。"由此可见，正气亏虚、脏腑功能失调是其发病的根本。清代程履新《易简方论》中亦有言："积之成也，正气不足而后邪气踞之。"可知恶性肿瘤患者发病主要是因为身体的正气不足，以致正不胜邪，使邪毒内侵，机体免疫功能受损。

3. 肝肾不足

《疡科心得集》中云："夫肾岩翻花者，俗名翻花下疳。此非由交合不洁，触染淫秽而生。由其人肝肾素亏，或又郁虑忧思，相火内灼，水不涵木，肝经血燥，而络脉空虚，久之损者愈损，阴精消涸，火邪郁结，遂遘疾于肝肾部分。"明确指出了本病的发病原因为肝肾素亏，并强调了其病情的危重性："此与舌疳、失营、乳岩为四大绝证，犹内科中有风、痨、臌、膈，不可不知。"高秉钧认为肾岩的发病与肝肾亏虚有关，加之过多忧虑，内伤情志，相火旺盛，灼伤肝肾阴精，火邪郁结日久，损伤肝肾遂而发病。

（三）证候分类

历代医家对肾岩的证候分类的表述：①肝郁痰凝；②肝经湿热；③阴虚火旺；④气血不足；⑤湿浊瘀结。

（四）治疗

肾岩病位在宗筋，脏腑与肝、肾密切相关，病因主要为痰浊、湿热、火毒。初期多为肝郁痰凝；中后期主要为肝经湿热，气血亏虚，最后累及诸脏。故其治疗多从清利湿热或补益气血等方面入手，现将其归纳如下。

1. 清利湿热，滋阴降火

清代王旭高《外科证治秘要》中言："肾岩翻花，绝证，属阴虚湿热郁火。初起马口之内，生肉一粒，硬坚而痒，久则作痛，腐烂翻花出血，不可治矣。治法：鲜首乌、马料豆、甘草、大补阴丸。或用犀黄、珠粉、血珀常服。"表明在肾岩发病的初期，应以滋补肝肾阴虚为主，滋阴降火，所用方药多为大补阴丸、珍珠粉等滋补阴液、清热祛火之品。清代马培之《马培之医案》中曰："肾癌乃疡科恶候，鲜有收功，经治以来，翻花肿硬，虽见松轻，究未可恃也。仍宗前法进步：红枣、藕、怀山药、当归、黄柏、泽泻、茯苓、知母、麦冬，坚癌，肿势较平，慎防出血，拟方多服，保守而已。"其认为："玉茎者，即宗筋也，乃肾脏之主……肾脏阴虚，火郁心肝，二脏之火，复会于此。始时茎头马口痒碎，渐生坚肉，业已年余。今夏破溃翻花，出血数次，火郁日久，必致外越，血得热而妄行。经云：实火可泻，虚火可补。且龙雷之火，不宜直折，脉细数，阴分大伤，急当峻补真阴，兼介类潜阳之法。俾龙雷之火，得以归窟，而外患方保无虞。"同样说明在肾岩的治疗中滋阴降火、清热解毒之法具有较好的疗效，所用药物多为黄柏、泽泻、知母、麦冬等品，清热而顾护阴液。

2. 益气养血，解毒散结

《疡科心得集》中有云："此证初觉时，须用大补阴丸，或知柏八味，兼用八珍、十全大补之属。其病者再能怡养保摄，可以冀其久延岁月。若至成功后，百无一生，必非药力之所能为矣。此与舌疳、失营、乳岩为四大绝证，犹内科中有风、痨、臌、膈，不可不知。"提出在肾岩病的中后期，由于疾病日久损伤机体，导致脏腑阴阳气血亏虚，故在后期常用大补阴丸、十全大补汤等补益之剂，方中多为人参、黄芪、白术、肉桂、当归、熟地等益气养血之品，补脾胃调气血以养气补血，使正气充足可以祛邪解毒，方可久延岁月，怡养保命。

综上所述，因历代医家对肾岩的认识较晚，对其病因病机认识亦是大体一致，故整理如上，考镜源流，以飨读者。

（张鼎顺　肖诚浦）

第四篇 皮肤病

热疮源流考

热疮之名最早见于东晋葛洪《肘后备急方·治卒阴肿痛颓卵方》，该书对其有如下描述："阴疮有二种，一者作臼脓出，曰阴蚀疮，二者但亦作疮，名为热疮。"本病易发生在上唇、口角和鼻孔周围，患处皮肤出现密集成簇的小水疱，形如粟米，或如小豆，疱液澄清，渐变浑浊，可有瘙痒灼痛，一周左右消退，愈后常可复发。其病因多由外感风热或肺胃积热上蒸所致。从古至今关于热疮的论述，十分复杂，病机涉及多个脏腑，临床表现纷繁，故从病名、病因病机、证候分类及治疗入手，对历代重要医籍中热疮的相关病证论述进行整理研究，考查其学术脉络和规律，颇有意义。

（一）病名

"热疮"一词，历经千年而沿用至今。然而由于历代医家对前人临床经验、理论认知的程度、方式不同，在理解上也各有其异同之处，纵观历代有关热疮的论述，综合分析热疮称谓的历史，可归纳为以下分类命名。

1. 以病因病机分类命名

隋代巢元方《诸病源候论·热病诸候·热病热疮候》云："人脏腑虚实不调，则生于客热。表有风湿，与热气相搏，则身体生疮，痒痛而脓汁出，甚者一瘥一剧，此风热所为也。"沿用"热疮"之名，因风湿热邪为其致病因素，故而称名。宋代官修《圣济总录》云："热疮本于热盛，风气因而乘之，故特谓之热疮。盖阳盛者表热，形劳则腠疏，表热腠疏，风邪得入，相搏于皮肤之间，血脉之内，聚而不散，故蕴结为疮。"亦提到热疮之名，并指出其成因为热盛风乘。《小品方》曰："有风热毒相搏为肿，其状先肿，焮热，上生瘭浆如火烁者，名风热毒也。治之如治丹毒法也。热疮者，起疮便生白脓是也。"亦认为风热相搏，日久成毒而发为疮，故以此命名。

2. 以发病缓急分类命名

《吴氏医方汇编》一书中有："此症皆湿热而生，其名不一。初起即生白脓，名脓窠；如毒极浅，只出黄汁，疮痂积累，名肥疮……初起黄汁流出即结薄痂，汁之到处即成疮，名黄水疮。"提及本病在发病不同时期疾病病名各不相同，初起之时命名为脓窠；毒邪入里未深，只冒黄色汁水，疮痂层层累积者名为肥疮；初起时黄水一流出即成薄痂，黄水流过之处即成疮者命名为黄水疮，皆为热疮不同时期的分类命名。

3. 以病位分类命名

《素问·气交变大论》曰："复则炎暑流火，湿性燥，柔脆草木焦槁，下体再生，华实齐化，病寒热疮疡痈疹痤痱，上应荧惑、太白，其谷白坚。"认为湿热下注，草木焦枯，"下体再生"，而致疾病发生在下，产生寒热疮疡，因而命名。宋代杨士瀛《仁斋直指方论》中曰："淫夫龟上生疮……以妇人先有宿精在内，或月水未断，与之交接，涤秽不前，傅气而作。妇人亦有生于玉门者，曰阴蚀疮。"此处"阴蚀疮"亦为热疮的一种，以发病在男子龟上、妇人玉门处而命名。

4. 以疾病特点分类命名

《诸病源候论·热病诸候·热病热疮候》中有："人脏腑虚实不调，则生于客热。表有风湿，与热气相搏，则身体生疮，痒痛而脓汁出，甚者一瘥一剧，此风热所为也。"说明热疮由风湿热气相搏而得名。《仁斋直指方论》曰："或心神郁躁，遍身发疮，多出脓血，赤烂如火，曰热疮。"沿用热疮之名，并指出其由燥热脓烂而成名。宋代《太平圣惠方》云："夫小儿热疮者，是诸阳气在表，阳气盛则表热，小儿解脱，腠理开，则为风邪所客，风热相搏，留于皮肤，则生疮。初作癗，浆，黄汁出。风多则痒，热多则痛，血气乘之则多脓血。故名热疮也。"指出热疮之症状特点，并从痒痛症状之主次区分风热邪气之多少，总归以热为主。

清代魏之琇《续名医类案》中提到一则产妇身生热疮医案，其曰："一产妇素有肝火，患阴蚀疳疮内溃，痒痛如虫行状，食少热渴，小水淋沥，用加味逍遥散、加味归脾汤兼服，间以芦荟丸，外以鹤虱草煎洗而愈。"该患素体血虚兼夹肝火旺，其阴部疳疮内溃，以痒痛为主症，并记载了治疗方药。清代顾世澄《疡医大全》中也引用申斗垣之语曰："申斗垣曰：心神烦躁，遍身发疮，赤烂如火。李东垣曰：热疮遍身发疮，脓血赤烂如丹，俨如火烧疮。"沿用"热疮"之名的同时指出了其症状特点，认为热疮是遍身生疮的疾病，且疮疡患处脓血赤烂，色赤如丹，亦为火热证候的表现。

"阴疳与蜡烛花不同，阴疳或破皮，或作痒，或疼痛，或皮烂"；"阴疳者，生疮于阴户之内也，时痛时痒，往往有不可忍之状，其气腥臊作臭，无物可以解痒，倘愈交接，则愈痛矣。最可怜之症也。此疮多因于欲火之动，而又有湿感之，火炎水流，两相牵制，留而闭结，乃化而生疮，久则生虫也。此虫虽生于阴户，然实化于肝肾。或思男子而不可得，火以成之也；或交男子而感其精毒，以长之也。总无湿不生虫，亦无湿不生疮也，当细察其由来治之。"此两处"阴疳"即为热疮之别名，并指出其发病部位是在阴户之内，发作时痛或痒，不可忍耐，气味腥臊，若进行交接则加重痛痒。同时提出了本病的病因病机之一为欲火发动后感受水湿，火热水流互相搏结从而化生热疮。

（二）病因病机

热疮常伴发于多种疾病的发病过程中，其病因病机多而杂，经整理概括为外感风温热毒、情志内伤、房事不节、肝经湿热、正虚邪恋等，现分别论述如下。

1. 外感风温热毒

《诸病源候论》中记载有："诸阳气在表，阳气盛则表热，因运动劳役，腠理则虚而开，为风邪所客，风热相搏，留于皮肤则生疮……风多则痒，热多则痛；血气乘之，则多脓血，故名热疮也。"说明热疮是由风热相搏留于皮肤而生。宋代《圣济总录》中有云："热疮本于热盛，风气因而乘之，故特谓之热疮。盖阳盛者表热，形劳则腠疏，表热腠疏，风邪得入，相搏于皮肤之间，血脉之内，聚而不散，故蕴结成疮。"认为其病因为热盛风乘。又有明代《普济方》认为："治近谷道四畔，时复生泡，痒而生痛。无非风毒流行，去风干水足矣。"亦认为风湿热邪侵袭肌表致发病。

2. 情志内伤

清代程文囿《医述·前阴诸疾》中即载有："妇女患阴疮者，其类不一，大约皆由七情郁火，损伤肝脾，又兼湿热下注也。亦有月后行房，秽浊溃流阴道，遂生痔疮，与男子妒精疮略同。"认为其成因之一即是内伤七情，肝火郁结可损伤肝脾，导致阴疮，并于后文记载了其治疗参考方药。《洞天奥旨》中亦云："臊疮生于玉茎之上，……止于妻妾中得之，此自己本有湿热，或加恼怒，而强暴动淫，亦能生疮。阴痔者，生疮于阴户之内也，时痛时痒，……此疮多因于欲火之动，而又有湿感之，火炎水流，两相牵制，留而闭结，乃化而生疮，……或思男子而不可得，火以成之也……"提出了情志对于本病发病亦有影响，指出妇人"思男子而不可得"可致情志受损而发病，或男子体内本有湿热，更兼恼怒气结，强动郁火，同样可导致本病发生。清代沈金鳌《杂病源流犀烛》指出："妇女亦有患阴疮者，其为类亦不一。大约阴户生疮，皆七情郁火损伤肝脾，又兼湿热下注也。"认为七情所伤亦可导致本病。清代黄朝坊《金匮启钥》中亦提到："更有阴中生疮者，虽曰虫蚀，多由七情郁火损伤。肝脾湿热，下注阴中。"同样认为阴中生疮者其成因之一即为七情郁火损伤，可见情志内伤在本病的发病原因中占有不容忽视的重要地位。

3. 房事不节

《仁斋直指方论》中曰："淫夫龟上生疮……以妇人先有宿精在内，或月水未断，与之交接，涤秽不前，傅气而作。妇人亦有生于玉门者，曰阴蚀疮。"提出男子、女子皆可患生此病，可由房事不节而发。元代齐德之《外科精义·论阴疮》中指出："夫阴疮者，大概有三等，一者湿阴疮；二者妒精疮；三者阴蚀疮，又曰下疳疮。盖湿疮者，由肾经虚弱，风湿相搏，邪气乘之，搔痒成疮，浸淫汗出状如疥癣者是也。妒精者，由壮年精气盈满，久旷房室，阴上生疮，赤肿作害，烦闷痒痛者是也。阴蚀疮者，由肾脏虚邪，热结下焦，经络痞涩，气血不行，或房劳洗浴不洁，以致生疮，隐忍不医，焮肿尤甚，由疮在里，措手无方，疼痛注闷，或小便如淋，阴丸肿痛是也。或经十数日，溃烂血脓，肌肉侵蚀，或血出不止，以成下疳。"详细说明了房事不节可致妒精疮、阴蚀疮等病的发生，明确指出"阴蚀疮"的病因病机之一可为"房劳洗浴不洁"，并于后文记载了其治疗的参考方药。

明代龚廷贤《寿世保元·下疳》中云："下疳疮，乃男子玉茎生疮。皆因所欲不遂，或交接不洁，以致邪毒浸渍，发成疮毒。日久不愈，或成便毒，或损烂阳物，多致危笃。又，鱼口疮、妒精疮，皆其类也。"说明男子下疳疮多由所欲不遂或交接不洁而致，毒邪入里浸渍而发为疮毒，病情较重。后文又云："俗云：疳疮未已，便毒复来生也。妒精疮，此盖因妇人阴中先有宿精，因而交接，虚热熏蒸，即成此疾。初发在阴头，如粟类，拂之甚痛，两日出清脓，作白孔，蚀之大痛。妇人有生于玉门内，正似疳蚀疮，不痛为异耳。"同样认为本病可由房事不节导致，发成疮毒，发于妇人阴中或玉门内，拂之甚痛。明代万密斋《万氏秘传外科心法》论曰："下疳疮生于阴头之上，乃湿热相侵而然也。有贪色而生，有淫妇占精而生，与秽妇行房而生。"指出其成因多为行房不节，贪色而生，同时于后文记载了其参考治法。

明代申斗垣在《外科启玄》中也提出："妇女阴户内有疮名阴痔，是肝经湿热所生。久而有虫作痒，腥臊臭，有因男子交媾过之。此非肝经湿热，乃感疮毒之气，当自察其来历治之方妙。外以搽药。"明确指出本病是由行房感染疮毒而成。明代周文采《外科集验方》中云："夫疳疮有数种，有血疳、风疳、牙疳、下疳之类……下疳者，乃男子玉茎生疮，此病皆由所欲不遂，或交接不洁，以致邪毒浸渍，发成疮毒，日久不愈或成便毒，或损烂阳物，甚不可轻，易多致不救。"详细解释了下疳疮等疮疡的成因，说明其多因房事不节而发成疮毒。清代陈士铎《洞天奥旨》中亦指出："凡龟头生痔疮，多是淫毒所感，因嫖妓而得也。"亦可见男女房事不节致病发疮亦为其病因。

清代吴谦等人《医宗金鉴·痔疮》中指出："诸痔原由有三：一由男子欲念萌动，淫火猖狂，未经发泄，以致败精浊血，留滞中途结而为肿；初起必先淋漓溲溺涩痛，次流黄浊败精，阳物渐损，甚则肿痛腐烂，治当疏利肝、肾邪火，以八正散、清肝导滞汤主之。"明确指出本病可由男子欲火发泄无处，留滞途中而成，其后又论第二种原由："一由房术热药，涂抹玉茎，洗擦阴器，侥幸不衰，久顿不泄，以致火郁结肿，初起阳物痒痛坚硬，渐生疙瘩，色紫腐烂，血水淋漓，不时兴举，治当泄火解毒，以黄连解毒汤、芦荟丸主之。"说明涂抹房中热药，时久不泄者可致火郁肿结，毒邪积聚而发成痔疮，同样属于房事不节范畴，其后论第三原由："一由娼家妇人阴器，瘀精浊气未净，辄与交媾，以致淫精传染梅毒，初起皮肿红亮，甚如水晶，破流腥水，麻痒时发，肿痛日增，治当解毒，以龙胆泻肝汤主之，次服二子消毒散，外通用大豆甘草汤洗之；红肿热痛，以鲤鱼胆汁敷之；损破腐烂，以凤衣散、旱螺散、珍珠散、银粉散、回春脱疳散，因证敷之。惟杨梅疳与杨梅内疳二证，多服五宝散甚效。"亦说明与瘀精、浊气未净之阴器交媾可致淫毒入里浸润，发为本病，同样为房事不节可致本病的佐证，并于其后记载了其治疗参考方药。

4. 肝经湿热

《素问·气交变大论》曰："岁木不及，燥乃大行，生气失应，草木晚荣，肃杀而甚，则刚木辟著，柔（守）萎苍干，上应太白星。民病中清，胠胁痛，少腹痛，肠鸣溏泄，凉雨时至，上应太白星，其谷苍。上临阳明，生气失政，草木再荣，化气乃急，上应太白、镇星，其主苍早。复则炎暑流火，湿性燥，柔脆草木焦槁，下体再生，华实齐化，病寒热疮疡痱疹痈痤，上应荧惑、太白，其谷白坚。白露早降，收杀气行，寒雨害物，虫食甘黄，脾土受邪，赤气后化，心气晚治，上胜肺金，白气乃屈，其谷不成，咳而鼽，上应荧惑、太白星。"详细解释了湿热可致疮病的原因，木主肝经，岁木不及则肝经失润，生气失应，可致胠胁痛、少腹痛，而炎暑时期感受流火、水湿，熏蒸草木焦枯，可使湿热下注而导致热疮病生。

明代丁凤《医方集宜》中载有："下疳乃是玉茎阴物上生疮，此由肝经湿热，或因交接不洁，以致邪毒之气浸渍成疮。"明确指出本病可由肝经湿热所致。《疡医大全》中亦曰："玉茎有疮，痒而痛赤，窠窠中有水，此乃交媾不洁，肝经湿热所致。肝性主臊，故疮亦臊，名曰臊疳，宜用儿茶敷之。"亦明确指出本病成因之一为肝经湿热所致。清代萧壎在《女科经纶》中指出："妇人阴中生疮，属于湿热之邪下流肾肝。阴器为肝肾之部，二经虚，则湿热下陷，而生疳诸疮矣。"亦认为可由肝经湿热下注，侵袭下体发病而为阴疮。

5. 正虚邪恋

《诸病源候论》中亦云："阴疮者，由三虫、九虫动作，侵食年为也。诸虫在人肠胃之间，若腑脏调和，血气充实，不能为害。若劳伤经络，肠胃虚损，则动作侵食于阴。轻者或痒或痛，重者生疮也。诊其少阴之脉，滑而数者，阴中生疮也。"说明机体正气虚损，则易为虫邪所害，侵蚀于阴部则可变生疮疡，亦属热疮之一种。《太平圣惠方》认为："夫妇人阴疮者，由三虫或九虫动作，侵蚀所为也。诸虫在人肠胃之间，若腑脏调和，血气充实，不能为害，劳伤经络，肠胃虚损，则动作蚀于阴。"同样认为脏腑气血若充足，则外邪不可侵袭，反之则易受虫邪侵袭入里。明代董宿、方贤等在《太医院经验奇效良方大全》中有："五发乃血之余，母之血气充实，则发黑而光润，如母因血虚带漏败堕，月事不调，或耽酒多淫，或母胎有患，令儿发黄焦槁，生疳热疮瘘之患。"认为气血虚，则外邪可侵袭导致本病。清代傅青主《傅青主女科歌括》提到："又附阴疳阴蚀……或痛或痒，如虫行状，脓汁淋漓。阴蚀几尽者，由心肾烦郁，胃气虚弱，致气血流滞。经云：'诸疮痛痒皆属于心'。"同样认为脏腑虚弱，气血不足无以抵抗外邪，因而于阴中发病生疮为重要病因，阴中生疮亦可看作热疮之一种。

（三）证候分类

历代医家对热疮证候分类的表述：①肺胃热盛；②肝经湿热；③正虚邪恋；④阴虚内热；⑤风热外袭。

（四）治疗

热疮治法亦十分庞杂，尤以外治法居多，经过古代医籍文献的整理，现将治法概括如下。

1. 辨证论治

（1）疏散风热：《圣济总录》记载有"治疮、退风热，黄芪汤方"，主要用药为黄芪、生地黄、甘草、芍药、麦冬、黄芩、石膏、川芎、大黄、人参、当归、半夏、竹叶等，诸药合用取其疏散风热、祛邪外出之功。同书中尚载有"栀子汤方"，主要药物为栀子仁、知母、甘草、黄芩、大黄等，同样多选取疏散风热之品疏风清热，以散邪外出。此外，亦载有"治体卒生热疮"之"麦门冬汤方"，主要药物为麦冬、人参、桑白皮、桂枝、甘草、葱白等，其中桑白皮、桂枝、葱白等皆为发汗解表、疏散风热的代表药物，配合麦冬滋阴清热，人参扶正不伤阴，甘草调和诸药，共奏疏散表邪之功。同书中尚载有专治热疮之"二参丸方"，选取药物主要有玄参、乌头、何首乌、苦参、丁香等，疏散风热的同时清热不伤阴，故而可专用于治疗热疮。本病多因外感风热之邪致病，故多选疏风清热药物以达到清热疏风祛邪之效。

（2）清热解毒：《太平圣惠方》中记载有"治遍身热毒疮，及皮肤瘙痒、烦躁"之"白鲜皮散方"，主要用药为白鲜皮、子芩、川升麻、玄参、白蒺藜、桔梗、防风、前胡、百合、甘草、栀子仁、马牙硝、麦冬、茯神、薄荷等，方中白鲜皮、黄芩、玄参、百合、栀子等均为清热解毒的代表药物，配合白蒺藜、桔梗、防风、前胡等疏散表邪，共奏清热解毒之功。此外，同书中亦载有"治热毒攻皮肤，生疮疼痛"之"犀角散方"，主要药物有犀角屑（代）、木香、川升麻、吴蓝、玄参、子芩、羚羊角屑、防风、白蒺藜、枳壳、甘草、麝香、竹叶等，其中犀角（代）、玄参、黄芩、羚羊角、麝香等均为清热解毒的要药，配合升麻、防风、枳壳等疏散表邪、祛邪外出，可有效清解入里热毒，故而常用于治疗本病。另外，同书中亦有"治热毒疮、瘙痒、心神壅躁"之"白蒺藜散方"，方中主要选取白蒺藜、白鲜皮、防风、子芩、玄参、赤芍药、栀子仁、桔梗、川大黄、麦冬、前胡、甘草、薄荷等，与上文诸方大同小异，方中亦多清热解毒之品，诸药合用共奏清热解毒之功。此外，同书中亦载有"治热毒赤疮子，心神烦热方"，方中单用一味栀子仁，栀子仁为清热解毒、清心除烦之要药，故而可单用治疗本病。因热毒侵袭为本病重要致病因素，故各方中皆重用清热解毒药物（如白鲜皮、玄参、赤芍、栀子、大黄等）以祛除热毒之邪，消除红肿热痛之症状。

(3)清热利湿：明代王肯堂在《证治准绳》中有："五苓散，治下部湿热疮，每小便赤少。泽泻二两五钱，猪苓（去皮）一两半，肉桂七钱半，白术、赤茯苓各一两五钱，上为细末，每服一二钱，热汤调下。"认为五苓散可治疗下部湿热疮，方中所用泽泻、猪苓、茯苓等均为清热利湿之品。《万氏秘传外科心法》中载曰："下疳疮……黄连、木通、猪苓、赤芍、槟榔、白术、车前、甘草、忍冬、川芎、紫苏、浓朴、连翘。空心服。忌房事一月。"万氏认为下疳疮多由湿热下注阴部所致，故治疗中多用黄连、木通、猪苓等清热利湿药物以清热毒、祛水湿。《洞天奥旨》记载有治疗本病的"暗治饮"，所选取药物多为黄柏、茯苓、蒲公英、柴胡、白芍、生甘草、龙胆草、豨莶草等，诸药均取其清热利湿之功。湿热浸淫日久生疮，故重用清热方药，配伍利水消肿药物以达到清热利湿的功效。

(4)平肝健脾：清代祁宏源在《外科心法要诀》中提及："痛疽未脓灸最良，药服托里自安康，发热恶寒身拘紧，无汗表散功最长。肿硬口干二便秘，下利毒热自然凉，掀痛热盛烦躁渴，便和清热自吉昌。内脏不出瘀肉塞，用刀开割法相当，软漫无脓不腐溃，宜服温补助生阳。"明确指出本病未腐烂破溃时应温补脾阳，以助阳气生发，又于后文云："溃后新肉如冻色，倍加温热自吉祥，大汗亡阳桂枝附，自汗肢厥四逆汤。脾虚溃后肌消瘦，脓水清稀面白黄，不眠发热疮口解，食少作渴大便溏，宜服清补助脾剂，投方应证保无妨。"其认为本病的发生虽为感染各种湿热邪毒，但总以脾虚为本，疮口破溃后更应以桂枝、附子等辛温之药温补脾阳、升发阳气，若破溃后兼有脾虚，则治疗应以平肝健脾利湿为主，宜给予清补助脾之药。

(5)滋阴补肾：《普济方》指出："凡疮无有不属肾心者，赤而痛乃心经热，痒而黑乃心肾虚，皆当兼服此药。"并提出了应服"五参丸"，主要药物有人参、牡参、玄参、苦参、沙参等，均取其补肾清心、交通心肾之功。此外，同书中尚载有牡蒙散，言其"治阴下生疮，湿痒失精"，药物主要选取牡蒙、菟丝子、柏子仁、蛇床子、肉苁蓉等，因久病及肾，易致肝肾阴虚，故应注重滋阴补肾，临床多选用菟丝子、蛇床子、肉苁蓉等补肾不伤阴之品。

2. 外治法

《肘后备急方》中提到："升麻膏，疗丹毒肿热疮。……甘家松脂膏，疗热疮，九嘲脓，不痂无瘢方。……又，阴疮有二种，一者作白脓出，曰阴蚀疮，二者但亦作疮，名为热疮。若是热，即取黄柏一两，黄芩一两，切，作汤洗之。仍取黄连、黄柏，作末敷之。"所用药物多为黄柏、黄芩等清热除湿之品。唐代刘禹锡《传信方》记载有："鸡蛋五枚，煮熟去白取黄，乱发如鸡子大，相于铁铫中，炭火熬之，初甚干，少顷即发焦，乃有液出，旋取置碗中，以液尽为度。取涂疮上，即以苦参细末敷之如神。"综合外治法可见，选取外用药物多以清热利湿、解毒、杀虫止痒功效为主，以膏剂外搽或汤剂熏洗使用，既可以解毒消肿又止痒，避免因瘙痒抓挠引起的皮肤肥厚增生，突出了中医外治法的特色。

《仁斋直指方论》中提到可用紫草茸、黄连、黄柏、漏芦、赤小豆、绿豆粉等制作药膏外敷，诸药合用共奏清热、解毒、利湿之功。此外，同书中亦载有"治热疮淫湿"之方，方中药物主要有南星、半夏、黄柏、黄连、五倍子、虢丹、煅白矾、雄黄等，多取其清热解毒、杀虫止痒之功。此外，同书中尚载有热疮"止痛收汁"方，方中选取药物主要为大腹皮、苦参、白芷、荆芥、地榆、苦参、黄连、真蚌粉、去皮绿豆等，煎汤外洗配合涂擦，所用药物多为黄连、黄柏、赤小豆、苦参等功擅祛湿清热之药。宋代陈自明《妇人大全良方》中记载有治疗热疮的天麻草汤方，方中单用一味天麻草，随寒温分洗乳以杀痒。天麻草草叶如麻叶，冬生夏着花，赤如鼠尾花，亦可以之煎汤洗，治疗浸淫黄烂热疮痒、疳湿、阴蚀疮、小儿头疮等。此外尚载有飞乌膏散方，用以敷诸热疮、黄烂浸淫汁疮、蜜疮、丈夫阴蚀痒湿、诸小儿头疮、疳蚀、口边肥疮、蜗疮等，方中所选药物主要有细粉、矾石等，在解毒的同时兼顾祛湿。同书中所载其他外用方药大同小异，所选用药物多长于解毒除湿。

宋代严用和《严氏济生方》中载有治疗热疮的竹茹膏，选用药物主要有麻油、青木香、青竹茹、杏仁、松脂，所选药物多长于燥湿止痒。《圣济总录》书中载有诸多治热毒疮肿之方，方中所选多为大黄、赤小豆、蛇床子、黄连、黄柏、黄芩、栀子等，均长于燥湿、解毒、杀虫、止痒、清热等，故而可配合用治本病，多以清热凉血解毒之药祛邪，均为外涂或外敷方药。《太平圣惠方》中亦对本病的外治方药有诸多记载，选取药物多为水银、胡粉、黄连、大黄、雄黄、密陀僧等，诸多外治方剂大同小异，皆长于解毒清热。

《医述·前阴诸疾》中亦载有："妇女患阴疮者，其类不一，大约皆由七情郁火，损伤肝脾，又兼湿热下注也。亦有月后行房，秽浊渍流阴道，遂生疳疮，与男子妒精疮略同。治用黄丹、枯矾、萹蓄、藁本、硫黄、荆芥、蛇床子、蛇壳，共为细末，先煎荆芥、蛇床子汤洗拭，香油调涂之。"指出女子阴部生热疮者可用黄丹、枯矾、萹蓄、藁本、蛇床子等药物煎汤洗涂，取其解毒杀菌之功。

明代胡濙《卫生易简方》中治疗热疮用芫荑捣烂和猪脂涂，亦为本病的外治方药。同书中治小儿热疮，选用乱发如梨大一团，用鸡子黄煮熟，共置铫内，放置于炭火上熬初干，待发焦液出，等到液尽为度，以此液敷疮上治疗小儿热疮，亦为本病的外治方药，取其清热不伤阴之效。《普济方》中尚记载有以千金藤煎汤治疗时疫、阴囊及茎热疮，另外记载有以蚯蚓屎盐研，外敷治热疮。此外，同书中尚有以田中螺肉捣碎敷疮上、以蓝靛敷疮上、以水萍捣汁敷疮上等疮口的外敷治法，选用药物多为清热解毒之品。同书中尚载有煎汤洗浴之法，选用药物多以祛风之药为主，以达止痒功效。《万氏秘传外科心法》中载有治疗下疳疮的煎汤外洗方药，方中用花椒、陈茶、艾叶、桃、柳、槐叶，共煎水洗之，外用儿茶、黄柏、雄黄、螵蛸、轻粉、蛤粉、枯矾，共为末搽之，诸药合用取其解毒杀虫、清热止痒之功。《奇效良方》中记载有外涂治疗本病的方剂白金散、地黄煎等，多选用生地、苦参、黄柏等清热解毒药物，方中生地可以清热凉血，苦参功擅燥湿止痒，合用外涂可治疗风热疮。

3. 其他疗法

（1）针灸治疗：针灸在治疗热疮疾病时也发挥了十分重要的作用。唐代孙思邈《备急千金要方·解毒治方》中曰："阿癫，灸足大趾下理中十壮，随肿边灸之。"指出了灸法可治疗本病。《铜人针灸经》中载有："天突一穴，在结喉下陷者中宛宛。是阴维、任脉之会。针入五分，留三呼，得气即泻。主咳嗽，上气，噎胸中气，喉内状如水鸡声，肺痈唾脓血，气壅不通喉中热疮，不得下食。灸亦得。然不及针，其下针真横下不得低手，即五脏之气伤。令人短寿，慎如前法。"天突穴可以理气宽胸、通利气道，具有降痰宣肺之功效，故而针刺天突穴可治疗喉中热疮，灸之亦可治本病，但功效不及针刺。

明代张介宾《类经图翼》曰："膀胱俞，在十九椎下，去脊中二寸，伏而取之。刺三分，留六呼，灸三壮。一云七壮。主治小便赤涩，遗尿泄痢，腰脊腹痛，阴疮，脚膝寒冷无力，女子瘕癖。"认为针刺并灸膀胱俞可治疗本病，膀胱俞属膀胱经，针刺其可通利水道，有祛湿泻热之功。明代吴崑《针方六集》中提及："曲骨一穴，主失精……阴疮。会阴一穴，主前后二阴引痛，不得大小便，主阴汗、阴肿、阴痛、阴寒冲心、阴蚀阴痔、阴中一切诸痛。"认为曲骨穴亦为治疗本病的显效穴位，曲骨穴经属任脉，针刺其可通利小便、调经止痛，有利湿止痛之功，故而可用治本病。明代杨继洲《针灸大成》云："热疮臁内年年发，血海寻来可治之，两膝无端肿如斗，膝眼三里艾当施。两股转筋承山刺，脚气复溜不须疑，踝跟骨痛灸昆仑，更有绝骨共丘墟，灸罢大敦除疝气，阴交针入下胎衣。"认为治疗热疮可针刺血海穴以活血泻热，血海穴属足太阴脾经，为治疗血证的要穴，具有活血化瘀、补血养血、引血归经之功效，故而可用针刺治疗本病。

在针灸治疗热疮时，多以循经选穴或选取俞穴为主，可以疏通经络、调和气血、扶正祛邪。如清代李学川《针灸逢源》中曰："凡疮疡可灸刺者，须分经络部分、血气多少、俞穴远近，或刺或灸，泄其邪气。"并详细说明了不同部位的疮疡当针刺选取的穴位，若疮从背出者，当从太阳经（至阴、通谷、束骨、昆仑、委中）五穴中选用；疮从鬓出者，当从少阳经（窍阴、侠溪、临泣、阳辅、阳陵泉）五穴中选用；疮从髭出者，当从阳明经（厉兑、内庭、陷谷、冲阳、解溪）五穴中选用；疮从脑而出者，若初觉脑痛不可忍且欲生疮，可灸刺绝骨穴。临床可根据疮疡发病不同而选取不同经络上的腧穴，对当今本病的治疗尚有一定的指导意义。

（2）预防：清代邹存淦《外治寿世方》云："小儿初离母体，口有涎毒，形如血块，啼声一出，随即咽下，而毒伏于命门，他日发为惊热、疮疾、恶痘等症。须于未啼，急用丝绵裹指，挖去口内浊秽。以清脏腑。"认为"用丝绵裹指挖去口内浊秽"可防止小儿日后发为热疮。此法在治疗时取其清腑泄热，祛除热邪之意。

综上所述，历代医家对热疮的认识及治疗繁多，辨证思路也各不相同，遂整理如上，考镜源流，以飨同道。

（邢国庆　邢荣贵）

蛇串疮源流考

蛇串疮一名首见于清代祁坤《外科大成》。但关于其症状的描述早在《诸病源候论》中即有记载："此疮绕腰匝。"清代罗越峰《疑难急症简方·卷四》中亦载有："缠腰火丹，凡腰间起红泡一圈，若不早治，缠转者，不救。"均说明本病病情危重，应尽早治疗，以免毒邪攻心。中医古籍浩瀚，关于本病的记载亦是各有特色，故本文从病名、病因病机、证候分类及治疗入手，对历代重要医籍中蛇串疮的相关病证论述进行汇总，并整理如下。

（一）病名

历代文献中蛇串疮的别名有"甑带疮""蜘蛛疮""火丹"等，散见于古代医籍中，现对主要别称考证如下。

1. 甑带疮

关于"甑带疮"的记载最早见于《诸病源候论》，其曰："甑带疮者，绕腰生。此亦风湿搏血气所生，状如甑带，因以为名。"又云："此疮绕腰匝，则杀人。"此时尚未出现"蛇串疮"之名，但已指出其病因病机及症状。

2. 蜘蛛疮

关于"蜘蛛疮"的文献记载最早见于汉代《华佗神方》，其曰："华佗治蜘蛛疮神方：形如蛛网，痒不能忍，先用苎麻丝搓疮上令水出，次以雄黄、枯矾等分，为末，干擦之极效。"但此蜘蛛疮"形如蛛网，痒不能忍"与蛇串疮的临床特点明显不符，故此蜘蛛疮并非蛇串疮。明代申斗垣《外科启玄》中所记载蜘蛛疮言："此疮生于皮肤间，与水窠相似，淡红且痛，五七个成攒，亦能荫开。"清代顾世澄《疡医大全》中记载："陈实功曰：蜘蛛疮或衣沾蜘蛛遗尿，或虫蚁游走而成。初生白泡红根作痒，日渐开成簇作痛。"清代陈士铎《洞天奥旨·卷十》中记载："蜘蛛疮生于皮肤之上，如水窠仿佛，其色淡红，微痛，三三两两，或群攒聚，宛似蜘蛛，故以蜘蛛名之。此疮虽轻，然生于皮肤，终年不愈，亦可憎之疮也。或谓沾濡蜘蛛之尿而生者，其说非是。大约皆皮肤之血少，而偶沾毒气、湿气，遂生此疮耳。方用苎麻在疮上搓瘥，使其疮破水出后，用药搽之，自易愈也。"蜘蛛疮自明清始为蛇串疮。

3. 蛇串疮类

因本病皮损状如蛇形，故病名多带有"蛇"字，此类病名多出现于民间，包括"蛇缠疮""白蛇缠""蛇串疮""蛇窠疮"等。《疡医大全》引申斗垣曰："白蛇串即白蛇缠，生于腰间，两头如蛇形，两头相合则必不能救矣。"将蛇串疮称为"白蛇缠"。明代王肯堂《证治准绳·疡医》中谈到："治蛇缠疮，上用雄黄研为末，以醋调涂，仍用酒调服。"将本病称为"蛇缠疮"。《洞天奥旨·卷十》中亦曰："蛇窠疮，生于身体脐腹之上下左右，本无定处，其形象宛如蛇也。重者烂深，轻者腐浅。亦有皮肉蠕蠕暗动，欲行而不可得也。"将本病称为"蛇窠疮"，详细描述了其症状，多生于脐腹部，且无定处，外形宛若蛇，并于后文提出了治法。清代祁坤《外科大成》中名其为蛇串疮，其曰："初生于腰，紫赤如疹，或起水泡，痛如火燎。"清代沈金鳌《杂病源流犀烛·腰脐病源流》中记载："蛇缠疮亦往往生腰间，如蛇盘之状。"沿用蛇缠疮之名。

4. 缠腰火丹

"缠腰火丹"古籍中记载较多，且民间也颇为常用。《外科正宗》《证治准绳》《外科大成》、清代吴谦等人《医宗金鉴》中都有提到此病名。《证治准绳·疡医·卷四》中提出："或问：绕腰生疮，累累如珠何如？曰：是名火带疮，亦名缠腰火丹。由心肾不交，肝火内炽，流入膀胱，缠于带脉，故如束带。"指出本病一名火带疮，又名缠腰火丹。清代祁宏源《外科心法要诀·卷四》中曰："缠腰火丹蛇串名，干湿红黄似珠形，肝心脾肺风热湿，缠腰已遍不能生。"亦说明蛇串疮的另一称谓为缠腰火丹。《疑难急症简方·卷四》中记载："缠腰火丹，凡腰间起红泡一圈，若不早治，缠转者，不救。"沿用缠腰火丹之名并指出了其病情的危重性。

5. 火带疮

明代李时珍《本草纲目》中载："白鳝泥主治火带疮，水洗，取泥炒研，香油调敷。"将本病称为"火带疮"的同时提出了治疗方法。

6. 火丹

《外科正宗》中载："火丹者，心火妄动，三焦风热乘之。故发于肌肤之表，有干湿不同，红白之异。干者色红，形如云片，上起风粟，作痒发热，此属心、肝二经之火……湿者色多黄白，大小不等，流水作烂，又且多疼，此属脾、肺二经湿热……腰胁生之，肝火妄动，名曰缠腰丹。"陈实功将火丹分为干、湿两类，其中"湿者色多黄白，大小不等，流水作烂，又且多疼"符合蛇串疮临床特点，但"干者色红，形如云片，上起风粟，作痒发热"相较而言更符合"丹毒"的临床表现，后世医家也鲜有用"火丹"命名蛇串疮者。

（二）病因病机

关于蛇串疮的病因病机，古代医家各有阐述，或因沾染毒邪，毒邪聚于皮肤而成；或因火毒炽盛，蕴结于肌肤而成；或因热扰心肝、脾肺湿热而成。总之其病因病机复杂多样，现分述如下。

1. 沾染毒邪

蛇串疮染毒论的提出相对较晚，陈实功曰："蜘蛛疮或衣沾蜘蛛遗尿，或虫蚁游走而成。初生白泡红根作痒，日渐开成簇作痛。"《洞天奥旨·卷十》中亦曰："蛇窠疮，生于身体脐腹之上下左右，本无定处，其形象宛如蛇也……此疮或穿著衣服弃于地上，为蛇所游，或饮食之中蛇涎沾染，其毒未散，因人气血尚壮，不伤脏腑，乃发于皮肤耳。重者毒重而痛甚，轻者痛犹可受。"明确指出蛇窠疮的成因多由蛇游过衣物，或饮食之中沾染蛇毒而发。清代高秉钧《疡科心得集》中载："蜘蛛疮，或衣沾蜘蛛遗尿，或虫蚁游走，染毒而生。"清代顾世澄《疡医大全》中云："朱丹溪曰：此疮因衣服被蛇游行，或饮食中受沾蛇毒，入于皮毛，致生疮且痛。"均提出其发病之因为蜘蛛遗尿、或虫蚁游走、或蛇游行、饮食中受沾蛇毒。但关于毒邪致病的古籍中，并没有详细描述祛除毒邪的内治法，多从外治。

2. 火毒炽盛

该论认为本病为火毒炽盛于内，缠于带脉，发疮毒于外，内责之于心肾不交、肝火内炽、流于膀胱、邪气盛实、毒邪扩散，可由脐入腹致死，在治疗上应内以清热解毒、通腑泄热，外以清热解毒散结，严重的应予急救治疗。火毒炽盛论的提出和治疗理念在明清时期比较盛行，且认识基本一致，在临床上也常使用，只不过在毒邪扩散致死这个病机转归上临床鲜有。如《证治准绳·疡医·缠腰火丹》中记载："或问：绕腰生疮，累累如珠何如？曰：是名火带疮，亦名缠腰火丹。由心肾不交，肝火内炽，流入膀胱，缠于带脉，故如束带。急服内疏黄连汤。壮实者，一粒金丹下之，活命饮加芩、连、黄柏，外用清热解毒药敷之。此证若不早治，缠腰已遍，则毒由脐入，膨胀不食而死。"明确提出本病为火毒炽盛为患，毒盛扩散还可由脐入腹致死，治疗上宜泻腑清热解毒以解火毒内盛。至清代祁坤沿袭其学术思想，在《外科大成·缠腰火丹》中记载："缠腰火丹……由心肾不交，肝火内炽，流入膀胱而缠带脉也……如失治，则缠腰已遍，毒由脐入，膨胀不食者，不治。"亦认为本病发病是由火毒内炽所致。

3. 脾肺湿热

明清时期部分医家把本病病因病机归属于脾肺湿热、心肝火生。如《外科正宗》中曰："火丹者，心火妄动，三焦风热乘之。故发于肌肤之表，有干湿不同，红白之异。干者色红，形如云片，上起风粟，作痒发热，此属心、肝二经之火……湿者色多黄白，大小不等，流水作烂，又且多疼，此属脾、肺二经湿热……腰胁生之，肝火妄动，名曰缠腰丹。"明确指出本病发病多由心肝火旺、脾肺二经湿热所致。又如《疡医大全》中曰："赤游丹又名火丹……此属心肝二经之火……此属脾肺二经湿热……腰胁生之，肝火妄动，又名缠腰丹。"沿袭陈实功干疮、湿疮之论的同时，亦承袭其是由脾、肺二经湿热所致之论。又《医宗金鉴》中云："此证俗名蛇串疮，有干湿不同，红黄之异，皆如累累珠形……其间小疱，用线针穿破，外用柏叶散敷之。"提出了蛇串疮可用柏叶散外敷，柏叶功擅清热祛湿，以方测证可知此种蛇串疮是由湿热之邪侵袭入里所致。清代鲍相璈《验方新编》中云："缠腰火丹俗名蛇串疮，有干、湿不同，红、黄之异，如累累珠形。干者，色红形如云片上起风粟，作痒发热，此心肝二经风火，治宜龙胆泻肝汤，外敷如意金黄散；湿者，色若单生腰胁，系肝火妄动，宜服柴胡清肝汤。其丹上小泡，用针穿破，外用柏叶散敷之。"亦沿用了陈实功"疮分干湿"之论。但该论尚存在一定的争议，如《外科正宗》中所论"火丹"与《医宗金鉴》中"蛇串疮"、《验方新编》中"缠腰火丹"混称，故其病机及证型表现值得深入研究。

4. 毒邪入心

毒邪盛而扩散，导致本病恶化，早在明代已经非常明确提出此病因病机，并论述其临床表现及方药论治。在医疗技术不发达、经济条件和人民健康意识低下的古代，失治、误治及正虚等因素导致毒邪扩散的病例不在少数，故历代医家对毒邪入心之病机认识逐步成熟。如《证治准绳·疡医·缠腰火丹》中记载："此证若不早治，缠腰已遍，则毒由脐入，膨胀不食而死。"《外科大成·缠腰火丹》中记载有："缠腰火丹，一名火带疮，俗名蛇串疮……如失治，则缠腰已遍，毒由脐入，膨胀不食者，不治。"《验方新编》中亦曰："缠腰火丹，若不急治，缠腰已遍，毒气入脐，令人膨闷，毒气入心，令人呕哕……蛇串丹救急方，此症起在腰间，生小红点，成片发痒，甚者身中发热，若不早治，渐渐生开，两头相接，毒即攻心，不治。"以上均提出本病是由毒邪入脐中扩散入心所致。可见本病毒邪盛可由脐入腹入心致死，为本病的最严重类型，虽然目前临床所见该转归的病例较少，但仍然值得后世医家重视。

（三）证候分类

历代医家对蛇串疮证候分类的表述：①肝经郁热；②脾虚湿蕴；③气滞血瘀。

（四）治疗

蛇串疮的治法主要可分为内治法和外治法，有少数医家提出了针灸治法等，但并未得到广泛应用。现将散在于历代医家古籍中的蛇串疮治法整理分类，兹述如下。

1. 辨证论治（内治法）

（1）清热解毒：《证治准绳》《杂病源流犀烛》等书中均提到"活命饮加芩、连、黄柏，外用清热解毒药敷之。此证若不早治，缠腰已遍，则毒由脐入，膨胀不食而死"，说明了本病病情的危重性，并指出可以口服仙方活命饮外加黄芩、黄连、黄柏等药物以清热解毒，仙方活命饮为清热解毒的代表方剂，方中多选用金银花、防风、白芷、陈皮、甘草、赤芍、皂角刺等，取其清热解毒之功。《外科大成·缠腰火丹》中亦记载云："缠腰火丹……由心肾不交，肝火内炽，流入膀胱而缠带脉也。宜内疏黄连汤清之，壮实者贵金丸下之。"所载内疏黄连汤出自《素问病机气宜保命集》卷下，方中主要药物为黄连、芍药、当归、槟榔、木香、黄芩、山栀子、薄荷、桔梗、大黄、甘草、连翘等，其中黄连、黄芩、栀子清里热以解毒；连翘、薄荷、桔梗解表热而消肿；当归、芍药活血和营；槟榔、木香行气散结；大黄通便泻火；甘草调和诸药，配合同用。诸药合用共奏清热解毒、消肿散结之功。另外，贵金丸中所选药物为大黄、白芷，大黄长于清泄血分热毒，白芷发散表邪、祛邪外出。二药合用共奏清热解毒、祛毒外散之功。

（2）清热除湿：蛇串疮内治多从心、肝、肺、脾论之，治法上无外乎清热、除湿、解毒，如《外科正宗·火丹》中对此有论述："火丹者，心火妄动，三焦风热乘之，故发于肌肤之表，有干湿不同，红白之异。"将本病分为干、湿两种论治，对干者论之："干者色红，形如云片，上起风粟，作痒发热，此属心、肝二经之火，治以凉心泻肝，化斑解毒汤是也。"选用化斑解毒汤治疗本病干者，化斑解毒汤中主要药物有玄参、知母、石膏、人中黄、黄连、升麻、连翘、牛蒡子、甘草等，其中多为清热不伤阴之品。后文又论述火丹中湿者为："湿者色多黄白，大小不等，流水作烂，又且多疼，此属脾、肺二经湿热，宜清肺泻脾，除湿胃苓汤是也。腰胁生之，肝火妄动，名曰缠腰丹，柴胡清肝汤。外以柏叶散、如意金黄散敷之。"说明火丹之湿者多由脾肺二经湿热所致，故选用除湿胃苓汤以清热除湿，主要药物有甘草、茯苓、苍术、陈皮、白术、泽泻、猪苓、厚朴、防风、栀子、木通、滑石等，方中厚朴、苍术等运脾燥湿，合茯苓、泽泻、猪苓等利水渗湿，标本兼治，为其配伍特点。诸药合用共奏祛湿和胃、行气利水之功。柴胡清肝汤主要选用药物有柴胡、生地、赤芍、川芎、连翘、牛蒡子、黄芩、栀子、天花粉、防风等，方中重用柴胡，取其疏肝之功，并引领诸药入肝经；用四物汤以养血柔肝，并以生地易熟地，取其清热之功较强；另用黄连解毒汤清热解毒，治疗一切火热之证；薄荷、连翘、牛蒡子、桔梗疏风清热，解毒利咽；瓜蒌清热化痰，润肠通便，诸药合用共奏清肝解毒、利湿清热之功。《外科大成·缠腰火丹》中则记载："缠腰火丹，一名火带疮，俗名蛇串疮……宜内疏黄连汤清之，壮实者贵金丸下之，外以清凉膏涂之自愈。"提出内服之内疏黄连汤、外涂之清凉膏的治法，方中多选用防风、黄连、青黛、黄芩等清热解毒之品治之。

（3）清心解毒：《验方新编》中曰："缠腰火丹：若不急治，缠腰已遍，毒气入脐，令人膨闷，毒气入心，令人呕哕，急服清心散、护心丸救解，治蛇缠丹……若不早治，渐渐生开，两头相接，毒即攻心，不治。"提出可用清心散、护心丸等方剂治疗本病。其中清心散选用药物主要有远志、赤茯苓、赤芍、生地、麦冬、知母、甘草等，多为清心除烦兼顾护阴液之品。护心丸主要用药为牛黄、血竭、辰砂、木耳灰、乳香、没药等，诸药多为清心除烦、解毒泄热之品。《疡科捷径·腰部·缠腰火丹》中记载有解毒泻心汤以治疗毒邪入心的重症，方中重用黄连、栀子以清心火解毒。《验方新编》中记载蛇串疮为："此症起于腰间，生小红点，成片发痒，甚者身中发热，若不早治，渐渐生开，两头相接，毒即攻心，不治。急用灯火周遭打数焦，止其生开。"其后尚载有蛇串丹救急方，其主要药物为云苓、甘草、柴胡、牛蒡子、黄柏、金银花、羌活、枳壳、桔梗、川芎、薄荷等，所选用药物多为清火解毒之品，合用共奏清心解毒之功。

2. 外治法

蛇串疮外敷药物以清热解毒为主，《本草纲目》中曰："剪红罗……火带疮绕腰生者，采花或叶捣烂，蜜调涂之。"明代张洁《仁术便览·卷四》中记载："治蛇窠疮，走动疼痛。内服雄黄、靛花水调各一钱。外用雄黄、靛花各一钱，蜈蚣一条，共研细末，水调敷效。"雄黄长于燥湿、祛风、杀虫、解毒；靛花即青黛，功擅清热、解毒、凉血、杀虫；蜈蚣长于息风镇痉、攻毒散结、通络止痛。诸药合用共奏清热解毒、祛湿止痒之功。《外科启玄》中对蛇串疮的治疗多有总结："用蜈蚣不拘多少，入真香油内瓷瓶收贮搽之，不二次即愈……先用苎麻丝搓疮上，令水出，次以雄黄、枯矾等分，末。干搽之，妙。"提出了两种蛇串疮的外治法，可单用一味蜈蚣擦涂患处，蜈蚣功擅攻毒散结、通络止痛，故而可为治疗本病的要药；亦可使用苎麻丝搓疮口再以雄黄、枯矾等干擦患处，苎麻长于润燥活血，雄黄功擅燥湿解毒，枯矾长于收敛、消炎、防腐、止血、杀虫、止痒，故而诸药配合可祛湿解毒，治疗本病。《洞天奥旨》中详述了治疗本病的解蛛丹："苎麻根灰三钱，冰片二分，轻粉五分，抱出鸡蛋壳（烧灰）一钱，灯草灰二分，白明矾三分，共研细，掺疮上即痊。然必须用苎麻揉搽，皮破掺药，效之神也。"方中苎麻功擅润燥、活血；冰片长于开窍醒神、清热止痛；轻粉功擅杀虫、攻毒、敛疮；鸡蛋壳外用可固涩、收敛；灯草灰长于消痰清热、祛风解毒；白明矾功擅解毒杀虫、燥湿止痒。诸药合用共奏祛湿解毒之功。

3. 其他治法

《疡医大全》中记载："可用艾灸之，疮头上或以松针刺血，取蜈蚣浸油搓之，或酒调雄黄白芷搓之。"分别提出了灸法、针刺等不同治法，认为本病可以艾灸法治疗，或以松针刺血治疗，再用蜈蚣浸油搓疮上，或以酒调雄黄、白芷等搓疮上，蜈蚣长于攻毒散结、通络止痛；雄黄功擅燥湿解毒；白芷长于疏风散邪，故而配合针灸疗法可治疗本病。

综上，古籍中对于蛇串疮的论述较多，病因病机及治疗方法也不尽相同，但相较于现代医学，古籍中并没有关于带状疱疹后遗神经痛的相关记载，对于重症的治疗方法也稍显落后，因此古方与现有治疗方法更好结合才能有益于临床。

（张　磊　邢荣贵）

疣 源 流 考

早在《灵枢·经脉》中便出现"疣"之相关记载。隋代巢元方《诸病源候论·疣目候》对疣之病名和特征加以系统概括，并提出风邪致病的机制。《太平圣惠方》总结宋代以前经验，载有大量治疗方药。明清医家对本病认识深刻，在治疗过程中更注重调节人体脏腑之功能，并对外治法之辨治施用载有不同见解。现将历代重要医籍中关于疣的记载进行梳理，从病名、病因病机、证候分类及治疗四个方面展开论述，以期探发幽微，抛砖引玉。

（一）病名

疣之病名由来已久，始见于《灵枢·经脉》，其曰："手太阳之别……实则节弛肘废，虚则生疣。"隋代巢元方《诸病源候论》将其称为"疣目""鼠乳"等，突出其形似麦豆，状如鼠乳之病证特点；后世医家众说纷纭，又有将其称为"疣疮""瘊子""悔气疮"者。总之疣的病名甚多，临床考究颇有不便，因此从病证特点及病位两方面入手，对其病名进行归纳，分述如下。

1. 以病证特点分类命名

晋代葛洪在《肘后备急方》中将疣称为"恶肉",文中载道:"恶肉病者,身中忽有肉,如赤小豆粒突出,便长如牛马乳,亦如鸡冠状。"指出疣为身体上突然出现的赘生物,病情初始状如"赤小豆粒",随着病程发展,逐渐增大,形如"牛马乳"或"鸡冠"。隋代巢元方首先提出"疣目"一词,《诸病源候论》中载:"人有附皮肉生、与肉色无异,如麦豆大,谓之疣子,即疣目也。"书中认为,所谓疣目便是生长在人皮肤表面,与皮肤色泽相近而形如麦豆大小的赘生物。其在《诸病源候论·瘿瘤等病诸候》又记载"鼠乳"一词,因身面忽生肉如鼠乳之状,故以此名之。明代申斗垣《外科启玄·卷之七》提到"千日疮",谓其:"生于人手足上,又名瘊子,生一千日自落。"清代陈士铎在《洞天奥旨·卷九》中对千日疮做出详细描述:"千日疮生于人之手足上,一名疣疮,一名瘊子,一名悔气疮。状发鱼鳞排集,层叠不已,不痛不痒,生千日自落,故又以千日疮名之。"谓本病好发于手足,状如鱼鳞,无关痛痒,虽病程迁延,但日久可以自愈。

2. 以病位分类命名

明代李梴《医学入门·痈疽总论》将生于手部的疣,名为"手背发",书中载道:"疣属肝胆小肠经,多患于手背及指间,或如黄豆大,或如聚粟,或如熟椹,拔之则丝长三四寸许,又曰手背发。"生于眼部者,名"目疣"。清代黄朝坊《金匮启钥》指出:"目疣此证或眼皮上下,生出一小核是也。"现代中医外科学主要根据其发病部位及皮损形态来命名,发于手背部、头皮等处者,称千日疮、疣目、枯筋箭;发于颜面、前臂等处者,称扁瘊;发于胸背部有脐窝的赘疣,称鼠乳;发于足跖部者,称跖疣;发于颈周及眼睑部呈丝状突起者,称丝状疣或线瘊。

(二)病因病机

疣的病因病机复杂多样,历代医家各有阐述,或由风热毒邪搏于肌肤而生;或由怒动肝火,肝旺血燥,筋气不荣,肌肤不润所致;亦可因肝肾精血不足,情志不畅,脾胃运化失司,气血不和而发。现将其分述如下。

1. 风邪客搏

《诸病源候论》载有:"人有附皮肉生、与肉色无异,如麦豆大,谓之疣子,即疣目也……此多由风邪客于皮肤,血气变化所生。"明代《普济方·面体疣目》亦云:"夫风邪入于经络,血气凝滞,肌肉弗泽,发为疣目。"皆认为疣的发病与风邪密切相关,由风邪客于皮肤经络,气血瘀滞,肌肤失养所致。

2. 情志不遂

明代陈实功所著《外科正宗·枯筋箭》载:"枯筋箭,乃忧郁伤肝,肝无荣养,以致筋气外发。"认为情志不遂,郁怒化火,肝筋失养,导致筋气外发为疣。明代薛己《外科枢要·论疣子》中指出:"疣属肝胆少阳经风热血燥,或怒动肝火,或肝客淫气所致。"认为疣之发病责于肝胆,总由肝经郁热,阴虚血燥,或情志不遂,生风动火,或内外之邪久客于肝,肝经受累所致。

3. 饮食劳倦

《普济方·痈疽门》云："凡服乳石之人，常须小劳，怡悦神思。夫乳石之气，随开而行，遇闭而止，止则血脉凝涩，疮疣生焉。"认为饮食不节，过于安逸，正气留而不行，血脉凝滞，导致疣的发病。清代黄庭镜在《目经大成·血气体用说》中指出："且肠胃如市，无物不藏……再饮食不节，无时劳怒，凝则愈凝，散者愈散，本末俱生，遂混而成结，结则无所去还，故为疣。"认为肠胃传化物而不藏，无物不受，易被邪气所乘。若脾胃素虚，兼饮食烦劳，便会导致肠胃通降功能失常、痰湿凝滞、气血胶结而发为疣。

4. 气血不和

《难经·三十二难》曰："血为荣，气为卫，相随上下，谓之荣卫。"元代倪维德在《原机启微·血气不分混而遂结之病》中据《难经》理论对疣之病因加以阐述，其曰："此血气分而不混，行而不阻也明矣。故如云腾水流之不相杂也。大抵血气如此，不欲相混，混则为阻，阻则成结，结则无所去还，故隐起于皮肤之中，遂为疣病。"认为气血不和、相互胶结、瘀滞不行是疣发病的主要原因。气血瘀滞于何经，则疣发于何处，如其曰："然各随经络而见，疣病自上眼睑而起者，乃手少阴心脉、足厥阴肝脉，血气混结而成也。"

（三）证候分类

结合历代医家对疣的表述，其证候分类有：
（1）疣赘：①风热型；②血瘀型；③肝旺型。
（2）疣目：①风热血燥；②湿热血瘀；③肝郁痰凝。
（3）扁瘊：①风热蕴结；②气滞血瘀；③热瘀互结。

（四）治疗

疣的病理因素驳杂，包括风、火、湿、毒、瘀、虚等。正气亏虚，脏腑的阴阳气血功能减退往往是发病的内因，六淫等致病因素则为外因。在治疗上应着眼于疾病的本质，内治与外治相结合。内治辨证选用疏风清热解毒之法以驱散外邪；或疏肝理脾、调和气血以扶助正气；或滋肝补肾、调畅情志以荣养经筋。亦可用针灸之法温经通络、扶正祛邪，或以追蚀、浸渍等法直达病所。现对历代医家治法加以概括如下。

1. 辨证论治

（1）疏风解毒：疣之发病，外因多责于风热邪毒。因此在古籍中多选用清热凉血、疏风解毒的药物来治疗疣子。《肘后备急方》提到："恶肉病者，身中忽有肉，如赤小豆粒突出。便长如牛马乳，亦如鸡冠状，亦宜服漏芦汤。"漏芦苦寒，功擅清热解毒、消痈散结，与麻黄、连翘、大黄、芒硝等相配伍，既可祛在表之风热邪毒，又可行气血之瘀。明代李时珍对使用漏卢汤来治疗外科疮疡疾病极为推崇，其在《本草纲目·草部》中载道："古方治痈疽发背，以漏卢汤为首称也。"唐代《新修本草》载："马苋，亦名马齿草，味辛，寒，无毒。主诸肿瘘、疣目，捣揩之饮汁。"日本医家片仓元周著《青囊琐探》载："薏苡仁二钱，甘草一钱，以水一盏半，煎取一盏温服，四五日而疣如拂。"薏苡仁、马齿苋、板蓝根等中药性属寒凉，善于凉血解毒祛疣，临床上经常将这些药物配伍使用来治疗疣病。

（2）疏肝理脾：清代祁坤《外科大成·疣》载道："有大如黄豆，小若黍米，拔之如丝者；有触碎如断束缕，扯之则长，纵之则缩，后两鬓发白点者；有初如赤椹，用杂敷药翻张如菌，又用腐蚀燃大如瘤者……惟六味地黄丸、补中益气汤、逍遥散、归脾汤等药，益养营气，久之悉愈。"认为疣的临床表现不同，形态各异，在治疗上应根据其病证特点辨证论治，滋阴补肾，健脾和胃，益气养营，疾病日久自愈。清代日本医家中神琴溪《生生堂治验·卷上》有载："一老婆有奇疾，每见人面，皆有疣赘，更医治之也，不可胜数，然无寸效。先生诊之，脉弦急心下满，服之三圣散八分，令吐后，与柴胡加龙骨牡蛎汤，自是不复发。"三圣散同名方剂在古籍中约有二十二种之多，此处之三圣散不可考，然辨其证，当属中焦受邪。令吐后，则脾胃得安，气血得复，又予柴胡加龙骨牡蛎汤和解少阳，疏肝理脾，则顽疾可愈。

（3）滋补肝肾：古代医家多认为疣的发病与肝肾关系密切，由肾水不足、相火妄动、肝阴亏虚、经筋失于荣养所致，故在治疗上重视滋补肝肾，调畅情志。《外科枢要·论疣子》有载："疣属肝胆少阳经风热血燥，或怒动肝火，或肝客淫气所致……宜以地黄丸滋肾水，以生肝血为善。"认为疣是肝胆经的病变，风热邪毒侵入人体，津亏血燥，或妄动肝火，肝经久客邪气从而导致疣的发生。因此在治疗上宜滋补肝肾。六味地黄丸中熟地性温而味甘，主入肾经，滋阴补肾，填精益髓；山茱萸酸温，主入肝肾经，搭配其余药物共奏滋水涵木之功。由此则疣病自愈。《医学入门·痈疽总论》载："疣属肝胆小肠经……风热血燥筋缩者，八味逍遥散加黄连，或清肝益荣汤；怒火者，柴胡清肝汤；亡精肾枯筋缩者，肾气丸。切忌寒凉系与灸，误犯出血必伤生。误用寒凉降火之药，及螳螂蚀、蛛丝缠、芫花浆线系、着艾灸等法，轻者反剧，重者大溃，肿痛发热、出血而死。慎之。"清代许克昌、毕法合撰《外科证治全书·疣》亦有载："初起如赤豆，渐渐微槁，日久破裂钻出筋头，蓬松枯槁如花之蕊，多生于手足、胸乳之间，系肝虚血燥，筋气不荣。治宜滋肾水以生肝血，润风燥以荣筋气，归芍地黄汤加牛膝、川芎主之，或为丸常服。"皆认为治疣之法，或疏肝解郁，或滋阴养血，或补肾填精，不提倡使用寒凉降火之药及艾灸腐蚀之法。

2. 外治法

疣生于体表，病势已成则迁延难愈，仅靠内服汤药难奏其效，而采取适当的外治法可以直接作用于患处，起到事半功倍的效果。疣的外治疗法主要包括涂擦、浸渍、追蚀等，现分类叙述如下。

（1）涂擦法：是治疗中医外科疾病常用的方法。《肘后备急方》提到："手足忽发疣。取粱粉，铁铛熬令赤以涂之，以众人唾和涂上，厚一寸，即消。"《太平圣惠方·治疣目诸方》载："治手足忽生疣目方，蒴赤子，按令坏，敷疣目上瘥。"《洞天奥旨·千日疮》载有："齿垢散，治痛疣子神效。用人齿上垢，不拘多少，先用手将疣子抓损，后以人齿上垢敷之，日数次，数日自落。"又载："或用鸡胵皮擦之自愈。"此外，亦有将不同的中药加以炮制配伍治疗疣目者。如《金匮启钥·眼科》载："若初起小核时，即先用细艾如粟米状放用……又紫背天葵子、连叶二两，煮酒醇一壶半，皂角子二三粒，炮热研细，饮酒时搽疣上自消。"《集效方》云："面上疣目。硇砂少许，硼砂、铁锈、麝香等分，研，搽三次自落，急以甘草汁浸洗。"将各种药材或单用，或炮制配伍涂抹患部来治疗疣目，古籍中诸如此类，不胜枚举。

（2）浸渍法：古称溻渍法，是把药物煎汤淋洗患处，以祛除病邪的方法。在治疗中医外科疾病中应用比较广泛。明代朱权《寿域神方》云："肢体疣目，地肤子、白矾等分，煎汤频洗。"

《青囊琐探·治疣神方》载："蛇蜕不以多少，滚汤浸频浣患处，即瘥。"可见古代医家多采用祛风止痒、解毒杀虫之品，如地肤子、蛇蜕等煎汤沃洗患处来治疗疣目。

（3）追蚀法：是用一些具有腐蚀作用的药物，涂抹在局部患处，以祛除各种疣、痣等赘生物的治疗方法。古代医籍中多用石灰、斑蝥、碱及草木灰等作为腐蚀药物。例如，汉代华佗《华佗神方·华佗治疣目神方》中载："疣目者，谓各部有疣子似目也。可用苦酒渍石灰六七日，取汁点疣上，小作疮，即落。"《本草纲目·虫部》提到："疣痣黑子，斑蝥三个，人言少许，以糯米五钱炒黄，去米，入蒜一个，捣烂点之。"其中斑蝥有大毒，人言即砒霜，外用皆有攻毒蚀疮之效。清代章穆《调疾饮食辩》又记载："碱……外用蚀疮疡，久烂死肌恶肉，点疣痣。"点蚀之药虽见效迅速，但多具有毒性，易使皮肤破溃，转为败证，所以用药须格外谨慎。

3. 其他疗法

（1）针灸治疗：在古籍中，采用针灸治疗疣目极为普遍，且多以灸法为主，在选穴上多选取支正、宛宛中、阿是穴等穴位。《本草纲目》云："疣目，支正灸之即瘥……凡赘疣、诸痣，当其上灸三五壮即瘥。"清代蔡贻绩提出针灸结合的治疗方法，其在《医学指要·卷一》中指出："生疣小如指痂疥，补之。灸三壮，针三分。"认为疣形态较小者，针灸可采取补法，扶助体内正气，温经达邪，从而达到治病的目的。

（2）手术疗法：关于疣的手术疗法，古籍中记载甚少。宋代《小儿卫生总微论方》中有载："以针或小刀子决疣子四面，微微血出，取患疮人疮中脓汁敷之，莫得近水，三日外脓溃，其根动自落。"用刀针破开疣子，可使邪有出路，起到"开户逐贼"的作用。取他人疮中脓汁外敷，与种痘之法有异曲同工之妙，是现代免疫疗法的雏形。《金匮启钥·眼科》载："凡治在初……复以右手持小眉刀尖，略破病处。更以两手大指甲捻之令出，则所出者，如豆许小黄脂也。恐出而根不能断，宜更以眉刀尖断之。"认为术者在施刀时要小心谨慎，防止患者出血过多。在割除疣目时，务必断其根，防止复发。

（3）治疗禁忌：关于疣的治疗禁忌，古籍中亦有部分记载。明代汪机《医学原理·治痈疽大法》有言："凡诸癥瘤疣赘等，至年衰时，皆自内溃，急当治于年壮时。"认为癥瘤疣赘等外科疾病应该在人身体强壮、正气充足的时候治疗，否则年老正气亏虚，一旦治法失当，正虚邪陷，则易转为败证。《外科枢要·论疣子》云："大抵此症，与血燥结核相同，故外用腐蚀等法，内服燥血消毒，则精血愈虚，肝筋受伤，疮口翻突开张，卒成败症。"《医学入门·痈疽总论》载："疣属肝胆小肠经……切忌寒凉系与灸，误犯出血必伤生。误用寒凉降火之药，及螳螂蚀、蛛丝缠、芫花浆线系、着艾灸等法，轻者反剧，重者大溃，肿痛发热、出血而死。慎之。"均强调在疣的治疗中，须辨证准确，不能一味使用寒凉降火的药物，亦不可妄用艾灸、腐蚀之法，否则容易耗伤肝肾精血，导致病情加重，危及生命。

总之，疣的病因复杂多样，可因外邪内犯，气血不和而发，亦可由饮食劳倦、情志不遂、脏腑失衡而生。治疗上宜内外治法相结合，通过内治法调和人体脏腑阴阳气血，配合适当的外治法以扶助正气，祛病达邪。在治疗时，要整体把握病证特点，因人施治，不可妄攻，亦不可妄用针刀。愈后注意顾护体内正气，调畅情志以防止复发。

祖国医学博大精深，历代医家对于疣的认识各有其独到之处，遂考究其脉络源流整理如上，望有益于同道。

（孙帅辉　王远韬）

黄水疮源流考

黄水疮之名首见于明代陈实功《外科正宗》。本病是指以皮肤脓疱、结痂、破流黄水、浸淫成疮、瘙痒为主要表现的皮肤疾病，为一种传染性脓疱性疾病。其特点是颜面、四肢等暴露部位结脓疱、脓痂。后世医家关于黄水疮的论述，十分复杂，病机涉及多个脏腑，临床表现纷繁，故从病名、病因病机、证候分类及治疗入手，对历代重要医籍中黄水疮的相关病证论述进行整理研究，考查其学术脉络和规律，颇有意义。

（一）病名

"黄水疮"之病历经数千年而延及今日。由于历代医家对前人临床经验、理论认知的程度、方式不同，在理解上也各有其历史局限性，故不同时期黄水疮之称谓有所不同。纵观历代有关黄水疮的诸多论述，"黄水疮"在古代医书中含义为：脓水流到之处，即便生疮。其在古籍中的别称有"滴脓疮""天疱疮""火赤疮""香瓣疮"等，历代医家多沿用此类病名。

《外科正宗·黄水疮》中云："黄水疮于头面、耳项忽生黄色，破流脂水，顷刻沿开，多生痛痒。此因日晒风吹，暴感湿热，或因内餐湿热之物，风动火生者有之，治宜蛤粉散搽之必愈。"提出"黄水疮"之名，同时指出了其病因病机，并记载了其治疗的代表外用方剂蛤粉散。明代申斗垣《外科启玄》中曰："黄水疮，一名滴脓疮，疮水到处即成疮，亦是脾经有湿热。治宜除湿清热凉血等药治之，外宜玄粉散，看干湿搽之即愈。"提出"滴脓疮"之名，认为"滴脓疮"为黄水疮的别名之一，取其疮水流过之处即成疮疡之意。

清代吴谦等人《医宗金鉴·黄水疮》中亦云："黄水疮如粟米形，起时作痒破时疼，外因风邪内湿热，黄水浸淫更复生。"沿用了"黄水疮"之名，并说明了其病发时特点为痒、痛，此后又详细描述其症状为："此证初如粟米，而痒兼痛，破流黄水，浸淫成片，随处可生。"指出本病的症状表现为形如粟米，又痒又痛，疮破后流黄水，于身体上浸淫成片，随处可见。《医宗金鉴·火赤疮》中云："火赤疮由时气生，燎浆水疱遍身成，治分上下风湿热，泻心清脾自可宁。[注]此证由心火妄动，或感酷暑时临，火邪入肺，伏结而成。"提出了"火赤疮"之名，表明其病发特点为遍身皆生燎浆水疱，并详细描述其症状为："初起小如芡实，大如棋子，燎浆水疱，色赤者为火赤疮；若顶白根赤，名天疱疮。俱延及遍身，焮热疼痛，未破不坚，疱破毒水，津烂不臭。"说明本病初发时小如芡实，大如棋子，形态为燎浆水疱，有色赤者和色白者，均遍身生长，红肿热痛，患处较软，疱破后毒水浸淫，使肌肉溃烂但不生臭味。清代祁宏源《外科心法要诀》中引用了《医宗金鉴》说法，称其为火赤疮或天疱疮。

清代祁坤《外科大成》中认为面属于诸阳，而诸阳的统属唯阳明胃也，因而胃热则面热，胃寒则面寒，胃有风热则面浮肿，胃有湿热则面生疮，并说明黄水疮的症状特点为："头面耳项，忽生黄粟，破流脂水，顷刻沿开，多生痛痒。由外伤风热、内伤湿热所致。"亦提到了"黄水疮"之名，并描述其症状特点为在头面部、颈项部生有黄色粟米状小疮，疮口破溃后流脓水，遍及皮肤，而生痛痒。清代程鹏程《急救广生集》中云："凡毒水流处，即生泡疮，即为黄水疮。手少动即破，乃热毒郁于皮毛。"亦沿用了黄水疮之名，并说明黄水疮多由脓水流过之处浸淫而成。

清代陈士铎《石室秘录·皮毛治法》中云："天师曰：皮毛治法者，感轻之症，病未深入营卫，故从皮毛上治之也。如病疥疮、黄水疮、疿疮是也……黄水疮，凡毒水流入何处，即生大水疱疮，即为黄水疮，手少动之即破。此热毒郁于皮毛也，当以汤洗之即愈。"承袭前人之论沿用了黄水疮之名，同样认为其可由脓水过处浸淫而成疮，并于后文详细记载了其治法，提出了诸多治疗方药，可供后世医家参考。

清代冯楚瞻《冯氏锦囊秘录·胎毒诸疮》中云："面上耳边生疮，时出黄水，浸淫不愈，名香瓣疮。"提到了"香瓣疮"之名，认为面上、耳边所生之疮，流黄水且浸淫难愈者属于本病，并于后文记载了其外涂治法。清代顾世澄《疡医大全·香瓣疮门》中亦云："申斗垣曰：香瓣疮又名浸淫疮，初生甚小，先痒后痛，汁出浸淫，湿烂肌肉，延及遍身，多生面上耳边。"承袭前人所论，认为生于面部、耳边的疮疡，疮形甚小但又痛又痒，溃破后脓水遍流、浸淫肌肉，使之湿烂且延及遍身者，可名之浸淫疮，又名香瓣疮。

（二）病因病机

黄水疮的产生总离不开湿、热二端，脓水浸渍为湿，热毒蕴结为热，历代医家论述其病因病机亦多从湿热着手。

《外科正宗·黄水疮》中即曰："黄水疮于头面、耳项忽生黄色，破流脂水，顷刻沿开，多生痛痒。此因日晒风吹，暴感湿热，或因内餐湿热之物，风动火生者有之，治宜蛤粉散搽之必愈。"说明其病因多为感受日晒风吹，复暴感湿热，湿热交蒸，在暴感湿热的同时，又内食湿热之物，从而动风生火，导致本病，并提出了其外用代表方剂蛤粉散。

《医宗金鉴·黄水疮》中亦云："黄水疮如粟米形，起时作痒破时疼，外因风邪内湿热，黄水浸淫更复生。"描述了黄水疮的形态特点状如粟米，初起时作痒，疮口溃破后疼痛，外部感受风邪热毒，内部湿热之邪蕴结，内外交蒸搏结而成本病，后文又描述本病症状："此证初如粟米，而痒兼痛，破流黄水，浸淫成片，随处可生。"说明黄水疮患处又痒又痛，破溃后流出黄色脓水，浸淫肌肤成片，随处均可生疮，其后明确阐述其病因病机："由脾胃湿热，外受风邪，相搏而成。"明确指出本病的发生是由于外感风邪兼湿热内蕴，交蒸搏结而成，并提出可用升麻消毒饮内服治疗。清代祁宏源《外科心法要诀·发无定处》中亦承袭该书论点，并引用了该书原文，说明黄水疮的成因多由脾胃湿热、复感风邪所致。《外科通论》中亦引用该书论点，同样认为黄水疮的成因与湿热有关。

《外科大成》中认为胃与面部关系密切，胃热则面热，胃寒则面寒，胃有风热则面浮肿，胃有湿热则面生疮，并指出黄水疮的症状特点及病因病机为："头面耳项，忽生黄粟，破流脂水，顷刻沿开，多生痛痒。由外伤风热、内伤湿热所致。"亦明确指出黄水疮成因为"胃有湿热"，多由外伤风热交杂内伤湿热，湿热相搏结而成疮，并且同样认为治疗可内用疏风清热、解毒散结的代表方剂升麻清毒散，外用盐汤、青蛤散，同为清热解毒之品。《石室秘录》中亦认为黄水疮的成因是感受湿热："皮毛治法者，感轻之症，病未深入营卫，故从皮毛上治之也。如病疥疮、黄水疮、疿疮是也……黄水疮，凡毒水流入何处，即生大水疱疮，即为黄水疮，手少动之即破。此热毒郁于皮毛也，当以汤洗之即愈。"提出脓水遍流之处浸淫肌肤可生疮，同时说明了黄水疮多由热毒郁结所致，病机一为湿一为热，并于其后记载了多种内服外擦方药。由此可见黄水疮得之于湿热搏结这一论点得到了历代医家的广泛认同，鲜少有提出其他病因病机者。

（三）证候分类

历代医家对黄水疮证候分类的表述：①暑湿热蕴；②脾虚湿滞；③血热毒聚。

（四）治疗

本病的治疗以清暑利湿为主要治法。证分虚实，实证以祛邪为主，虚证以健脾为主。现将黄水疮的论治归纳整理为以下几点。

1. 辨证论治

（1）清暑利湿：《医宗金鉴·黄水疮》中云："黄水疮……宜服升麻消毒饮，热甚外用青蛤散敷之，湿盛碧玉散敷之即效，痂厚用香油润之，忌见水洗。"指出可用升麻消毒饮内服治疗本病，升麻消毒饮主要用药为当归尾、赤芍、金银花、连翘（去心）、牛蒡子（炒）、栀子（生）、羌活、白芷、红花、防风、甘草（生）、升麻、桔梗等，方中当归尾功擅养血活血；赤芍长于清热凉血；金银花功擅清热解毒；连翘亦长于清热解毒、清心除湿；牛蒡子功擅清热解毒、祛痰利咽；栀子长于清心除烦、清热解毒；羌活功擅祛湿止痛；白芷长于发表祛湿；红花功擅活血化瘀；防风长于疏风散邪；生甘草功擅清心除烦、清热解毒；升麻长于清热祛湿；桔梗功擅发表利湿。诸药合用共奏清热利湿之功。另外，青蛤散主要用药为蛤粉、煅石膏、轻粉、生黄柏、青黛等，全方长于清热解毒、燥湿杀虫，故而可用于治疗本病。碧玉散主要用药为滑石、甘草、黄柏末、红枣肉、青黛等，主要功效为祛暑清热，对湿热所致疮疡亦有一定疗效，故而可用于治疗本病。

《外科大成》中亦提到用升麻消毒饮、青蛤散、碧玉散配合治疗本病，可见此三方利湿清热治疗本病的作用得到了诸多医家的承认。此外，同书中尚记载了"治黄水疮、头疮、眉疮、耳蚀羊胡子、燕窠脓窠等疮"之"二白散"，主要用药为铅粉、轻粉、槐枝等，多取其利湿清热之功。此外尚有治疗黄水疮之"一黄散"，主要用药为黄连、轻粉、冰片等，同样取其清热利湿之功效。另外，书中尚记载有同样治疗黄水疮的"二合散"，主要药物为铅粉、槐花、老松香、银朱等，亦多取其清热利湿之功。

（2）清热凉血：汉代《华佗神方·华佗治黄水疮神方》中曰："黄水疮又名滴脓疮，言脓水所到之处，即成疮也。治法宜：内服除湿清热之药，佐以凉血之剂。"明确指出黄水疮的治疗当用清热、凉血之方剂，并于其后记载其治疗方药，药用茯苓、苍术、荆芥、蒲公英、防风、黄芩、半夏、当归等，方中茯苓利水祛湿；苍术清热燥湿；荆芥发表祛湿；蒲公英清热解毒；防风发表散邪；黄芩清热凉血；半夏燥湿；当归活血。诸药合用共奏清热、凉血之功。其后尚记载有外用方药，选用雄黄、防风、荆芥、苦参等，同样明确指出黄水疮的治疗应以清热凉血为主，无论内服汤剂或是外用洗剂，所用药物皆为凉血清热之品。《外科通论》中云："黄水疮，又名滴脓疮，言其脓水流到之处，即便生疮，故名之也。此疮生在皮毛之外，不在肌肉之内。虽是脾经湿热，亦由肺经干燥，脾来顾母，本以湿气润母也，谁知此湿有热，热得湿而生虫，欲救母而反害母之皮肤也。"提出黄水疮的成因总归脾经湿热，同时可兼肺经干燥。并于后文云："治法内服除湿清热之药，而佐之凉血之味。血凉而热退，热退而水更清，亦易行也，湿热两除，何虫不死？又得外治以解其郁，毒又何能长存乎？故随洗而随愈也。"明确指出本病治疗当以清热除湿为主，佐以凉血清热，血凉而热退，热退则水更清，水得以行，从而湿邪、热邪得以同时清除，病方得愈。

（3）清肝泻脾：《儿科通论》中云："若夫黄水疮，病症属肝脾风热，治法：轻用犀角消毒散，重用连翘防风汤。若大便闭者，用九味解毒散，或加味清凉饮……又有黄水疮一症，肝脾风热酿而成。犀角消毒散可进，连翘防风汤亦灵。"其认为黄水疮成因为肝脾风热，故治当清肝泻脾，并记载其清肝脾风热的代表方剂，如犀角消毒散、连翘防风汤、九味解毒散、加味清凉饮等，根据临床症状轻重不同酌情选择使用。其中犀角消毒散出自明代薛铠《保婴撮要》，主要药物有牛蒡子、甘草、荆芥、防风、犀角（代）、金银花，方中牛蒡子清热利咽、发散风热；生甘草清心除烦；荆芥发散表邪；防风祛风散邪；犀角（代）清热解毒凉血；金银花清热解毒凉血。诸药合用共奏清心去热之功。连翘防风汤同样出自《保婴撮要》，主要药物有连翘、防风、黄连、陈皮、芍药、当归、独活、白蒺藜、荆芥、茯苓、黄芩、甘草、牛蒡子等，所选药物多入肝、脾二经，多属清热疏风之品，故而可疏散肝脾风热，达清肝泻脾之功。九味解毒散同样出自该书，主要药物为黄连、金银花、连翘、芍药、山栀子、白芷、当归、防风、甘草等，选取的同样多为入肝、脾二经且长于清泄热毒之品，因而可用于治疗本病。加味清凉饮同样出自该书，主要药物为当归、赤芍、甘草、大黄、山栀子、牛蒡子等，诸药合用亦共奏清肝泻脾之功。可见清肝脾风热亦为本病的重要治法之一。

2. 外治法

黄水疮的外治法十分庞杂，经过对古代医籍文献的整理，现执简驭繁，将其概括如下。

（1）外洗法：在古代文献中煎汤外洗法在皮肤病的治疗中占据重要地位。《华佗神方·华佗治黄水疮神方》中提到，治疗黄水疮可外用煎汤外洗之法，其用药主要为雄黄、防风、荆芥、苦参等，方中雄黄长于燥湿解毒；防风功擅疏风散邪；荆芥长于疏散表邪；苦参长于燥湿解毒。诸药合用共奏疏风解毒之功，故而可煎汤外洗用于治疗本病。清代傅山《傅氏杂方》中亦记载："雄黄五钱，防风五钱，煎汤洗之即愈。"同样选用雄黄、防风等煎汤洗疮。《傅青主男科重编考释》中曰："凡毒水流入何处，即生大水疱疮，名为黄水疮，手少动之即破，此热毒郁于皮毛也，当以汤洗之即愈。方用雄黄五钱，防风五钱，二味用水十碗，煎数沸，去滓取汁，洗疮上即愈。"亦认为可用雄黄、防风煎汤治疗本病。可见历代医家多喜用雄黄、防风配合煎汤治疗本病，雄黄功擅燥湿解毒，防风长于疏风散邪，二药配合共奏疏风解毒之功，治疗本病有着不可替代的重要疗效。

《石室秘录·皮毛治法》中亦详细记载黄水疮的外治方药："黄水疮，凡毒水流入何处，即生大水疱疮，即为黄水疮，手少动之即破。此热毒郁于皮毛也，当以汤洗之即愈。"同样认为黄水疮应煎汤洗之而治，其后记载的洗方中同样选用雄黄和防风二味药配合治疗本病。《急救广生集》中同样沿袭前人所论，认为用雄黄、防风煎汤洗疮可治黄水疮。近代陆锦燧《鲟溪秘传简验方》中同样引用此种说法，认为雄黄、防风可外治黄水疮，可见此两味药治疗本病的功效得到了历代医家的承认。

（2）调搽法：历代文献中用调搽法治疗黄水疮有着诸多记载和方法。明代龚信《古今医鉴·头疮》中即载有"治肥疮、黄水疮"之方调擦患处，方中主要用药为红枣烧灰、枯矾、黄丹、松香、官粉、银朱等，多取其利湿解毒之功来治疗本病。

清代吴世昌《奇方类编·疮毒门》中载有"治干湿痛，并脓窠疮、黄水疮作痒作痛者"之方，选用大枫子肉、枯矾、樟脑、蛇蜕（烧，存性）、露蜂房（烧，存性）、入地沥青、水银等，诸药同研成膏搽之，方中诸药多长于利湿解毒，故而可用于治疗本病。清代龚廷贤《济世全书》中同样载有"治面上黄水疮"之方，认为用鸡子煎烊，取汗擦疮上，可立愈。鸡子即鸡蛋黄，功可滋阴润燥。不同医家选用不同方药涂擦治疗本病，对当今临床仍具有一定参考意义。

《急救广生集·孩疮》中提到："黄水疮，不论小儿头面遍身俱有，水流湿处即生。"认为黄水疮的患病部位具有普遍性，遍身头面皆可发病，脓水流过之处即可生疮，文后记载了治疗本病的涂擦方药，方中选用铅粉为主药，铅粉功可利湿解毒，故而可用于治疗本病。此外，同书中亦记载了治疗"头上黄水疮及秃痂"的外擦方药，方中主要药物为黄丹、无名异、宫粉、轻粉、片松香等，亦多为解毒利湿之品，外擦患处治疗本病有一定疗效，可以干擦、湿擦治疗不同症状的黄水疮。

清代丁尧臣的《奇效简便良方》中亦提到治疗黄水疮，可以屋内陈吊灰、门窝灰、冰片同用，使香油调搽，取其解毒利湿之功。其后又记载了治疗黄水疮的其他外用方药，主要用药为蚕豆壳、黄丹、花椒、硫黄、枯矾、韭菜根等，诸药多选用解毒、杀虫、止痒、利湿之辈，故而对本病有一定治疗作用。

清代鲍相的《验方新编》中记载用土硫黄、人言、铁锈、椒壳末等外用涂擦治疗黄水疮，所选均为解毒利湿之品。其后又提出只用枯矾、黄丹二味外用涂擦亦可治疗本病，二味药亦同为利湿解毒药物。此外，尚记载有另一方治疗黄水疮，方中用松香、枯矾、宫粉、飞丹等调敷患处，所用药物均长于祛湿、解毒。另外，还记载可用枣肉（烧灰存性）、黄柏共研筛匀，以麻油调搽患处治疗本病，亦为清热祛湿法治疗黄水疮一病的体现。《单方验方·黄水疮》中记载有用蚕豆壳、黄丹为末，用香油调敷患处的治法，此外还可用苍术、糯米粉炒燥研匀涂抹患处，均为外用治疗黄水疮的有效方药。《儿科通论·黄水疮》中记载有可用雄黄、雌黄、川乌制药涂于疮上治疗本病的治法，所选药物多为解毒、利湿之品。《外科通论·黄水疮》中亦提到治疗黄水疮可用四味异功散搓疮上之法，四味异功散出自《疡医大全》，主要药物为制松香、白矾、枯矾、银粉等，书中言其专治黄水疮，选取药物亦多为解毒利湿之品，故而可用于治疗本病。由此可见历代医家治疗本病所使用的外用方药多为在前人基础上加以发挥，用药多为松香、枯矾、雄黄等解毒之品，以调擦患处。

明代龚廷贤《鲁府禁方》中记载有"治头疮并黄水疮"的方药，使用细茶、银朱、水银捣研调搽疮上，同样取其解毒之功。《济世神验良方》中同样记载有"治肥疮""黄水疮"之方，药物多为红枣（烧灰）、枯矾、黄丹、松香、宫粉、银朱等，多取其解毒、利湿之功，依据疮上干、湿不同使用香油调敷或干掺以治疗本病。明代张昶《小儿诸证补遗》中治疗本病使用嫩黄芪、豆粉等，同样使用香油调搽为辅调擦药粉以治本病。

（3）外敷法：清代熊应雄《小儿推拿广意·杂症门》中提到："黄水疮多生小儿头面，或耳或眉目，或口鼻黄水流至即生。以蛤粉散敷之，效甚。"并附有蛤粉散方药，方中主要药物为蛤粉、石膏、黄柏末、轻粉等，多取其解毒、利湿之功以治疗本病。清代昊杖仙《吴氏医方汇编》中云："此症皆湿热而生……敷之即愈……荆芥、防风各二钱……搅匀，俟冷敷之。"认为外敷法亦为黄水疮的常用疗法之一，并使用荆芥、防风等外敷治疗本病，取其疏散外邪之功。

近代陈守真《儿科萃精》中认为"小儿最多疮疡"，并载有方药治疗小儿黄水疮，如用煅石膏、龙骨、片松香、枯白矾共研细末，以鸡蛋黄熬油敷上等，所选取药物同样多为解毒、祛湿之品。《儿科通论》中亦用煅石膏、龙骨、片松香、枯白矾等治疗本病，可见解毒利湿确为治疗本病的大法。

3. 其他疗法

明代兰茂《滇南本草》中有许多食物或者单味药治疗黄水疮的记载。如《滇南本草·黄瓜》中曰："黄瓜，味辛、微苦，性大寒。动寒痰，胃冷者，食之，腹痛吐泻，解疮癣热毒，消烦。"故而黄瓜可用治黄水疮，书中认为黄瓜藤可治疗黄水疮，使用黄瓜藤（阴干火焙存性）、枯矾共为细末，搽疮上，认为可使黄水即干。再如《滇南本草·鹅》中认为鹅掌上黄皮烧灰，调油可擦涂黄水疮生处。"鹅，味甘，性微寒，无毒。治五脏热，清六腑，而润皮肤，可和面脂。"其掌上黄皮，烧灰调油，可用治黄水疮、冻疮，有神效。另，《滇南本草·瓶儿草》中尚认为瓶儿草可擦涂治疗黄水疮，"瓶儿草味淡，性微温"，功可"行经络，消气结，散瘰疬、马刀、结核、鼠疮溃烂"，治脓血不止，补气血虚弱，调元。文后记载有外治方药，单用一味瓶儿草可搽治癣疮、小儿黄水疮。此外，《滇南本草·桃》中亦认为毛桃皮烧灰可治黄水疮。

清代汪昂《本草易读·马齿苋》中亦云："耳内外恶疮，头疮、黄水疮。同黄柏为末敷之。"认为马齿苋与黄柏同为末可敷疗黄水疮。另外，清代黄元御《玉楸药解·柏子仁》认为，柏子仁炒后可涂抹治疗黄水疮，"柏子仁味甘、辛，气平，入足少阴脾、手阳明大肠、手少阴心、足厥阴肝经"，功可润燥除湿、敛气宁神。柏子仁辛香甘涩，秉燥金敛肃之气，而体质则极滋润，能收摄神魂，宁安惊悸，滑肠开秘，荣肝起痿，明目聪耳，健膝强腰，泽润舒筋，敛血止汗，燥可泻湿，润亦清风，至善之品，因而可外用治疗本病。

综上所述，历代医家对黄水疮的认识繁多，辨证思路多种多样，遂整理如上，考镜源流，以飨同道。

（李　玉　王泽芸）

癣 源 流 考

"癣"的相关记载最早见于春秋时期左丘明《国语》，隋代巢元方《诸病源候论》中关于癣病的描述和分类对后世影响甚大，唐代孙思邈《备急千金要方》中的"癣疮"亦是指癣病。后世对癣病的分类不尽相同，到了清代以六种癣病的分类方法稳定下来。其中关于癣的论述，在《诸病源候论》、明代陈实功《外科正宗》、清代吴谦等人《医宗金鉴》、清代祁宏源《外科心法要诀》等书中均有详细记载。现从病名、病因病机、证候分类及治疗入手，对历代重要医籍中癣的相关病证论述进行整理研究，考查其学术意义。

（一）病名

由于历代医家对于理论认知的程度、方式不同，在理解上也各有其历史局限性，故不同时期对癣的理解分类和称谓均有所不同，此处主要考证"白秃疮""肥疮""鹅掌风""脚湿气""圆癣""阴癣""紫白癜风"等常见病名。

1. 头部之癣

（1）白秃疮：为与当今"白秃疮"内涵大致相同的病证，最早见于《神农本草经》，此时尚名"白秃",文曰:"松脂,一名松膏、一名松肪、味若温、生山谷。治痈疽恶疮、头疡白秃,疥瘙风气、安五脏、除热。"指出松脂可治疗"白秃"一症,即"白秃疮"。陈延之《小品方》记载有"小儿白秃"之名,其"治少小百病诸汤方"篇中记载有:"乳母者,其血气为乳汁也……今但令不狐臭、瘿瘤、軃瘿、气味、蜗蚧、癣瘙、白秃、疬疡、瘑唇、耳聋、齆鼻、癫眩,无此等病者,便可饮儿也。"提到乳儿之"白秃"。

晋代龚庆宣《刘涓子鬼遗方》记载有"白颓疮",症状与如今的白秃疮比较相似,并于其后记载了其治法。《诸病源候论》亦记载有"白秃",并指出病因是"蛲虫发动",其"毛发病诸候"篇中载有:"凡人皆有九虫在腹内,值血气虚则能侵食。而蛲虫发动,最能生疮,乃成疽、癣、瘑、疥之属,无所不为。言白秃者,皆由此虫所作,谓在头生疮有虫,白痂甚痒,其上发并秃落不生,故谓之白秃。"

《备急千金要方》记载有"白秃"和"小儿秃头疮",并载有"治小儿秃头疮方""治小儿头秃疮方""治小儿头秃疮,无发苦痒方"等方药。唐代孟诜《食疗本草》中记载有"秃疮""白秃"和"小儿秃疮"之名。宋代刘昉《幼幼新书》记载有"小儿白秃疮"之名,并详细描述了其症状:"小儿白秃候:白秃之候,头上白点斑剥,初似癣而上有白皮屑,久则生痂又成疮,遂至遍头。洗刮除其痂,头皮疮孔如箸头大,里有脓汁出,不痛而有微痒时,其里有虫,甚细微难见。九虫论亦云:是蛲虫动作而成此疮,乃至自小及长大不瘥,头发秃落,故谓之白秃也。"亦称其为"白秃"。

宋代《小儿卫生总微论方》把秃疮分为"白秃"和"赤秃",从描述的症状来看,"白秃"更接近于今天的肥疮,其文曰:"小儿头有秃疮者,按九虫论云:是蛲虫动作,与风邪相乘,上于头之皮肤,抟于血气,伤其荣卫而所生也。营为血,受病则为赤秃;卫为气,受病则为白秃。营在内,邪稍难干,故患赤秃者少;卫在外,邪易得着,故患白秃者多。"将赤秃和白秃分开,并认为患白秃者为多。于是其后论述白秃症状为:"其始生如癣之斑点,上有皮屑,渐渐作痂,以成其疮,遂至满头发落逮尽。若刮去其痂,则疮皆是孔眼,大小不等,如虫之窠,有脓汁出,不痛而痒,痒乃不可禁,是知有虫为风也。又一种俗呼为鬼舐头,小儿有头疮,遇夜被鬼舐之,则引及满头有赤痂,或云便赤秃也。"认为白秃初起时形态为斑斑点点,其上有皮屑,逐渐形成皮痂而成疮,从而导致发脱发落而秃,皮痂下的疮癣遍布孔眼,大小不一,形似虫窠,有脓水分泌,不痛但极痒。

明代《普济方》亦沿袭《诸病源候论》关于白秃病因的说法,并记载了另外的异名即"头秃""白秃癀"。明代缪希雍《本草单方》中记载有"白秃虫疮",其后医家下津寿泉在《幼科证治大全》中记载有"小儿头上白秃",清代赵学敏《串雅内外编》中记载有"小儿白秃癞疮"。

综上所述,《神农本草经》中始见"白秃"一名,而《刘涓子鬼遗方》始载有"白颓疮"之名,《诸病源候论》中提出了白秃病因是蛲虫,对后世影响颇大。明代《普济方》首见"头秃""白秃癀"之名。

(2)肥疮:《诸病源候论》即记载有"口下黄肥疮",但系指"黄肌疮"而非本病。汉代郑玄《周礼注疏》曰:"疕,头疡,谓头上有疮含脓血者。"根据后人的解释,"疕"既与"秃发"有关系,又与"头疮脓血"有关系,故此"疕"可视为黄癣的最早记载。《备急千金要方》和其后王焘《外台秘要》中亦记载有"肥疮",但实际上亦是"燕口疮"和"黄水疮",而非本病。其后丹波康赖《医心方》记载的"肥疮"相当于如今的"黄肌疮"和"黄水疮",亦非本病。《普济方》中则记载有"肥疮"之名,其曰:"凡热疮起,便生白脓,黄烂疮起即浅,但出黄汁,名肥疮。"清代祁坤《外科大成》记载的肥疮描述症状与如今的肥疮较为相似。

程云鹏《慈幼新书》亦记载有"肥疮",清代王洪绪《外科证治全生集》记载有"蜡梨""蜡梨疮"与"肥疮"并列,王氏将诸疥疮皆归为湿邪所致,并列出了湿邪可以导致的疮疡名称:"其名有脓窠、癞疥、绣球风、猴狲疳、湿风、顽癣、蛀发癣、小儿疳、肥疮、蜡梨、火珠、冻疮、臁疮、烂腿、漆疮诸征。"清代文晟《慈幼便览》中认为肥疮即为黄水头疮,并描述了其症状特点为:"其疮黄水流下,即沿生,渐至眉耳,不治则杀人。"明确提出了肥疮之名的同时,于后文详细记载了其治疗方法。

《外科心法要诀》中对肥疮的描述为:"此证头生白痂,小者如豆,大者如钱,俗名钱癣,又名肥疮,多生小儿头上,骚痒难堪,却不疼痛。日久延漫成片,发焦脱落,即成秃疮,又名癞头疮,由胃经积热生风而成。"说明肥疮为秃疮中形状较大者,又名"钱癣",多生于小儿头上,甚痒但不疼痛,日久可蔓延成片导致毛发脱落,变成秃疮。《苏敬注》中有云:"骨灰主阴蚀哽不出,血主小儿丹肿,皮主丹隐疹,脑主诸痫,肠主小儿肥疮。"亦沿用了"肥疮"之名。

2. 面部之癣

(1) 吹花癣:明代周文采在《外科集验方·疥癣》中记载:"又有面上风癣,初起瘖㾦或渐成细疮,时作痛痒,发于春月名吹花癣,女人多生之。此皆肺经蕴积风热,阳气上升发于面部,或在眉目之间,久而不愈恐成风疾。"可以认为是"吹花癣"一名在古籍中的最早记载,认为发于面部,逐渐变为细小疮癣,时有痛痒者名为吹花癣,多发于女子面部。此后"吹花癣"一名亦有沿用,如明代沈之问《解围元薮》、明代王肯堂《证治准绳》、清代祁坤《外科大成》、清代吴谦等人《医宗金鉴》、清代祁宏源《外科心法要诀》、清代赵学敏《本草纲目拾遗》、清代许克昌及毕法之《外科证治全书》等著作中均出现"吹花癣"之名。

《解围元薮》中亦记载有"吹花疮"一名,是吹花癣的异名。《证治准绳·疡医》中记载的"面上风癣疮"一名亦指吹花癣。清代《济世神验良方》记载有"面上风癣"之名,后世亦有沿用,如清代吴杖仙《吴氏医方汇编》、清代沈金鳌《杂病源流犀烛》中均见本名。清代程鹏程《急救广生集》中记载有"颈面花癣"一名,后世亦有沿用,如清代鲍相璈《验方新编》、清代龚自璋《家用良方》中均见此名。

综上所述,五代李珣《海药本草》中所载"花癣"是吹花癣的最早记载,其后《解围元薮》中的"吹花疮"、《万氏家抄济世良方》中的"粉花癣"、《证治准绳·疡医》中的"面上风癣疮"、《疡医大全》中的"吹风癣"、《吴鞠通医案》中的"虫斑"、《急救广生集》中的"颈面花癣"、《验方新编》中的"头面花癣"、《外科备要》中的"吹毛癣"等都是吹花癣的别名。

(2) 奶癣:晋代葛洪《肘后备急方》中所载"小儿头面疮"即是指奶癣,此是"奶癣"一病在中医古籍中的最早记载。后世沿用"小儿头面疮"者亦多,如《千金方》、唐代王焘《外台秘要》、宋代《圣济总录》、元代许国桢《御药院方》、明代《普济方》、清代王文选《幼科切要》等著作中均沿用此名。《诸病源候论》记载有"乳癣"一名,后世亦有沿袭,如北宋《太平圣惠方》中亦出现"乳癣"。清代凌奂《外科方外奇方》中亦载有"乳癣"之名,并云:"此由饮乳,乳汁渍着乃生,复以乳汁洗之,即差。"沿用乳癣之名的同时提出了其发病原因。

奶癣在古籍中的异名颇多,如《肘后备急方》中的"小儿头面疮"、《诸病源候论》中的"乳癣"、《幼幼新书》中的"小儿奶癣""胎癣""炼银疮癣"、《叶氏录验方》中的"小儿胎疮"、《太平惠民和剂局方》中的"湿奶癣"、《本草纲目》中的"小儿胎癣""炼眉疮""炼眉疮癣""眉炼癣疮""小儿眉疮"等。

3. 颈项之癣——牛皮癣

《诸病源候论》中记载："俗云：以盆器盛水饮牛，用其余水洗手、面，即生癣，名牛癣。其状皮厚，抓之硬强而痒是也。其里亦生虫。"认为用饮牛水洗手、洗面可导致牛癣，此外，书中又载有："摄领疮，如癣之类，生于颈上，痒痛，衣领拂着即剧。云是衣领揩所作，故名摄领疮也。"其"摄领疮"一名指出了牛皮癣好发于颈项部的特点，后世沿用较多，如丹波康赖《医心方》、宋代《太平圣惠方》、明代王肯堂《证治准绳》、明代龚廷贤《济世全书》中均可见本名。《圣济总录·诸癣》中记载："论曰：癣之字从鲜，言始发于微鲜，纵而弗治，则浸淫滋蔓。其病得之风湿客于腠理……又或牛犬所饮，刀刃磨淬之余水，取以盥濯，毒气传人，亦能生癣。故得于牛毒者，状似牛皮。于诸癣中，最为瘴厚邪毒之甚者，俗谓之牛皮癣……故痛痒不已，久而不差，又俱谓之久癣。"这里可以被视为"牛皮癣"一名在中医古籍中的最早记载，认为牛皮癣为病多得之于牛毒，发病时状如牛皮，病程日久不愈。书中亦出现"牛皮风癣""牛皮顽癣"等名，均被后世医家沿用。

4. 躯干之癣

（1）圆癣：《诸病源候论·圆癣候》中记载："圆癣之状，作圆文隐起，四畔赤，亦痒痛是也。其里亦生虫。"明确提出圆癣的病名，并描述了其典型症状。后世医家亦有沿用，如丹波康赖《医心方》、宋代《太平圣惠方》、明代《普济方》、清代汪启贤《济世全书》、清代张璐《张氏医通》等均见其名。《圣济总录》中还记载有"雀目癣"一名，亦是指圆癣，后世亦有沿用，如《普济方》中亦见此名。明代兰茂《滇南本草》记载有"铜钱癣"一名，亦为圆癣别名，并提出白果烧灰擦涂可治牛皮癣、铜钱癣。后世对其亦有沿用，如清代周诒观《秘珍济阴》、凌奂《外科方外奇方》中均有记载。《本草纲目》记载的"荷钱癣疮""头面钱癣"都是指圆癣，其中后世对"头面钱癣"一名沿用的著作有清代汪昂《本草易读》、姚俊《经验良方全集》等。《外科大成》记载有"钱癣"一名，后世亦有沿用，如《本草易读》等。

总之，"圆癣"一名首见于《诸病源候论》，此外同书中的"雀眼癣"、《圣济总录》中的"雀目癣"、《鸡峰普济方》中的"圈癣"、宋代陈无择《三因极一病证方论》中的"荷叶癣"、《滇南本草》中的"铜钱癣"、《本草纲目》中的"荷钱癣疮""头面钱癣"、明代喻政《虺后方》中的"笔圈癣"、《外科大成》中的"钱癣"、《吴氏医方汇编》中的"金钱癣"、《疡医大全》中的"圈子癣"、《急救广生集》中的"脸癣"等都是圆癣的别名。

（2）紫白癜风：《诸病源候论·疬疡候》记载："疬疡者，人有颈边、胸前、腋下自然斑剥，点相连，色微白而圆，亦有乌色者，亦无痛痒，谓之疬疡风。此亦是风邪搏于皮肤，血气不和所生也。"其描述的"疬疡风"症状与如今的紫白癜风十分接近。其后"疬疡"一名被后世医家广泛沿用，如宋代唐慎微《证类本草》、明代徐春甫《古今医统大全》、明代李时珍《本草纲目》、清代闵钺《本草详节》中均有记载。

《华佗神方》中载有华佗治夏日斑神方："先用水洗净汗垢，然后研密陀僧为末，以胡瓜蒂蘸擦数次，即愈。"此处"夏日斑"亦是指本病，提到的治疗主药密陀僧对后世有很大借鉴意义。《医宗金鉴》中也提到："紫白癜风无痒痛，白因气滞紫血凝，热体风侵湿相搏，毛窍闭塞发斑形。"提出了紫白癜风发病不痒不痛，形似斑点，其后又分别对紫、白两种癜风进行了阐述："此证俗名汗斑，有紫、白二种。紫因血滞，白因气滞。总由热体风邪、湿气，侵入毛孔，与气血凝滞，毛窍闭塞而成。多生面项，斑点游走，延蔓成片，初无痛痒，久之微痒。"又提出了紫白癜风的另一别称"汗斑"，将其分为紫、白两种，认为这种癣多发生于面部颈项，蔓延成片。

总之，"紫白癜风"在古籍中的异名颇多，比如《肘后备急方》中的"疬疡"、《诸病源候论》中的"疬疡风"、《扁鹊心书》中的"汗斑"、《医说》中的"紫白癜癣"、《仁斋直指方论》中的"白紫癜风""赤白癜风"、《本草纲目》中的"紫白癜斑"、《玉楸药解》中的"白点汗斑"、《彤园医书（外科）》中的"紫白汗斑"、《华佗神方》中的"夏日斑"等。

5. 阴部之癣

（1）肾囊风：梁代陶弘景《名医别录·乌喙》记载："乌喙味辛，微温，有大毒。主治风湿，丈夫肾湿，阴囊痒，寒热历节，掣引腰痛，不能行步，痈肿脓结。"此处的"阴囊痒"接近于如今的肾囊风。此处亦可视为肾囊风一病在中医古籍中的最早记载。"阴囊痒"一名后世亦有沿用，如唐代苏敬《新修本草》、唐代《千金翼方》、唐代《证类本草》中可见此名。"阴囊痒湿"之名后世亦有沿用，见于清代顾松园《顾松园医镜》等。

（2）阴癣：金代张从正《儒门事亲·湿癣》所述"两股间湿癣"即"阴癣"之最早记载，来源于一则医案："一女子年十五，两股间湿癣，长三四寸，下至膝。发痒，时爬搔，汤火俱不解；痒定，黄赤水流，痛不可忍。"描述了阴癣的症状为痒痛不可忍，流黄赤脓水，且蔓延成片。其后"两股间湿癣"之名多有沿用，如明代龚信《古今医鉴》、明代王肯堂《证治准绳·疡医》等。明代方贤《奇效良方》中记载有"阴部湿淹疮"，也是指阴癣，后世沿用该名的有楼英《医学纲目》等。明代倪朱谟《本草汇言·紫葳花》中首载"阴癣"一名，其后著作沿用较多，如缪希雍《神农本草经疏》、孙文胤《丹台玉案》等。

综上所述，《儒门事亲》中的"两股间湿癣"是阴癣的最早记载，《本草汇言》始载"阴癣"一名，《陈莘田外科方案》中的"烂皮阴癣"、《伏邪新书》中的"肾脏风"等均是阴癣的别名。"臊癣""瘙癣""腿丫癣""胯间癣"等则是民间俗称。

6. 四肢之癣——四弯风

《外科大成·胫部》记载："四弯风生于腿弯脚弯，一月一发，痒不可忍，形如风癣，搔破成疮。用大麦一升入砂锅内，水煮麦开花为度，乘热先熏后洗。日二三次，五七日可愈。"这里的"四弯风"与现代的四弯风相同，均指发生于四肢弯曲处的湿疹。其后，"四弯风"一名为后来医家沿用，如《医宗金鉴》、清代顾世澄《疡医大全》等著作。《医宗金鉴》中除沿用四弯风病名外，还对其进行发挥，指出了其成因为风邪外袭："四弯风生腿脚弯，每月一发最缠绵，形如风癣风邪袭，搔破成疮痒难堪。[注]此证生在两腿弯、脚弯，每月一发，形如风癣，属风邪袭入腠理而成。其疮无度，搔破津水，形如湿癣。"并详细描述了四弯风的发病多生于腿弯、脚弯处，形似湿癣，抓破后流出脓水。

7. 手足之癣

（1）鹅掌风：《解围元薮》首载"鹅掌风"一名，详细记载了其症状、成因及治法："此症先于手心并指丫间，生紫白癜，麻痒顽厚，抓之有白皮鳞屑，搔后又痛又痒，汤沃则爽，每于汤中爬破成疮，或红白乖癞。其形俨如鹅鸭脚皮，故以名之。"认为鹅掌风发病又痒又痛，形态颇似鹅鸭脚皮，以热水疱癣可缓解。其后又云："或生于足面及穿鞋处，混如鞋面而生，俗云鞋带疮，又名鞋套风，其实即此风也。久则穿溃，秽烂脓臭，延及遍身，败恶弥甚。"将鹅掌风又称为"鞋带疮""鞋套风"，因多生于足面或穿鞋处而名之，日久不愈则溃破流脓，延及遍身，预后较差。此后描述其发病部位为："乃因劳心焦思，饥饱肆欲，汗露纵力，风湿伤血，或暴怒冷餐，火邪入肝，心肺戕害，日渐虚损。发于肝家，故先起四肢、四末，次伤及根本也。不可轻视，最耗真元。"认为本病多发于四肢及四肢末端，病情较重。另外，同书中尚记载了一种癣，名之鹅爪风："另有一种指甲浮薄，隐隐如见血痕，不痛而作拘急不爽，名曰鹅爪风。久则烂去爪甲，指头脱落，大害难救。"认为鹅爪风发于指端，发病时指甲浮薄，血痕隐隐，不痛但见手指拘挛，日久不愈则爪甲溃烂、手指脱落，预后很差。其后医家对"鹅掌风"之名沿用甚多，如《古今医统大全》、吴正伦《养生类要》、张介宾《景岳全书》、清代王梦兰《秘方集验》等均见此名。

明代李梴《医学入门》中记载有"鹅掌风癣"一名，后世沿用的有明代龚信《古今医鉴》、明代龚廷贤《种杏仙方》等。明代李盛春《医学研悦》记载有"鹅掌癣"一名，后世沿用较多，如吴世昌《奇方类编》中即沿用其名，并记载了其治疗方药。

总之，"鹅掌风"一名首见于《解围元薮》，其后《医学入门》中的"鹅掌风癣"、《古今医鉴》中的"鹅掌癣疮"、《医学研悦》中的"鹅掌癣"、《外科大成》中的"鹅掌疯"、《疡医大全》中的"鹅掌疯癣"等都是鹅掌风的别名。

（2）脚湿气：《圣济总录》首载"脚气疮"一名，其后《普济方》《外科心法要诀》、易凤翥《外科备要》等著作均沿用"脚气疮"一名。明代胡濙《卫生易简方》始载"脚指缝烂疮"一名，并提出了其外治方药："治脚指缝烂疮，用挦鹅时，取鹅掌黄皮，焙干，烧灰存性，为末，湿则掺之。"后世对该名沿用较多，如《奇效良方》等书中见载。《本草纲目》始载"脚丫湿烂""足趾丫湿烂疮"之名，其中"脚丫湿烂"沿用较多，如《本草单方》等可见载。《外科正宗》记载有"臭田螺""田螺泡""脚丫作痒"等名，其中"臭田螺"相当于"趾间型"脚湿气，文曰："臭田螺，乃足阳明胃经湿火攻注而成。此患多生足指脚丫，随起白斑作烂，先痒后痛，破流臭水，形似螺靥，甚者脚面俱肿，恶寒发热。"认为"臭田螺"一症多发于足趾处，初起即为白斑溃烂，痒痛难止，溃破后流脓臭腥水，严重者足面皆肿大，甚至导致全身症状（如恶寒发热等），预后较差。

（二）病因病机

癣多因生活、起居不慎，感染真菌，复感风、湿、热邪，湿热生虫，郁于腠理，淫于皮肤所致。现将其病因病机概括为风湿外袭、湿热邪毒、起居不慎、火热血燥几端，分别论述如下。

1. 风湿外袭

本病可由风湿热邪客于腠理，湿热生虫，作痒作疮；亦可由理发染毒而致。《太平圣惠方》中云："夫足太阴为脾之经，其气通于口；足阳明为胃之经，手阳明为大肠之经。此二经脉，并夹于口，其腑脏虚，为风邪湿所乘，气发于脉，与津液相搏，则生疮，恒湿烂有汁，世谓之肥疮，亦名燕口也。"指出肥疮可由风湿之邪与津液相搏而成。《圣济总录》记载："小儿体有风热，脾肺不利，或湿邪搏于皮肤，壅滞血气，皮肤顽厚，则变诸癣，或斜或圆，渐渐长大，得寒则稍减，暖则痒闷，搔之即黄汁出，又或在面上，皮如甲错干燥，谓之奶癣。"说明风热、湿邪均可导致奶癣的发生。

宋代陈无择《三因极一病证方论·癞风证治》记载："男子精血不调，外为风冷所袭，致阴下湿痒，搔之不已，流注于脚，悉生疮疡，名曰癞风。"此处的"癞风"亦接近于肾囊风，为风邪外袭致湿邪下注而发。《外科正宗·肾囊风》记载："肾囊风乃肝经风湿而成。"明确提出了肾囊风发病是由肝经风湿。《疡医大全·肾囊风门》中亦记载："王肯堂曰：肾脏风即肾囊风疮，生于隐处，瘙痒成疮，挟有耳鸣耳痒，鼻赤齿浮，指甲缝白等证是也。戴院使曰：风俗名肾脏风疮，因精水调外，为风湿所袭，从阴囊湿汗作痒起，流注四肢，手子白色，悉生疮疡（蛇床子、吴茱萸或甘草节煎洗，外用苋菜根、茎、叶，烧存性干掺，并治阴汗生疮）。陈实功曰：肾囊风乃肝经风湿而成，其患作痒，喜浴热湿，其形肾囊疙瘩顽麻，破流脂水者是。"引用诸医家论点，均提及风邪可为本病致病因素。

紫白癜风多因感受暑湿侵袭皮肤，以致气血凝滞而成。《慎斋遗书》指出："紫白癜风，疬风中别一种也。风、湿、燥、火皆有之。"说明紫白癜风发病原因复杂，风湿燥火皆可为因。《外科正宗》中有载："紫白癜风乃一体二种。紫因血滞，白因气滞，总由热体风湿所侵，凝滞毛孔，气血不行所致，此皆从外来矣。初起毛窍闭而体强者，宜万灵丹以汗散之，次以胡麻丸常服，外用密陀僧散搽擦，亦可得愈。"同样认为紫白癜风多由风湿内侵所致，方药亦选用胡麻丸和密陀僧散。《外科通论》中亦曰："白秃疮俗名癞痢，乃剃头时腠理司开，外风袭入，结聚不散，以致气血不潮，皮肉干枯，遂成白秃疮，久则发白脱落。"亦说明本病致病病机为风湿邪气从外侵袭而入。

2. 湿热邪毒

清代高秉钧《疡科心得集》中云："白秃疮者，乃足太阳膀胱、督脉二经受湿热，生虫作痒，疮痂高堆是也。风袭则起白屑，热甚则秃，久则伤孔而不生发。"认为膀胱经、督脉二经感受湿热邪毒可生虫作痒，变生白秃疮。其后又云："肥疮生于头顶，乃脏腑不和之气上冲，血热之毒上注，小儿阴气未足，阳火有余，故最多犯之。"说明湿热邪毒侵袭机体可致生癣，更强调小儿为纯阳之体，故而最易受到血热邪毒侵袭，后文中记载的治疗参考药物也多为清热解毒、活血凉血之品。

《诸病源候论》中亦记载："雀眼癣，亦是风湿所生，其文细似雀眼，故谓之雀眼癣。搔之亦痒，里亦生虫。"其中"雀眼癣"亦是指圆癣，病因为风湿所生。同书中亦云："癣病之状，皮肉隐疹如钱文，渐渐增长，或圆或斜，痒痛，有匡郭，里生虫，搔之有汁。此由风湿邪气，客于腠理，复值寒湿，与血气相搏，则血气痞涩，发此疾。"明确指出风湿邪气客于腠理之后内侵机体，变生寒湿，复与血气相搏可致本病。另外，书中还描述干癣为："干癣，但有匡郭，皮枯索，痒，搔之白屑出是也。皆是风湿邪气，客于腠理，复值寒湿，与血气相搏所生。若其风毒气多，湿气少，故风沉入深，故无汁，为干癣也。"同样明确指出干癣的发病原因为风湿邪毒客于腠理，入里与血气相搏结而成癣。同书中亦描述湿癣为："湿癣者，亦有匡郭，如虫行，浸淫，赤，湿痒，搔之多汁成疮，是其风毒气浅，湿多风少，故为湿癣也。"说明湿邪侵袭入里亦可导致湿癣。

《外科通论》中亦云："肥粘疮多生于小儿头上，俗名肥疮。头上乃太阳经也，身感风热不散，而毒乃浮于头上，遂生此疮。"亦说明风湿热邪客于头部可致肥疮。可见癣病多由肥胖痰湿之体，外感风毒湿热之邪，蕴积肌肤所致；或由接触不洁之物，外染风湿之邪所致。

3. 起居不慎

《疡医大全》有曰："陈实功曰：肥疮由胎毒而成者少，因饮食之后油手摩头，或枕头不洁而成者多。申斗垣曰：此疮宜槐条煎汤洗净，以烟胶、枯矾、轻粉研细，熟油调搽。"综合各家之言，说明生活起居不慎也可导致癣的发生。

4. 火热血燥

鹅掌风等癣病多因外感湿热之毒，凝聚皮肤或由相互接触毒邪感染而成，甚则可因气血不畅，皮肤失养，或由足气之湿毒染发。《外科正宗·鹅掌风》中有云："鹅掌风由手阳明、胃经火热血燥，外受寒凉所凝，致皮枯槁；又或时疮余毒未尽，亦能致此。"明确指出了鹅掌风的病因病机可由火热、血燥而致，手部皮肤枯槁，形成"初起红斑白点，久则皮肤枯厚、破裂不已"之癣。后文亦提供了参考治法，用二矾汤熏洗患处。清代程钟龄《外科十法》中载有："白秃疮，此火旺血虚而生虫也。"同样提到郁热化燥，气血不和，导致肌肤失养是白秃疮的致病因素。

（三）证候分类

历代医家对癣证候分类的表述有：①风湿蕴肤；②肌肤湿热；③血虚风燥；④感染虫动。

（四）治疗

癣的治疗方法庞杂，内治法较少，以外治法为主，而本病治法又可依据证候不同而辨证分治，主要可分为祛风除湿、杀虫止痒、清热化湿、润燥止痒等，经对古代医籍文献的整理，将其根据不同证候概括如下。

1. 内治法

（1）祛风除湿：《丹溪治法心要》中载有治白秃疮之方，使用防风通圣散酒调服，防风通圣散主要用药为大黄、芒硝、荆芥、麻黄、栀子、芍药、连翘等，其中多为疏风散邪之要药，故而可用治癣病。《太平圣惠方》中亦记载了治紫白癜风之内服方药，使用桑枝、益母草等煎煮成膏，以温酒调服，所用主药桑枝亦为疏风散湿之药。宋代王璆《是斋百一选方》中亦载有治疗紫白癜风的内服方药，所用药物主要有赤芍药、当归、苦参、赤土等煎煮熬油，热酒调下，所用药物均长于消风除湿。《医宗金鉴》中载有祛风地黄丸，功擅祛风补益，可治鹅掌风及诸疮燥裂，其主要用药为干地黄、沙蒺藜、酒炒川柏、知母、枸杞、牛膝、酒炒菟丝子、独活等，其中地黄养阴生津，蒺藜疏风清热，黄柏清热祛湿，知母清热不伤阴，枸杞养阴益气，牛膝健脾除湿，菟丝子健脾益气，独活疏风除湿，诸药合用共奏祛风除湿之效。《古今医统大全》中载有可内服治疗本病的加减大造苦参丸，所用主要药物有苦参、防风、荆芥、苍耳子、胡麻子、皂角刺、蔓荆子、炒牛蒡子、炒黄荆子、枸杞子、何首乌、蛇床子、生地黄、香白芷、薄荷等，方中苦参、防风、荆芥、胡麻子等主药皆有祛风除湿之效。

清代时世瑞《疡科捷径》中记载："肥疮风湿两凝成，淫痒滋蔓黄水频。外面宜敷青蛤散，消风内服自开陈。"说明此类癣病多由风、湿两邪合成，内治可服消风散消风除湿。消风散药物组成主要有荆芥、防风、牛蒡子、蝉蜕、苍术、苦参、木通、石膏、知母、当归、生地、胡麻仁、甘草等，方中荆芥、防风、牛蒡子、蝉蜕为君药，疏风止痒，透邪外达，以祛除在表之风邪。苦参、苍术为臣药，苦参性寒，清热燥湿止痒，苍术祛风燥湿、辟秽、发汗、健脾，两者相配，燥性尤强，既燥湿止痒，又散风除热。风热在于肌肤，郁而生热，故以石膏、知母清热泻火；风邪侵入血脉，易耗伤阴血，故以当归、生地、胡麻仁养血活血，有"治风先治血、血行风自灭"之意，共为佐药。甘草清热解毒，又能调和诸药，为佐使药。诸药合用，以祛风为主，配伍祛湿、清热、养血之药品，使祛邪之中兼顾扶正，使风邪得散，湿热得除，血脉调和，则疮癣自消。

（2）清热化湿：《卫生易简方》中载有治疗脚湿气的内服方药，药物主要选取紫苏子、高良姜、陈皮等，言其"令人肥白身香，能下一切冷气、脚湿气，破癥结，消痰饮，止喘嗽，润心肺，疗呕吐反胃，补虚劳，调中顺气，益五脏，利大小便"，方中紫苏子、陈皮均具有清热除湿之功。《医宗金鉴》中认为感染脚湿气糜烂流水者可服萆薢渗湿汤，感染肿痛者可服黄连解毒汤。其中萆薢渗湿汤主要组成药物有萆薢、薏仁、黄柏、赤苓、丹皮、泽泻、滑石、通草等，所用药物多长于清热化湿，全方共奏清热、除湿之功而用治脚湿气。黄连解毒汤主要用药为黄连、黄柏、黄芩、栀子等，其中以大苦大寒之黄连泻心火为君，因心主神明，火主于心，泻火必先泻心，心火宁则诸经之火自降，并且兼泻中焦之火，同时化湿；臣以黄芩清上焦之火；佐以黄柏泻下焦之火，同时苦寒燥湿；使以栀子通泻三焦，导热下行，使火热从下而去。四药合用，苦寒直折，火邪去、湿邪化而热毒解，诸症可愈。

2. 外治法

（1）祛风除湿：《太平圣惠方》中记载有"治小儿耳疮及头疮，口边肥疮、蜗疮"之"白矾散方"，白矾散方中主要用药有白矾、马牙硝、黄丹等，多取其疏风祛湿之功。《集验方》中亦载有"治小儿头疮、月蚀、口边肥疮、蜗疮"之"黄连胡粉膏散方"，其主要用药为黄连、胡粉、水银等，多取其除湿、解毒之效。同书中尚载有治疗耳边项上之疮的外治方药，用药主要为白矾、蛇床子等，同样取其疏风、除湿、解毒之功效。《古今医统大全》中记载了"治杨梅疮不论新久，及痈毒、鹅掌风并效，不过旬日而愈"的外涂膏药，用药主要有伏龙肝、水银、枯矾、白鲜皮、百草霜等，用香油少许调研成膏，涂擦于患处可疗癣。方中水银、枯矾、白鲜皮等均长于除湿、解毒，故而可用治癣病。

《医方秘录》中载有治疗"鹅掌风癣"的外洗方药，用药主要有川乌、草乌、何首乌、天花粉、赤芍、防风、荆芥、苍术、地丁、艾叶等，其中川乌祛风除湿，草乌疏风散湿，何首乌补肝除湿，天花粉清热生津，赤芍清热凉血，防风祛风除湿，荆芥疏风散邪，苍术祛风燥湿，地丁凉血解毒，诸药合用共奏疏风、祛湿、解毒之功。明代龚廷贤《万病回春》中也引用该方，认为其可"治鹅掌风癣，层层起皮、且痒且痛，用此一洗立愈"，可见此方治疗癣病疗效显著，对当今临床尚有一定借鉴意义。此外，同书中尚记载有治疗鹅掌风癣的其他药方，如用核桃壳（鲜皮者佳）、鹁鸽粪，或用黑铅、绿豆等煎汤，或熏洗或涂擦，所用方药皆长于疏风祛湿，解毒止痒，故而皆可用于治疗癣病。

（2）杀虫止痒：宋代窦材《扁鹊心书》中记载了脱衣散治汗斑及紫白癜风："附子、硫黄各五钱，共为末，姜汁调，以茄蒂蘸擦，三四次全愈。"所用附子、硫黄等均为杀虫解毒之品。明代孙文胤《丹台玉案》中亦载有治阴癣的涂擦方药，主要用药为川槿皮、槟榔、粪木鳖子、全蝎、巴豆、大枫子（肉）、斑蝥、麝香、轻粉、穿山甲（代）等，所用药物多长于杀虫止痒，为治疗癣病的外涂方药。《医学研悦》中记载了治小儿肥疮、秃疮的圣药作金散，屡用效验，言其用药主要有枯矾、盐（煅红）、五倍子（烧存性）、乌龙尾（即到钩尘灰加倍用）、轻粉等，均具有解毒杀虫的功效。

《冯氏锦囊秘录》中载："又方，治头面荷叶癣。用川槿皮，研细，醋调汤炖如胶，将癣抓破，搽敷即愈。"《本草纲目拾遗》中有云："荷叶癣……川槿皮切片、海桐皮、槟榔各二钱，轻粉钱半，红娘子五分。阴阳水浸一、二日，用鹅翎扫上。如痒，以竹片刮破，搽此药，夜露三宿，更妙。"均提出了荷叶癣的治疗方药，所用药物川槿皮、海桐皮、槟榔、轻粉等，均长于杀虫止痒。清代周诒观《秘珍济阴》中载有"治一切顽癣神验方"，言其用药主要有生白矾、生南星、白芷、芒硝、银珠等，所用药物多取其杀虫止痒之功。另外书中还针对不同圆癣提出了不同擦涂方剂，如铜钱癣用古铜钱（酽醋少许浸）涂擦，荷叶癣用牛舌大黄根磨醋涂擦患处，同样为取其杀虫止痒之功。

《外科方外奇方》中载有治疗牛皮癣、铜钱癣、荷叶癣的调擦方药，所用多为生大黄皮、芒硝、荔枝核、旧牛皮灰、古钱灰、荷叶灰等药物，亦取大黄、荔枝核等药物的杀虫止痒之功。《本草纲目》中载有治疗荷钱癣疮的方药，使用巴豆仁连油杵泥以生绢包擦，巴豆亦有止痒杀虫的功效。《外科大成》中载有"羽白散"并言其"治面上吹花癣并钱癣"，记载其用药主要为白矾（半生半熟），以鹅翎蘸扫患处，若病甚者，可用枯矾末、樟脑等使醋调敷患处，所用白矾、枯矾等均可杀虫止痒。

《宋元方书》记载了治紫白癜风的四神散，所用药物主要有雄黄、雌黄、硫黄、白矾等，多取其杀虫止痒之功。另外，书中亦载一方治紫白癜风，选取药物主要为密陀僧、自然铜、砒、猪牙皂角等。诸方中药物多用雄黄、硫黄、白矾、密陀僧等解毒杀虫之品。《明代方书》中载有治肥疮的调涂方药，选取药物主要为松香、黄丹、枯矾等，同样使用松香、枯矾之类解毒止痒药物。《秘方集验》中亦记载了外敷方药可治"肥疮及头上恶疮，久不愈者"，药物主要使用松香（研末筛净、同葱汁陈醋煮过）、轻粉、川椒、山东飞丹（水飞过）、枯矾等，多功擅杀虫止痒。

（3）清热化湿：唐代王焘《外台秘要》中记载了外治肥疮的黄连胡粉膏散方："黄连二两，胡粉十分，水银一两同研令消散，上三味，捣黄连为末，三物相和，合皮裹熟按之自和合也。纵不成一家，且得水银细散入粉中也。"所选用药物多为黄连、胡粉、水银等清热除湿之品。

《唐本草注》中载有小儿白秃疮方："鸡窠中草、白头翁花，上等分烧灰，以蜡月猪脂调涂之，仍先以酸泔洗，然后涂。"其中白头翁花功擅祛湿除热，故而可用于治疗本病。《普济方》中同样载有治疗秃疮的外涂方药，用药主要为乌头末、硫黄、腻粉、狗粪、巴豆等，明确提出了此类方药可治白秃疮，且方中乌头、硫黄等多为清热化湿之品。《慈幼便览》中亦提到了治疗肥疮的涂擦方药，选取药物主要有黄连、轻粉等，取其清热除湿之功。此外，同书中亦记载有其他涂擦方药治疗肥疮，多使用乌树根、雄黄、鸡子等清热、祛湿药物，可见此类药物对肥疮确有一定疗效。

《救生集》中云："小儿肥疮，用鸡蛋二三个煮熟，去白用黄炒出油。搽上，三五次即愈。耳面肥疮，马齿苋为末，和黄柏末敷之。"所用药物马齿苋、黄柏等功擅清热除湿。《小儿杂症》中亦载有治疗"胎毒肥疮，脓窠疥疮并黄水等疮"之验方，并言其用药主要为硫黄、花椒、烟膏、炒黄柏、黄丹、大枫子、樟脑、铜青、枯矾、轻粉等，所用药物均长于清利湿热。

《寿世青编》中有云："滑石一两，粉草五钱，研末搽敷，加绿豆末，治湿热肥疮。加枯矾，治肥疮。"所用滑石、甘草、绿豆等均可除湿清热。《外科通论》中亦载："皂角煅黑为末，去痂敷之，不三次即愈，白秃肥疮皆效。"亦提出了可治湿热肥疮的外敷方药。

（4）润燥止痒：《刘涓子鬼遗方》中记载有治疗"治头白颓疮，发落生白痂，经年不瘥"之"五味子膏方"，选取药物主要有五味子、菟丝子、苁蓉、雄黄、松脂、蛇床子、远志（去心）、雌黄、白蜜、鸡屎等熬煮煎膏，膏成后先以桑灰洗头，后以膏外敷治疗秃疮，所用五味子、菟丝子、远志、白蜜等药物均长于润燥养阴。《摘玄方》中载有用鲤鱼胆调搽凌霄花末之法治疗妇人阴癣阴疮，即取鲤鱼胆润燥之功。《端素斋验方》中同样载有阴癣病的外治方药，使用河鲀鱼皮放小罐内，埋土中，久而化为水，取之擦涂患处，亦为取其润燥止痒之功。《神农本草经疏》中载有可治疗鹅掌风的熏洗方药，主要使用蕲艾煎汤熏洗，取其润燥之功效。《备急千金要方》中同样记载了治疗鹅掌风的熏洗方药，使用新瓦、青毛松丝等配合共同熏治患处。《外科通论》中亦提到了以热熏法治疗鹅掌风及四弯风等，使用大麦煮至开花，乘热先熏后洗，取其润燥养阴之功。

《验方新编》中亦载："治鹅掌风并面癣诸癣。天麻叶煮浓汁热洗，多擦之。如无叶，即用天麻子煮汁亦效；三油膏，治鹅掌风及诸疮燥裂。牛肚油、柏子仁油、麻油各一两，小锅煎滚，下黄蜡一两，化尽，滤去渣。预研银朱一两，水粉三钱，麝香三分，筛入膏内搅匀，频搽患上，对火烘令油干为度。"其所用药物柏子仁、麻油等皆以润燥为主。《外科心法要诀》中记载有治疗肥疮的防风通圣散，配合肥油膏涂擦患处取效，使用肥油膏亦取其润燥养阴之功。此外，书中尚言秃疮可用"猪肉汤"洗之，再配合患处涂擦踯躅花油，所选多为油性药物，皆为取其养血润肤、润燥止痒之意。

3. 其他疗法

历代医家的其他治法中以针刺治法为主，鲜少见其他治法。清代吴谦《刺灸心法要诀》中记载："痰火胸疼刺劳宫，小儿口疮针自轻，兼刺鹅掌风证候，先补后泻效分明。劳宫穴，主治痰火胸痛，小儿口疮及鹅掌风等证。针二分，禁灸。"明确说明针刺劳宫穴可治疗鹅掌风，并提出治疗禁忌，即不可使用灸法。

综上所述，历代医家对癣的认识、辨证思路多种多样，各不相同，遂整理如上，考镜源流，以飨同道。

（邢国庆　王绍莹）

疥疮源流考

疥疮之名首见于隋代巢元方《诸病源候论》，其载本病"多生手足指间"，后可传染至身体各处，其症"痒有浓汁"。现多认为本病与接触疥螨密切相关，属接触性传染病。历代医家及著作对疥疮之论述繁多，故现总结历代医家之经验及认识，从病名、病因病机、证候分类及治疗四方面入手，对古代重要医籍中有关疥疮之论述做简要的概括与总结。

（一）病名

疥疮之名自隋代巢元方《诸病源候论》而沿用至今，由于历经千年，朝代更迭，历代医家对于本病的认识亦各有所发挥。古代医家对"疥疮"命名亦各有不同，如隋代巢元方《诸病源候论》称之"瘑疮""湿疥""疥疮"。明代陈实功《外科正宗》称"疥疮"。清代吴谦等人《医宗金鉴》分为干、湿、虫、砂、脓五种者。现综合分析疥疮诸多称谓的历史，可归纳为以下两种分类命名方式。

1. 以病因病机分类命名

隋代巢元方《诸病源候论·疥候》描述疥疮特点为"多生手足指间，染渐生至于身体，痒有脓汁"，并且指出其病因，言："按《九虫论》云：蛲虫多所变化，亦变作疥。其疮里有细虫，甚难见。小儿多因乳养之人病疥，而染著小儿也。"巢氏指出本病乃蛲虫变化成疥虫侵入人体而致，因其疮里有疥虫，故名为"疥疮"也。明代孙志宏《简明医彀·疥疮》言："疥有五种，曰干、湿、虫、砂、脓是也。干者，枯槁燥痒；湿者，湿热多水；虫者，有虫传人；砂者，细而痒甚；脓者，胀满脓窠。"提出疥有五种，分别名曰干疥、湿疥、虫疥、砂疥、脓窠疥等，并分别描述了不同疥疮的症状特点。

延至清代，吴谦等人《医宗金鉴·外科心法要诀·发无定处·疥疮》承孙氏所言，明确指出："此证有干、湿、虫、砂、脓之分……如肺经燥盛，则生干疥……如脾经湿盛，则生湿疥……如肝经风盛，则生虫疥……如心血凝滞，则生砂疥……如肾经湿热，则生脓窠……或脾经湿盛，亦生脓窠疥，但顶含稠脓，痒疼相兼为异。"其以肺、脾、肝、心、肾五经病机之不同，将疥疮分为干疥、湿疥、虫疥、砂疥、脓窠疥五种，并生动形象地将其病证特点加以描述，有益于后世对于本病的认识。清代郑玉坛《彤园医书·外科·发无定处·杂证门·疥疮总括》亦曰："疥有五种，总由各经蕴毒，日久生火，兼受风湿化生斯疾，或传染而生……干疥，由肺金燥盛而生，皮枯而起白屑，瘙痒无度……湿疥，由脾土湿盛而生，焮肿作痛，破流黄水，甚流黑汁……虫疥，由肝经风盛而成，泡色微青，瘙痒彻骨，挠不知疼……砂疥，由心血凝滞而成，形如细砂，焮赤痒痛，抓之有水……脓窠疥由肾经湿热者，形如豆粒，脓清淡白，便利作痒……亦有脾经湿盛生脓窠疥，但顶含稠脓，痛痒相兼为异。"亦指出疥疮可根据病机不同，分为干疥、湿疥、虫疥、砂疥、脓窠疥五种。

2. 以病证特点分类命名

隋代巢元方《诸病源候论》有云："瘑者……疥疮，多生手足间，染渐生至于身体，痒有脓汁。"指出了疥疮有别名"瘑疮"。宋代《圣济总录》沿袭其称谓，称其为"瘑疮"。宋代《太平圣惠方治一切癣诸方·治一切疥诸方》言："夫疥者，有数种，有火疥，有马疥，有水疥，有干疥，有湿疥，多生手足，乃至遍体。火疥者，作疮有脓汁，焮赤痒痛是也。马疥者，皮肉隐嶙起作根，搔之不知痛痒。此二者则重。水疥者，作瘑瘤如小瘭浆，摘破有水出，此一种小轻。干疥者，但痒，搔之皮起作干痂。湿疥者，作小疮，皮薄常有汁出，并皆有虫。"其据病证特点将本病分为五种，即有火疥、马疥、水疥、干疥、湿疥。延至明代，龚廷贤《济世全书·兑集·疥疮》承于《太平圣惠方》，但命名又稍做变化，曰："疥者有数种，有大疥，有马疥，有水疥，有干疥，有湿疥……大疥者，作疮有脓汁，焮赤痒痛是也；马疥者，皮内隐鳞起作根，抚搔之不知痛……水疥者，瘑瘤如小瘭浆，摘破有水出；干疥者，但痒，搔之皮起作干痂；湿疥者，小疮皮薄，常有汁出，并皆有虫，人往往以针头挑得状如水内瘑虫。"其以皮疹特点的不同，将疥疮分为大疥、马疥、水疥、干疥、湿疥，并且指出大疥、马疥病情较重，水疥则病情较轻。其所指大疥，即《太平圣惠方》所提之火疥。同时期，陈实功《外科正宗·疥疮论》中有云："夫疥者，微芒之疾也。"指出"疥疮"之疥乃"微芒之疾"。明代王肯堂《证治准绳·疡医》亦根据病证特点将疥疮分为五类，言："疥有五种。一曰大疥，焮赤痒痛，作疮有脓。二曰马疥，隐起带根，搔不知痛。三曰水疥，瘑瘤含浆，摘破出水。四曰干疥，痒而搔之，皮起干痂。五曰湿疥，薄皮小疮，常常淫汁是也。"

（二）病因病机

隋代巢元方《诸病源候论》中就提到疥疮乃"蛲虫多所变化，亦变作疥"侵袭人体而致，并且认识到本病"多生手足指间，染渐生至于身体"，在千年前便已经认识到本病具有传染性。清代吴谦等著《医宗金鉴》又明确指出本病其形虽多，但"总由各经蕴毒，日久生火，兼受风湿，化生斯疾，或传染而生"。现将古代医籍中关于疥疮发病的相关论述加以整理分类，归纳为以下四类。

1. 风热外袭

风为百病之长，许多种皮肤病都与风邪有着密切的联系，人体卫气不固，风邪得以乘袭，阻于皮肤之间，内不得通，外不得泄，可使营卫不和，气血运行失常，肌肤失于濡养，而发为多种皮肤病。风为百病之长，其又可与热邪相合共同致病。明代龚廷贤《济世全书》载，疥者无论大疥、马疥、水疥、干疥、湿疥，"悉由皮肤受风邪热气所致也"。龚氏于其另一著作《寿世保元·壬集·疥疮》中指出："夫疥与癣，因热客于皮肤之所致。风毒浮浅者为疥也，毒之深沉者为癣也，多因风毒夹热得之。"亦认为本病为风毒夹热所致。至清代，陈士铎《洞天奥旨·疥疮（附脓窠疮）》言："疥与脓窠疮……疥之病轻，而脓窠之病重。大约疥疮风热也，脓窠血热也。风热者湿少，血热者湿多。二症俱有湿，故皆有虫也。"指出疥疮病轻，乃风热所致；脓窠疮病重，乃血热所致。清代祁坤《外科大成》论："治此五疥，更宜分上下肥瘦。如上体多兼风热。"指出疥疮病位在上者，多由风热外袭所致。

2. 接触传染

早在隋代，巢元方不仅对疥疮病证有所认识，还明确提出疥疮有传染性，《诸病源候论·小儿杂病·疥候》中就提到"染渐生至于身体"，说明疥疮可因接触传染而发。后世医家亦赞同此说，同时指出婴儿亦可经传染得疥疮，其载："小儿多因乳养之人病疥，而染著小儿也。"

3. 感染虫毒

虫邪所致之皮肤病，或确由虫染引起，或由于古代医家认识有限，常以自身感觉理解认识疾病发作之机理，如"痒如虫行"，而皮损中实非染虫。但本病实为虫邪所致。如《诸病源候论·瘑疥候》云："湿疥者，小疮，皮薄，常有汁出。并皆有虫，人往往以针头挑得，状如水内瘑虫。"指出湿疥者，皆有虫。明代王肯堂《证治准绳》中亦承上所言，指出："夫痂疥之为病……其中有虫，人往往以针头挑出，状如水蟨虫。"由此可见，古代医家认识到疥疮是由"虫"引起，并且形象地指出疥疮状如水内蟨虫，可以针头挑出。

4. 湿热内蕴

湿邪有外湿、内湿之分，皮肤病外湿为多，但有时外湿常与内湿相互作用。治疗时不可孤立对待。湿邪侵入肌肤，郁结不散，与气血相搏，可发生多种皮肤疾病。且湿邪具有黏腻、留着难去的特点，散则为弥漫重浊水气，凝聚则成随处流动的液体，病位常偏于下部。明代吴崑《医方考·疥疮门》曰："表有疥疮，内有实热……诸痛疡疮痒，皆属心火，故表有疥疮，必里有实热。"其指出诸痛疡疮痒，皆属心火，故本病乃火热之邪内蕴也。明代薛立斋《外科枢要·论疥疮》云："疥疮属脾经湿毒积热……其体倦食少，为脾经湿热……饮冷作痛，为脾经积热。"

薛氏指出本病乃脾经湿热积聚而致。

至清代，《医宗金鉴》中又记歌曰："疥疮干湿虫砂脓，各经蕴毒风化成"，并言疥疮"总由各经蕴毒，日久生火，兼受风湿"而致。清代程林《圣济总录纂要·疮肿门·瘑疮》论曰："瘑疮者，疥疮之类，由风热湿毒客搏于皮肤之间，变化生虫。其状生于皮肉之处，手足尤甚……状如小豆，或若茱萸子，浸淫痒痛，抓之汁出，折裂成疮。此盖脾肺壅滞，风湿乘之，与热相搏，结聚而成。"认为本病乃风湿热搏结，壅滞脾肺而致。清代郑玉坛《彤园医书外科·发无定处·杂证门·疥疮总括》载："脓窠疥由肾经湿热者，形如豆粒，脓清淡白，便利作痒，常服秦艽丸。日久血燥，再服当归饮，常搽黄连膏，亦有脾经湿盛生脓窠疥，但顶含稠脓，痛痒相兼为异。"指出脓窠疥病机为肾经湿热，并且指出脾经湿盛亦可生脓窠疥。

（三）证候分类

历代医家对于疥疮证候分类的表述：①湿热蕴肤；②湿热毒聚；③虫毒结聚；④热毒内蕴；⑤风热外袭。

（四）治疗

疥疮之病，历经数千年发展至今，世代更迭，各代医家关于本病治法的论述亦各有千秋，现经过对古代医籍文献的考察整理，将疥疮治法执简驭繁，概括为三法兹分述如下。

1. 辨证论治

（1）疏风清热：对于疥疮初起阶段，风热外袭者，可采用疏风清热之法。明代孙志宏《简明医彀·疥疮》曰："治宜先服发汗疏风……用防风通圣散减硝、黄、桔、术，加黄连、黄柏、金银花、苦参煎服。"指出本病治宜疏风，并提出了疏风祛邪的代表方剂防风通圣散，方中防风、荆芥、麻黄、薄荷疏风解表，使风邪从汗而解；大黄、芒硝泻热通便；配伍石膏、黄芩、连翘、桔梗清解肺胃之热；山栀、滑石清热利湿，使里热从二便而解；当归、川芎、白芍养血活血；白术健脾燥湿；甘草和中缓急，如此，则汗不伤表，清下而不伤里，从而达到疏风解表、泻热通便之效。王泰林曾言"此为表里、气血、三焦通治之剂""汗不伤表，下不伤里，名曰通圣，极言其用之效耳"。

时至清代，《医宗金鉴·外科心法要诀·疥疮》云："初起有余之人，俱宜防风通圣散服之，虚者服荆防败毒散。"指出在疥疮初起阶段，可通过疏散风热方法祛除病邪，亦提到可用防风通圣散治疗，并且提出虚者，可用荆防败毒散。荆防败毒散方用荆芥、防风、羌活、独活祛风解表、除湿止痛为君；川芎、柴胡行血祛风为臣；桔梗开肺与大肠之痹；枳壳利气行痰；前胡疏风祛痰，与柴胡配伍，一降一升，升清降浊，使体内气机恢复正常；茯苓、甘草渗湿健脾化痰，使补而不滞以为佐；甘草调和诸药以为使，诸药合用，具宣疏肌表风寒湿邪之效。清代时世瑞《疡科捷径·发无定处·疥疮》有歌曰："疥疮一症最淹缠，淫痒滋生遍体延，不外风邪兼湿热，散风泄热自能痊。"指出用散风泻热法治疗疥疮，并指出当服当归饮子。

（2）祛风除湿：风湿客于肌腠而致疥疮者，可采用祛风除湿之法。明代龚廷贤《云林神彀·疥疮》言："五疥五脏毒，干湿虫砂脓，祛风除湿热，内外两收功。"提出用祛风除湿之法治疗疥疮。清代邹岳《外科真诠》曰："瘑疮生于指掌之中，形如茱萸，两手相对而生，亦有成攒者，起黄白脓疱，痒痛无时，破流黄汁，由风湿客于肤腠而成。宜用藜芦膏擦之。"指出本病病机为风湿客于肤腠，故治疗当采用祛风除湿之法。藜芦膏由藜芦、黄连、矾石（熬汁尽）、松脂、雄黄（研）、苦参组成，六味捣，以厚绢筛之，用猪脂二升煎之，候膏成去滓，入雄黄、矾石末，搅令和调，待凝后敷之。值得一提的是，此方在唐代王焘《外台秘要》中便有记载"诸疮经年，或搔之汁出，不生痂，百药疗不瘥，悉主之"，在祛风除湿方面疗效显著。清代赵濂《医门补要·医法补要·疥疮结毒成臁》言："疥疮湿毒下注，腿胫外结黄臁，内淌脂水，照湿热臁治法。"指出疥疮湿毒下注者，亦应祛风除湿。

（3）泻热解毒：疥疮热毒内蕴者，当清热解毒。明代吴崑《医方考》指出"有疥疮，必里有实热""诸痛痒疮痒，皆属心火"，并指出应用防风通圣散治疗，该方中防风、麻黄泻热于皮毛；石膏、黄芩、连翘、桔梗泻热于肺胃；荆芥、薄荷、川芎泻热于七窍；大黄、芒硝、滑石、栀子泻热于二阴；当归、白芍和血；白术、甘草调中。诸药合用共奏清热疏风之效。对于疥疮作痛者，吴氏亦提出可采用通腹泻热法，可用玉烛散治疗。玉烛散主要用药为朴硝、大黄、生地、赤芍、川芎、当归、甘草等，方中朴硝、大黄泻其实；生地、赤芍凉其血；川芎、当归和其营；甘草调其卫。若病气有余，形气不足者，则可用防风通圣散去大黄、芒硝主之。

（4）补气养血：疥疮日久，正气虚弱，当补气养血为先也。《医方考·疥疮门》中指出可用十全大补汤治疗疥疮日久、血气虚弱者。其提出"人参、黄芪、白术、茯苓、甘草大补其气""当归、川芎、白芍、熟地、桂心大补其血。气血得其补"，则疥疮可愈。同时，其又提出疥疮有血无脓，瘙痒不止者，可用当归补血汤加防风连翘方养血补血，其言："有血无脓，此表气不足也。诸痒属虚，虚者可补，故用当归、黄芪大补其气血。乃防风者，引归、芪直达于表，二物得之而效愈速也。若连翘者，解诸经之客热而已。此药服之数剂，诸疮化毒生脓，又更服之，得脓满毒尽，则去病根，而无温瘗之患。若脓日久不干者，去黄芪，加白术、茯苓以燥之。"由于有形之血生于无形之气，故当归补血汤方中重用黄芪大补脾肺之气，以育生血之源；更用当归益血和营，以使阳生阴长，气旺血生。正如吴鹤皋言："有形之血不能自生，生于无形之气故也。"清代陈士铎《洞天奥旨·疥疮（附脓窠疮）》言："疥疮与脓窠疮……二症俱有湿，故皆有虫也。使气血两旺，断不生虫。故治此等之疮，必须补气补血，佐之去风去湿，则虫且自亡，安能作祟乎？"其指出本病虽因湿邪作祟，但若人体气血通畅，则不会生湿。故其主张治疗之时，应当以补气养血为主，兼以祛风除湿。

2. 外治法

疥疮外治法主要以杀虫为主，古方杀虫，如雷丸、贯众、干漆等，皆常用也。有加附子、干姜者，壮正气也；有加苦参、黄连者，虫得苦而安也；有加乌梅、诃子者，虫得酸而软也。有加藜芦、瓜蒂者，欲其带虫而吐也。有加芫花、黑丑者，欲其带虫而下也。《外科正宗·疥疮论》言："夫疥者，微芒之疾也……以绣球丸搽擦……獐冰、轻粉、川椒、枯矾、水银、雄黄各二钱，枫子肉一百枚，以上共为细末，同大枫子肉再碾和匀，加柏油一两化开，和药搅匀，作丸圆眼大，于疮上擦之。"指出可用绣球丸搽擦外治。《医方考》言："用雄黄、川椒、蛇床、樟脑、水银、槟榔者，治疥疮之虫也。"指出雄黄、川椒、蛇床、樟脑、水银、槟榔可治疥疮之虫也。明代李时珍《本草纲目》言："槟榔，宣利五脏六腑壅滞，破胸中一切气，性如铁石。"又记载："古方涂药，有用蛇床子、川椒、雄黄、樟脑、水银、槟榔者，有少入人言者，皆杀虫也；有用木鳖子、大风子者，皆去风也；有用枯矾、硫黄者，为燥湿也；有用大黄、黄柏、轻粉、铅粉、黄丹者，为解热也；或以柏油涂者，或以麻油涂者，或以猪脂涂者。"

至清代，《洞天奥旨·疥疮（附脓窠疮）》中亦云："正不必枉用熏洗之药也，洗法尚无大害，倘气血大衰之人，轻用熏药，必伤肺矣。外疮虽愈，而火毒内攻，往往有生肺痈者，不可不慎也。"其认为外治法应当根据患者身体情况而应用，若气血大衰之人，当轻用熏药，勿再生他病。邹岳《外科真诠·疥疮》载："外治干疥用轻桃丸，湿疥擦臭灵丹。"臭灵丹乃硫黄末、油核桃、生猪油各一两，水银一钱，共捣膏楂而成。清代薛福《瘦吟医赘·卷上》言："疥疮外治无一定之方，惟每日煎鲜首乌一两、川草薢五钱；服一、二十剂，重者二、三十剂，无不效。"清代龙绘堂《蠢子集·治疥疮》载："治疥无如麻黄膏，雄猪油熬下斑蝥。麻黄入油还滤净，大枫蓖麻再同熬。（大枫子、蓖麻去壳捣如泥，下锅搅匀。）"并指出干疥治法，歌曰："水银银朱轻粉交，土信斑蝥猪油包。青石板上捶千下，芥根一擦立时消。（有加大枫肉、蓖麻肉、槟榔者。）"

此外，虽然中医治疗皮肤病大都主张"治外必本诸内"之原则，但同时应注意局部与整体并重，故治疗时常内外并治。宋代《圣济总录》云："疥疮之类……治宜疏涤于内，敷药于外，淋浴……以治之。"明代申斗垣《外科启玄·疥疮》云："（疥疮）皆因血热所生，又有脓窠疮肿痛，是肺受风热，治宜消风败毒，外用搽药杀虫止痒。"均指出在内服清利湿热之品同时配合外治法以杀虫，或配合淋浴治疗，这些治法思路至今对临床仍有指导意义。《医方考》指出外治涂药可治疗本病，并且提出"病浅者，间有涂之而愈，故涂药亦所不废"，认为外治法应与内治法配合使用。清代程林《圣济总录纂要》亦认为本病当"治宜疏涤于内，敷药于外，并淋洗之类，次第以治"。

3. 其他疗法

纵观历代医家所述，主要以针刺法治疗本病，如清代岳含珍《经穴解·针灸阐歧·针灸阐歧·疥疮》载针刺疗法言："疥疮胃气不和，可刺足阳明胃经井……手疥：大陵、劳宫；浑身生疥疮：曲池、合谷、三里、绝骨、行间；皮肤干燥疥痂：曲池；痂疥：阳谷、后溪。风疹痂疥：合谷。头大浸淫：间使。疮疥顽癣：绝骨、三里、解溪、间使、血郄；癣疥：阳谷。疡疮疥癣：大陵、支沟。"提出可用针刺之法治疗疥疮，根据发病部位不同或疾病性质不同可针刺不同穴位，如手部疥疮可针刺大陵、劳宫等穴；遍身疥疮可针刺曲池、合谷、足三里、绝骨、行间等穴；皮肤干燥起皮之疥疮可针刺曲池等穴；皮肤结痂之疥疮可针刺阳谷、后溪等穴。

综上所述，历代医家对疥疮的认识各有不同，辨证思路多种多样，至今仍影响着我们对本病的治疗理念，对临床实践起着重要启迪作用。遂整理如上，以飨同道，望有益于临床。

（俞　婧　马宇琳）

湿疮源流考

中医对湿疮的认识历史悠久，相关记载丰富。中医古书中并无"湿疮"这一病名，其有关记载最早见于汉代张仲景《金匮要略·疮痈肠痈浸淫病脉证并治》，其曰："浸淫疮，从口流向四肢者，可治；从四肢流来入口者，不可治。"此处"浸淫疮"可认为即指湿疮，其后清代吴谦等人《医宗金鉴》中引用此言，并注解曰："浸淫疮者，浸谓浸浸，淫谓不已，谓此疮浸淫留连不已也。"但"浸淫"一词最早出现在《素问·玉机真藏论》中，其云："夏脉太过与不及，其病皆何如？岐伯曰：太过则令人身热而肤痛，为浸淫。"历代医家对湿疮的论述，十分复杂，病机涉及多个脏腑，临床表现纷繁，故从病名、病因病机、证候分类及治疗入手，对历代重要医籍中湿疮的相关病证论述进行整理研究，考查其学术脉络和规律，颇有意义。

（一）病名

"湿疮"一词，历经数千年变化至今。由于历代医家对前人临床经验、理论认知的程度、方式不同，在理解上也各有其历史局限性，故不同时期湿疮的称谓有所不同。纵观历代有关湿疮的诸多论述，综合分析湿疮诸多称谓的历史，可归纳为以下分类命名。

1. 以病因病机分类命名

隋代巢元方《诸病源候论·疮病诸候·头面身体诸疮候》中言："夫内热外虚，为风湿所乘，则生疮。所以然者，肺主气，候于皮毛；脾主肌肉。气虚则肤腠开，为风湿所乘；内热则脾气温，脾气温则肌肉生热也。湿热相搏，故头面身体皆生疮。其疮初如疱，须臾生汁。热盛者，则变为脓。"认为风湿侵袭机体，与内热相搏结于头面则可生疮，其疮形如疱，内有脓水，符合湿疮的范畴，同书中"疮病诸候·湿癣疮候"中亦载："肤腠虚，风湿搏于血气，生癣疮。若风气少，湿气多，其疮痛痒，搔之汁出，常濡湿者，此虫毒气深，在于肌肉内故也。"同样认为腠理不固，风湿邪气侵袭，与血气相搏结可发为湿疮。另外，同书"疮病诸候·浸淫疮候"中记载："浸淫疮，是心家有风热，发于肌肤。初生甚小，先痒后痛而成疮，汁出，侵溃肌肉；浸淫渐阔，乃遍体。其疮若从口出，流散四肢者，则轻；若从四肢生，然后入口者，则重。以其渐渐增长，因名浸淫也。"明确说明了浸淫疮的命名是从感受风热湿邪而来，心经感受风热，外出发于肌肤，痒痛成疮后口破脓水出，浸染肌肉则成浸淫疮，是以病因病机为其命名。

宋代《圣济总录》曰："论曰心恶热，风热蕴于心经，则神志躁郁，气血鼓作，发于肌肤而为浸淫疮也。其状初生甚微，痒痛汁出，渐以周体。"亦提出浸淫疮多由心经感受风热，蕴于内里，神志躁郁鼓动气血，发散于肌肤成浸淫之状而命名，并于其后载有浸淫疮的治疗方剂。明代陈实功《外科正宗·血风疮》中提及："血风疮，乃风热、湿热、血热三者交感而生。发则瘙痒无度，破流脂水，日渐沿开。"此处所云"血风疮"与湿疮症状类似，可认为是湿疮别名，亦为血气与风热湿毒搏结而成，后文亦详细描述了其代表方剂解毒雄黄散、如意金黄散和神灯照法的方药治法。

2. 以发病性质命名

《诸病源候论·湿癣候》提到："湿癣者，亦有匡郭，如虫行，浸淫，赤，湿痒，搔之多汁成疮，是其风毒气浅，湿多风少，故为湿癣也。其里亦有虫。"同书"干癣候"中则云："干癣，但有匡郭，皮枯索，痒，搔之白屑出是也。皆是风湿邪气，客于腠理，复值寒湿，与血气相搏所生。若其风毒气多，湿气少，故风沉入深，故无汁，为干癣也。其中亦生虫。"此处"湿癣"相当于急性湿疮，"干癣"相当于慢性湿疮，书中分别描述了其症状表现，以区别发病性质为干证或为湿证。

3. 以发病特点分类命名

《金匮要略》谓："浸淫疮，从口流向四肢者，可治；从四肢流来入口者，不可治。"此处表明浸淫疮的发病特点具有流动性,因而名之浸淫,并指出了浸淫疮的预后,发病从里向外发生者预后较好,若皮损渗液从外向里逐渐发展者预后较差。《圣济总录》中说:"风热蕴于心经,则神志躁郁,气血鼓作,发于肌肤而为浸淫疮也。其状初生甚微,痒痛汁出,渐以周体,若水之浸渍,淫泆不止,故曰浸淫疮。"描述其临床症状为糜烂渗液较多,瘙痒剧烈,并以此为据命名浸淫疮。《医宗金鉴》中云:"血风疮证生遍身,粟形搔痒脂水淫,肝肺脾经风湿热,久郁燥痒抓血津。"说明了血风疮的发病症状为形如粟米且瘙痒无度,抓破时脓津脂水浸淫成片,令人烦躁、口渴、瘙痒,其后又云:"若日久风邪郁在肌肤,则耗血生火,搔痒倍增,夜不得寐,挠破津血,心烦,大便燥秘,咽干不渴,此属火燥血短。"更说明了血风疮为以皮肤瘙痒、遍身湿疹、抓破流血水为特征的湿疮,并通过详细描述其发病特点而命名。

4. 以病位分类命名

中医古籍中手足湿疮有称为"㾦疮"者。《诸病源候论·㾦疮候》记载:"㾦疮者,由肤腠虚,风湿之气,折于血气,结聚所生,多着手足间,递相对,如新生茱萸子,痛痒,抓搔成疮,黄汁出,浸淫生长,拆裂,时瘥时剧,变化生虫,故名。"可见此处"㾦疮"症状与湿疮相似。

耳部湿疮在中医文献中有"月食疮""月蚀疮""旋耳疮"等名。如《诸病源候论》中云:"月食疮,生于两耳及鼻面间,并下部诸孔窍侧,侵食乃至筋骨……名之为月食疮也。又,小儿耳下生疮,亦名月食。"此处"月食疮"即指发病在耳部或鼻面部的湿疮。《圣济总录》中记载有"月蚀疮",其曰:"论曰月蚀疮小儿多有之,盖由嗜甘肥,营卫不清,风湿毒热之气,蕴蓄腑脏……月蚀疮,多在两耳上,及窍傍,随月盈虚。"此处"月蚀疮"亦指耳部湿疮,可见以"月蚀疮""月食疮"等命名耳部湿疮得到了历代医家的广泛认同。《外科心法要诀》中详细论述了旋耳疮,其曰:"旋耳疮生耳后缝,疮延上下连耳疼,状如刀裂因湿热,穿粉散搽即成功。[注]此证生于耳后缝间,延及耳折,上下如刀裂之状,色红,时津黄水,由胆、脾湿热所致。然此疮月盈则疮盛,月亏则疮衰,随月盈亏,是以又名月蚀疮也。"提出"旋耳疮"病名的同时,明确指出其别名月蚀疮,论述了其发病症状为上下如刀裂,色红,流黄水,并说明其发病原因为肝脾湿热,后文亦记载了其治疗方药。《清代民国方书》提及:"湿癣,初在颈项,后延及耳,遂成湿疮。"沿用湿疮之名的同时亦指出了湿疮的发病部位。

脐部湿疮在中医文献中有"脐疮""落脐疮""脐湿"等名。如《诸病源候论》中云:"脐疮,由初生断脐,洗浴不即拭燥,湿气在脐中,因解脱遇风,风湿相搏,故脐疮久不瘥也。脐疮不瘥,风气入伤经脉,则变为痫也。"同样指出脐疮发病是由风湿相搏于脐部而生。明代申斗垣《外科启玄》中记载有:"初生小儿自落脐带之后,脐汁不干,疮口不合,盖因乳母不勤,或因儿尿湿脐,或因洗浴拭揩不干,多成此疮。宜用草纸烧灰,少加枯矾共末入在脐内,用纸包裹,不令湿了即愈。"指出"落脐疮"之名的同时亦说明其病因是脐部受湿。清代陈士铎《洞天奥旨·卷十二》中云:"落脐疮,乃小儿之症也……夫脐,人之命根也,此处生疮……而疮口遂至于不合也。"亦沿用了"落脐疮"之名。

而阴部湿疮在文献中记载其称谓有"湿阴疮""阴湿""阴下湿""阴湿疮""肾囊风""绣球风"等。如金代李东垣《兰室秘藏·卷下》书中所提及:"湿阴疮,由肾经虚弱,风湿相搏,邪气乘之,瘙痒成疮,浸淫汗出,状如癣疥是也。"指出"湿阴疮"之名的同时描述了其发病症状,并提出其成因为风湿相搏。

中医文献当中,小腿湿疮被称为"下注疮""湿𧏾疮""湿毒疮"等。如《灵枢·痈疽》中记载:"发于足上下,名曰四淫。"说明浸淫疮可向四肢流溢,故名为四淫。金代张子和《儒门事亲》曰："自髌至足，生湿匿疮。大者如钱，小者如豆，痒则搔破，水到则浸淫，状类虫行裤袜。愈而复生，瘢痕成凹，一余年不瘥。"提出"湿匿疮"之名，同时描述了其症状特点，正是湿疮病状。明代王肯堂《证治准绳·疡科·下注疮》中说："或问脚膝间脓水不绝，连年不愈何如？曰：此名下注疮，亦名湿毒疮。因脾胃湿热下注，以致肌肉不仁而成疮也。在外属足太阳、少阳经；在内属足厥阴、足太阴经。"将小腿处的湿疮称为"下注疮""湿毒疮"等名。

《普济方》中有言："夫足三阴之脉，脾肾肝之三经也，并起于足大小趾之内，循足跗内踝前臁膝胫中，若风热毒气乘之，则荣卫凝涩，稽留不行，气脉下注于脚膝间，故令皮肤肿硬，结核成疮，脓水不绝，绵历岁年，愈而复发，以毒气自上而下，如水之注，故名下注疮。"亦将其称为"下注疮"，并详细描述了其发病时的症状特点："此疮生于脚腑，名下注疮，俗谓之裤口疮，或因物打扑而成者。其疮口狭，皮肤极阔，皮薄如竹膜，极痒痛，终日黄水流出，延蔓而生，甚者数年不愈。"认为此疮发病生于小腿部，疮口狭窄，皮肤薄如膜，又痒又痛，流出脓水色黄，日久难愈，别名"裤口疮"。明代薛己《外科心法》曰："生在两腿弯脚弯，每月一发，形如风癣，属风邪袭入腠理而成。其痒无度，搔破津水，形如湿癣。"此处所论"四弯风"亦为湿疮的一种，生于腿弯、脚弯处，发病症状类似湿癣，痒不可忍，抓破后流出脓水，亦为风湿内侵而成。清代魏之琇《续名医类案》中亦载有张子和治疗湿疮之医案，明确指出此类疾病名为湿疮，并详细描述了其发病症状特点。

关于肛门湿疮的记载，历代医家亦有阐述，称名"风疳""风疮"等。如清代祁坤《外科大成》中载："风疳形如风癣，破流黄水，遍体浸淫。由风湿客于谷道也。"提出"风疳"之名的同时，描述了其临床症状，与湿疮类似，抓破后遍流黄色脓水，可延及全身，并指出其发病原因是风湿客于谷道，可将如圣膏擦涂患处治疗本病。

（二）病因病机

湿疮常伴发于多种疾病的发病过程中，其病因病机多而杂，经整理概括为外感六淫，正气不足，情志内伤，饮食不节等几端，现分别论述如下。

1. 外感六淫

《诸病源候论》中记载："夫内热外虚，为风湿所乘，则生疮。"明确指出肌肤腠理不固，风湿之邪侵袭入里可生疮，并对其解释道："所以然者，肺主气，候于皮毛；脾主肌肉，气虚则肤腠开，为风湿所乘；内热则脾气温，脾气温则肌肉生热也。湿热相搏，故头面身体皆生疮。"认为风湿与内热搏结于肌肤可致头面身体生疮，其后更是总结云："诸疮生身体，皆是体虚受风热，风热与血气相搏，故发疮。若热风热挟湿毒之气者，则疮痒痛焮肿，而疮多汁，身体壮热，谓之恶疮也。"说明疮之发生皆离不开风热之邪为病，若风热外袭同时裹挟湿毒之气，则易变生湿疮。

宋代寇宗奭《本草衍义》认为："有人患遍身生热毒疮，痛而不痒，手足尤甚，然至颈而止粘着衣被，晓夕不得睡，痛不可止，有下俚教以菖蒲三斗锉，日干之……应手神验。"认为湿性重浊黏滞，先于受下，且足踝处于人体下部，最易感受湿邪，湿邪缠绵不愈，日久循环致瘀毒，流脓成黑。

清代高士宗《黄帝素问直解》曰："骨痛火浮于外，不温于内也，而为浸淫，言身热久则留注皮络而成浸淫疮也。"明确指出浸淫疮是由浮火浸淫于外，留注皮络而成。《医宗金鉴》中言道:"四弯风……此证生在两腿弯、脚弯,每月一发,形如风癣,属风邪袭入腠理而成。其痒无度,搔破津水,形如湿癣。"亦明确指出本病成因之一为风邪外袭,侵袭入腠理而成疮。清代高秉钧《疡科心得集》中亦言:"血风疮,多生在两小腿里外臁,上至膝,下至踝骨,乃风热、湿热、血热交感而成。初起瘙痒无度,破流滋水,日渐沿开,形同针眼。"亦认为本病多由风热、湿热、血热交感而成,在两小腿皮肤处搏结而成湿疮,并于其后记载了治疗代表方药。清代林珮琴《类证治裁·脚气论治》中引东垣言曰:"脚气实由水湿,然有二焉。南方卑湿,清湿袭虚,则病起于下,此为外感。"其承袭前人所论,说明外感湿邪侵袭入里可致病起于下,导致湿疮发生。

清代高学山《高注金匮要略》中亦言:"浸淫疮……湿热之毒,发于皮肤肌肉,其浸淫沿染,如淫佚之波靡者,故曰浸淫疮。"明确指出了浸淫疮的发病原因为湿热邪毒侵袭皮肤肌肉,并言四肢对于人身有边远之象,好似幺魔小寇,不足为人身这一社稷之害,而口为饮食之所从入,好比粮饷要路,且阳明之经气,终入于唇口,故从口流向四肢,而自内外散者为可治;从四肢流来入口,而自外内犯者,为不可治。其后又云:"浸淫疮,为湿热流浸,而使营气缓散之症。"认为浸淫疮为湿热邪毒流浸肌肤而成,并说明根据浸淫疮发病的缓急轻重程度不同,预后和用药亦不一而足,但发病原因总不离湿热邪毒内侵。高氏继承宋代《小儿卫生总论方》之言:"小儿生浸淫疮者,由府有热,熏发皮肤,复为风湿相持,搏于血气,而其疮初生碎小,后有脓汁,浸淫渐大,脓汁著处便生,故谓之浸淫疮也。又一证,风毒湿疮,颇似浸淫疮,亦脓汁浸淫而生,但脓痂遍周,比浸淫疮稍大尔。"亦认为浸淫疮发病是由于风湿邪气与血气相搏,故可见外感六淫邪气为湿疮发病的重要原因之一。

2. 正气不足

《素问》中记载:"诸湿肿满,皆属于脾……诸痛痒疮,皆属于心。"由此可见五脏中心、脾二脏对湿疮之发生尤为重要,心脾不足则易生湿疮。宋代陈无择《三因极一病证方论》中言及:"男子精血不调,外为风冷所袭,致阴下湿痒,搔之不已,流注于脚,悉生疮疡,名曰癞风。世谓肾脏风者,乃认癞为肾也。癞属宗筋,系于肝,胃阳明养之,阳明主肌肉,循经流入四肢,故使四肢生疮,正谓之癞风,非肾脏风也。"指出阴部湿疮的发病原因总归肝胃失养,精血不调。《普济方》亦引用其云:"癞风证为男子精血不调,被风冷所袭,致阴下湿,痒之不已,流注手脚,悉生疮疡。"亦说明阴下湿疮的发病原因为精血不调,复感风冷之邪。元代齐德之《外科精义·论阴疮》中曰:"夫阴疮者,大概有三等:一者湿阴疮,二者妒精疮,三者阴蚀疮,又曰下疳疮。"指出阴部湿疮同属于阴疮范畴,并言其病因病机为:"盖湿疮者,由肾经虚弱,风湿相搏,邪气乘之,搔痒成疮,浸淫汗出,状如疥癣者是也。"认为"湿阴疮"发病原因即为肾经虚弱,风湿邪气趁机侵袭而入,外邪为诱因,内虚是根本。

清代孙震元《疡科会粹》中记载:"血风疮,两腿生疮,气虚血热之病。"亦指出腿部湿疮发病原因为气虚血热,禀赋不耐。《幼科发挥》提及:"有胎毒所生者,如虫疥流丹,浸淫湿疮。"说明小儿胎毒亦可浸生湿疮。同书中亦有言:"湿由脾气虚弱,不能运化以行水,水性凝滞不动,日久腐化,转侵脾土,以成种种湿症之象也。"湿疮亦属湿证的表现,因而湿疮的发病原因之一即为脾气虚弱,不能运化行水。

3. 情志内伤

《圣济总录》论曰:"心恶热,风热蕴于心经,则神志躁郁,气血鼓作,发于肌肤而为浸淫疮也。"说明心经受损，神志躁郁亦为本病的发病原因之一。明代张景岳《妇人规》中记载曰："妇人阴中生疮，多由湿热下注，或七情郁火，或纵情敷药，中于热毒。"明确指出了阴疮可由七情郁火而致，对后世论述其病因病机有一定指导意义。明代汪机《运气易览》云："肺金胜肝木，火为木之子，复能克金，则反寒湿，疮疡，痿痹，肿痛，咳血，夏生大热，湿变为躁，草木槁，下体再生。"亦认为情志所伤，可郁而化火生疮。

4. 饮食不节

《类证治裁·脚气论治》中引东垣言曰："脚气实由水湿，然有二焉……北方常食膻乳，饮酒太过，脾胃不能运化，水湿下注，此因内至外者也。"其承袭前人所论，亦认为饮食不节，过食腥膻且饮酒过多均可损伤脾胃，可致使脾失运化导致水湿下注，而生下部湿疮，说明饮食不节亦为本病的发病原因之一。

（三）证候分类

历代医家对湿疮证候分类的表述：①湿热浸淫；②脾虚湿蕴；③血虚风燥。

（四）治疗

湿疮分类繁多，其治法亦十分庞杂，尤以外治法居多。经过对古代医籍文献的整理，现执简驭繁，将治法概括为如下几种。

1. 辨证论治

（1）祛湿疏风：《外科启玄》中认为湿疮乃肝经湿热所导致，提出可内服黄芩、滑石、牵牛、大黄、甘草、木通等，其中黄芩清热凉血，滑石清热化湿，牵牛疏风清热，大黄清热解毒，木通清热祛风，诸药合用共奏疏风祛湿之功，故而可用于治疗湿疮。明代薛己《外科发挥》中认为若妇人患血风疮，则应根据脉象的不同调整方药，脉浮者当以祛风为主，益气佐之；脉涩者当以祛风为主，佐以养血；脉浮而涩者，祛风的同时养气血。其后尚记载了数则血风疮的医案，针对"患此作痒，五心烦热"者给予逍遥散、人参荆芥散而治愈，方中多选用荆芥、桔梗、薄荷、人参、栀子、芍药等药物，均长于疏风散湿，故而可用治本病。另外，针对"遍身作痒，秋冬尤甚，脉浮数"者给予消风散、敷蛇床子散而愈，其中消风散方中荆芥、防风、牛蒡子、蝉蜕疏风止痒，透邪外达，可祛除在表之风邪；苦参性寒，可清热燥湿止痒；苍术长于祛风燥湿，与苦参相配，燥性尤强，既燥湿止痒，又散风除热；石膏、知母相伍，清热泻火而不伤阴；当归、生地、胡麻仁养血活血，取"治风先治血、血行风自灭"之意；甘草清热解毒，同时调和诸药。诸药合用，共奏疏风祛湿之良效。明代方贤《奇效良方》中记载有可治"脚气，风气走注，风寒湿气，及脚生黄泡疮"之"木香行气散"，方中主要药物有木香、黄芪、木通、桑白皮、白术、黑牵牛等，主张以酒调服最佳，诸药多疏风祛湿之辈，共用合奏止痛祛湿、除风行气之功。

《外科通论》中提出，阴囊处湿疮亦可由肝经风湿导致，因而治当疏风清热："肾囊风者，阴囊作痒，甚则疙瘩顽麻，破流脂水，由肝经风湿所致。宜龙胆泻肝汤、柴胡胜湿汤、蒜豉丸服之，蛇床子汤熏洗之……龙胆泻肝汤，治囊风湿痒及阴肿淋涩等症。"指出了龙胆泻肝汤、柴胡胜湿汤等代表方剂。其中龙胆泻肝汤主要药物有龙胆草、黄芩、栀子、泽泻、木通、车前子、当归、生地黄、柴胡、生甘草等，方中龙胆草大苦大寒，上泻肝胆实火，下清下焦湿热，为君药；黄芩、栀子苦寒泻火，燥湿清热，为臣药；泽泻、木通、车前子清热利湿；生地黄、当归滋阴养血，既补因肝胆实火所伤之阴血，又可防方中苦燥渗利之品损伤阴液；柴胡疏畅肝胆，与生地黄、当归相伍，恰适肝"体阴用阳"之性，共为佐药；甘草调和诸药为使。诸药合用共奏清热祛湿之功。柴胡胜湿汤主要药物有柴胡、龙胆草、羌活、黄柏、茯苓、泽泻、当归、防己、萆薢、川牛膝、薏苡仁、滑石等，其中柴胡清热疏风，龙胆草祛湿清热，羌活祛风胜湿，黄柏清热燥湿，茯苓利水渗湿，泽泻清热利湿，当归养血活血，防己清热利湿，萆薢清热利湿，牛膝活血利湿，薏苡仁利水渗湿，滑石清热利湿，诸药合用共奏祛风、祛湿、清热之功。

（2）清热解毒：清代尤在泾在《金匮要略心典》中记载："浸淫疮：从口流向四肢者，可治；从四肢流来入口者，不可治。浸淫疮，黄连粉主之。"主张浸淫疮可单取一味黄连为粉服之，因其为湿热浸淫之病，故取黄连苦寒之功，苦以燥湿，寒以除热，故而治疗湿疮可内服黄连粉清热解毒，以泻心火。

（3）养血润肤：清代汪昂《本草备要》中有言："（豨莶草）治肝肾风气，四肢麻痹，筋骨冷痛，腰膝无力，风湿疮疡。若痹痛由脾肾两虚、阴血不足，不由风湿而得者，忌服（风药能燥血）。"认为素体脏腑气血不足，可致血虚风燥生风，故而养血润肤一法不可以重用风药，避免风药过燥加重病情。故豨莶草一味，可治风湿疮疡，然机体素虚者，不由风湿而生疮疡者忌用。

2. 外治法

唐代王焘《外台秘要》中认为治疗湿疮，可以乌梅、大蒜、握尘、盐、大麻子相和熟捣，以苦酒拌和敷患处，其中乌梅、大蒜均具有杀菌、解毒之功。唐代许仁则《子母秘录》中提及："脐风湿疮久不瘥者，蜂房烧末，敷之效。"认为蜂房烧敷可治小儿脐部湿疮。唐代孙思邈《备急千金要方》记载有地榆汁方可治疗小儿湿疮："地榆煮浓汁，日洗二次。"唐代刘禹锡《传信方》中云："予少年曾患癣，初在颈项间，后延上左耳，遂成湿疮浸淫。用斑蝥、狗胆、桃根诸药，徒令蜇蠚，其疮转盛。偶于楚州，卖药人教用芦荟一两，炙甘草半两，研末，先以温浆水洗癣，拭净敷之，立干便瘥。真神奇也。"说明使用芦荟等清热解毒之药外敷可治疗湿疮。

《圣济总录》载治疗耳上湿疮方："土马鬃、井中苔等分，右二味，捣研为末，以灯盏内油，调涂之。"认为土马鬃、井中苔以油和涂患处可治疗湿疮，有祛湿敛疮之效。《太平圣惠方》中亦记载了治阴痒生疮之温洗方剂。宋代王璆《是斋百一选方》中记载了用白蔹散外贴治疗湿疮，主要用药为白蔹、天南星、全蝎、大草乌、白矾、烧蟹壳灰等，多取其祛湿、敛疮、通络、止痛之效。《世医得效方》中载有青黛散可用治中部湿疮，热痒而痛者，其认为湿疮多得之于外感风热，或进食鱼虾等风热之物，故而可用马齿苋、青黛等清热解毒之品制散外敷治疗本病。

明代宁原《食鉴本草》中记载："苍术酒治诸般风湿疮、脚气下重，用苍术三十斤洗净打碎，以东流水三担，浸二十日，去茎，以汁浸面，如家酝酒法，酒熟，任意饮之。"亦为以祛风除湿之药（如苍术等）为方做洗剂。明代倪朱谟《本草汇言》云："治下部湿疮久不愈，兼治周身脓窠疮。用五加皮、薏苡仁、金银花、石菖蒲、胡麻子、土茯苓、连翘、苍术、黄柏、黄芪、木瓜各等分。"方中五加皮清热利湿，薏苡仁利水渗湿，金银花清热解毒，石菖蒲清热化湿，胡麻子清热疏风，土茯苓解毒除湿，连翘疏风解毒，苍术祛风燥湿，黄柏清热祛湿，黄芪祛风利水，木瓜利水通络，诸药合用共奏清热祛风、利水除湿之功，故而可用治本病。《普济方》中提及："金华散，治小儿一切干湿疮癣、疳疮等：黄柏（末）、黄连各半两，为细末，黄丹一两水飞，轻粉一钱，麝香一字研，上用研匀，先以温水洗，后贴之，如干癣疮，用腊月猪脂和敷。如无，用麻油亦可。"方中所用黄柏、黄连等主药亦为祛湿清热之品，佐以黄丹、轻粉等解毒之品，共奏治疗湿疮之效。明代吴旻《扶寿精方》中记载道："白花蛇煮酒方治诸风，无问新久……一切风湿疮疥，皆治之。"所用主药白花蛇亦为祛风除湿之品。《外科启玄》中亦提到"外宜鲫鱼散搽之效"，认为针对湿疮可用鲫鱼散擦涂患处，使用鲫鱼、白矾等药物，主要取其祛湿、敛疮之效。

明代胡濙《卫生易简方》中亦提及风热湿疮之外治方，药用马齿苋、青黛等凉血解毒。缪希雍《神农本草经疏》有云："同二术、木瓜、薏仁、石斛、萆薢、黄柏，为除湿强步之要药，兼治下部脓窠湿疮如神。"苍术祛风燥湿，白术长于燥湿，木瓜除湿通络，薏苡仁利水渗湿，石斛清热，萆薢清热利湿，黄柏清热化湿，诸药合用共奏疏风、除湿、清热之功。明代王三才《医便》记载："黄蜡一两，头发一拳大，香油一两，轻粉二钱（另研），猪胆二个，上先将香油熬四五沸，次下黄蜡者又熬四五沸再后下头发文火熬，用槐柳条不住手搅，候发消化，滤净后，下轻粉略熬一时，取起放瓷碗内，冷水浸少顷即成膏。一切湿疮臁疮，贴半日黄水流出，拭干，加药再贴一七全愈。"为治疗湿疮所用药物提供了新的思路。清代吴杖仙《吴氏医方汇编》中曰："当归膏治下部湿疮，连年不愈……当归一两，陀僧二两，香油四两。熬之，油纸摊贴。"亦为治疗湿疮的外治方药，所选当归、防己、独活等皆为祛风除湿之品。

清代叶天士《种福堂公选良方》亦记载了治湿疮方，认为桑白皮配合白蜡可治疗湿疮，同生猪油放于石臼内打糙敷于疮上，外以油纸盖之，换药四五次即愈。同时明确指出了湿疮与臁疮的区别："湿疮与臁疮有别，湿疮有水窠头，不烂而甚痒，臁疮必烂而痛。凡治湿疮切不可用升药及冰片，非惟不能奏效，反致溃烂难愈。"认为治疗湿疮不可用升药、冰片之类，会腐蚀肌肤导致疮口溃烂难收，并有云："凡远年湿风疮痒甚，诸药不效者，必有虫在内，须用药引出其虫，则用药有效矣。凡治湿疮，先用铅打薄片贴之，以帛扎住，毒水自流，流尽然后用药，方易见效。"说明湿疮在治疗之时，当以铅打片贴于疮上引出内虫，使毒液脓水自流出，流尽后再敷外治药。清代盛景云《益世经验良方》中亦记载了治黄水湿疮的涂擦方。《小儿卫生总微论方》中亦载有外肾生疮之外涂方。

近代陆锦燧《鲟溪秘传简验方》认为乳上湿疮另有一名"大革疮"，并描述了其病症状："男女乳上湿疮，脓血淋漓，成片飞红，无屦痛痒不休，此名大革疮。"并于其后记载有治乳上湿疮之剂，方中使用蚌壳（煅末）、轻粉、冰片、金银花等药物煎汤涂擦，方中药物多为清热解毒、拔毒祛湿之品。《外科通论》中也记载有治疗下部湿疮疥癣的碧螺膏，亦为外治方药。

3. 其他疗法

其他治法主要指针灸疗法，鲜少有见其他疗法者。针灸治疗在古书中已有记载，宋代王执中《针灸资生经》中记载："小儿疳湿疮，灸第十五椎侠脊两傍七壮，未瘥，加七壮……疔肿在左，灸左臂曲肘纹前，取病人三指外于臂上处中灸，两筋间从不痛至痛；肿在右从右灸，不过三日即瘥。"认为可用灸法治疗湿疮。《普济方·针灸》有载："治牙龈肿，小儿疳湿疮，穴角孙。"亦可见针灸对湿疮治疗也有一定作用。

综上所述，历代医家对湿疮的认识繁多，辨证思路多种多样，遂整理如上，考镜源流，以飨同道。

（邢国庆　王远红）

药毒源流考

"药毒"作为病名首见于东晋葛洪《肘后备急方》。中医外科学中的"药毒"是指各种途径接触药物后，毒副作用在皮肤的表现，属于药物毒副反应。古代医家最早认识到"触犯禁忌""食入禁忌"可以产生某些皮肤疾患。现为考察其学术脉络和规律，从病名、病因病机、证候分类及治疗几个方面入手，对重要医籍中与本病相关的论述进行整理研究，以挖掘古典之精华。

（一）病名

东汉张仲景《金匮要略》中载："正月勿食生葱，令人面生游风。"已经认识到饮食不当会造成斑疹的发生，本病之临床表现大致相当于中医"湿毒疡"之范畴，但此时尚未出现真正意义上的病名。东晋葛洪《肘后备急方·治卒中诸药毒救解方》中载《经验方》之言，其曰："解药毒上攻，如圣散。"被认为是目前最早且正式将药毒作为疾病论述的文献。古代文献中对药毒亦有"中药毒""药毒疹""湿毒疡"等别名。

最早描述药毒病证特点的文献见于清代顾世澄《疡医大全·解中药毒门主论》，书中阐述服用草乌、川乌、天雄、附子一类毒性较大药物后的表现，同时指出中药毒之病因为"服药过多"，其云："凡中草乌、川乌、天雄、附子毒，则心烦躁闷，甚则头岑岑然，遍身皆黑而死。凡服药过多，生出毒病，头肿如斗，唇裂流血，或心口饱闷，或脐腹撮痛，皆中药毒也。"

古代文献中有关中药毒的别称较为少见，但其中不乏一些描述与现代药物性皮炎临床表现相似，如隋代巢元方《诸病源候论》一书，即认识到药物中毒或致敏对人体是有害的，重者可导致死亡，其在"石火丹候"及"风毒肿候"中的记述，相当于药疹中的固定性药疹和红皮病型药疹的临床表现。明代王肯堂《证治准绳》中云："背上细瘰无数，浸淫一二尺，如汤火伤。烦躁多渴何如……因服丹石刚剂所致，红润者生，紫黯者死。"这里所指皮疹如汤火伤与大疱性表皮松解性坏死性药疹类似，并指出其是因服丹石剂引起，如皮疹紫黯则为出血性皮疹，病情危笃，可导致死亡。书中亦有言："面游风毒何如？曰：此积热在内……或服金石刚剂太过，以致热壅上焦，气血沸腾而作，属阳明经。"此处所论述症状类似光敏性皮炎型药疹。清代邹岳《外科真诠》亦有类似固定药疹的记述，但均未见其成为病名。

（二）病因病机

药毒总由禀赋不耐，药毒内侵所致。在正气虚弱的基础上，或有风热之邪侵袭腠理；或有湿热蕴蒸，郁于肌肤；或有外邪郁久化火，血热妄行，溢于肌肤；或有火毒炽盛，燔灼营血，外发于皮肤，内攻于脏腑。久而导致阴液耗竭，阳无所附，浮越于外，病重而危殆。其中禀赋不耐是指患者为血热或湿热之体，易受邪毒引触，而使内外合邪；邪毒则多指"风、热、湿、毒"之邪。《诸病源候论·漆疮候》中有记载："漆有毒，人有禀性畏漆，但见漆便中其毒。喜面痒，然后胸、臂、胫、腨皆悉瘙痒……起赤痞瘰；痞瘰消已，生细粟疮甚微。有中毒轻者，证候如此。其有重者，遍身作疮。小者如麻豆，大者如枣、杏。脓燉疼痛……亦有性自耐者，终日烧煮，竟不为害也。"通过叙述接触漆而引发中药毒，对于药毒的病因病机进行了讨论，认为先有禀赋不耐，后发中药毒。本虚体质，在此基础上易受邪毒引触而加重脏腑功能紊乱，内不稳则外不固，外邪乘虚入侵，与外泛之药毒相合，客于皮毛肌表，使皮毛失养，气血失和，发为药疹。其本质是本虚在内而毒邪结聚在外。现通过整理研究历代医家古籍，将药毒之病因病机分为风热、血热、津枯三个方面，分述如下。

1. 风热搏结，郁于肌腠

宋代朱佐《类编朱氏集验医方·解药毒方》中用一则医案说明药疹属风热搏结之病因病机，其曰："王仲礼嗜酒，壮岁时疮瘰发于鼻，延于颡……僧法满使服何首乌圆，当用二斤……其法忌铁气……念所蒸水必能去风证，以颡面，初觉极热，渐加不仁，至晚大肿，眉、目、耳鼻浑然无别，望之者莫不惊畏。"此医案中王氏因嗜酒，致湿热内蕴，加之成年后用药不当，造成药毒入营，血热沸腾，热极生风，风热上乘，最终导致头面燉肿，说明风热交蒸亦可导致药毒发作。清代叶天士《种福堂公选良方·中毒》曰："治服截疟毒药，身体发肿气喘方：此症因药内有常山、砒信等毒，使疟邪遏抑于内，药毒攻于皮肤头面，故满身浮肿，气逆发喘烦躁。"因治疟之药常有毒性，用之失当，反而会壅遏疟邪，使毒邪郁于肌腠，造成全身浮肿，甚则气逆发喘。

2. 禀赋不耐，血热内蕴

宋代《小儿卫生总微论方·药毒论》中曰："小儿肠胃怯弱，脏腑嫩软，血气未壮，因服药不胜其味之毒，致烦躁闷乱，或口舌麻木，或如针刺，甚者吐利，有致呕血也。"指出可因小儿脾胃虚弱，不胜药之毒性而发为药毒。清代徐德铣《外科选要》中对先天胎中遗热做出说明，其引冯氏之言曰："后天诸毒易辨，先天所中难明……谓从胞胎而来也。总是湿火所乘，血热毒盛。腠理愈开，淫毒益炽，痒为气虚，楚属血虚，其症属腑，旋久而气血两虚，则因热而起，又因热乘虚而内攻矣。"胎中血分蕴蓄浊恶热毒之气，血热内蕴，热毒外达肌表，从而说明药毒发生之内因。清代许克昌及毕法《外科证治全书》亦宗此说，其曰："遗毒者，乃儿在胞胎禀受父母精血遗毒……外热触动内毒，发于肌肤之表，先出红点，次成烂斑。"指出药毒可因胎儿在胞胎中禀受父母精血遗毒所致，进一步强调禀赋不耐之病因病机。

3. 药毒入营，津液内耗

明代陈实功《外科正宗·中砒毒》中言："砒毒者，阳精大毒之物，服之令人脏腑干涸，皮肤紫黑，气血乖逆，败绝则死。"明确说明中砒毒可致人津枯血败，可见砒霜毒性之峻烈。又如清代黄元御《玉楸药解》中载"砒霜辛热大毒"，因而误中砒毒，热毒入营，煎灼津液，可导致气血逆乱。清代王维德《外科证治全生集》中亦云："凡受降药毒，定致神昏呕吐，此系毒气攻心。"这里指感受火热毒性之品、辛温燥烈之药，火热毒邪循经入里，传入心包，可引起神识昏聩、恶心、呕吐等症。清代许克昌及毕法所撰《外科证治全书》亦有中砒霜毒之言："凡中砒毒者，其人烦躁如狂，心腹绞痛，头眩欲吐不吐，面色青黑，四肢逆冷，六脉洪数。"许氏在前人的基础上总结和完善，对中砒霜毒的症状进行进一步的丰富。清代陈士铎《洞天奥旨》通过描写人中砒霜毒的表现，点明中药毒的病因病机，即毒热内结，郁于肌腠，其言："人服砒霜，其火热大毒内攻脏腑，而四肢身体必外生紫累之斑，与生疮无异。此火热之毒攻突内外也，其势最急。"同样说明药毒入体，致血败津枯亦为导致本病的重要病因病机之一。

（三）证候分类

历代医家对药毒证候分类的表述：①湿热蕴肤；②热毒入营；③血热发斑；④风热相搏；⑤血瘀成斑；⑥毒热伤阴；⑦湿热下注；⑧气阴两虚。

（四）治疗

早在东汉时期张仲景《金匮要略》中就有食生葱后生面游风之记载，此后晋代葛洪《肘后备急方》中亦载有"治食中诸毒方"和"治卒中诸药毒救解方"，列出多个方药作为解药毒的参考，后至隋代巢元方《诸病源候论》和唐代孙思邈《备急千金要方》中均载有"解诸药毒篇"。宋代《圣济总录·杂疗门·中药毒》中载："论曰神农尝百草，一日而七十毒以辨相得相反相恶相畏，至于有毒无毒，各有制治，然药无毒，则疾不瘳。内经所谓知毒药为真者，乃用药之要也。昧者误有服食，当究其毒以制治之。犹巴豆之用黄连，半夏之用生姜是也。"指出解毒应先知其具体中毒药物的毒性，从而辨证论治，犹如"十八反""十九畏"才可正解。明代朱橚等编《普济方·中药毒》中载："凡中药毒及一切毒，皆能变乱与人为害，亦能杀人。但毒有大小，可随所犯而解救之。"说明中药毒后及时治疗的重要性。清代顾世澄《疡医大全》更有"误中砒毒浑身紫累……此名砒霜累疮"的典型描述，同时亦记载许多解药毒的方药，如黄连消毒饮、甘草绿豆汤、解毒丸等。此外，书中引《脉诀》之言曰："人中百药毒伤，其脉洪大者生，微细者死。又曰：洪大而迟者生，微细而数者死。凡解药毒汤剂，不可热服，宜凉饮之，盖毒得热则势愈盛也。然此物以中热毒为言耳。若解木鳖、菌蕈、黄连、石膏之类而中阴毒者，岂仍避热而犹堪以寒饮乎！"明确提出中药毒后之预后、转归，并分别对中热毒和中阴毒之服药方法做了必要说明。

总之，宋代以前医家已开始重视药毒的各种治疗方法，并提出各种中毒反应的解救方法。中医多认为药毒的发生乃禀赋不耐，邪毒侵犯所致，故治疗时辨别病情变化，根据临床症状辨证施治，尤为重要。具体辨证论治分述如下。

1. 辨证论治

（1）疏风清热：陈延之《小品方·治食毒诸方》言："中茛菪毒、中诸药毒、猘犬伤人，并饮生姜汁即解。"其中生姜汁味辛，性微温，有解表、化痰、止呕的功效。宋代《太平圣惠方·解诸药毒诸方》中载有解药毒方，药用白矾为主，白矾生用功擅解毒祛痰，亦为疏风清热法治疗药毒的体现。《普济方·中药毒》中载"解一切药毒"之僵蚕散，其中白僵蚕可祛风解痉、化痰散结，在金代张元素《医学启源》中有言其可"去皮肤间诸风"，又明代李时珍《本草纲目》中言其可治疗"皮肤风疮，丹毒作痒……一切金疮，疔肿风痔"，故而可作为疏风清热法治疗本病的佐证。同书中亦载有椿皮饮和辨毒散，言其"治一切毒、及药毒"，方中东柳枝可疏风利湿、解毒消肿，在《独行方》中言其可"治疔毒及反花疮"，诸药合用可疏风清热解毒。

（2）清热解毒：晋代葛洪《肘后备急方·治卒中诸药毒救解方》中记载治疗药毒之如圣散，其言："露蜂房、甘草等分，用麸炒令黄色，去麸为末，水二碗，煎至八分一碗，令温，临卧顿服，明日取下恶物。"露蜂房为蜂巢经采得后晒干之品，具有攻毒之效，佐以甘草缓和药性，两者相合共奏解毒消肿之功。宋代杨士瀛《仁斋直指方论·蛊毒证治》中记载"治蛊毒、诸毒、一切药毒"之保灵丹，组成药物亦多用朱砂、巴豆、雄黄、山豆根等清热解毒之品，并详细记录中药毒的临床表现和治疗方法及经过，更有禁忌及调理方法。《类编朱氏集验医方·中毒门·治方》中亦言有解药毒方，所用药物为生姜、赤小豆、山豆根、黑蛤粉等，共奏解毒利湿、消肿止痛之功，并记载有一则医案，中药毒者"嗜酒，壮岁时疮疬发于鼻，延于颏，心甚恶之，服药弗效"，有医家使其服"何首乌圆"，终致病情更进，面部肿大，"眉、目、耳鼻浑然无别，望之者莫不惊畏"，朱氏使用生姜汁、赤小豆、山豆根、黑蛤粉为末调敷患处，到晚间方愈，佐证了该方的药效。宋代杨倓《杨氏家藏方·杂方五十八道》中载有甘粉散，称其"解一切药毒"，方中使用甘草合绿豆粉共奏清热利湿、解毒消肿之功。

此外，明代张时彻《急救良方·中诸毒》、张洁《仁术便览·解诸毒》、《普济方·中药毒》中皆载有治疗药毒之方，方中用药如甘草、板蓝根、白矾、草茶等多为清热解毒之品。清代顾世澄《疡医大全·解中药毒门主方》中记载误食巴豆所引起的热盛伤津之象，并言煎煮黄连后服下汤汁即解，借黄连苦寒之性以清解巴豆辛热之毒，其云："误服巴豆口渴面赤，五心烦热，泄不止者，川黄连一钱，煎服立解。"又云："敷贴巴豆患处作痛，肌肉溃烂，生黄连末，水调敷之，即解。若毒入内，吐泻等证，更以水调服一、二钱，或大小豆，菖蒲汁皆可。"指出可用黄连来解巴豆之毒，根据用药的方式不同，或外敷，或内服。值得一提的是，此书中指出用浓甘草汁可解一切药草之毒，其言："解一切药草中毒，浓煎甘草饮之，无不生也。又食蜜少许更佳。"甘草生用起到调和药物的作用，大量浓煎则有清热解毒之功，合蜂蜜增强其解毒之力，于今日临床亦有借鉴意义。

（3）清利湿热：宋代郭思《千金宝要·解百药毒》中详细列举不同药物中毒后所选用的相应解毒药物，其曰："雄黄毒，防己解。礜石毒，大豆汁解。金银毒，服水银数两即出。鸭屎解。水和鸡屎汁、煮葱汁并解。铁粉毒，磁石解。防葵毒，葵根汁解。桔梗毒，白粥解。甘遂毒，大豆汁解。芫花毒，防己、防风、甘草、桂汁并解。大戟毒，菖蒲汁解。"所用解毒方药中如防己、大豆汁、水银等亦多属清热利湿之品，对雄黄毒、金银毒、铁粉毒等诸毒有一定解毒作用。《圣济总录·中药毒》中载有"解一切药毒"之麻仁饮方，方中用大麻仁五合，研成膏，加水搅匀，取其汁，即是取麻仁微泻的作用，泻下湿热。宋代初虞世《初虞世方》中亦载有使用去皮巴豆解药毒之言。《杨氏家藏方·杂方五十八道》中用五味子、大戟、山慈菇、板蓝根、续随子、麝香等药制作解毒丸，言其可解一切药毒，诸药合用有清热、利湿、解毒之效。宋代卢多逊《开宝本草》中言其"主丹毒烦热，风疹，药石发动热气奔豚，生研绞汁服。亦煮食，消肿下气，压热解毒"，亦属清热利湿之品。清代《种福堂公选良方·中毒》中提出可用生绿豆解药毒，生绿豆味甘性寒，长于清热利湿、消暑利水，可治暑热烦渴、水肿、泻利、丹毒、痈肿，可解热药毒（如附子、巴豆毒）。

（4）凉血化瘀：宋代《小儿卫生总微论方·药毒论》中载有"治药毒吐血"之龙脑散，其曰："大黄（蒸）、半夏（汤洗七次，薄切，姜汁浸一日，焙）、甘草（炙）、金星石、银星石、寒水石、禹余粮（火煅醋浸七次）、不灰木（煅）、青蛤粉各半两（青蛤粉即青黛），上为细末，入细研龙脑末一字,拌匀,每服一字或半钱,新水调下。"其中大黄、青黛凉血解毒,合诸石类药物使清热凉血解毒之功倍增。此外,文后亦有针对小儿中药毒的记载,钱乙用"甘松、藿香叶末各一钱,减大黄一半",减大黄寒凉之性,加甘松、藿香起到芳香温通的作用。同书中又载有"解诸药毒,烦躁闷乱,吐利呕血"之玄胡索散:"玄胡索散,解诸药毒,烦躁闷乱,吐利呕血:玄胡索(去皮)一两,甘草(生)、白矾(生)各半两,上为末,每服半钱,水一小盏,煎至六分,去渣,放温服,时时呷。"方中白矾解毒燥湿,甘草调和药性,玄胡索为君药,其性温,味辛苦,入心、脾、肝、肺经,与甘草、白矾合用可活血化瘀、行气解毒。《太平圣惠方·药酒序》中载有"治脚气毒遍,内外烦热,口中生疮,狂易叫走,解诸药毒,发热卒黄疫疠毒气,伤寒温疟,五尸五疰,心腹诸疾,疗刺疼痛,虫毒鬼魅,邪气惊痫"之紫雪法,主要用药为金水石、寒水石、石膏、玄参、羚羊角屑(代)、犀角屑、沉香、木香、丁香、甘草、川朴硝等,诸药合用,共奏清热凉血、解毒化瘀之功。

(5)清营养阴:宋代《太平圣惠方·解诸药毒诸方》中载有"治药毒,救解欲死者"之方,其中所用"鸡子"味甘,微寒,清代王士雄(即王孟英)在《随息居饮食谱》中有载其功用曰:"补血,安胎,镇心,清热,开音,止渴,濡燥,除烦,解毒,息风,润下,止逆。"明代《普济方》中转载唐代孙思邈《备急千金要方》中"专治一切药毒"之麦门冬饮,其中生麦冬可滋阴润肺,益胃生津;葱白、豆豉发汗解表、除烦解毒,亦可视为益气养阴之品治疗药毒的应用。此外,书中尚有引《余居士选奇方》中方,载有"专治中药毒吐血,或心痛,或舌微黑,口唇裂"之化毒散,用巴豆、黄丹、雄黄以攻毒,其中乌鸡子具有养阴之功,全方有凉血解毒而不伤阴之效。

(6)以毒攻毒:宋代《太平圣惠方》中记有解诸药毒之预方,其中水银味辛性寒,有毒,入心、肝、肾经,方中取其杀虫、攻毒之功。明代《普济方·痈疽门》中载有"治痈疽、发背、鱼脐、毒疮、药毒、草毒、挑生毒、蛇毒、兽毒、蛊毒、瘵虫诸恶病"之万病解毒丸,用药有文蛤、山慈菇、红牙、大戟、全蝎等,以药物自身毒性来攻克诸毒,起到以毒攻毒的效果。此外,书中亦云"治解诸药毒"可以陈家白药,白药味辛,性温,有毒,可祛风湿止痛,可达以毒攻毒之效。清代吴谦等人所撰《医宗金鉴·外科卷上·胸乳部》中以歌诀的形式记载了解"一切饮食药毒蛊毒,瘴气恶菌,河豚中毒,自死牛、马、猪、羊六畜等类之肉"之太乙紫金锭,其曰:"太乙紫金诸疮毒,疔肿痈疽皆可除,雄朱倍麝千金子,红芽大戟山慈菇。"雄黄功擅燥湿祛痰、解毒杀虫;朱砂味甘,性微寒,有小毒,长于安神定惊、清热解毒;五倍子味酸、涩,性寒,功擅降火、解毒;麝香味辛,性温,功可活血化瘀、解毒消肿。诸药合用,以毒攻毒,共奏解毒、杀虫、蚀疮之效。

(7)因势利导:明代龚居中《外科百效全书》中根据感受毒邪的途径及邪居部位之异同,分别采用相应的治法,其云:"大凡中信毒,若于饮食中得者易治,酒中得者难治。若在胸腹作楚可吐,急用胆矾研水,灌之即吐。若在腹中可下,后用黄丹、甘草、青黛、朴硝、绿豆粉为末,以小蓝将水调下。腹痛倍黄丹、豆粉,井花水调下。"从感邪途径来说,从酒中得之比从饮食中难治,因为酒性辛散,且酒易行药势,毒物较快进入五脏六腑,实属难治;从邪居部位来说,龚氏采取因势利导法,其在上者,因而越之,用吐法;在下者,引而竭之,用下法。

2. 外治法

清代顾世澄《疡医大全》中有关于对误用砒霜后的解毒记载,其曰:"凡敷搽药内有砒霜,患处作痛或腐溃者,用湿泥频涂换之。若毒气入腹,胸膈苦楚,或作吐泻,冷饮米醋一两杯即止，多亦不妨。生绿豆末麻油调服，亦可。"当砒霜未深入腠理，只停留在表面造成皮肤腐溃者，用湿泥敷之，湿泥具有消炎、消肿及止痛的功效；若毒邪循经入腹，则用米醋收敛止泻，或用生绿豆末合麻油消肿解毒、下气止泻。

综上所述，历代医家对本病有一定的认识，但药毒作为专门的疾病进行研究起步较晚，理论体系尚不完善，古代文献中对药毒的记载大多是集中在对其病因病机的论述和药物毒性上，并没有形成系统的理论体系。治疗上辨证论治不够统一且均散落在不同的病名当中，没有系统的阐述只局限于专方专药上。但为传承古代医家丰富的宝贵经验，遂整理如上，期基于此篇，予以启迪。

（于　琨　荆　琪）

瘾疹源流考

瘾疹之名首见于《黄帝内经》，此后随着中医学的发展，历代医家对瘾疹的论述日臻完善。瘾疹即现代医学所论之荨麻疹，典型症状为皮肤瘙痒，随即出现风团，呈鲜红色或苍白色、皮肤色，少数患者有水肿性红斑，风团的大小和形态不一，发作时间不定，风团逐渐蔓延，融合成片。部分患者可伴有恶心、呕吐、头痛、头胀、腹痛、腹泻，严重患者还可有胸闷、不适、面色苍白等全身症状。本病为常见流行病，春季多发，发病率非常高，因而越来越受到医学上的重视。本文从病名、病因病机、证候分类及治疗入手，对历代重要医籍中瘾疹的相关病证论述进行整理研究，考查其学术脉络和规律，颇有意义。

（一）病名

瘾疹是以皮肤异常瘙痒，出现成块或成片状风团为主症的疾病，因其时隐时起，遇风易发，故名"瘾疹"，又称为"隐疹""癮疹""鬼饭疙瘩"等。以瘙痒性风团突然发生，迅速消退，不留任何痕迹为特征。瘾疹是临床常见的皮肤病之一，可发生在任何年龄，男女皆可。现对历代医籍中瘾疹的常见病名进行考察，论述如下。

1. 隐疹

《黄帝内经》中首次出现"隐疹"一词，并论述了其成因："夫风隐疹者，由邪气客于皮肤，复遇风寒相搏，则为隐疹。"说明其病因病机为风寒相搏。《素问》中亦提到了其病机："少阴有余，病皮痹隐疹。"不过此时瘾疹写为"隐疹"。至南北朝、隋唐五代时期有所变化，如隋代巢元方《诸病源候论》中有"邪气客于皮肤，复逢风寒相折，则起风瘙瘾疹"，将瘾疹称为"风瘙瘾疹"等名，并把瘾疹进一步分为"赤疹""白疹"。清代日本丹波元简《素问识》中云："隐疹，马云，当作瘾疹。吴云，隐疹，即瘾疹。"解释了"隐疹"当作"瘾疹"。

2. 瘾疹

汉代张仲景《金匮要略》中提出："邪气中经，则身痒而瘾疹……风气相搏，风强则为瘾疹，身体为痒。"即风寒之邪，趁营卫气血之虚而入侵，病情较轻者为瘾疹。此时瘾疹即写作

"瘾疹"，但并未被广泛采用。

《神农本草经》中提到茺蔚子可治疗瘾疹，原文中即出现"茎主瘾疹痒，可作浴汤"之说，沿袭了"瘾疹"之名。唐代孙思邈《千金翼方》中称其为"瘾疹"，并给出了治疗方剂。金代刘完素《黄帝素问宣明论方》中曰："疮疡皆为火热，而反腐出脓水者，犹谷肉果菜，热极则腐烂，而溃为污水也……疹浮而小，瘾疹也。"认为若疹浮于皮面且范围较小，则成为"瘾疹"，沿袭了瘾疹之名，认为瘾疹等疮疡皆为火热所致。

宋代《太平圣惠方》中同样提到了"瘾疹"之名："夫风瘾疹者，由邪气客于皮肤，复遇风寒相搏，则为瘾疹……风气相搏，则成瘾疹，致身体为痒也。"沿用了"瘾疹"之名的同时，详细解释了瘾疹的病因病机。宋代《圣济总录》中曰："论曰：皮肤者，肺之所合也。肺脏有热，风邪乘之，风热相搏，毒气熏发皮肤之间，微则生瘾疹，甚则痒痛，搔之成疮。"同样沿袭了"瘾疹"之名，认为瘾疹多因风热相搏而生。

清代李健庵《医学指要》云："若夫瘾疹法脉，则又当辨。瘾疹者……发必多痒，色则红赤，隐隐于皮肤中，故名瘾疹。其脉六部浮大，浮为风虚，大为气强，强者热也，风热相搏，必成瘾疹。身体为痒，痒者肌虚，热气外薄故也。"详细说明了瘾疹病名之由来，更强调瘾疹发病时身必痒，疹色红赤，隐隐可见于皮肤中，故而名之"瘾疹"。清代祁坤在《外科大成》中论述："瘾疹者，生小粒靥于皮肤之中，憎寒发热，遍身搔痒。经云：劳汗当风，薄为郁，乃痱痤。热微色赤，热甚色黑。"形象地说明了瘾疹的临床表现，认为瘾疹的发病隐藏于皮肤之中，疹形较小，发作时伴有恶寒发热、遍身瘙痒等全身症状，且根据热邪的微甚分别有色红或色黑的不同表现，并在其后记述了治疗方药。

3. 鬼饭疙瘩

清代吴谦等人《医宗金鉴》中云："痦瘟汗出中邪风，状类豆瓣扁疮形，日痒秦艽汤宜服，夜重当归饮服宁。[注]此证俗名鬼饭疙瘩。由汗出受风，或露卧乘凉，风邪多中表虚之人。"将瘾疹称为鬼饭疙瘩，并描述其发病症状为："初起皮肤作痒，次发扁疙瘩，形如豆瓣，堆累成片。"说明本病初起时皮肤作痒，逐渐长出扁形疙瘩，形态仿如豆瓣，堆积成片而命名。

（二）病因病机

瘾疹总因机体素虚，人体对某些物质过敏所致。可因卫外不固，风寒、风热之邪客于肌表而得；或因肠胃湿热郁于肌肤而得；或因气血不足，虚风内生而得；或因情志内伤，冲任不调，肝肾不足，而致风邪搏结于肌肤而发病。

1. 外邪入侵

风为百病之长，善行而数变，引起本病之邪，以风邪常见。本病来势快，起病急，消退快，且瘙痒剧烈。风邪与寒邪或热邪相兼，搏于肌肤腠理而成本病。《素问》中曰："邪之始入于皮也，泝然起毫毛，开腠理；其入于络也，则络脉盛，色变。"说明风邪侵入腠理致病之机。《金匮要略·水气病脉证并治》中曰："风水，其脉自浮，外证骨节疼痛，恶风。"又云："脉浮而洪，浮则为风，洪则为气，风气相搏，风强则为瘾疹，身体为痒。"明确指出风邪与正气相搏，风胜者痒，发为瘾疹。《诸病源候论》中云："人皮肤虚，为风邪所折，则起隐轸，邪气客于皮肤，复逢风寒相折，则起风瘙瘾轸……"更是明确提出瘾疹之发病是由邪气客于皮肤，复遇风寒。宋代《太平圣惠方》中云："夫风瘾疹者，由邪气客于皮肤，复遇风寒相搏，则为瘾疹。若赤疹者，由冷湿搏于肌中，风热结成赤疹也，遇热则极，若冷则瘥也。白疹者，由风气结于肌中，风冷结为白疹也。"沿袭前人所论，认为风瘾疹是由邪气客于皮肤而致。宋代陈无择《三因极一病证方论》中云："世医论瘾疹，无不谓是皮肤间风，然既分冷热，冷热即寒暑之证，又有因浴出凑风冷而得之者，岂非湿也，则知四气备矣。"说明宋代以前医家论述瘾疹的发病，多责之于皮肤间风邪侵袭，然陈氏认为风邪可夹寒、夹热，有寒暑之分，又有夹湿之风，故而风、寒、热、湿四种外感邪气侵袭均可导致瘾疹。

明代王肯堂《证治准绳》指出："白疹者，由风气搏于肌中，风冷结为白疹也，遇冷则极，或风中亦极。"同样认为风气相搏发于肌肤可致本病。《普济方》曰："夫风湿寒三气合而成痹，其气来时，亦有偏多偏少，而风湿之气偏多者，名为风湿痹也。凡人腠理虚者，则风湿气伤之，搏于气血，气血不行，则不得宣通。真邪相击，在肌肉之间，故其肌肤尽痛，或皮肤瘾疹。"亦明确指出风邪与正气搏结于肌肤则发为瘾疹。《医学指要》中云："若夫瘾疹法脉，则又当辨。瘾疹者，乃心火灼于肺金，又兼外受风湿而成也，发必多痒，色则红赤，隐隐于皮肤中，故名瘾疹。"认为瘾疹者乃心火灼于肺金，又兼外受风湿而成。清代周学海《辨脉平脉章句》中曰："瘾疹身痒，是因风不得泄。而曰泄风者，在表而未内陷也。"认为瘾疹身痒，因风不得泄所致。此外，外邪还包括其他原因，如昆虫叮咬、接触花粉及其他过敏原等，侵袭皮肤，腠理失常，络脉郁结，亦可导致本病。

2. 机体素虚

《圣济总录》中载："论曰风瘙瘾胗，其状有二。皆缘肌中有热。若凉湿之气折之，热结不散，则成赤胗，若因风邪所折，风热相搏，则成白胗。"阐述了瘾疹的发病原因是患者自身肌中有热，机体素虚，再受外邪，则为病。金代张子和《儒门事亲》中亦提到："凡胎生血气之属，皆有蕴蓄浊恶热毒之气。有一二岁而发者，有三五岁至七八岁而作者，有年老而发丹熛瘾疹者。"较为明确地阐述了先天禀赋不足是本病之内在病因。

3. 情志所伤

紧张、焦虑、烦闷等因素，均可使脏腑功能失调，阴阳失衡，营卫失和而发为本病。或因精神烦扰，心绪不宁，心经郁而化热，以致血热偏盛，络脉壅郁而发为本病。清代张霞溪《麻疹阐注》中提出："瘾疹者，乃心火灼于肺金，又兼外受风湿而成也，发必多痒，色则红赤，隐隐于皮肤之中，故名曰瘾疹。"明确提出了心火炽盛可致瘾疹发生，心经受损则心火灼伤肺金，加上感受风湿邪气发于皮肤则成瘾疹，患处作痒，且颜色红赤，隐隐于皮肤之中。清代顾世澄《疡医大全》中论述曰："两阳合明，其火自盛，兼有食积，致生积热，故斑疹之因，必归过于胃与大肠也，火盛则血热而金烁，盖心为火脏主血脉，肺为金脏主皮毛，火聚胸中，肺受熏蒸，心火愈炽，或热极反兼风化，或客风鼓动内火，其病发于心肺二经。"认为发斑、发疹总归于心肺二经，情志受损、心火炽盛可致内火鼓动，熏蒸血脉而发为瘾疹。清代许克昌及毕法《外科证治全书》中论及："红色小点，有窠粒隐行于皮肤之中而不出者是也。属心火伤血，血不散传于皮肤。"亦说明心火所致情志受伤可发为瘾疹。

4. 饮食不慎

因食鱼腥海味、辛辣醇酒，致湿热内蕴，化热动风，可引发本病。明代张洁《仁术便览》

论及："有头粒而随出即没，没而又出者，谓之疹。瘾属风热，挟痰而作；疹属热与痰，在肺。凡丹从四肢入腹者死。又云：瘾疹多属脾，隐隐然在皮肤之间，故言瘾疹也，发则多痒，或不仁者，是兼风兼湿之殊，色红者，兼火化也。"认为脾胃不和，气机不利，复感外邪，邪气不得疏泄，郁结肌肤，发而为疹。

明代戴原礼在《秘传证治要诀及类方》中提出："古方一名为瘾疹……有人一生不可食鸡肉及獐鱼动风等物，才食则丹随发，以此见得系是脾风。"指出饮食与本病发生亦有关系，有人可因食用鸡肉、獐、鱼等"动风之物"而引动脾风，发为本病。清代顾世澄《疡医大全》论曰："胃与大肠之风热亢盛已极，内不得疏泄，外不得透达，怫郁于皮毛腠理之间，轻则为疹。"亦说明了肠胃变化与本病密切相关。古人通过观察提出，饮食不慎可导致本病的发生，这是十分可贵的。饮食不节或不洁，伤及脾胃，以致湿热熏蒸皮肤，发为瘾疹。其他如服用某种药物，注射生物制品等，均可致血热外壅，郁于肌肤而致本病。

5. 气血瘀滞

《太平惠民和剂局方》曰："论诸风瘙痒瘾疹，皆因血气不顺，面如虫行眴动。"亦说明了血气不顺，气滞血瘀，瘀阻血脉可致瘾疹的发生，后文还提出了治疗的代表方药，如排风汤、胡麻散、消风散等，不一而足。

6. 气血虚损

平素体虚，或久病大病，或冲任不调，以致气血虚弱，气虚则卫外不固，外邪乘虚而入，血弱则肌肤失养而发为本病。晋代王叔和《脉经》曰："寸口脉迟而缓，迟则为寒，缓则为虚。荣缓则为亡血，卫迟则为中风。邪气中经，则身痒而瘾疹。心气不足，邪气入中，则胸满而短气。"明确指出邪气乘虚内侵经络可引起瘾疹，体内虚寒、气血不足则容易被外邪侵袭，因而气血虚弱亦为瘾疹发病的内因。《太平圣惠方》云："夫妇人体虚，为风邪气客于皮肤，复逢风寒热折，则起风瘙瘾疹。若赤疹者，犹凉湿折于肌中之极热，热结成赤疹也，得天热则剧，取冷则瘥也。白疹者，由风气折于肌，肌中热，热与风相搏，所为白疹也。"认为瘾疹发病原因是妇人体虚，气虚则卫外不固，外邪乘虚而入，则为病。清代周学海在《重订诊家直诀》中亦云："一种血虚内燥之体，火灼于内，湿闭于外，阴阳升降失度，腠理开合不时，心常懊恼，身常瘾疹……逐日变易，连日诊之，无一同象。"亦说明血虚会导致内火燥灼，从而发为瘾疹。

（三）证候分类

历代医家对瘾疹证候分类的表述：①风寒外袭；②风热相搏；③卫外不固；④气血两虚；⑤心经郁热；⑥脾胃不和；⑦血瘀经脉。

（四）治疗

瘾疹的治疗首先应寻找病因，祛除病因，辨证治疗。对难以确定发病原因的疾病，大多数情况常用对症治疗。

1. 辨证论治

（1）疏散外邪：外邪入侵者，当驱除外邪。风为百病之长，以风邪入侵或风邪夹杂他邪成患为主，故首当疏风。疏风法包括疏风清热和疏风散寒。

前者可选方很多，如《太平圣惠方》所载卷柏散方："夫风邪客热在皮肤，遇风寒所折，则起瘾疹。热多则色赤，风多则色白。甚者痒痛，搔之则成疮也。治风皮肤瘾疹及风热生毒疮，卷柏散方。"方中卷柏疏风清热，犀角（水牛角代）清热解毒，天竺黄清热化湿，枳壳疏风散邪，藁本疏风发表，羌活疏风胜湿，防风祛风胜湿，川芎散邪发表，乌蛇疏风祛湿，五加皮清热利湿，麻黄疏风解表，黄芪疏风祛湿，诸药合用共奏疏风清热之功。书中亦载有疏风清热的代表方剂消风散，方中荆芥、防风、牛蒡子、蝉蜕为君，疏风止痒，透邪外达，以祛除在表之风邪。苦参、苍术为臣，苦参性寒，清热燥湿止痒；苍术祛风燥湿，辟秽发汗，与苦参相配，燥性尤强，既可燥湿止痒，又能散风除热。风热在于肌肤，郁而生热，石膏、知母清热泻火而不伤阴；风邪侵入血脉，易耗伤阴血，当归、生地、胡麻仁养血活血，取"治风先治血，血行风自灭"之意，为佐。甘草清热解毒，兼以调和诸药，为佐使。诸药合用，以祛风为主，配伍祛湿、清热、养血之品，使祛邪之中兼顾扶正，从而使风邪得散，湿热得除，血脉调和，则痒疹自消。再如《太平惠民和剂局方》中所载胡麻散，所选药物亦多为胡麻、苍术、荆芥、薄荷等疏风清热之品，书中言其可治"脾、肺风毒攻冲，遍身皮肤瘙痒，或生疮疥，或生瘾疹，用手搔时，浸淫成疮，久而不瘥，愈而复作"，可见此类清热疏风药物对瘾疹有较好的治疗作用。

后者多以麻黄汤类化裁，如桂麻各半汤。《伤寒论》中指出："以其不能得小汗出，身必痒，宜桂枝麻黄各半汤。"所用主药桂枝、麻黄均长于发散表邪，疏风散寒。《太平圣惠方》中记载了漏芦散方和葛根散方治疗本病，漏芦散方主要用药为麻黄（去根节）、黄芩、杏仁（汤浸去皮尖双仁，麸炒微黄）等，方中麻黄为疏风散寒要药，杏仁解表散邪，配合可治疗瘾疹。另外，葛根散方中同样选用的主要药物，如麻黄、知母、黄芩、甘草、杏仁等，亦多为疏风散寒之品。金代刘完素《素问病机气宜保命集》中曰："防风通圣散……或生瘾疹，或赤或白，倍加麻黄、盐豉、葱白，出其汗，麻黄去节，亦去芒硝，咸走血而内凝，故不能发。"防风通圣散主要药物有防风、川芎、当归、芍药、大黄、薄荷叶、麻黄、连翘、芒硝、石膏、黄芩、桔梗、滑石、甘草、荆芥、白术、栀子等，方中防风、薄荷、荆芥、麻黄轻浮升散，解表散寒，使风热从汗排出，且由上部散去；大黄破结通下，栀子、滑石降火利水，三药相配合使风热从便排出，且由下部分泌；风淫于内，肺胃受邪，桔梗、石膏清肺泻胃；风为祸根，肝木因此受损，故以当归、川芎、芍药和血补肝；黄芩清泻中上焦火气；连翘清热解表；甘草缓峻和中，兼以调和诸药；白术解表燥湿。诸药合用共奏疏风解表之功。

（2）活血祛风：久病多瘀，瘾疹反复发作，血凝经脉，故治疗时当活血祛风。《太平圣惠方》中记载有"治十年大风，毛发秃落，瘾疹生疮，气脉不通，抓搔不觉痛痒"之"莽草散方"，以及治疗"小儿风瘙瘾疹"之"麻黄散方"，方中多用莽草疏风发表，麻黄疏风解表，独活祛风胜湿，黄芪祛风除湿，凌霄花凉血活血，牛膝活血行气，诸药合用共取疏风活血之功。《太平惠民和剂局方》云："论诸风瘙痒瘾疹皆因血气不顺。"认为瘾疹多得之于血气不顺，气滞血瘀，故而治当疏风、行气、活血，并于其后提出了排风汤、胡麻散、消风散、四生丸、皂荚煎丸、何首乌丸等诸多祛风活血的代表方剂。方中多使用川芎、胡麻、牛膝、防风、荆芥等疏风行血之品。宋代《圣济总录》云："治妇人经脉不通，血热壅滞，攻注四肢皮肤瘾疹，并行经脉。紫薇散方：紫薇（凌霄花是也，不以多少），上一味，捣罗为散，每服二钱匕，食用温酒调下。"凌霄花味酸性寒，功可活血祛瘀，故可用于血气凝滞所致之瘾疹。宋代朱佐《类编朱氏集验医方》曰："防风散，治女人经脉不匀，气血壅滞，肺有风热，遂令遍身瘾疹，红紫成片，肌肉顽痹，皮肤粗涩，或时瘙痒。"亦在说明瘾疹成因有血瘀风侵因素的同时，提出了治疗代表方剂防风散，方中主要药物有防风、大粉草、川芎、荆芥、牛蒡子、连翘，其中防风、荆芥、连翘均长于疏风散邪，川芎、大粉草功可活血行气，诸药合用共奏祛风活血之功，故而用于治疗血气瘀滞所致之瘾疹有较好疗效，可为当今临床所参考。

（3）扶助正气：正气不足为瘾疹的内因，治当于固表御风的同时不忘益气养血，前者常用桂枝汤和玉屏风散化裁，若反复发作，可加熟附片以温经，加乌梅、五味子以酸收；后者可用《太平惠民和剂局方》的"熟干地黄丸"，其曰："治妇人风虚劳冷一切诸疾……皮肤皱涩，瘾疹瘙痒。"方中熟干地黄益气养血，当归养血活血，干姜温中散寒，牛膝养血补肾，续断活血益气，附子温中散寒，桂心养血温中，黄芪益气补血，川芎养血行气，诸药合用补益正气，以祛邪外出。

宋代张锐《鸡峰普济方》中记载了"治妇人因产血不足，风邪客于皮肤，以手搔之，随生瘾疹"之方，方中藁本疏风散邪，细辛解表散寒，川芎补血行气，牡丹皮凉血活血，人参大补元气，白术健脾益气，当归养血活血，白芷发表散寒，白茯苓健脾益气，甘草益气和中，白芍养血和营，诸药合用共取养血益气之功，扶助正气以祛邪外出。其后文亦指出可内服当归饮子以治疗瘾疹。清代吴谦等人《医宗金鉴》中曰："夜痒重者，宜当归饮子服之。"同样说明当归饮子为益气养血、扶助正气的代表方剂，故而可用于治疗本病。当归饮子主要组成药物为当归、白芍、川芎、生地、白蒺藜、防风、荆芥穗、何首乌、黄芪、炙甘草等，方中的当归、川芎、白芍、生地为四物汤的组成药物，滋阴养血以治营血不足，同时取其"治风先治血，血行风自灭"之意；何首乌滋补肝肾，益精补血；防风、荆芥穗疏风止痒；白蒺藜平肝疏风止痒；黄芪益气实卫固表；甘草益气和中，兼以调和诸药。诸药合用，共奏养血润燥、祛风止痒之功。全方配伍严谨，益气固表而不留邪，疏散风邪而不伤正，有补有散，标本兼顾，故而成为临床的常用方剂。

（4）调和脾胃：饮食不洁或不节，伤及脾胃而发病者，首先当食饮有节，其次当健脾祛风。宋代陈无择《三因极一病证方论》中记载有曲术汤可治"因浴出腠风冷，遍身瘾疹，搔之，随手肿突，及眩晕，呕哕"，方中白术益气健脾，神曲消食和胃，甘草益气和中，诸药合用共奏健脾消食之功，祛除内因，从而可治疗瘾疹。

2. 外治法

（1）洗擦法：瘾疹的外治法中以洗擦法为主，洗擦法多指用煎煮的汤药搽拭患处，是现在临床常用的外治法。唐代孙思邈《千金翼方》中洗方有"白芷根叶煎汤洗""枫香汤""地榆汤"等，还有一些未命名的洗方，如"治风痹瘾疹洗汤方"，方中使用蛇床子、防风、生蒺藜等药物，诸方所用药物大同小异，总归不离白芷、地榆、蛇床子、防风、蒺藜等长于疏风散邪之品，故而均可外治本病。唐代王焘《外台秘要》中云："疗恶寒啬啬，似欲发背，或已生疮肿瘾疹起方。硝石三两，以暖水一斗和令消，待冷，取故青布叠三重，可似赤处方圆，湿布拓之，热即换。频易，立瘥。"硝石味苦性温，长于解毒消肿，故而可用治本病，使疹发处肿消毒散而愈。

《太平圣惠方》云："治风瘙瘾疹，遍身皆痒，搔之成疮方。……蚕砂一升，右以水二斗，煮取一斗二升，去滓。温热得所，以洗之，宜避风。"蚕砂味辛性温，功擅燥湿祛风，故而可用于治疗本病，使湿邪去、风邪散。此外同书中还载有"枫香洗汤""蒴根汤""地骨白皮汤"等外洗方，所用药物多为祛风除湿之品。《圣济总录》中亦记载有洗方，如"芒硝汤洗方"，亦取其祛风散湿之意。宋代杨倓《杨氏家藏方》中记载了治疗"风热客搏皮肤，瘙痒、瘾疹、痦瘟、疮疡、疥癣抓之水出，侵淫不止，或风气游走暴肿"的浣肌散，方中主要药物有枫香、荆芥穗、大黄、苦参、当归、升麻、白蒺藜、枳壳、射干等，其中枫香长于祛风除湿通络，荆芥穗功擅疏风除湿、发表散邪，大黄功可活血除湿，苦参长于祛风燥湿，当归功擅养血活血，升麻长于疏风除湿，白蒺藜功擅疏风祛湿，枳壳功可祛风除湿，射干功可疏风祛湿，诸药合用共奏疏风散湿之功，故而对于主要由风湿之邪侵袭肌肤与血气相搏结而导致的瘾疹具有较好的治疗作用。

《医宗金鉴》中提到："初起皮肤作痒，次发扁疙瘩，形如豆瓣，堆累成片……外用烧酒浸百部，以蓝布蘸酒擦之。"亦为外洗涂擦可治本病的佐证，所用百部味甘苦，性微温，功擅滋阴润肺、杀虫解毒，配合烧酒活血化瘀，共同治疗瘾疹。

（2）煎汤沐浴：煎药取汤沐浴，现在也多用到，而且临床疗效亦不错。《太平圣惠方》中有载治疗瘾疹的沐浴方药，名之"柳蚛屑浴汤方"，方中主要药物有柳蚛屑、黄栌木、盐等，此外尚记载有"治身体痒，瘙之或生瘾疹，如虫行浴方"，方中主要药物有茺蔚子、白蒺藜、羊桃根、苦参、漏芦、盐、苍耳茎叶、柳蚛末等，二方中所用柳蚛屑、黄栌木、茺蔚子、白蒺藜、羊桃根、苦参等药物亦多为疏风散邪之品，故而可用于治疗主要由风邪侵袭入里搏结血气发于皮肤所致之瘾疹。另外，《圣济总录》中亦载洗浴方，主要药物有马蔺花、蒴藋、茺蔚子、矾石、蒺藜子、茵芋、羊桃根、萹蓄等，所用药物亦多取其祛风除湿之功，对风湿之邪侵袭肌表所发之瘾疹具有较好的治疗作用。元代危亦林《世医得效方》中亦载："蚕砂，以新水煎，密室温洗。"以蚕砂煎汤，温洗患处来治疗瘾疹，同样说明煎汤沐浴有一定疗效。

（3）涂膏：《千金翼方》中载："治瘾疹痛痒，搔之逐手肿方。当归、芎䓖、大戟、细辛、芍药、附子（去皮）、芫花、踯躅、椒各一两，莽草半两，上一十味，切，以苦酒浸药一宿，以猪膏二升半，煎三上三下，膏成，去滓，敷病上，日三夜一。"方中当归活血祛风，川芎活血行气，大戟逐水祛湿，细辛解表散邪，芍药养血祛风，附子温中散寒，芫花利水祛湿，诸药合用共奏活血祛湿、疏风散邪之效，故而可用于治疗瘾疹。《太平圣惠方》云："治风瘙瘾疹结肿，攻冲遍身，发热痒痛，及治筋脉挛急，乌蛇膏方……右件药，并生用，细锉，以头醋半升，拌浸一宿，用腊月炼成猪脂二升，于铛中，入药，以慢火煎，看白芷变黄紫色，下火，滤去滓，令净，入于瓷盒中盛之，用摩涂于所患处，立效。"方中所用主药乌蛇味甘性平，长于祛风通络、除湿解毒，故而可用于治疗主要由风湿邪气侵袭肌表与血气相搏结发于皮肤而成之瘾疹。此外，同书中还载有"蒴膏""野葛膏"等膏药，都用之有效。《圣济总录》的"升麻膏方""莽草膏方"等亦有治疗瘾疹的相关记载。现在随着科学发展，现代医家继承前贤之经验方药，并加以发展完善，临床制作各种药膏外涂，且便于保存携带。

（4）扑粉：在患处扑洒药粉的方法在古代文献中亦有所记载，但是现在临床应用较少。如《圣济总录》中曰："治风瘙瘾疹，乌头粉方：乌头（炮裂，去皮脐）、桔梗（炒）、细辛（去苗叶）、白术各一两，铅丹（研）一两半，上五味，捣研极细，和匀。时用少许，粉身体瘙痒处。"方中乌头祛风除湿，桔梗解表利水，细辛发表散邪，白术除湿解表，诸药合用共奏祛风除湿、发表散邪之功，故而可制成药粉扑洒患处治疗瘾疹。同书中尚载有"治风瘾疹，痒痛难任，芎䓖粉摩方"，方中主要药物为川芎、白芷、麻黄根、藿香、米粉，所选药物亦多取其疏风散邪之意，全方配合，取其散邪发表之功，透疹外出，故而可用于治疗瘾疹。

（5）敷法：《圣济总录》中云："治风瘾疹色赤，蛇衔草敷之。蛇衔草（不拘多少），上一味，取新者，烂捣敷之。"提出可单以一味蛇衔草捣烂敷于疹上治疗本病，蛇衔草味辛、苦，性凉，长于清热定惊、解毒活血，故而可用于由风热邪毒入里搏结血气发于肌表而成之瘾疹。

同书中尚载有"治风赤白瘾疹，积年不愈，每发遍身肿，久恐入腹伤人"之"矾石涂方"，以矾石放入煮沸的清酒中同煮如稀糊，涂于疹上。矾石味酸性寒，功擅解毒杀虫、燥湿止痒，因而对于风湿邪毒所致之瘾疹有较好的治疗作用。《世医得效方》中亦载："治遍身瘾疹……敷药，明矾、朴硝为末，井水调，鸡羽扫敷。又方，赤小豆、荆芥穗晒，为末，鸡子清调，薄敷。"也是敷法的方式，所选药物如明矾、朴硝、赤小豆、荆芥穗、鸡子清等亦多为清热解毒之品，故而可配合用于治疗本病。《普济方》曰："治风瘙瘾疹，用胡燕窠内土为末，水和敷之。"亦说明敷法可治疗瘾疹，关于胡燕窝土，清代张璐《本经逢原》中言其"胡燕窝土，主风瘙瘾疹及恶刺疮、浸淫疮，并水和敷之"，故而可用于治疗本病。

（6）炒熨法：《圣济总录》中提出了炒熨法："治风白胗，枳实熨方：枳实（生用）八两，上一味，捣碎，以醋浸令浥浥，炒热。用熟帛包裹，熨胗上，冷即易，分作两包子，更相炒熨尤佳。"因为瘾疹多为风邪致病，因而可用炒熨之法温热祛风，所选主药枳实辛开苦降，炒后更增其温热之性，故可温化寒湿，用于治疗风寒湿邪气侵袭肌表导致的瘾疹。

3. 其他疗法

其他治法主要是指针灸治法，针灸又分为针法和灸法。在《千金翼方》中提到了应用灸法治疗瘾疹之述，并且对此法之功效评价极高，言其具有"永瘥"之效，其曰："灸法：以一条艾蒿长者，以两手极意寻之着壁，立两手并蒿竿拓着壁伸十指，当中指头，以大艾炷灸蒿竿上，令蒿竿断，即上灸十指，瘥。于后重发，更依法灸，永瘥。"《太平圣惠方》中云："伏兔……足阳明脉气所发，治风劳、痹逆、狂邪、膝冷、手足挛缩、身瘾疹、腹胀少气，妇人八部诸病，通针，针入三分，禁灸。"认为针刺伏兔穴可治疗瘾疹，并且指出了该穴位不可使用灸法。《圣济总录》中亦曰："曲池二穴，土也，在肘外辅骨屈肘曲骨之中，以手拱胸取之，手阳明脉之所入也，为合。治肘中痛，偏风半身不遂，刺风瘾疹……针入七分，得气先泻后补之，可灸三壮……肩髃二穴，在肩端两骨间陷者宛宛中，举臂取之，手阳明蹻脉之会。疗偏风半身不遂，热风瘾疹……可灸七壮至二七壮，以瘥为度。"认为针刺曲池可治疗瘾疹，曲池穴为手阳明大肠经穴，大肠经与肺经相表里，肺主皮毛，曲池位于肘部，为经气运行之大关，能通上达下，通里达表，既可清在外之风热，又能泻在内之火邪，是表里双清之要穴，具有疏散风热、解表散邪之功，善解全身风热表邪，因而对于主要由风热之邪侵袭肌表与血气相搏结而成之瘾疹有较好的治疗作用，对当今临床尚有一定指导意义。此外，对于肩髃穴，可采用灸法以治本病。

综上所述，历代医家对瘾疹的认识、辨证思路多种多样，遂整理如上，考镜源流，以飨同道。

（王保军　许子健）

牛皮癣源流考

"牛皮癣"之名首见于元代危亦林《世医得效方》，是一种皮损厚而且坚，状如牛领之皮，好发于颈项部的慢性瘙痒性皮肤病。为考其学术脉络和规律，故从病名、病因病机、证候分类及治疗几个方面入手，对重要医籍中与本病相关的论述进行整理研究，以挖掘古代医籍之精华。

（一）病名

古代医学中"牛皮癣"又称"牛癣""摄领疮""久癣""白壳疮"等，又因其顽固极易复发而亦称之为"顽癣"。明代以前，其多称为"牛癣"，其后多称为"牛皮癣"。综合分析牛皮癣诸多称谓的历史，可归纳为以下四种分类命名。

1. 以病因病机分类命名

（1）牛皮癣（牛癣）：隋代巢元方《诸病源候论·牛癣候》中言："俗云：以盆器盛水饮牛，用其余水洗手、面，即生癣，名牛癣。"提出牛癣之名，认为牛皮癣乃是盆盛水饮牛后，用牛未饮完之水洗手、洗脸而生，故名牛癣。宋代周守中《养生类纂·地理部》亦云："盆盛水饮牛，用其余水洗手，面生癣，名牛癣。"其与巢元方所持观点相同，认为牛癣仍是用牛饮余下之水洗手、洗脸而得。宋代《圣济总录·诸癣》则载："论曰癣之字从鲜……故得于牛毒者，状似牛皮，于诸癣中最为痛厚，邪毒之甚者，俗谓之牛皮癣。"则认为牛皮癣乃染牛毒而得，牛毒概指牛身上所带之病菌毒素之类。同时期，王怀隐等所编《太平圣惠方·治久癣诸方》曰："又有牛癣，因饮牛余水得之。"则认为牛癣是人饮用牛饮余下之水而得。明代龚廷贤《济世全书·癣疮》与此观点相同，言："又有牛癣，因饮牛余水得之，其状皮厚，抓之鞕强。"

（2）白壳疮：明代申斗垣《外科启玄·白壳疮》中记载："白壳疮者即癣也。而有四种，曰风癣、杨梅癣、花癣、牛皮癣。皆因毛孔受风湿之邪所生外。"将本病归于白壳疮，认为风癣、杨梅癣、花癣与本病病因病机相同，皆为毛孔感受风湿之邪所生，总称为白壳疮。

2. 以病证特点分类命名

（1）牛皮癣（牛癣）：《诸病源候论·牛癣候》云："其状皮厚，抓之硬强而痒是也。"论本病皮损厚，且抓之硬而痒。到了宋代，《太平圣惠方·治久癣诸方》中言本病"其状皮厚硬强"，同时期，《圣济总录·诸癣》亦言本病"状似牛皮"。综上，皆描述了本病皮损厚且硬的病证特点。

明代窦梦麟伪托窦汉卿之名所著（旧题宋代窦汉卿辑著）《疮疡经验全书·癣疮》将本病归于癣疮之类，云："夫癣之生也……其名有六焉……四曰牛癣，其状如牛领之皮，坚而厚，竹片刮之，觉有脂水出……六曰刀癣，轮廓皆无，如云岩之，气运行无定。"指出牛皮癣皮损如牛领之皮，厚而且坚。至此，后代多为此描述，牛皮癣之名亦多见于各医籍。

明代王肯堂《证治准绳·疡医·疥癣》论曰："癣之状起于肌肤……四曰牛癣，其状如牛领之皮，厚而且坚……六曰刀癣，则轮廓全无，纵横不定是也。"明确提出牛癣之名，言其状如牛领之皮，皮厚且坚。又有薛立斋《外科心法·癣》亦言："总由风热湿邪……其名有六……四曰牛皮癣，状如牛领之皮，厚而且坚……每日洗之自效。"承袭前人所论。又有陈实功《外科正宗·杂疮毒门》曰："牛皮癣如牛项之皮，顽硬且坚，抓之如朽木。"描述本病皮损如牛领之皮，厚而且坚。同时期，李梴《医学入门·外科》又言："牛癣如牛颈皮，厚且坚。"陈文治《疡科选粹·诸癣》亦言："牛癣，如牛项皮厚且坚。"又有赵宜真《外科集验方》言："夫疥癣者，皆由脾经湿热及肺气风毒，客于肌肤所故……四曰牛癣，其状如牛领之皮，浓而且坚。"皆论述了本病皮损如牛领之皮，厚而且坚的病证特点。

清代亦是如此，其病证特点没有太大改变，且大多也都沿用"牛皮癣"这一病名。如清代吴谦等人《医宗金鉴·外科心法要诀》将本病归于"癣证"，曰："此证总由风热湿邪……四曰牛皮癣，状如牛领之皮，厚而且坚……每日洗之自效。"许克昌及毕法合辑《外科证治全书·癣》将其归于"癣"，曰："初起如钱……四曰牛皮癣，状如牛领之皮，厚而且坚……宜用杀虫渗湿逐风之药。"祁坤《外科大成·癣》亦将其归于"癣"，曰："坚厚如牛领之皮者为牛皮癣。"易凤翥《外科备要·癣》也将其归为"癣"，曰："有六种……四曰牛皮癣，状如牛领之皮，厚而且坚……每日搽洗自效。"上述医家之著作皆沿用"牛皮癣"之病名，且其病证特点大多与前人论述一致。

（2）顽癣：《疮疡经验全书·癣疮》言："夫癣之生也，由于脾经湿热，及肺气风毒所致，或坐卧当风，酷暑渍水，以致皮肤不仁，遂成顽癣……年久者，癣内湿热，所化有疥虫，极痒，其名有六焉……四曰牛癣……六曰刀癣，轮廓皆无，如云岩之，气运行无定。"论述了癣证初起而成顽癣，年久者则化六癣，其中包括牛皮癣，故六癣初起可统称为顽癣。

清代程国彭《医学心悟·顽癣》云："顽癣乃湿热凝聚，虫行皮中，有顽厚坚硬者，俗称牛皮癣。"其认为顽癣乃湿热凝聚，而皮损顽厚坚硬之顽癣俗称牛皮癣。

3. 以病位分类命名

《诸病源候论·摄领疮候》首次提出"摄领疮"的病名，其云："摄领疮，如癣之类，生于颈上，痒痛，衣领拂着即剧。云是衣领揩所作，故名摄领疮也。"指出了本病如癣之类，且好发于颈上，临床表现以痒痛为主，多因衣领摩擦而加剧，并认为本病为衣领揩之而得，故名摄领疮。

4. 以病程长短分类命名

《圣济总录·诸癣》曰："论曰癣之字从鲜，言始发于微鲜……故得于牛毒者，状似牛皮，于诸癣中，最为浓邪毒之甚者，俗谓之牛皮癣……凡此八者，皆风湿毒瓦斯折于肌中，故痛痒不已，久而不瘥，又俱谓之久癣。"其言根据患病时间，癣病久而不瘥，则牛皮癣等可统称为久癣。又有《太平圣惠方·治久癣诸方》言："夫久癣者……又有牛癣，因饮牛余水得之，其状皮厚硬强……如此之癣，初得，或因风湿客于肌肤折于血气所生，至其病成，皆有虫侵蚀，转深连滞不瘥，故成久癣也。"同样论述牛皮癣久而不瘥者成久癣。

（二）病因病机

牛皮癣在古代多归于癣证，故大多医家均在论述癣证时论述本病，对其论述具有癣疮的一般特点，也有其独特的病因病机。其病因病机经整理可归为风热湿虫、饮食不节、搔抓摩擦、脏腑失和、气血失调五个方面。

1. 风热湿虫

《诸病源候论·牛癣候》中载："俗云：以盆器盛水饮牛，用其余水洗手、面，即生癣，名牛癣。其状皮厚，抓之硬强而痒是也。其里亦生虫。"巢元方认为，牛皮癣者，乃其人用牛饮余下之水洗手、面以致感染生癣，且其里亦生虫也。后至宋代《太平圣惠方·治久癣诸方》有云："夫久癣者，为诸癣有虫，而经久不瘥者也……又有牛癣，因饮牛余水得之……如此之癣，初得，或因风湿客于肌肤折于血气所生，至其病成，皆有虫侵蚀，转深连滞不瘥，故成久癣也。"此说明本病与风、湿、虫和血气有关。同时期《圣济总录·诸癣》亦认为本病病因与六淫邪气中的风、湿之邪，以及虫邪和气血密切相关，其言："论曰癣之字从鲜，言始发于微鲜，纵而弗治，则浸淫滋蔓，其病得之风湿客于腠理，搏于气血，气血痞涩，久则因风湿而变化生虫……故得于牛毒者，状似牛皮。于诸癣中，最为浓邪毒之甚者，俗谓之牛皮癣……凡此八者，皆风湿毒瓦斯折于肌中，故痛痒不已，久而不瘥，又俱谓之久癣。"

明代申斗垣《外科启玄·白壳疮》中记载："白壳疮者即癣也。而有四种。曰风癣、杨梅癣、花癣、牛皮癣。皆因毛孔受风湿之邪所生外。"认为本病为毛孔感受风湿之邪所生。同时期薛立斋《外科心法·癣》中将牛皮癣归于"癣"，云："总由风热湿邪，侵袭皮肤，郁久风盛，则化为虫，是以瘙痒之无休也。其名有六……四曰牛皮癣，状如牛领之皮，厚而且坚……每日洗之自效。"亦主张癣乃风热湿邪而致，并致虫生而瘙痒不止。

到了清代，《医宗金鉴·癣》中载："此证总由风热湿邪，侵袭皮肤，郁久风盛，则化为虫，是以搔痒之无休也。"《外科备要·癣》亦云："有六种……四曰牛皮癣，状如牛领之皮，厚而且坚……六癣皆由风热湿邪侵袭皮肤，郁久风盛，则化为虫，是以搔痒无休也。"此二者与薛立斋在《外科心法》中的观点相同，亦认为本病由风热湿邪侵袭皮肤而得，且郁久风盛，化虫瘙痒不止。清代陈士铎《洞天奥旨·白壳疮》则言："皆因毛窍受风湿之邪，而皮肤无气血之润，毒乃附之而生癣矣。"认为本病乃毛窍受风湿之邪，导致气血不能濡润皮肤，毒邪侵袭皮肤而生。同时期，顾世澄《疡医大全·癣门主论》引陈实功言曰："癣乃风热湿虫四者而成。风宜散，热宜清，湿宜渗，虫宜杀，总由血燥风毒克于脾肺二经耳。"亦认为本病多因风热湿虫四者所致。又有《外科十法·外科症治方药·顽癣》言："顽癣乃湿热凝聚，虫行皮中，有顽厚坚硬者，俗称牛皮癣，是宜用百部膏搽之。"认为本病乃湿热凝聚而成。

2. 饮食不节

《太平圣惠方·治久癣诸方》与《济世全书·癣疮》皆有云："又有牛癣，因饮牛余水得之。"认为本病乃"饮牛余水得之"，属于饮食不节范畴。

3. 搔抓摩擦

更有医家总结了本病与物理因素（即接触、摩擦等）密不可分，如《诸病源候论·摄领疮候》中载有："摄领疮，如癣之类，生于颈上，痒痛，衣领拂着即剧。"认为本病与衣领摩擦密切相关，衣物擦拂患处会引起所着部位痒痛加剧。

4. 脏腑失和

除发病因素外，亦有医家指出本病与脏腑关系密切。如元代危亦林在《世医得效方·癣疮》中，即将牛皮癣归于"癣疮"，言："其有疥癣等疮，各自不同，浸淫不已，皆由脾肺风热，或心肾久虚所致。"认为本病病因病机可责于脾肺，脾肺失和，感染风热，可导致疮癣发生，另外值得一提的是，他认为本病也可以由心肾久虚引起，亦属于脏腑亏损范畴。

到了明代，窦梦麟亦将牛皮癣归为"癣疮"，《疮疡经验全书·癣疮》曰："夫癣之生也，由于脾经湿热，及肺气风毒所致……年久者，癣内湿热，所化有疥虫，极痒。"认为本病初起为脾经湿热和肺气风毒所致，脾肺不和则易感染邪毒，日久不愈者癣内可凝聚湿热之邪，化生疥虫而作痒。王肯堂于《证治准绳·疡医·疥癣》中提到："夫疥癣者，皆由脾经湿热，及肺气风毒，客于肌肤所致也。风毒之浮浅者为疥，风毒之深沉者为癣。盖癣则发于肺之风毒，而疥则兼乎脾之湿热而成也。久而不愈，延及遍身，浸淫溃烂，或痒或痛，其状不一。二者皆有细虫而能传染人也。"亦认为本病与肺脾二脏有关，脾经之湿热及肺气之风毒致病，同属脏腑致病范畴。同时期，又有《外科正宗·杂疮毒门》言："此等总皆血燥风毒克于脾、肺二经。"认为本病总都为血燥风毒客于脾肺二经而引起，亦为脾肺失和导致全身症状的佐证。

到了清代，《外科大成·癣》中记载："癣发于肺之风毒，若疥则属于脾之湿热矣，总不外乎风、热、湿、虫四者相合而成，其形有六……坚浓如牛领之皮者为牛皮癣……经云，湿淫于内，其血不可不砭。"亦认为癣发于肺之风毒及脾之湿热，脾肺二经不和则易感受邪毒而生癣。又有《疡医大全·癣门主论》引陈实功言："癣乃风热湿虫四者而成。风宜散，热宜清，湿宜渗，虫宜杀，总由血燥风毒克于脾肺二经耳。"其与陈实功的观点相同，癣虽多为风湿热虫而成，但其总由血燥风毒客于脾肺二经，说明脏腑失和乃是本病发生的一个重要原因。

5. 气血失调

在宋代，《太平圣惠方·治久癣诸方》有云："夫久癣者……又有牛癣，因饮牛余水得之，其状皮厚硬强……如此之癣，初得，或因风湿客于肌肤折于血气所生，至其病成，皆有虫侵蚀，转深连滞不瘥，故成久癣也。"将本病归为"癣"，并认为癣病初得之乃风湿折于血气所生，认为本病不仅与风湿有关，还与血气相关，风湿之邪客于肌肤后与血气相搏结，致使气血失和不能正常荣养四肢百骸及肌表皮肤而发病。又有《圣济总录·诸癣》言："论曰：癣之字从鲜，言始发于微鲜，纵而弗治，则浸淫滋蔓，其病得之风湿客于腠理，搏于肌肉，痞涩，久则因风湿而变化生虫。"同样提出本病与风、湿有关，认为风湿之邪客于腠理后与血气相搏，致使气血痞涩运行不畅，无法正常荣养肌肤从而导致本病发生。

在元代，《世医得效方·癣疮》曰："其有疥癣等疮，各自不同，浸淫不已，皆由脾肺风热，或心肾久虚所致。热则平血解毒，冷则清心温肾，又何患其不瘥矣。"在治疗上提出了"热则平血解毒"，说明其认为本病亦和血有关。

清代《洞天奥旨·白壳疮》中指出本病不仅与风湿有关，同样也与血气有关，故其言："白壳疮，生于两手臂居多，或有生于身上者，亦顽癣之类也……牛皮癣……皆因毛窍受风湿之邪，而皮肤无气血之润，毒乃附之而生癣矣。"

（三）证候分类

历代医家对牛皮癣证候分类的表述：①脾经湿热；②风毒侵肺；③风湿蕴肤；④血燥风毒；⑤肝郁化火。

（四）治疗

通过整理古籍得出，牛皮癣的治疗多为外治法，原则上应内外兼治，内治以疏风清热、祛风除湿、息风止痒、行气活血、养血润燥为法，外治以燥湿杀虫、养血润燥为法，同时也应解除患者紧张情绪，避免搔抓。现将古籍中整理的治法概括并分述如下。

1. 辨证论治

（1）疏风清热：《疮疡经验全书·癣疮》中本病归属于癣疮，其载言："治法当清心火、散肺风之药服之。"并给出方药"疏风涤火汤",方中主要药物组成为半夏（菜油拌炒）、升麻、甘草、薄荷、石菖蒲、生地、当归、防风、荆芥、苦参、天花粉、白术、白芍、桔梗、白芷、连翘、白蒺藜、羌活、黄芩（酒拌炒）等，其中半夏除湿消痞，升麻清热祛风，薄荷疏风清热，石菖蒲清热祛湿，生地清热凉血，当归养血活血，防风疏风发表，荆芥疏风散邪，苦参清热燥湿，天花粉清热不伤阴，白术祛湿益气，白芍养血祛湿，桔梗疏风清热，白芷发表散邪，连翘清热疏风，白蒺藜疏风退热，羌活祛风胜湿，黄芩清热利湿，诸药合用共奏疏风清热之功。

（2）祛风除湿：宋代《圣济总录·诸癣》将牛皮癣归为癣，并载有"槐芽丸""三神丸""防风散""苦参丸"等能治一切癣的方药。众方中多用祛风除湿之品，如苦参、防风、羌活、海桐皮等，体现治诸癣可采用祛风除湿的思想，故牛皮癣亦可采用此法治疗。同时期《太平惠民和剂局方·治疮肿伤折》中载有疗癣之何首乌散，其选用主要药物有荆芥穗、蔓荆子（去白皮）、蚵蚾草（去土）、威灵仙（洗）、何首乌（剉）、防风（去芦、杈）、甘草（炙）等，其中荆芥穗疏风除湿，蔓荆子祛风，威灵仙祛风通络、除湿止痛，何首乌祛湿通络，防风疏风散邪，诸药合用共奏疏风、除湿之功。此外，书中亦载该方："治脾肺风毒攻冲，遍身癣疥瘙痒，或生隐疹，搔之成疮……又治紫癜、白癜、顽麻等风。"可见全方多为祛风之品，治疗风证有一定疗效。又有《外科正宗·杂疮毒门》认为可用消风散治疗牛皮癣，其曰："此等总皆血燥风毒客于脾、肺二经。初起用消风散加浮萍一两，葱豉作引，取汗发散。"消风散载于《太平惠民和剂局方·治诸风》，言："治诸风上攻……瘙痒瘾疹。"此方药物组成及用法为："荆芥穗、甘草（炒）、川芎、羌活、白僵蚕（炒去丝）、防风（去芦）、茯苓（去皮用白底）、蝉壳（去土，微炒）、藿香（叶）、人参（去芦）各二两，厚朴（去粗皮，姜汁炒，炙熟）、陈皮（去白，焙）各半两。上为末。每服二钱，茶清调下。"方中荆芥穗、羌活、僵蚕、蝉蜕祛风；茯苓祛湿；川芎、厚朴、陈皮行气理气；藿香叶发表解暑，芳香化湿；人参益气固表。诸药合用共奏祛风除湿之效。

宋代杨士瀛《仁斋直指方论·疥癣》与元代《世医得效方·癣疮》皆载有"遍身牛皮癣方"，皆有云："遍身牛皮癣方，川乌、草乌（去皮、尖）、何首乌、白芷、苏木（等分）。上截小片，腊月猪脂油煮焦，候冷，入盐少许，瓷器收。时常挑一匙，酒调，空心服。"指出遍身牛皮癣方的方药、制备及服法，从方药上看，本方其多为祛风之品，如川乌、草乌、白芷，故主以祛风除湿为主而治疗本病。《世医得效方·癣疮》又另载有昨叶荷草散，曰："昨叶荷草散，治一切癣，无问风湿气血，与夫相染而生者。"运用昨叶荷草散来治疗诸癣，并给出了该方药物组成和用法，"昨叶荷草（一两瓦上晒干），枯矾（一钱），雄黄（半钱）。上为末，以羊蹄菜根先蘸醋揩癣上令痒破，即以药末乘湿涂敷，不过三两次而愈。更服《局方》何首乌散，虚者消风散合和服。"此方三味药虽共奏祛湿杀虫之功，但其亦言应更服何首乌散、消风散，亦体现了祛风除湿的思想。

《疮疡经验全书·癣疮》中载有三味丸用以治疗牛皮癣等其他癣证，其方药及用法为"苦参（净末）八两，白蒺藜（炒，去刺，净末）四两，皂荚一斤。煎膏，加炼蜜为丸，如桐子大，每用二钱，或酒，或汤下"，方中苦参可燥湿，白蒺藜可祛风止痒，皂荚可祛痰，故三药可共奏祛风除湿之功。同书中又载有黑鱼汤方："用豨莶叶铺在锅底中间，放鱼，不拘多少，上以叶覆之，白水煮熟，食鱼肉并汁，其叶取出，晒干，磨末，炼蜜丸服。"方中豨莶叶可祛风湿、通经络，故亦为运用祛风除湿之法治疗本病的代表方药。

《外科心法·癣》《外科备要》与《医宗金鉴·癣》中皆有云："总由风热湿邪……亦有脾、肺风湿过盛而肿痛者，宜服散风苦参丸，解散风湿，其肿痛即消。"认为脾、肺风湿过盛而肿痛者，宜服散风苦参丸。《外科心法》与《医宗金鉴》并同载有散风苦参丸，均载其方药组成主要有苦参、大黄（炒香）、独活、防风、枳壳（麸炒）、元参、黄连、黄芩、栀子（生）、菊花等，其中苦参清热燥湿，大黄清热利湿，独活祛风除湿，防风疏风散邪，枳壳理气行气，元参清热不伤阴，黄连清热燥湿，黄芩清热祛湿，栀子清热利湿，菊花疏风清热，诸药合用共奏疏风祛湿之功，故而用治本病有一定疗效。《外科备要》中所载散风苦参丸可"治风湿癣初起肿痛"，其主要药物有苦参、大黄（炒）、独活、防风、枳壳、芥穗、元参、条芩、川连、栀仁、菊花、甘草等，与前方之药物虽大致相同，但后者再增入芥穗疏风祛湿，且二者各药用量亦有所区别。

（3）息风止痒：《疡医证治准绳》治一切风癣，多年不瘥者用"乌蛇丸方"，方中主药乌蛇、白附子、白僵蚕、羌活等均取其祛风通络之功；另以天麻、干蝎、白僵蚕等息风清热；还配伍活血止痛的乳香和燥湿杀虫之苦参。诸药合用共奏息风止痒之功。

（4）行气活血：清代李云骈《新刻图形枕藏外科》言："牛皮癣，用消毒流气饮。"消毒流气饮见于《疮疡经验全书·肘后痈》，方中当归、川芎、芍药共用可养血活血；人参、黄芪、甘草可补气；木香、槟榔、桔梗、枳壳、厚朴可行气理气；白芷、乌药、防风可祛风通经，故全方可共奏行气活血之功。

（5）养血润燥：《外科大成·癣》中载有治风癣痒如虫行的加味八珍汤，其主要药物有茯苓、甘草、川芎、当归、人参、防风、生地、白芷、白鲜皮、僵蚕、白术、桂枝（少用）、白芍、麻黄（少用）、葱白、生姜等，其中主药当归、生地均长于养血润燥，佐以茯苓、白芷、白术等祛湿，防风、桂枝、麻黄、葱白等疏风散邪，共同配合治疗本病。同时书中亦载有"治诸癣久不愈者"的乌术丸，方中同样以当归为主药，取其养血润燥之功，再佐以白芷、草乌等疏风散邪，共同配合治疗本病。

2. 外治法

（1）燥湿杀虫：《仁斋直指方论·疥癣》中载："牛皮癣方……又癣方，石榴根取皮，蘸明矾末擦，切莫用醋，则虫沉也。"《本草纲目·矾石》亦载："牛皮癣，石榴皮蘸白矾粉搽抹。切勿用醋。"均应用石榴皮与明矾二药，其中明矾外用可解毒杀虫、燥湿止痒，石榴皮又有驱虫之效，故用石榴皮与明矾杀虫止痒，共同治疗本病。《仁斋直指方论·疥癣》另又载有："遍身牛皮癣方……又方，雌黄末，入轻粉，猪膏调抹。"主药为雌黄与轻粉，《神农本草经》载雌黄味辛平，生山谷。"治恶疮头秃痂疥，杀毒虫虱、身痒、邪气、诸毒蚀。"而轻粉外用可杀虫、攻毒、敛疮，故二药共奏杀虫止痒之功。

元代《世医得效方·癣疮》载胡粉散曰："治一切癣，神效。"方中胡粉可祛湿、杀虫、消肿败毒；草乌可祛风除湿，温经止痛；砒霜可杀虫、蚀恶肉；硫黄外用可解毒、杀虫、疗疮；蝎梢可息风镇痉、攻毒散结、通络止痛；雄黄可解毒杀虫、燥湿祛痰；斑蝥外用治恶疮、顽癣；麝香可开窍、辟秽、通络、散瘀；故全方以燥湿杀虫、息风通络为主。同时指出使用本方前当先应用羊蹄根蘸醋擦动，其曰："上为末，先以羊蹄根蘸醋擦动，次用药少许擦患处。"

明代《疮疡经验全书·癣疮》载有"搽药"，所选药物主要为川槿皮、白芍、剪草、巴豆肉、木鳖肉、川椒末等，方中所选亦多为杀虫祛湿之药。《济世全书·疥疮》云："香疥药，治风癣疮，黄水疮，疥癫，牛皮癣疮。"其方药组成主要有大枫子肉、杏仁（泡，去皮）、花椒（去目另研）、白矾（生用）、水银、茶叶（另研成末）、樟脑（另研）、轻粉等，方中多用杀虫之药，如水银、花椒、樟脑、大枫子肉等，均长于杀虫燥湿。《证治准绳·疡医·疥癣》与孙一奎《赤水玄珠·五发痈疽通治方》亦载有香疥药，同治风疥癣疮、黄水疮、牛皮癣。但其论述皆不及《济世全书》中详备，且较《济世全书》二者均未使用茶叶、白矾二味药物。《赤水玄珠·五发痈疽通治方》中又载有"牛皮癣及久年顽癣神方"，所选药物主要有红粉霜、明矾、密陀僧、川槿皮、杏仁（去皮油）等，方中红粉、密陀僧、川槿皮等均长于燥湿、杀虫，故而可配合治疗本病。清代青浦诸君子辑《寿世编·疗毒疮癣门》中又提到，在此方的基础上"用牛皮烧灰调敷"来治疗。又有吴旻《扶寿精方·疮疡门》言："治牛皮癣，以秃笔蘸涂疮上，覆以青衣，夏月治尤妙，但忌浴数日，水有臭涎更效。"并载其方中主要用药为川槿皮、半夏、大枫子仁、轻粉等，方中川槿皮为燥湿杀虫之要药，配合半夏燥湿，大枫子仁杀虫，轻粉燥湿解毒等，亦为杀虫燥湿之方。

明代胡正心等所著《万病验方·疥疮》中载有"治诸疥癞牛皮癣四弯顽疮，痛痒不止并验"之方，方中主要药物选取大枫子肉（拣去干僵者，另捣细如泥，用手指捻之，无渣为度）、轻粉（另研细）、水银、生白矾（另研细）、枯白矾（另研细）、樟脑（另研细）等用腊猪油煎煮熬汁，每晚洗后擦患处可逐渐痊愈，此方与香疥药用药相似，亦为杀虫燥湿之方。

《证治准绳·疡医·癣》中载："银粉散，治一切顽癣。"方中轻粉可杀虫、攻毒；黄丹可拔毒生肌，敛疮；白胶香可活血凉血、解毒止痛；沥青可祛风燥湿，生肌止痛；故用该方治疗一切顽癣。又载有："治牛皮癣，用清香油一两，入全蝎七枚，巴豆二十枚，斑蝥十枚同熬。候色焦者先去之。去了，入黄蜡一钱候熔，收起。朝擦暮愈，不损皮肉。"《抄本验方·痔漏肿方》在后方基础上增"胭胶、川柏、陀僧"，言其更妙。此二方中亦多为杀虫祛湿之药。

《外科心法·癣》有云："其名有六……四曰牛皮癣，状如牛领之皮，厚而且坚……总以杀虫渗湿消毒之药敷之，轻者羊蹄根散，久顽者必效散搽之。"《医宗金鉴》中载："羊蹄根散，羊蹄根（末）八钱，枯白矾二钱。共研匀，米醋调擦癣处。"其一共三味药组成，羊蹄根可清热解毒，止血杀虫；枯白矾外用解毒杀虫、燥湿止痒；醋又有散瘀止血、解毒杀虫之效；故本方有杀虫燥湿之功。必效散亦见于《医宗金鉴》，方中如川槿皮、巴豆、斑蝥、轻粉、雄黄、大黄、百药煎均为杀虫之剂；海桐皮祛风湿，通经络，诸药共奏祛湿杀虫之功。

《外科备要·癣》云："六癣皆由风热湿邪侵袭皮肤，郁久风盛，则化为虫，是以搔痒无休也，总以杀虫渗湿消毒之药从外治之，轻者用搽癣三方海，重者搽必效散海，一扫光姜。"另载"治癣发颈间，用芦荟同甘草研匀，醋调敷，或用轻粉擦之"，又载"治癣妙方，皂矾不拘多少，炒极干为末，猪胆调敷，又芦荟同甘草研匀敷效"。其所论述治疗用药亦总以杀虫渗湿消毒为主。

清代许克昌及毕法合撰《外科证治全书》言："总由风邪湿热浸袭皮肤，郁久而化虫，是以搔痒无休矣，宜用杀虫、渗湿、逐风之药。轻者绣球丸搽之，重者槿皮酒搽之，年久阴顽恶癣，诸治不效者，鲜角膏、五倍膏随宜敷之。"并载："槿皮酒，白槿皮、南星、槟榔各一两，生木鳖、樟脑各五钱，斑蝥三十个，蟾酥三钱。上各为粗末，共浸入滴花烧酒一斤，听用。遇癣先用穿山甲刮破，以酒搽之，日一次，至愈乃止。"又载："鲜角膏，五月初旬，取新鲜皂刺数斤，捣烂入锅熬汁，汁浓沥出，易水再熬二三度去渣，以汁共归一处，加醋慢熬成膏。凡遇积年恶癣先刮破，以膏敷之，毒水流尽，再敷数次痊愈。"又载："五倍膏，五倍子不拘多少，研碎，以陈米醋熬成膏。遇多年顽癣先抓破，以膏敷上，干则加敷，以不痒为度，然后去药，则其患处之皮一同粘起，尽除根矣。"又载："绣球丸，川椒红、轻粉、樟脑、雄黄、枯白矾、水银各二钱，大风子肉一百粒（另研），上共研细末，同大风子肉再研匀，加柏油一两五钱和药搅匀，作丸如圆眼大。先以鼻闻，次搽患处。"所载槿皮酒、鲜角膏、五倍膏、绣球丸四方所用诸药亦多为杀虫燥湿之品。

清代《疡医大全·癫癣部》载有："厚牛皮癣，全蝎七个，巴豆二十粒，斑蝥十枚，麻油一两，黄蜡一钱。先将巴、蝎、斑蝥入油熬焦黄色，去药取油，如油少，可加麻油炼滚投蜡熔化，收贮擦之。"又云："牛皮癣及多年顽癣。红粉霜五分（即红升丹），明矾、杏仁（去油、皮）、川槿皮各一钱，密陀僧三钱，共研细，津调搽，一日三次，三日痊愈。"又方："牛皮血癣，硫黄九分，白砒一分，巴豆（三粒）去油，研细，茶油调搽。"三方均治牛皮癣，且用药特点大致相同，均以杀虫为主。

清代孟文瑞《春脚集·前后二阴》载有："治痔漏，兼治牛皮癣。黄蜂窝（一个，内有蜂子者方有力），明矾（研细末）。以矾填满蜂窝，用微火煅之，俟窝内矾滚透，窝亦成灰，研细，以香油调搽患处。"黄蜂窝即为蜂房，可祛风、攻毒、杀虫、止痛；明矾外用解毒杀虫、燥湿止痒。故此法亦有渗湿杀虫、燥湿止痒之功。

清代陈杰《回生集·外症门》言："治牛皮癣效方，牛膝三钱，寒水石三钱，白矾二钱（飞过），花椒一钱五分。共为末，以健猪油同鸡蛋清。调搽即愈。"关于牛膝，明代兰茂《滇南本草·牛膝》中言其可治牛皮癣；白矾可燥湿止痒；花椒有杀虫之效，故本方亦以杀虫治疗本病。同时期又有周贻观《秘珍济阴·辑验案单复方》言："治牛皮癣，用销牛皮灶上黑土三钱、寒水石三钱、白矾二钱、花椒钱半，共碾细末，猪油调搽，并治膝弯牛压癣亦效。"其与陈杰所论之方相似，总治疗原则不变，只将"牛膝"换为"销牛皮灶上黑土"来治疗。

清代赵学敏《串雅外编·药外熏法门》言："牛皮癣，水银一钱五分、芸香一钱五分、大枣七枚，同捣烂为四丸，每夜熏一丸，效。"水银可杀虫、灭虱；芸香可清热燥湿解毒，故和大枣为丸熏之而杀虫燥湿。

土槿皮可止痒杀虫，故清代爱虚老人、安怀堂主人分别在其著作《古方汇精·牛皮癣癫方》和《青囊辑便·癣》中重视应用土槿皮来治疗牛皮癣。《古方汇精·牛皮癣癫方》言："土槿皮（一斤勿见火，晒干磨末），以好烧酒十斤，加榆面四两，浸七日为度，不时蘸酒搽。二三十年者，搽一年断根。如槿皮有川产者更佳。一切癣癫并治。"方中土槿皮可杀虫止痒。《青囊辑便·癣》言："牛皮癣、梅花癣。金钱松根皮捣烂擦之，得热方止，五六次痊愈（急救）。"其中金钱松根皮即土槿皮。

清代，在吴世昌《奇方类编·疮毒门》、王孟英《潜斋医话·癣》、程鹏程《急救广生集·疡科·诸癣》中均提到："牛皮癣，以桃树根同胆矾捣烂，敷之神效。"运用桃树根和胆矾治疗本病，其中桃树根可清热利湿，活血止痛；胆矾可燥湿杀虫，二者配伍，清热利湿杀虫。

（2）养血润燥：在清代，《外科十法·外科症治方药·顽癣》《疡医大全·癫癣部》中均有应用百部膏治疗牛皮癣的记载。百部膏的制备所选药物主要有百部、蓖麻子（去壳）、白鲜皮、鹤虱、黄柏、当归、生地、黄蜡、明雄黄末、麻油等，制作时先将百部等七味入油熬枯，滤去渣，复将油熬至滴水成珠，再用黄蜡试水以不散为度，端起锅来将雄黄末和入，候稍冷倾入瓷罐中收贮，退火听用。方中主药当归、生地、百部、蓖麻子配合既养血又润燥；白鲜皮、鹤虱、黄柏均取其杀虫、渗湿之功；雄黄亦可杀虫解毒。故而诸药配合可用治本病。

3. 其他疗法

（1）灸法：《备急千金要方》言："八月八日日出时，令病人正当东向户长跪，平举两手，持户两边，取肩头小垂际骨解宛宛中，灸之，两火俱下，各三壮若七壮，十日愈。"认为可以灸法治疗癣疮类疾病。《外科大成·诸癣》言："诸癣宜灸间使穴。"认为癣证可以灸间使穴。

（2）其他疗法：宋代杨士瀛《仁斋直指方论·疥癣》中有云："牛皮癣方，旧皮鞋底烧存性，麻油、轻粉调抹。"认为可用当时的旧鞋底烧灰，加上麻油和轻粉调抹治疗本病。明代熊宗立《山居便宜方·治疥疮》中亦指出"治牛皮癣，旧皮鞋底烧存性为末，麻油调抹之"。同书中另又载："又方，取田中红腰蚁七个，生擦之，即礐肿烂之而愈。"认为红腰蚁七个，生擦于疮上亦可治疗本病。

明代龚廷贤在《寿世保元·癣疮》中提到："一治牛皮癣极痒抓烂，牛脚爪烧灰存性，为末，香油调搽，立效。"认为可用牛脚爪烧灰为末用香油和其调搽很有效果。

《滇南本草·马肉》言："皮，烧灰调油搽铜钱牛皮癣，立效。"认为马皮烧灰调油搽对本病有治疗效果。又有胡文焕认为骡皮腌制后烧灰油搽同样可用来治疗牛皮癣，其《怪证奇方·卷下》言："牛皮癣，生骡皮一块，入皮硝腌之，烧灰，油搽，一扫光。"

在清代，《回生集·外症门》言："牛皮癣疮，烟膏即硝牛皮刮下者，药铺上买，菜油调搽即愈。"认为硝牛皮形成的烟膏与菜油调搽可治疗本病。

清代《救生集》与《寿世编》均认为以苍耳子仁为末与香油调搽可治疗本病，故《救生集·风湿痿痹门》中言："又方，用苍耳子仁为末，将痂取去，香油调搽（并治牛皮癣）。"《寿世编·鹅掌癣四方》亦言："苍耳子仁为末，香油调，去痂搽之。此方并治牛皮癣。"

清代程鹏程《急救广生集·外治补遗·疗疮仙方》言："治牛皮癣方，用芝兰叶擦之即愈，验极。"认为芝兰叶可治疗本病。有人认为芝通芷，蕙芷是蕙兰和白芷的合称，所以芝兰叶是蕙芷的叶片，此说法有待考证。

综上所述，历代医家对牛皮癣的认识繁多，治疗方药也多种多样，故为传承古代医家丰富的宝贵经验，考其源流，以冀有裨于临床。

（蒋钱福　荆　琪）

风瘙痒源流考

风瘙痒之名首见于隋代巢元方《诸病源候论》，书中对于风瘙痒的发病机制加以简单论述，但其所述相关病因病机并不完善。后世医家在前人基础上不断总结其发病机制，创新治法方药，极大地丰富了风瘙痒的疾病理论体系及临床治疗经验。本文从病名、病因病机、证候分类及治疗入手，对历代重要医籍中风瘙痒的相关病证论述进行整理研究，考查其学术脉络和规律，颇有意义。病名方面，按照病因病机、病证特点及病位分类命名。病因病机方面，主要分为外感风邪、情志恚怒、湿热蕴结、湿热生虫、血气凝滞、血虚风燥、脏虚虫动等；证候分类方面，分为阴虚内热、肝阳上亢、脾肺气虚、肺热瘙痒、气血亏虚、湿热瘙痒等几种；治疗方面，分为辨证论治、外治法及其他疗法。现分别论述如下。

（一）病名

风瘙痒是一种皮肤但觉瘙痒，并无疮疹，搔抓不止的皮肤病。由于历代医家对前人临床经验、理论认知的程度及方式不同，在理解上也各有其历史局限性，故不同时期风瘙痒的称谓有所不同。本文对不同医籍中出现的主要病名进行考证，分别按照病因病机、病证特点及症位来归纳说明，对"风瘙痒""血风疮""阴痒""肛门作痒"等常见病名进行重点阐述。

1. 以病因病机分类命名

隋代巢元方《诸病源候论》中最早记载了"风瘙痒"之病名，其曰："风瘙痒者，是体虚受风，风入腠理，与血气相搏，而俱往来，在于皮肤之间。邪气微，不能冲击为痛，故但瘙痒也。"提出"风瘙痒"病名的同时，认为风邪为本病的主要致病因素，并伴有瘙痒故得此名。宋代官修医书《圣济总录》、清代陈修园《医学实在易》、清代尤在泾《金匮翼》中亦称为"风瘙痒"，对于发病机制认识与巢氏相似。《诸病源候论》中称本病为"血疮"，其曰："诸患风湿搏于血气而生疮。其热气发逸，疮但出血者，名为血疮也。"简单地阐述了"血疮"的发病机制为风湿气血相杂引发。

明代薛己《校注妇人良方》曰："妇人血风疮，因肝脾肺经风热，或郁火血燥所致……肢体倦怠，饮食不甘，寒热往来。"提出了"妇人血风疮"之名，认为其是因肝脾肺经风热，或郁火血燥所致。明代《普济方》中同样以"血风疮"命名本病，其曰："血风疮……其疮多生于男子、妇人手足肋胁下。红紫肿硬。走风不止是证也。"提出"血风疮"之名的同时，描述了其发病部位在手足及肋胁下，同时指出其症状多为红紫肿硬。后世医家大多认为"血风疮"多发病在下肢部位，如明代申斗垣《外科启玄》言："血风疮此疮多在两小腿里外，上至膝，下至踝骨……多痒，抓破出黄水成疮，况内有虫，延及十数。"沿用"血风疮"之名的同时，说明了其多发于小腿并描述了其发病症状。其后清代高秉钧《疡科心得集》、清代陈士铎《洞天奥旨》等书中亦沿此说。

2. 以病证特点分类命名

"阴痒"为本病之别名，常见于妇人，巢元方详细论述了"阴痒"的病证特点，认为其内因脏气虚，外因风邪虫蚀所致，在《诸病源候论》中载："妇人阴痒……其虫作势，微则痒，重者乃痛。"指出本病轻则痒，重则痛的发病特点。其后宋代《太平圣惠方》、宋代陈自明《妇人大全良方》、明代薛己《校注妇人良方》和清代萧慎斋《女科经纶》等书中记载与其相似。

清代许克昌、毕法同辑《外科证治全书》称本病为"痒风"，其云："遍身搔痒，并无疥疮，搔之不止。"指出瘙痒为本病的主要特点。

3. 以病位分类命名

"肛门作痒"是本病发于肛门处时之名，又可称"谷道痒"，常见于小儿，如《诸病源候论》中曰："谷道痒者……重者食于肛门，轻者但痒也。蛲虫状极细微，形如今之蜗虫状也。"说明了"谷道痒"是因体内有蛲虫下侵谷道所致，日本医家丹波康赖《医心方》中也有类似的记载。清代朱世扬《诚求集》中记载"肛门作痒，无他症，属大肠经风热所致"，沿用该病名的同时认为"肛门作痒"属大肠经风热所致。

（二）病因病机

风瘙痒可由多种内外因素所致。凡禀赋不耐，素体血热，外感风热侵袭；或久病体虚，气血不足，血虚生风；或饮食及情志失调；或皮毛、羽绒等衣物接触、摩擦等原因均可导致本病的发生。历代医家对本病病因病机认识多种多样，不一而足，现执简驭繁，将其概括为外感风邪、情志恚怒、湿热蕴结、湿热生虫、血气凝滞、血虚风燥、脏虚虫动等七端，分述如下。

1. 外感风邪

《诸病源候论》中记载："此由游风在于皮肤，逢寒则身体疼痛，遇热则瘙痒。"指出本病由风邪所致，并认为遇寒遇热均可发病。《太平圣惠方》亦曰："夫风瘙痒者，由风邪气客于肌肉，则令肌肉虚，真气散。寒气搏于皮肤外发，腠理淫邪，与卫气相搏，阳胜则热，阴胜则寒，寒则表虚，虚则邪气往来，故多瘙痒也。"同样认为因风邪侵袭，客于肌肤，可发为本病。

2. 情志恚怒

《冯氏锦囊秘录》云："妇人以血为主，经行与产后一般，最宜谨慎。其时若有瘀血一点未净，或被风寒湿热暑邪，或内伤生冷，或浣濯入冷，或误食酸咸，七情郁结……恚怒则气血逆于腰腿、心腹、背胁、手足之间重痛，经行则发。怒极伤肝，则有眩晕、呕血、瘰疬、血风疮疡等病。"指出七情郁结、情志恚怒可致血气妄行，进而导致血风疮疡。清代医家所撰《资生集》曰："经行被惊则血气错乱。逆于上，则从口鼻出；逆于身，则血水相搏变为水肿；恚怒则气血逆于腰腿，心腹背胁、手足之间重痛，经行则发，过期则止。怒极伤肝，则有眩晕、呕血、瘰疬、血风疮疡等病。"承袭前人所论，亦认为情志恚怒，怒极伤肝，可致血风疮疡。

3. 湿热蕴结

《诸病源候论》曰："诸患风湿搏于血气而生疮。其热气发逸，疮但出血者，名为血疮也。"认为风湿血热郁于皮肤，可成本病。明代万全《保命歌括》曰："阴𩩋、阴痒、阴汗之病，男女有之，皆湿热所为也，并用龙胆泻肝汤、柴胡胜湿汤主之。"认为本病多由湿热所致，并提出了内服的代表方剂龙胆泻肝汤、柴胡胜湿汤。清代朱世扬《诚求集》曰："肛门作痒，无他症，属大肠经风热所致。"亦认为肛门作痒是因大肠经风热所致。清代吴谦等人编撰《医宗金鉴》中载："血风疮证生遍身，粟形搔痒脂水淫，肝肺脾经风湿热，久郁燥痒抓血津。此证由肝、脾二经湿热，外受风邪，袭于皮肤，郁于肺经，致遍身生疮。形如粟米，搔痒无度，抓破时，津脂水浸淫成片，令人烦躁、口渴、搔痒，日轻夜甚。"明确指出本病乃由饮食不节致肝脾湿热蕴结，肺气宣发失司，日久血热火燥，燥邪郁于肌表所致，并提出了其治疗代表方剂雄黄解毒散、地黄饮、消风散等。清代时世瑞《疡科捷径》曰："血风疮在遍身生，搔痒滋延流水盈。肝肺脾经风湿热，血枯皮燥斯能成。"同样认为本病是因肝肺脾经风湿热邪郁于肌肤，化热生风而发。

4. 湿热生虫

清代徐大椿《女科指要》曰："湿热生虫，则阴中作痒，名曰阴痒。"明确指出湿热生虫可导致本病的发生。清代周贻观《秘珍济阴》中亦曰："妇人阴痒难忍，必有阴虫，乃肝经湿热，内蕴郁火所致，宜服龙胆泻肝汤。"同样认为阴痒可由肝经湿热蕴结生虫所致。清代高淑濂《高淑濂胎产方案》曰："阴门发痒者，乃产后脾胃不和，气血不调，宗气下陷，湿热下逼阴中，因之而生虫，其痒者乃虫咬阴户也。"亦认为因湿热之气下行郁而生虫可致本病。清代黄元御《四圣心源》载："蛔虫生化，原于土湿木郁，法以燥土疏木为主。线白虫证，是肝木陷于大肠，木郁不达,是以肛门作痒。虫生大肠之位,从庚金化形,故其色白。而木陷之根,总由土湿。"同样认为由肝郁蛔下可致本病。清代冯楚瞻《冯氏锦囊秘录》曰:"谷道痒痛,多因湿热生虫,欲成痔瘘,宜以雄黄和艾烧烟熏之,或用桃叶一斛蒸之极热,纳小口瓶中,坐熏立死。"认为多由湿热生虫所致本病,并提出了外治之法。

5. 血气凝滞

《太平惠民和剂局方》曰:"论诸风瘙痒瘾疹,皆因血气不顺,面如虫行䏰动。"认为气血不顺,肌肤失养,可致本病。

6. 血虚风燥

《诸病源候论》曰:"风瘙痒者,是体虚受风,风入腠理,与血气相搏,而俱往来,在于皮肤之间。邪气数,不能冲击为痛,故但瘙痒也。"其认为因体虚受风,变而生热,而致本病。《外科证治全书》指出:"痒风,遍身搔痒,并无疮疥,搔之不止。肝家血虚,燥热生风。"认为本病与血虚、燥热有关,血虚生风,故致瘙痒不止。清代沈金鳌《杂病源流犀烛》中亦载有"妇人血风疮,亦与肾脏风疮相类,乃三阴经风热郁火,血燥所致,瘙痒不常,脓水淋沥,潮热盗汗"之述,同样认为因血虚、风热郁火,生风化燥,可致本病。

7. 脏虚虫动

《诸病源候论》曰:"妇人阴痒,是虫食所为。三虫、九虫在肠胃之间,因脏虚,虫动作,食于阴,其虫作势,微则痒,重者乃痛。"认为可因脏虚虫动,虫蚀于阴而发为本病。同书中亦曰:"谷道虫者,由胃弱肠虚而蛲虫下乘之也。谷道、肛门,大肠之候。蛲虫者,九虫之内一虫也,在于肠间。若腑脏气实,则虫不妄动,胃弱肠虚,则蛲虫乘之。轻者或痒,或虫从谷道中溢出,重者侵食肛门疮烂。谷道痒者,由胃弱肠虚,则蛲虫下侵谷道。重者食于肛门,轻者但痒也。蛲虫状极细微,形如今之蜗虫状也。肛门为大肠之候,其气虚,为风热所乘,热气击搏,故令谷道赤痛也。"说明了可因体内有虫,下侵谷道而致本病。

(三)证候分类

历代医家对风瘙痒证候分类的表述:①阴虚内热;②肝阳上亢;③脾肺气虚;④肺热瘙痒;⑤气血亏虚;⑥湿热瘙痒。

(四)治疗

《素问·至真要大论》提及瘙痒时载有"诸痛痒疮,皆属于心",为风瘙痒的临床治疗奠定了理论基础。风瘙痒的治疗当以止痒为主,及时寻找发病原因,采用表里兼顾、内外兼治的方法,其治法庞杂,经过对古代医籍文献的整理,概括为辨证论治、外治法、其他疗法三种,现分别表述如下。

1. 辨证论治

(1)疏风散邪:《太平圣惠方》曰:"夫妇人风瘙痒者,由体虚受风邪故也……皮肤瘙痒,心胸烦闷,宜服荠苨散方……治妇人血风瘙痒,乌蛇散方。"详细地说明针对不同情况下所用方药的差别，伴心胸烦闷可服莽草散，方中主要药物为莽草、羌活、白蒺藜、枳壳、防风等，均长于疏风散邪；针对妇人风瘙痒提出疏风散邪之方药，即乌蛇散，方中乌蛇、独活、防风、莽草、苦参、白蒺藜等均为疏风散邪之要药，诸药合用共奏疏散风邪、解毒止痒之功。《圣济总录》曰："论曰风瘙痒者，表虚卫气不足……变而生热，热则瘙痒，久不瘥，淫邪散溢，搔之则成疮。治遍身发痒如虫行，藁本散方……治风瘙痒搔之成疮，荆芥散方……治风皮肤瘙痒麻痹，枳壳汤方。"亦提出藁本散、荆芥散、枳壳汤，均为疏风散邪之良方。

（2）养血祛风：唐代孙思邈《千金翼方》中记载了可治风瘙痒的芎䓖汤："芎䓖汤，主面上及身体风瘙痒方：芎䓖、白术、山茱萸、防风、羌活、枳实各三两，炙麻黄二两半（去节），薯蓣四两，蒺藜子、生姜各六两（切），乌喙炮、甘草炙各二两，右一十二味咬咀，以水九升煮取二升七合，分三服。"芎䓖即川芎，味辛性温，长于活血行气、祛风止痛、养血补血，配合防风、羌活、麻黄、生姜等疏风之品，共达养血祛风、散邪止痒之效。《外科证治全书》中亦载有："肝家血虚，燥热生风，不可妄投风药，养血定风汤主之。生地五钱，当归三钱，赤芍二钱，川芎五分，天冬二钱，麦冬二钱，僵蚕二钱（生研），鲜首乌五、七钱，丹皮一钱五分或二钱。上加桑枝二十寸，水煎温服无时。或为丸服亦可。"所用生地、当归、赤芍、川芎等品亦为养血疏风之要药，配合天冬、麦冬顾护阴液，加僵蚕、首乌、丹皮、桑枝等活血行气，共奏养血祛风之功。清代俞根初《通俗伤寒论》曰："血风疮症……多由于风湿血燥，加鲜生地五钱，小川连八分，以凉血润燥，清疏风湿。"亦认为风瘙痒成因为血虚风燥，因而治当以生地、黄连等养血祛风。

（3）清热利湿：南宋陈言《三因极一病证方论》曰："四生散，治癞风上攻下注，耳鸣目痒，鼻赤齿浮，或作口疮，下注阴湿，四肢瘙痒，遍体生疮，及妇人血风。"提出四生散治疗湿热下注证，四生散中主要以黄芪清热利湿，羌活疏风除湿，沙苑蒺藜清热利湿，白附子祛风除湿，诸药合用共奏清热利湿之功。清代吴杖仙《吴氏医方汇编》曰："血风疮，此症乃风湿邪热交感而发。瘙痒无度，破出滋水，日渐沿开者，为薄皮疮。若破成空壳，而无脓水者，即血风疮也，以消风凉血之剂自愈。"指出应用消风凉血法治疗本病，应用风药祛风兼除湿，凉血之品消除郁热，从而减轻瘙痒之感。《杂病源流犀烛》曰："妇人血风疮，亦与肾脏风疮相类，乃三阴经风热郁火、血燥所致，瘙痒不常，脓水淋沥，潮热盗汗，宜当归拈痛汤，外涂大马齿膏。"当归拈痛汤方中以羌活、茵陈为君，取羌活祛风胜湿、止周身痹痛之功；以茵陈清热利湿而有通利关节之效。臣以猪苓、泽泻利水渗湿；黄芩、苦参清热燥湿，共助祛湿清热之力；防风、升麻、葛根解表疏风，升发脾胃清阳以化湿、以资疏风除湿之功。佐以白术、苍术健脾燥湿，使湿邪得以运化；以人参、当归益气养血，扶正祛邪，且可使诸药燥利而不伤气血；知母清热润燥，兼能使辛散而不耗阴津。使以甘草，调和药性而益脾胃。诸药合用共奏利湿清热、疏风散邪之效。外用药大马齿膏中主药马齿苋味酸性寒，功擅清热解毒、散血消肿，故而可配合应用治疗本病。

清代程钟龄《医学心悟》曰："妇人隐疾，前阴诸疾也。有阴肿、阴痒、阴疮、阴挺、下脱诸症……而推其因，总不外于湿热也……若肝经湿热极盛，佐以龙胆泻肝汤……夫此症虽属湿热，而元气虚弱者多，若不顾根本，而专用清凉，恐不免寒中之患也。治者慎之。"指出应用龙胆泻肝汤治疗肝经湿热所致阴痒之症，并提出本病多元气虚弱者，应慎用清凉之剂以免加重病情。清代高秉钧《疡科心得集》曰："血风疮……宜服四物汤加防己、萆薢、丹皮、苡仁、黄柏、银花等；外搽解毒雄黄散，或如意金黄散，俱可。如年久紫黑坚硬，气血不行者，用瓷锋砭去恶血，以解郁毒，然后敷药。"提出应用四物汤养血，配以防己祛风、萆薢、丹皮、苡仁、黄柏、银花等以清热利湿。清代陈佳园《妇科问答》中曰："三十二问：妇人阴痛、阴痒者，何治？答曰：此湿也，用柴胡石膏汤。"柴胡石膏汤中主要以石膏、黄芩、桑白皮、升麻、茯苓等清热利湿，以柴胡、荆芥、前胡等疏风散邪，功专清热燥湿、祛风止痒。

（4）补虚杀虫：《太平圣惠方》中云："夫妇人阴痒者，是虫蚀所为。三虫在于肠胃之间，因脏虚，三虫动作，蚀于阴，其虫作，热微则为痒，重者乃痛也。治妇人阴痒，大黄散方。"明确指出阴痒一病可由脏虚虫动所致，并提出了治疗代表方剂大黄散方，方中山茱萸、黄芪补虚益气，蛇床子杀虫解毒，大黄、黄芩清热利湿，玄参、赤芍、丹参等活血清热，诸药合用共奏补虚杀虫、解毒止痒之功。《外科证治全书》曰："阴痒，三虫在肠胃，因脏蚀阴，微则痒，甚则痛，或外生疙瘩，或脓水淋漓，宜用加味逍遥散加槐实、白蔹，外用蛇床子一两、白矾五钱，煎汤淋洗，用桃仁研膏和雄黄末，或用鸡肝纳阴中。"亦认为阴痒发病原因为脏虚虫蚀，选用药物白蔹、蛇床子、白矾、雄黄等多为解毒杀虫之品。《高淑濂胎产方案》云："阴门发痒者，乃产后脾胃不和，气血不调，宗气下陷，湿热下逼阴中，因之而生虫，其痒者乃虫咬阴户也。治宜加减补中益气汤，外用熏洗、贴法。"亦认为脏虚虫动亦为风瘙痒成因之一，提出治疗可内服补中益气汤以补益正气，外用熏洗、贴敷来解毒杀虫。

（5）利湿杀虫：明代王肯堂《证治准绳·幼科》中记载了小儿肛门作痒的数则医案，用药大同小异，多以大芜荑汤和四味肥儿丸治疗湿热虫动所致本病，其中大芜荑汤中主药芜荑杀虫、祛风，白术、黄连、茯苓祛湿，麻黄、羌活、防风、柴胡等疏风散邪，诸药配合共达利湿杀虫之效。四味肥儿丸中同样以芜荑杀虫、祛风，黄连利湿解毒，神曲、麦芽健脾和胃，配合共用治疗本病。清代庆恕《医学摘粹》曰："如线白虫证，是肝木陷于大肠，木郁不达，是以肛门作痒……而木陷之根，总由土湿，当于燥土疏木之中，重用杏仁、橘皮以泄大肠滞气，佐以升麻，升提手阳明经之坠陷也。"采用行气利湿法兼举陷之升麻，使土湿去，木自升。

（6）疏肝解郁：《冯氏锦囊秘录》曰："妇人血风疮，因肝脾二经风热郁火血燥所致……宜先用加味逍遥散，或小柴胡汤合四物，多加胡麻子，后以归脾汤，加熟地去木香。"针对肝郁气滞所致妇人血风疮，提出了用加味逍遥散、小柴胡汤等疏肝解郁代表方药治疗。

（7）活血行气：《太平惠民和剂局方》曰："论诸风瘙痒瘾疹，皆因血气不顺，面如虫行动。血气凝滞者，可与排风汤、胡麻散、消风散、四生丸。甚者，多服皂荚煎丸、何首乌丸。"说明风瘙痒多因血气不顺为病，因而治当活血行气，并提出诸多代表方剂排风汤、胡麻散、消风散、四生丸等，所用药物多为胡麻、荆芥、防风、川芎等活血行气之品。

2. 外治法

（1）洗浴法：为用治疗本病的药液浸泡全身或淋洗的方法，其特点是覆盖全部患处，相比内服及针刺，可起到直接作用于患处的作用，容易让人接受。

唐代孙思邈《千金翼方》曰："柳木枝及木中虫屑枝皮，主痰热，淋，可为吐汤，煮洗风肿痒，煮含主齿痛。木中虫屑可为浴汤，主风瘙痒，瘾疹，大效。"提出以木中虫屑为浴可治疗风瘙痒。宋代唐慎微《证类本草》曰："谷道痒，或下脓血多。取槐白皮浓煮汁，安盆坐汤之，虚其谷道，令更暖，良久欲大便，当虫出，不过三度即愈。"槐白皮味苦性平，长于祛风除湿、消肿止痛，《日华子本草》言其："治中风皮肤不仁，喉痹……浸洗五痔并一切恶疮，妇人产门痒痛及汤火疮，煎膏，止痛长肉，消痈肿。"故而槐白皮可作为治疗本病之要药。

明代胡濙《卫生易简方》中亦曰："治风瘙痒痛，用茱萸一升，酒五升，煮一升半，去滓暖洗。"所用主药茱萸又名越椒、艾子，功可杀虫消毒、逐寒祛风，配合酒活血行气，洗之可达杀虫止痒之功。明代龚廷贤《万病回春》曰："妇人阴痒者，是虫蚀阴户也。治阴痒，用蛇床子、白矾煎水淋洗即止。"蛇床子味辛、苦，性温，长于祛风、燥湿、杀虫；白矾又名明矾，味酸涩，性寒，功可解毒杀虫、燥湿止痒，故而二药配合可治疗本病。明代李梴《医学入门》中曰："如肛门作痒者，及腹中有虫，用生艾、苦楝根煎汤熏洗，仍以干艾、生姜煎服。凡登厕后须用水洗，又不可用包裹汤药杂物旧纸。"亦提到使用生艾叶、川楝根二药煎汤熏洗。

清代尤在泾在《金匮翼》中云："风瘙痒者，表虚卫气不足，风邪乘之，血脉留滞，中外鼓作，变而生热，热即瘙痒。久不瘥，淫邪散溢，搔之，则成疮也。防风汤淋洗方。"所用药物防风、荆芥穗等亦多为疏风散邪之品。清代喻嘉言《喻选古方试验》曰："阴痒，吴茱萸、蛇床子、苦参等分，煎汤洗即愈。"吴茱萸、蛇床子、苦参均长于解毒杀虫、燥湿止痒。清代何英《文堂集验方》曰："肛门作痒，杏仁嚼烂，敷之即止。生艾叶同川楝根煎汤熏洗即止。如阴亏燥痒，兼服六味丸易效。"生艾叶外用长于消风去积，川楝根味苦，性寒，有毒，功可杀虫、疗癣，两药同用可达消风止痒之功。清代陈修园《医学实在易》曰："风瘙痒者，表虚卫弱，风邪乘之而变热，热即瘙痒，搔之则成疮也。宜用洗方，紫背浮萍半碗，豨莶草一握，蛇床子、防风各五钱，苍耳子一两，煎汤洗数次即愈。"豨莶草味辛、苦，性寒，长于祛风、利湿、解毒；苍耳子辛温宜散，功擅散风除湿。诸药合用共达疏风散湿之效。清代叶天士《种福堂公选良方》曰："治男子阳痿囊湿，女人阴痒方：用蛇床子煎汤洗之立愈。"亦以蛇床子为主药治疗本病。清代王锡鑫《幼科切要》曰："肛门作痒，腹中有虫，内服花椒、乌梅、使君子、槟榔等药，葱白为引，外朴硝煎汤洗之。"花椒、乌梅、使君子、槟榔等药均为杀虫解毒之品，配合葱白疏风散邪，诸药合用共奏解毒散邪之功，故而可用于治疗本病。

（2）贴敷法：《备急千金要方》曰："治谷道痒痛、痔疮，槐皮膏方……以成煎猪膏一斤，微火煎，白芷黄药成，摩疮上，日再，并导下部。"槐皮功擅祛风除湿，故而可用治本病。元代许国祯《御药院方》云："陈元膏，摩治诸风拘挛疼痛，麻痹不仁，风瘙痒疥癣，腹中疼痛积聚，并可治之。"提出用陈元膏贴敷患处治疗瘙痒，陈元膏主要药物有当归、天雄、细辛、川芎、朱砂、干姜、附子、雄黄等，多为祛风除湿之品。明代万表《万氏济世良方》曰："七珍膏，治血风疮极痒抓见血者，此方极效。"方中乳香、没药、轻粉、白花蛇、孩儿茶、麝香等具有疏风清热解毒、行血止痒之效。《冯氏锦囊秘录》中曰："胡燕窝土（胡燕即玄鸟），春分后至寒，取四方湿土为之，故气味甘寒，凡诸痛痒疮疡，皆属心火。而甘寒最解火毒，且土性又能化一切毒也，治风瘙痒疹瘾痒，水调湿敷，入回燕膏，贴瘰疬最效。回燕者，朝北燕窝土也。"提出利用燕窝土治疗风瘙痒。胡燕窝土，清代张璐《本经逢原》中言其"主风瘙隐疹及恶刺疮、浸淫疮，并水和敷之"，亦为治疗本病提供了参考药物。清代鲍相璈《验方新编》曰："遍身瘙痒抓破见血，名血风疮。老南瓜（北人呼为倭瓜），去皮，煮烂，布包挤去水，厚厚敷之，三日收功。"老南瓜味甘性温，入脾胃经，功可补中益气、消炎止痛、解毒杀虫，故而可用治本病。

（3）涂搽法：《太平圣惠方》曰："治阴痒，生疮方：上以胡麻，嚼涂之，立验。治阴痒，汁出，疼痛方：嚼生大豆黄，日二三上涂之，以瘥为度。"胡麻味甘，性平，归肺、脾、肝、肾经，功可祛风除湿；而大豆黄味甘，性平，归脾、胃经，生用取其清解表邪、分利湿热之功。《医学入门》曰："牡矾丹……治阴囊两旁生疮，或阴湿水出，其痒甚苦，夜则搔之无足，后必自痛；又两腋及脚心汗湿，无可奈何者亦宜。"其所载牡矾丹主要用药为枯矾、黄丹、牡蛎粉，取其除湿解毒之意。清代虚白主人《救生集》曰："血风疮（开裂出血水，痛不可忍），取久撒尿处，臭泥涂于患处效。"认为尿泥涂擦可治本病，取其滋阴降火之效。

（4）烟熏法：清代张璐《张氏医通》曰："谷道痒痛，多因湿热生虫，欲成痔瘘，宜以雄黄入艾绵烧烟熏之。治谷道虫，赤肿，或痒或痛，用杏仁捣作膏敷之，或炒令黄，以绵蘸，涂谷道中。《外台秘要》治下部虫啮，杵桃叶一斛蒸之，令极热，内小口器中，坐定熏之，虫立死。治肛门肿痛，用木鳖子肉四五枚。研极细，沸汤泡洗，另用少许涂患处。"认为艾绵加入雄黄，烧烟熏灼可治风瘙痒。

（5）纳入法：清代王士雄《潜斋简效方》曰："阴痒，鸡肝或猪肝煮熟，切一长条，插入阴户内，过一夜，次早取出，数次乃愈。"认为以熟鸡肝或熟猪肝纳入阴户可治风瘙痒。鸡肝可抗毒、保肝明目、补血养虚；而猪肝可解毒、明目、补血，故而均可用治本病。

3. 其他疗法

祖国医学应用针灸疗法治疗本病的历史悠久，并且疗效颇佳。早在晋代皇甫谧《针灸甲乙经》中就有对于阴痒的针刺记载，其曰："女子禁中痒，腹热痛，乳余疾，绝不足，子门不端，少腹苦寒，阴痒及痛，经闭不通，中极主之。"取足三阴与任脉之会中极穴，专治有关生殖之疾病。唐代孙思邈《备急千金要方》在其基础上增添其他穴位治疗阴痒，并且指出何时忌用灸法，效果亦佳，如其载："阴痒……刺阴交入八分，灸五壮。在脐下一寸。阴痒……刺石门入五分。在脐下二寸。忌灸，绝孕……阴痒及痛……内不足，刺中极入二寸，留十呼，灸三壮。在脐下四寸。"

直至宋代，随着针灸技术及医家经验的积累，使得此时期针灸治疗本病的记载甚详，如宋代琼瑶真人《针灸神书》曰："足太阴脾经配足阳明胃经，相为表里，八穴从大指侧起……血海二穴（治两腿外臁血风疮）。"提出应用双侧血海穴治疗本病。《太平圣惠方》中云："鱼际二穴者，火也，在手大指节后，内侧散脉中……以湿阴痒……在肠胃气逆也。针入二分。"认为针刺大小鱼际可治阴痒。《圣济总录》曰："会阴一穴，一名屏翳，在两阴间。任脉别络，挟督脉、冲脉之会。治小便难，窍中热皮痛，谷道痒。久痔相通者死。阴中诸病，前后相引痛，不得大小便，女子经不通，男子阴端寒，冲心很很，可灸三壮。"认为灸会阴穴可治疗谷道痒。

后世医家继承并发展了针灸之法，明代《普济方·针灸》曰："临泣穴主治二十五证，足跗肿痛（胃）……浮风瘙痒（肺）……耳聋（肾、胆），上件病证，临泣悉主之，先取临泣，后取外关（秋冬五、七分。春夏五分，灸五七壮）。"指出了临泣穴、外关穴可治风瘙痒。明代陈实功《外科正宗》曰："血风疮，乃风热、湿热、血热三者交感而生……如年久紫黑坚硬，气血不行者，用针砭去黑血，以神灯照法熏之，以解郁毒，次以前药敷之方效。"指出了针灸、针砭疗法等可治疗血风疮。清代廖润鸿《勉学堂针灸集成》载："少府，在手小指本节后、掌上横纹头骨缝陷中，直劳宫。针二分，灸三壮。一曰：七壮。主治……阴痒阴痛，遗尿，偏坠，小便不利……曲泉，在横纹头，针六分、留七呼，灸三壮。主治……女子阴挺出，少腹痛，阴痒血瘕……阴交，在脐下一寸。针八分，灸五壮。一曰：灸百壮，孕妇不可灸。主治……阴痒，产后恶露不止，绕脐冷痛。"分别指出了少府、曲泉、阴交等穴位的针灸治疗方法。

纵观历史长河，汇各家先贤精粹，本书对于风瘙痒的命名、病因病机、证候分类及治疗方法等作了梳理汇总，旨在供广大读者熟悉参详。

（赵术志　王保军）

风热疮源流考

"风热疮"作为病名首见于元代曾世荣《活幼心书》。"风热疮疹""风热疮疥"等指因风热邪气而生疮疹之总称,包含风热疮在内,可作为辨治本病的参考。历代中医文献中有大量针对风热疮病因病机、辨证论治的论述,包含了丰富的理论探讨和实践经验,故从病名、病因病机、证候分类、治疗入手,对历代文献中有关风热疮相关论述进行整理研究,总结治则治法,对现今临床实践具有重要意义。

(一) 病名

历代医家对本病理论认知、临床经验不同,在理解上也各有其历史局限性,故不同时期风热疮学术含义有所差异。风热疮,相当于现代医学的玫瑰糠疹,其特点是:肤起红斑,色似玫瑰,脱屑薄鳞如糠粃,因其血热风扰阻于皮肤而发病,故名风热疮。祖国医学文献颇多记述。

1. 以病因病机分类命名

明代申斗垣《外科启玄·卷八》曰:"风热疮,此疮初则疙瘩痒之难忍,爬之而成疮,似疥非疥,乃肺受风热,故皮毛间有此症也。"本病因肺受风热之邪,郁于皮毛之间,故而得名。明代陈实功在《外科正宗·卷四》记本病为"风癣",其曰:"风癣如云朵,皮肤娇嫩,抓之则起白屑。"亦认为本病因风而起,且抓挠起白屑。清代陈士铎《洞天奥旨·卷十一》记载:"风热疮,多生于四肢、胸胁。初起如疙瘩,痒而难忍,爬之少快,多爬久搔,未有不成疮者。甚则鲜血淋漓,似疥非疥。"指出风热疮多见于四肢及胸胁部位,初起呈丘疹状,因瘙痒难忍而久搔成疮,甚则渗出鲜血。

2. 以病证特点分类命名

明代窦梦麟伪托窦汉卿之名所著(旧题宋代窦汉卿辑著)《疮疡经验全书》云:"夫血疳者……初如紫疥,破时血出,疮生遍身,行处成疮,损伤皮肉,痒痛难存。"称本病为"血疳",并认为其皮损处破溃会出血,且血行之处亦可成疮,痒痛难忍。同时期丁毅《医方集宜》及清代祁坤《外科大成》和《医宗金鉴》亦称本病为"血疳",如《外科大成》言:"血疳形如紫疥,痒痛多血。"《医宗金鉴·外科心法要诀》又言:"血疳形如紫疥疮,痛痒时作血多伤。"指出本病发时之色、形、症状特点。

(二) 病因病机

风热疮总因风热邪毒蕴积肌肤之间,然有虚实病性之分及气血病位之分,通过对各家见解整理研究,将本病的病因病机概括为风热外袭、风火内郁、脏虚邪闭三类。

1. 风热外袭

《医方集宜》云:"血疳,因邪热相浸发于肌肤之上。"提出本病因邪热袭于肌肤而致。《外科启玄》则明确指出风热之邪侵袭肺卫,阻于皮毛之间为本病的病因病机。《外科大成》亦曰:

"血疿……由风热闭塞腠理也。"而《洞天奥旨》中云:"风热疮……乃肺经内热而外感风寒、寒热相激而皮毛受之,故成此症也。"认为肺经素有内热,又外感风寒之邪,内外合邪,争于皮肤,而生本病。

2. 风火内郁

《活幼心书》曰:"有遍身糜溃成片,甚至烦躁,衣不可着,盖因风火内郁于阳明,流毒于外,名曰风热疮。"认为风火郁于多气多血之阳明一经,久化毒邪而流于肌表,则可发为风热疮。清代叶天士在《本草经解要》中言:"肝为风木,风热疮疽痈疥,肝火症也。"提出肝经风火内生亦可致成本病,并主张运用气平味甘之药以平肝缓热。

3. 脏虚邪闭

《疮疡经验全书》曰:"夫血疿者,脏中虚弱,邪气相侵,真气衰少,风毒闭塞腠理,发于肌肤。"指出脏气虚弱不敌邪气入侵,而致风毒肆虐于腠理之间,发疮至肤表之上。明代周文采《外科集验方》提到:"血疿者,乃脏中虚怯,邪热相侵,外乘分肉之间,发于肌肤之上。"此与窦汉卿之论大同小异,均为脏气虚衰感邪致病,然赵宜真认为本病是因邪热侵入而生。

(三)证候分类

历代医家对风热疮证候分类的表述如下。
(1)实证:①风热蕴肤;②血热风燥;③血热风盛;④热毒伤血。
(2)虚证:血虚风燥。

(四)治疗

因风热疮的病因病机较为单一,所以治疗方法大都以祛邪为主,在邪气已尽之后再据实情运用补养之剂。通过荟萃各家之长,总结本病的辨证论治及外治法,并将辨证论治分为以下祛风清热解毒、清热解郁、养血润燥三类。

1. 辨证论治

(1)祛风清热解毒:《太平惠民和剂局方·卷之十》记载惺惺散,其曰:"治小儿风热疮痒,伤寒时气,头痛壮热,目涩多睡,咳嗽喘粗,鼻塞清涕。瓜蒌根、人参、细辛(去叶)、茯苓(去皮)、白术剉、甘草(炙)、桔梗(各一两半)。上为末。每服一钱,水一小盏,入薄荷三叶,同煎至四分,温服。如要和气,即入生姜煎服,不计时。"治疗小儿罹患风热疮疹,在四君子汤的基础上加入瓜蒌根以清热生津,细辛搜风祛邪,桔梗清热解毒,而制散即取其散之义,再用薄荷煎水,更增其清热祛风之力。明代胡濙《卫生易简方》言:"治一切风热疮癣……用连翘、当归、大黄、栀子、芍药、鹭鸶藤各等分,为粗末。每服五七钱,水一大盅,生姜五、七片,煎七分,去滓,温服。量力加减,热甚者,加以利之。"主以清热为重,兼以通利之法给邪以出路。同期董宿在《奇效良方》中亦记通利去热之方以疗疮,其曰:"破棺丹:治诸热肿,一切风热疮证,发热多汗,大渴便闭,谵语结阳之证。大黄一两(半生半熟),芒硝、甘草各一两。上为细末,炼蜜和丸,如弹子大。每服半丸,病重者一丸至二丸,食后童便入酒化服,或白汤入酒化服亦可。"明代薛己的《外科发挥》则记有以祛风为重之方,其曰:

"消毒犀角饮子：治瘭或瘾疹瘙痒或作痛，及风热疮毒。牛蒡子（二钱），荆芥、防风（各一钱半），甘草（三分）。作一剂，水一钟，煎五分，徐徐服。"其中荆芥可入肺、肝二经，有去皮毛诸风及凉血热之功，且李中梓在《删补颐生微论》中明言其"主风热疮疹"。《外科启玄》中治疗本病采用"连翘、花粉、防风、荆芥、生地、黄连、黄芩、黄柏、前胡、栀子、蝉蜕、姜蚕、苦参、蔓荆、白芷、薄荷、甘草"煮汤以服，在祛风清热解毒的同时，佐以凉血清热之品，从内而外将邪毒去除。

（2）清热解郁：元代宫廷医家许国祯之《御药院方·卷一》中有："防风通圣散：治一切风热郁结，气血蕴滞……或风热疮疥久不愈者。"方中麻黄、防风、荆芥穗、薄荷发汗散邪，疏风解表；黄芩、石膏清泻胃热；连翘、桔梗清宣上焦；栀子、滑石清热利湿，芒硝、大黄泻热通腑，四药相伍，使里热从二便分消；加以当归、赤芍药、川芎养血和血；白术、甘草健脾和中。共奏疏风解表、泻热通便之功。明代张景岳《景岳全书》记载薛氏柴胡清肝散，其曰："治肝胆三焦风热疮疡，或怒火憎寒发热，或疮毒结于两耳、两胁前后，或胸乳小腹下及股足等证。柴胡、黄芩（炒）各钱半，山栀（炒）、川芎、人参（各一钱），甘草（五分），连翘、桔梗（各八分）。上水煎服。"方中以柴胡、黄芩清解少阳，山栀清三焦郁火，川芎达厥阴之郁并可祛风，连翘清心疗疮，桔梗升胆气、降肺气以恢复枢转之功，再配以人参、甘草固护脾土，共用以治疗少阳、厥阴郁热而发于经所循行处之风热疮。同期的薛铠《保婴撮要》提出二方，其曰："和肝补脾汤：治风热疮疹，脾土不及，肝木太过。人参、陈皮、川芎各五分，白术、茯苓、芍药各七分，柴胡、甘草（炙）各三分，山栀（炒）四分。上作二剂，水煎服。""益脾清肝汤：治肝脾风热疮，寒热体痛，脾胃虚弱。人参、白术、茯苓、甘草、川芎、当归、黄芪各三分，柴胡、牡丹皮各二分。上水煎服。"前方用人参、陈皮、白术、茯苓、甘草相配以补气健脾胃；以川芎、芍药和柴胡行气和血，疏肝祛风；栀子配柴胡则可清散肝热。后方去掉柴胡减轻疏风清热力度，以当归易白芍，从通营血为主转为补阴血为主；以黄芪换陈皮，亦更偏于健脾胃之气；去掉栀子加上牡丹皮，清热之力虽不及，但可缓透血中伏热。可以认为前方偏于邪郁热较盛之证，而后方偏于邪衰脾胃弱之证。其后李梴在《医学入门》记有单苦参酒，其曰："苦参半斤，洗锉净碎，将绢袋兜，浸酒二埕，春冬浸一月，秋夏浸十日。每饮一小盏，日三次。"能消一切风热疮毒，正如《本草纲目》颂苦参曰："古今方用治风热疮疹最多。"

（3）养血润燥：宋代太医院《圣济总录》有地黄煎治疗鼻生疮，其曰："生地黄汁一合、苦参（锉）一两、酥三合、盐花二钱（后入）、生姜汁一合。右五味，先以地黄生姜汁，浸苦参一宿，以酥和于铜石器中煎，九上九下，候汁入酥尽，去滓倾入合中，每以少许，滴于疮上。"亦治诸风热疮，其中生地主以养血凉血润燥，配苦参以治疗本病。明代徐春甫《古今医统大全》曰："当归饮子：治血燥作痒，及风热疮疥、瘙痒作痛。"方中当归、芍药、地黄、何首乌、黄芪、甘草益气养血补虚，川芎、防风、白蒺藜、荆芥祛风活血，内外同调，但以养血活血为重，取"血行风自灭"之义，同时加强润燥之力。《外科大成》亦云："当归饮子：治血燥肤痒，及风热疮疥。当归、川芎、白芍、生地、防风、荆芥、白蒺藜、何首乌各一钱，黄芪、甘草各五分。水二钟，煎一钟，食远服。"方与徐春甫之方药味相同，唯量稍有区别。

2. 外治法

《普济方·卷三百十四》记载软青膏曰："沥青、黄蜡各十两，巴豆十四个，芝麻油十两。上先将沥青、黄蜡熬成汁，入巴豆不住手搅，候巴豆焦黑，去巴豆不用，次入腻粉二钱，再搅极匀，候冷敷疮上。"治一切风热疮。本书在卷二百七十二记有射香轻粉散扑疮面以治血痦疮等一切恶疮,其曰:"轻粉、麝香各半钱,乳香、没药、白矾(飞过)各一两,上为细末。"方中轻粉辛寒善疗诸疮;麝香辛香走窜,可通络活血搜风;乳香辛香发散,可疗风痒恶疮,止痛生肌,且活血行瘀;没药亦可破血止痛生肌;白矾酸寒除热主恶疮。明代秦景明在《幼科折衷》中提出:"用百解散加五和汤,入何首乌、荆芥、白芷煎服,及牛蒡汤。疏涤肠胃,解散风热,其疮自愈,不致再生。外敷以四黄散及连床散。"治疗本病除了内服方药外亦可外敷以四黄散及连床散。四黄散由"黄连、黄柏、黄芩、大黄、滑石、五倍子,用香油调敷"而成,方中四黄清热解毒,推陈致新,滑石、五倍子清凉收涩,可促进疮面愈合。连床散则由"黄连、蛇床、五倍、轻粉"组成,本方除了黄连清热解毒外,其余三药主以除恶疮,且在外敷之前,须"用荆芥和葱,煮水候凉洗",可增强祛风之力。而《洞天奥旨》记述了一较为新颖之法,其言:"世人以防风通圣散治之,亦有愈者,然铎更有治其外而自愈,纪之以便不愿服药之男妇也。"方名三圣地肤汤,由"地肤子一两、防风二钱、黄芩三钱"组成,另取两个猪胆之汁同煎,最后"以鹅翎扫之"即可止痒疗疮。

如今风热疮仍然常见,且随着社会发展,人们的饮食和情志逐渐成为引发本病的主要因素,在治疗时病因病机的侧重较先时有所改变,遂以上考究本病的源流,以期为现今临床诊疗本病提供参考。

(孙奥博 李 慧)

酒渣鼻源流考

"酒渣鼻"之名首见于《素问·刺热论》。酒渣鼻发生于鼻及面部,症见鼻准发红,久则呈紫黑色,甚者可延及鼻翼,皮肤变厚,鼻头增大,表面隆起,高低不平,状如赘疣,重者鼻部疹起如黍,色赤肿痛,破后出粉白汁,日久皆成白屑。历代关于酒渣鼻的论述十分繁杂,故现从病名、病因病机、证候分类及治疗等几个方面入手,对重要古医籍中酒渣鼻的相关病证论述进行整理研究,考查其学术脉络和规律。

(一)病名

"酒渣鼻"之名首见于《素问·刺热论》。《黄帝内经》中记载了"鼻赤"一词,此处既是症状又是病名。《素问》中曰:"阳气者,烦劳则张,精绝,辟积于夏,使人煎厥;目盲不可以视,耳闭不可以听,溃溃乎若坏都,汩汩乎不可止。阳气者,大怒则形气绝而血菀于上,使人薄厥。有伤于筋,纵,其若不容。汗出偏沮,使人偏枯。汗出见湿,乃生痤疿。高粱之变,足生大丁,受如持虚。劳汗当风,寒薄为皶,郁乃痤。"皶古同"齇",表示鼻皶之意。到北齐魏收《魏书·王慧龙传》中,则有了"酒皶鼻"一名。清代高士宗《黄帝素问直解》中将"皶"释为"赤鼻"。

后世医家根据其病因病机及症状,衍生出多种病名,如元代危亦林《世医得效方》云:"治肺热病发赤齇,即酒渣。"将本病称为"赤齇"。明代皇甫中《明医指掌》中云:"鼻齇,赤鼻也。"将本病称为"鼻齇"。明代陈实功《外科正宗》中云:"肺风、粉刺、酒齇鼻三名同种。"

将本病称为"酒齄鼻""肺风"或"粉刺"。清代鲍相璈《验方新编·鼻部》中云:"鼻准红赤名酒糟鼻。"将本病称为"酒糟鼻",并描述本病症状为"鼻准红赤"。此外,还有"酒鼓鼻""酒齇""粉皻"等,皆形容皮损之形态(齄与齇、皻为异体字)。

(二)病因病机

历代医籍对酒渣鼻的记载颇多,各医家对本病的看法不一,经整理将其病因病机主要概括为内热外寒,血瘀凝结;酒毒凝结,风寒交阻;胃虚伤冷,阴火上攻等几端,现将其一一分述如下。

1. 内热外寒,血瘀凝结

《素问·热论》载有:"肝热病者,左颊先赤;心热病者,颜先赤;脾热病者,鼻先赤;肺热病者,右颊先赤;肾热病,颐先赤。病虽未发,见赤色者刺之,名曰治未病。"点明酒渣鼻之首要症状,并说明其病位在脾,认为脾热为其病因之一。《素问·生气通天论》中又提出了外感风寒的因素即"劳汗当风,寒薄为皻,郁乃痤……言寒薄于皮肤而上行,则为皻。皻,赤鼻也",认为劳累汗出,腠理疏松,又得风冷寒气相搏,邪气乘入皮肤腠理,而致气血、经络阻塞不畅,凝结于肌肤,而出现红斑、丘疹,提出了酒渣鼻的另一病因为风寒外袭。《外科正宗》曰:"平素嗜饮,胃经湿热糟粕之气,上熏肺金,故有赤鼻之证也。"指出本病是由脾胃湿热之邪上蒸于面,郁滞鼻面部而生。明代申斗垣《外科启玄》也认为本病为"鼻乃肺之窍,因肺不清,受风所生,或冷水洗面,以致热血凝结于面所有",同样认为本病的诱因之一为肺卫受风,以致血瘀凝结于鼻部。

清代吴谦等人《医宗金鉴·酒齄鼻》中记载:"酒齄鼻生准及边,胃火熏肺外受寒,血凝初红久紫黑,宣郁活瘀缓缓痊。"认为其病因亦是胃火熏蒸,兼外感风寒。清代郑玉坛在《彤园医书》中有言:"酒糟鼻,生准头及两翅,由胃火熏肺,更因风寒外束,血瘀凝结,故先红后紫,久变黑色,甚是缠绵。"既强调内有肺胃之热上攻,又强调外有外感风寒之因素,内外两因相合,使热邪与气血相互搏结,壅滞于局部而成酒糟鼻。清代陈士铎《洞天奥旨》中记载:"肺风疮、皻鼻疮,生鼻面之间,乃肺经之病也。夫肺开窍于鼻,肺气不清,而鼻乃受害矣,鼻既受害,遂沿及于面。世人不知肺经有病,或冷水洗面,使热血凝滞,因结于面而生疮矣。"同样认为肺经已病而复感风寒可使血瘀凝滞于面,而发本病。清代祁坤在《外科大成》中说:"酒渣鼻者,先由肺经血热内蒸,次遇风寒外束,血瘀凝结而成,故先紫而后黑也。治须宣肺气,化滞血,是营卫流通以滋新血,乃可得愈。"亦说明酒渣鼻的成因可由肺胃热蕴兼外感风寒,血瘀凝结导致。

2. 酒毒凝结,风寒交阻

隋代巢元方《诸病源候论·酒齄候》云:"此由饮酒,热势冲面,而遇风冷之气相搏而生,故令鼻面生齄,赤疱匝匝然也。"明确指出酒渣鼻与饮酒有密切的关系。金代李东垣《东垣十书》也对饮酒与酒渣鼻的关系作出进一步阐述,其曰:"诸阳聚于头,则面为阳中之阳。鼻居面中央,而阳明起于额中。一身之血,运到面鼻,到面部阳部,皆为至清至精之血矣……酒性善行而喜升,大热而有峻急之毒。多酒之人酒气熏蒸,而鼻得救,血为极热,热血得冷,为阴气所抟,污浊凝结,滞而不行,宜其先为紫而后为黑也。"指出本病可由饮酒后,脾胃之热上犯头面，又与外界风冷之气相搏结而成。

当然古代中医也认识到不饮酒也会导致酒渣鼻，因此饮酒不是邪热的唯一来源。如明代徐春甫《古今医统大全·鼻赤》亦云："酒齄鼻多是饮酒之人，酒气邪热，熏蒸面鼻，血热壅滞而成鼻齄，赤色者也。或因肺经素有风热，虽不因酒，亦自红黑而生齄也。"说明酒渣鼻多由饮酒之人酒气熏蒸所致，此外虽不饮酒者亦可由肺经风热得之。《明医指掌》曰："鼻齄，赤鼻也，由饮酒血热熏肺，外遇风寒，血凝不散而赤色。亦有不饮自赤者，肺风血热故也。"亦提出赤鼻可由饮酒熏肺得之，另有不饮酒而鼻自赤者，是由于肺风血热。清代冯楚瞻《冯氏锦囊秘录》言道："鼻为呼吸之门户，热气蒸于外则为肺风赤鼻，不独因于酒也。"亦认为酒渣鼻的成因为饮酒者多，但不饮酒亦可能导致酒渣鼻的发生。

3. 胃虚伤冷，阴火上攻

本病为鼻部本虚标实之证，既有脾胃虚寒的表现，又有鼻部红斑、脓包等热象，此类病机古代医家没有明确提出，但在治疗方剂中有所体现，如明代王肯堂《证治准绳·类方》所载"升麻防风散"，以方测证可知脾胃虚弱，虚火上炎，上浮于面亦可导致酒渣鼻的发生。

（三）证候分类

历代医家对酒渣鼻证候分类的表述：①肺胃热盛；②热毒蕴肤；③气滞血瘀。

（四）治疗

酒渣鼻多因内有湿热，实火上攻，外有风寒外束，局部寒热、气血、痰浊相互搏结，因此治法不外乎清热除湿、发散表邪、活血化痰等几端，但不同的医家其侧重点有所不同。如清代祁坤《外科大成·酒渣鼻》言："酒渣鼻……治须宣肺气，化滞血，是营卫流通，以滋新血，乃可得愈。"对酒渣鼻的治疗要旨进行归纳，同时也强调治疗中戒酒之重要性。酒渣鼻分类有数十种之多，其治法亦十分庞杂，经详细阅读历代医家的著作，归纳总结整理后，拟从以下几方面加以阐述。

1. 辨证论治

（1）清热解毒，凉血活血：唐代孙思邈《千金翼方》载有栀子丸："栀子仁三升，芎四两，大黄六两，好豉（熬）三升，木兰皮半斤，甘草（炙）四两，右六味，捣筛为末，炼蜜和丸如梧桐子，以饮服十丸，日三服，稍加至二十五丸。"所用主药栀子、大黄皆为清热凉血之品。又有出自北宋王怀隐《太平圣惠方》治酒齄、鼻疱及因饮酒过多、齄鼻、齄疱的栀子丸："栀子仁、豉各三升，大黄六两，木兰皮半两，芎䓖、甘草各四两，上为末，蜜和丸如梧桐子大，每服十丸，日三，加至十五丸。"方中栀子清热解毒，大黄清热解毒、凉血化瘀，木兰皮亦可清热解毒，诸药合用共奏清热解毒、凉血活血之功。

明代董宿《奇效良方·卷之五》中载凌霄花散可治本病："凌霄花、山栀子各等分，上为细末，每服二钱，食后茶汤调服。"凌霄花功能活血散瘀，凉血祛风；山栀子功能清热解毒，凉血泻火。两药共用，合奏清热凉血之功。明代王肯堂《证治准绳》中云冬瓜子散可"治鼻面酒糟如麻豆，疼痛黄水出"，并记载其用药为："冬瓜子仁、柏子仁、白茯苓、葵子（微炒）、枳实（麸炒）各一两，栀子仁二两，上为细末，每服二钱，食后米饮调下。"所用冬瓜子仁、柏子仁、栀子仁、葵子亦多为清热凉血药物。明代龚延贤《鲁府禁方》中也记载了治红糟鼻方："升麻、牡丹皮、生地黄、大黄各一钱半，黄连、当归、葛根各一钱，生甘草、白芍各七分，薄荷五分，每帖加红小豆面一撮。上锉，水一盏半，煎至一盏，去粗渣。徐徐服之，忌蒜、椒、酒。"方中升麻功可清热解毒，牡丹皮功擅清热凉血、活血化瘀，生地功可清热凉血，大黄功可凉血化瘀，黄连功擅清热解毒，生甘草亦可清热解毒，当归功擅活血行气，薄荷功可清热解毒，全方亦以清热解毒、凉血活血为效，兼以疏散郁热。

清代顾世澄《疡医大全》赤鼻门主方中记载了一系列治疗赤鼻的方剂，其载治疗"血热入肺而成酒齄鼻"，并记载其用药为："当归、苦参各四两，研末。酒糊为丸桐子大，食后热茶送下八十丸，药尽自愈。治赤鼻，年久诸药不效。"亦用到当归、苦参等活血清热之药。清代许克昌、毕法《外科证治全书·鼻部证治》言道："酒齄鼻，鼻准及鼻两边红赤，系阳明血热，好酒者多得此病，肺受热郁所致，亦或血热遇寒，污浊凝结见紫黑色。治宜化滞血，生新血，四物汤加酒芩、红花、生甘草、陈皮、赤苓。煎好，入陈酒一杯，调五灵脂末二钱，热服。气弱者，加黄芪酒炒三、五钱。如不好酒者，肺风致病，不用五灵脂，加防风、荆芥。外俱用硫黄膏，临卧洗面净涂。"方中当归功可活血行气，黄芩长于清热凉血，红花功擅活血化瘀，生甘草功可清热解毒，五灵脂功擅活血化瘀，全方亦以凉血活血、清热解毒之法取效治疗本病。

（2）滋阴清热，凉血养阴：唐代甄权、甄立言《古今录验方》中单用一味木兰皮治疗酒渣鼻："木兰皮一斤，细切，以三年酢浆渍之百日，晒干捣末。每浆水服方寸匕，日三服。"亦说明木兰皮是治疗酒渣鼻的良药。

《太平圣惠方·治酒诸方》中记载有："治鼻面酒齄疱方。木兰皮半斤（锉）、醋一斤（三年者），上件药相和，浸二七日，取焙干，捣细罗为散，每于食后，以温酒调下一钱。"又方："木兰皮二两，栀子仁二两，上件药，捣细罗为散，每于食后，以蜜汤调下一钱。"木兰皮味苦性寒，《神农本草经》言其"治身有大热在皮肤中，去面热赤疱酒皻，恶风癞疾，阴下痒湿，明目"，明确提到其可作为治疗酒渣鼻的主药。

清代顾世澄《疡医大全》中记载有赤鼻神方，血余用米泔水洗净，再以长流水洗，用黄芩、当归、白芍加水煎煮，以汁尽为度，再用天冬（去心）、麦冬（去心）、熟地、白茯苓、山栀、干葛、桔梗、枳壳、甘草同血余共一处，以棉纸包扎成球，外以熟黄泥包裹约二寸厚，制成圆球，晒干，倘有裂缝须添泥补固，用桑柴火在八卦炉中煅至烟起，等到白烟一起即取出埋于土内，七日后去土研末，将其炼蜜为丸做成桐子大，每日晚饭后温水送服，并记载其服至七日即开始痊愈。方中黄芩功擅清热凉血，当归长于活血行气，天冬、麦冬、栀子、桔梗功可清热凉血，诸药合用共奏清热凉血之功，故而可配合用于治疗本病。若治赤鼻年久诸药不效，则又载方："茶叶、天门冬（去心）、侧柏叶各一两，共研。每日用一撮入罐内，滚水泡，勿泄气，用汤当茶，日饮五七次，一月愈。"亦用到主药天冬，功擅清热凉血，另外用到的主药侧柏叶亦长于清热凉血，故而均可用于治疗本病。

清代郑玉坛在《彤园医书》中记载治疗酒渣鼻之方："生准头及两翅，由胃火熏肺，更因风寒外束，血瘀凝结，故先红后紫，久变黑色，甚是缠绵，当宣肺中郁气以化滞血。初服麻黄宣肺酒，间服凉血四物汤。常服使荣卫流通，以滋养新血，若日久不愈宜服栀子仁丸，俱外敷颠倒散。"并于后文记载了麻黄宣肺酒的组成："麻黄茎、麻黄根各二两，坛盛酒五斤浸药，封口坐滚汤中，煮三炷香久，露一宿，早中晚各吃数杯，三五日内出脓成疮，半月外则脓尽，尽则红色褪变，先黄后白而愈。"方中麻黄解表散邪，可宣肺中郁气，认为该方常服可使荣卫流通，便于滋养新血，从侧面说明滋阴养血亦为酒渣鼻的治法之一。

清代吴谦《外科心法要诀》中用凉血四物汤治疗本病："当归、生地、川芎、赤芍、黄芩（酒炒）、赤茯苓、陈皮、红花（酒炒）、甘草（生）各一钱，水二盅，姜三片，煎八分，加酒一杯，调五灵脂末二钱，热服。气弱者，加酒炒黄芪二钱，立效。"方中当归功擅活血行气，生地功擅清热凉血、滋阴，川芎功可行气活血，赤芍、黄芩、赤茯苓长于清热凉血，陈皮功可行气养阴，红花功擅活血化瘀，生甘草长于清热解毒，诸药合用清热凉血，同时顾护阴液不伤阴。另外，同书中还载有栀子仁丸："栀子仁研末，黄蜡溶化和丸，如弹子大。每服一丸，茶清嚼下，忌辛辣之物。"所用栀子仁亦为滋阴清热、凉血养阴之药物。清代何英《文堂集验方》记载："内服苦参、当归，各净末四两和匀，酒糊为丸，桐子大，食后，热茶吞八十丸，药尽即愈。连翘心四两，每用二三钱，泡汤当茶吃即愈。"当归和血，茶清热，因此适用于红斑期以瘀血为主，而热象不显的轻证。连翘心清心火，"诸痛疮疡皆属于心"，因此适用于以丘疹脓疱为主的皮疹。

（3）活血化瘀，散结消疮：明代龚信《古今医鉴》中载有治疗本病的参归丸："苦参（净末）四两，当归（净末）二两，上用酒糊丸，如梧桐子大。每服七八十丸，食后热茶下。"此书认为酒渣鼻乃血热入肺所致，因此既要清解局部热毒，又要活血以散局部瘀热，故而方中使用苦参清热凉血，当归活血化瘀、散结，二药配合共奏活血化瘀、解毒消疮之功。

（4）清热利湿，解毒消肿：元代危亦林《世医得效方》载有药方一副："治肺热病发赤皻，即酒渣。上以老山栀子仁为末，熔黄蜡等分，丸如弹子大，空心，茶清嚼下。忌酒炙盐半月，立效。"方中山栀子可清热利湿，常用来治疗湿热内蕴，上攻头面所致的鼻头红赤者。

明代楼英《医学纲目》中所载治肺风鼻赤皻之方中用到了山楂："用老山楂为末，熔黄蜡等分和丸，弹子大，空心茶酒嚼下，半月效。"山楂去脂、消积、活血，适用于嗜食肥甘厚味，致湿热内停上攻所致鼻头红赤者。《卫生易简方》中也载有治酒渣鼻赤方："用橘子核微炒为末，每服一钱匕，研胡桃肉一个，同以酒调服。"选用的主药橘核味苦性温而下气，清代汪昂《本草备要》言其"行肝气，消肿散毒"。

清代江涵暾《笔花医镜》中亦言："酒积者，鼻赤鼻疮，湿热内蒸也，黄芩清肺饮加葛花主之。"葛花，《名医别录》言其"消酒"，为解酒良药，故此方用于湿热上蒸，尤其是平素喜饮酒者。

（5）清泻肺热，清肝降火：元代朱丹溪《脉因证治》中也载有治疗酒渣鼻之方："酒渣鼻，乃血热入肺……四物汤（生地、当归、川芎、白芍）加黄芩（酒炒），红花，水煎服。"方中黄芩清泻肺热，兼清血热；红花化瘀消斑；配以凉血养血的四物汤，祛邪而不伤正，适用于以红斑为主的皮疹。

《重刻万氏家传济世良方》中即载有治酒渣鼻之验方："辛夷研末，人脑、麝少许，以绵裹纳入孔中，外用桐油入天吊藤烧灰，油调黄连末敷之。又用枇杷叶拭去毛，剉碎煎汤，候冷调消风散，食后服。忌食煎炒、姜蒜、辛辣、醇酒等物。"辛夷功可发表散邪，枇杷叶功擅清肺和胃、降肺胃之火，故而可配合用于治疗本病。

明代张洁《仁术便览》中所载治酒渣鼻方与此相似，但在此基础上予以增加："陈皮、茯苓、甘草各等分，上水二钟、姜三片，入酒数滴于内，调五灵脂末，同服。"陈皮行气活血，茯苓祛湿，五灵脂活血化瘀，从而增强化痰、行气、活血之力。明代王肯堂《证治准绳类方》中载有治疗本病的泻青丸："当归（去芦，焙，称）、草龙胆（焙，称）、川芎、栀子、川大黄（煨）、羌活、防风（去芦），上各等分，为末，炼蜜为丸，鸡头大，每服一丸，煎竹叶汤同砂糖温水化下。"此方选用龙胆草、栀子、大黄等清泻肝胃之火的药物，龙胆草清泻肝胆实火，栀子清上焦心肺之火，大黄清泻肺胃之火，诸药配合共同清火解毒，适用于肝胆火旺上攻致鼻赤生疮者。明代陈实功《外科正宗·肺风粉刺酒渣鼻》中云："粉刺属肺，齄鼻属脾，总皆血热郁滞不散。所谓有诸内，形诸外，宜真君妙贴散加白附子敷之，内服枇杷叶丸、黄芩清肺饮。"认为其可治初起红色，久则肉煲发肿者，其所载枇杷叶丸为本病治疗代表方剂："枇杷叶（去毛刺）八两，黄芩（酒炒）四两，甘草一两，天花粉四两，共为末，新安酒跌丸桐子大，每服一钱五分，食后并临睡白滚汤、茶汤俱可送下，忌火酒、煎炒。"方中枇杷叶功可清泻肺胃之火，黄芩清泻上焦心肺之火，天花粉亦清热解毒不伤阴，故而可配合用于治疗本病。同书中另外也记载了黄芩清肺饮："川芎、当归、赤芍、防风、生地、干葛、天花粉、连翘、红花各一钱，黄芩二钱，薄荷五分，水二钟，煎八分，食后服，用酒一杯过口。"方中赤芍、生地清热凉血，天花粉清热解毒，连翘、黄芩清泻上焦心肺之火，薄荷清热解毒，诸药合用共奏清泻肺胃郁火之功，故而可配合用于治疗本病。

《医学纲目》中载有酒齄鼻赤鼻方："枇杷叶一两（去毛，阴干，新者佳），栀子半两，上为末，每服二三钱，温酒下，早晨服。先去左边，临卧服去右边，效如神。疗治酒齄鼻一名凌霄花散，人服之屡效，但药性差寒，须量虚实。"提出可以枇杷叶治疗本病。唐代孟诜《食疗本草》中载枇杷叶："煮汁饮之，止渴，偏……肺风疮，胸、面上疮。"可见枇杷叶亦为治疗本病的常用药物。

明代龚信《古今医鉴·鼻病》中以清肺饮子秘方治鼻红肺风，其曰："山茶花一两，黄芩二两，胡麻仁二两，山栀子二两，连翘一两，薄荷三两，荆芥一两，芍药一两，防风一两，葛花二两，苦参二两，甘草二两，上为末，茶清调服三钱，后用搽药。"方中黄芩清泻心肺之火，山栀子清泻心肺之火，连翘长于清热解毒，薄荷功擅清热解毒，苦参亦长于清热解毒，诸药配合共达清热退火之功，此方清热之力较强，而疏散之力次之，适用于里热偏盛的患者。《证治准绳·类方·鼻赤》中载泻青丸，其言："当归（去芦，焙，称），草龙胆（焙，称），川芎，栀子，川大黄（煨），羌活，防风（去芦），上各等分，为末，炼蜜为丸，鸡头大，每服一丸，煎竹叶汤同砂糖温水化下。"所用龙胆草功擅清泻肝胆之火，栀子善清上焦心肺之火，大黄亦可清泻火热，竹叶功可清心火，诸药合用共取清泻肺热之功。明代龚廷贤《寿世保元·鼻病》中也载有治男子酒渣鼻之验方："雄猪胆，每日早以好酒调服一个，不过半月，鼻如旧。"猪胆味苦性寒，功可清热解毒、滋阴润燥，但其有毒，故临床已较少应用。

（6）发散表邪，疏风清热：金代刘完素《素问病机气宜保命集》中提出："劳汗当风，汗出为皶，郁乃痤，劳汗出于玄府，脂液所凝，去芒硝，倍加芍药、当归。"提出用防风通圣散治疗酒渣鼻应去芒硝，芍药、当归剂量加倍。治疗应因势利导，使病邪从头面肌表而走，芒硝味咸，性寒，沉降，如再与攻逐泻下的大黄合用，此方沉降之力则太过，不利于祛邪外出，故去之。而当归、芍药皆有运血之功，加倍用之有利于消散局部郁滞。

《证治准绳·类方》中载有治疗本病的升麻防风散："升麻、防风、人参各一两，蝎尾半两（炒），雄黄二钱，牛黄一钱，甘草、朱砂各二钱五分，麝香一钱，僵蚕半两（炒），上锉碎，炼蜜丸，如樱桃大，朱砂为衣。每服一丸，薄荷汤送下。"方中所用主药升麻、防风、人参均长于解表散邪，全方功在疏风散邪，活血解毒。同书中亦载有以铅红散治风热上攻阳明经络面鼻紫赤刺："舶上硫黄、白矾灰各半两，上为末，入黄丹少许，染与病人面色同，每上半钱，津液涂之，洗漱罢及临卧再上。兼服升麻汤下泻青丸，服之除其本也。"同样认为疏风解表之升麻汤内服可除其病本。同书中亦载有荆芥散可治疗肺风皶疱，其曰："荆芥穗四两，防风、杏仁（去皮、尖）、蒺藜（炒，去刺）、白僵蚕（炒）、炙甘草各一两，上为细末，每服二钱，食后茶清调下。"方中荆芥穗发散表邪，防风疏风散邪，杏仁解表散邪，蒺藜发表散邪，各药合用共奏发散表邪、宣散郁阳之功。此方的适应病机为外感表邪，使肺失宣降，卫阳郁遏。

2. 外治法

（1）清热解毒，凉血活血：《医宗金鉴》中载有治疗本病的颠倒散："大黄、硫黄，上药各等分，研细末，共合一处，再研匀，以凉水调敷。"选用苦寒、解毒的大黄、硫黄，以达清热凉血、解毒化瘀之效。清代鲍相璈《验方新编》中记载有玉容粉："治雀斑、酒刺、肺风、酒糟鼻、面上一切斑点。绿豆一升，荷花瓣二两晒干，滑石、白芷、白附子各五钱，上冰片、密陀僧各二钱，共为细末，早晚洗面擦之。"方中绿豆长于清热、凉血、解毒，滑石功擅清热凉血，冰片亦功擅清热解毒，密陀僧长于解毒，诸药合用共奏清热凉血解毒之功，故而可配合用于治疗本病。同书中又记载："荞麦面烧灰存性，研细，麻油涂之。"亦为清热解毒之外涂方药。

清代易凤翥《外科备要》中言治酒渣鼻方："凌霄花为末，和密陀僧唾调敷酒渣，甚验。"用到凌霄花清热祛风、解毒凉血之功，但此方因密陀僧含铅，故不宜长期使用。

（2）活血化瘀，散结消疮：宋代杨士瀛《仁斋直指方论》中载有治酒渣鼻并鼻上赘肉、面粉刺、雀斑方："黄虢丹二钱半，硇砂半钱，巴豆肉十个（纸压去油），饧药一盏半，上件，同入罐子中，以慢火熬三四沸，取下，续入研细石灰三钱，和毕，酒渣鹅毛蘸扫红处，日一次；鼻上赘肉，敷之半月，取出脓血，自成痂落矣。"所用黄虢丹、硇砂、巴豆均为解毒活血之品。

元代危亦林《世医得效方》载有白丸散治疗本病："治肺风、酒渣等疾。生硫黄、乳香、生白矾，上同研如粉，每用手微爪动患处，以药擦之，月日必愈。"所用药物硫黄、乳香、白矾等均为活血化瘀解毒之品。同书中又载方没石子膏："南番没石子有窍者，水研成膏，手指蘸涂。"没石子性温，味苦，外用可止血、敛疮生肌。

清代许克昌、毕法《外科证治全书》中载有硫黄膏可治本病："硫黄、白芷、天花粉、水粉各五分，全蝎一枚，芫青七个（去头、足、翅），蝉蜕五个，上为细末，用麻油一酒杯，黄蜡一钱许，熬匀离火，方入前药末，和匀。每于临卧时洗面净，以少许涂面，勿近眼。数日间肿处自平，赤鼻亦消，如退风刺，一夕见效。"方中硫黄功可散结消疮、解毒，天花粉功可活血化瘀，全蝎功擅活血祛瘀，诸药配合共同治疗本病。明代李时珍《本草纲目》中也载有治风刺赤鼻方："大枫子仁、木鳖子仁、轻粉、硫黄各等分，为末，夜以唾津调涂。"方中大枫子功可清热解毒，木鳖子同样长于解毒散结，轻粉、硫黄均为解毒、散结、消疮之品，配合用治本病，此方有解毒消疮散结之功，原书以之治疗赤鼻，对红斑、脓疱型的皮损皆有效，对轻度的鼻赘也有一定疗效，但因含汞，故而不宜久用。

《奇效良方》中载有治疗本病的蓖麻子膏："蓖麻子（去壳，研）、轻粉（研）、沥青（研）、硫黄（研）、黄蜡各二钱，麻油一两，上熬成膏，以瓷合盛，每用少许擦于患处。"方中蓖麻子解毒、消疮，轻粉亦长于解毒、消疮，硫黄同样为消疮散结之品，合用治疗本病，此方对皮肤刺激性小，既可消疮，又可生肌润肤，故原书以之治肺风面赤生疮。明代周文采《医方选要》中亦载有鼻赤方"新银杏嚼烂敷于鼻上，不过五、七次复旧"。此外，亦载有其他方药如硫黄散："治酒皶鼻及女人鼻并面上生黑粉刺。硫黄一钱，轻粉少许，杏仁（去皮）四十个，研成膏，上为细末，用杏仁膏和药捏作饼，临卧涂贴鼻上，次旦洗去。一法以白盐常擦，妙"，方中硫黄长于散结、解毒、消疮，轻粉亦功可解毒消疮，故而可配合用于治疗本病。再如硝黄散："治赤鼻久不瘥。朴硝、大黄各等分，上为细末，用冷水调敷鼻上。"所用朴硝、大黄亦为活血散瘀药物。

明代胡濙在《卫生易简方·鼻疾》中言："治鼻赤如瘤，用硫黄、轻粉、细辛、乳香等分为末，井花水调擦。"方中硫黄功擅解毒、化瘀、消疮，轻粉同样长于解毒、消疮、散结，细辛亦可解毒、消疮、散结，乳香长于活血化瘀、解毒散结，诸药配合共同治疗本病，也是活血散瘀法治疗酒渣鼻的体现。清代《济世神验良方·外科补遗》中载有治赤鼻方："硫黄、明矾各一两五钱，硼砂一钱，真牛黄五分，并为末贮瓶，勿令泄气。用时先洗净鼻，以药擦红处，打喷嚏为度，日擦五次，半月即白。"方中硫黄功擅解毒、散结、消疮，明矾亦可散结、消疮，硼砂功可解毒、散结、化瘀、消疮，牛黄功可解毒、消疮、化瘀、散结，故而诸药合用可共同治疗本病，取其活血化瘀、散结消疮之功。

清代顾世澄《疡医大全》中亦言："新生白果，口嚼数枚，夜敷七次。如旧加酒糟涂之亦可。"新生白果功可活血化瘀，故内服外敷均可治疗酒渣鼻。

现代曹洪欣《养生通论》中也载有治面上酒渣粉刺方："硫黄、白矾、白附子、密陀僧各一钱，白薇，上为细末。用猪爪一只，水三杓，熬成稠膏，去渣，以布滤过，入药末，每夜取一指于掌心，呵融搽之，不过六七日见效。"方中硫黄功可解毒散结、化瘀消疮，白矾亦可解毒、消疮，白附子亦可解毒化瘀，密陀僧长于解毒消疮，故而可配合用于治疗本病。此方解毒散结消疮功效明显，但药物多具毒性，故不宜久用。

（3）清热利湿，解毒消肿：《太平圣惠方》中载有治疗本病的木兰皮膏："木兰皮、防风（去芦头）、白芷、木香、牛膝（去苗）、赤芍药、独活、杜衡、当归、白附子、细辛、芎䓖，以上各一两，麝香半两（细研），上细锉，以腊月猪脂二斤，微火熬，以白芷黄为度，滤去滓。入麝香搅令匀，瓷合中盛，每夜薄涂之。"方中木兰皮清热利湿，防风疏风散邪，白芷解表散邪，木香行气消肿，牛膝清热利湿，赤芍药清热凉血，独活利湿消肿，当归活血顺气，细辛解毒消肿，川芎行气活血，麝香解毒利湿，诸药合用共奏清热利湿、解毒消肿之功。另外，北宋唐慎微《证类本草》中言木兰皮："主身大热在皮肤中，去面热赤酒。"可见木兰皮为治疗酒渣鼻的要药，得到了诸多医家的认可。

明代龚信《古今医鉴》中以搽鼻去红方治鼻红肺风："白矾一钱，杏仁四十九个，水银一钱，轻粉七分，白杨七个，大枫子四十九个，京墨一钱，五味子四十九个，核桃七个，上共为末，鸡子清调搽患处。"方中白矾清热解毒，水银、轻粉解毒利湿，大枫子清热解毒，京墨功擅清热凉血，诸药合用合奏清热祛湿之功。明代王肯堂《证治准绳·类方》中载有治肺风鼻赤之方："草乌尖七个，明矾半钱，麝香一字，猪牙皂角一钱，上为细末，以大枫油和匀，用瓷器火上熔开，先以姜擦，次以指蘸药擦之，日三次，无不效。"草乌功擅祛风除湿，加入明矾等药物以清热解毒，共奏清热除湿之功。

《疡医大全》中载治疗本病可以"食盐擦牙，漱口水淋洗"，则"久而自退"。食盐味咸性寒，功擅清热滋阴、解毒凉血，故而可用于治疗本病。此外，同书中载有方药曰："黄柏、苦参、槟榔各等分，研末。以猪脂调敷。"方中黄柏清热解毒、苦寒燥湿，苦参清热燥湿，槟榔清热解毒，诸药合用共奏清热解毒、消肿利湿之功，故而可配合用于治疗本病。

（4）清泻肺热，清肝降火：《医学纲目》中尚载有治疗酒鼓鼻赤鼻之外擦方："木鳖子（去壳）、大枫子（去壳）、轻粉、硫黄，上为细末，不时以唾调擦，二方亦治面疮风刺，鼻中有肉下垂，用冰片点之自入。"所用药物木鳖子、大枫子、轻粉、硫黄等多为清泻肺胃肝胆火热之品。

清代钱峻《经验丹方汇编》中也载有治酒渣鼻之方："硫黄、皮硝等分，研如面，临卧擦，一月全愈。"选用硫黄、皮硝类解毒清热之品治疗血热入肺所致赤鼻。

（5）发散表邪，疏风清热：宋代杨士瀛《仁斋直指方论》中载有治酒齄鼻、面上肺风疮之方："白龙丸末，逐日洗面，如澡豆法，更罨少时，方以汤洗去，食后常服龙虎丹一贴，半月莹洁。"所载之白龙丸可治酒齄鼻，并满面紫赤酒刺："川芎、藁本、细辛、白芷、甘草各等分，上为末，每四两入煨石膏末一斤，水丸，逐日用此丸末洗面，如泡豆法，更罨少时，方用汤洗去。"方中藁本长于发表散邪，细辛功擅解表散邪，白芷长于疏风解表，诸药合用共奏发散表邪、疏风清热之功。

元代罗天益《卫生宝鉴》中载有治疗本病的八白散："白丁香、白及、白僵蚕、白牵牛、杜蒺藜、新升麻（内白者佳）各三两，三奈子、白蔹、白芷各二两，白附子、白茯苓各半两，上为末，至夜津唾涂面。"原方书以之治"劳汗当风，寒薄为皱，郁乃痤"，即寒邪郁于肌，使局部气血不利，郁而化热。方中使用丁香发表散邪，白及疏散表邪，白牵牛疏风散邪，蒺藜发表散邪，升麻疏风清热，白蔹发表散邪，白芷疏风散邪，此方宣散之功甚强，只要是局部瘀血明显，或局部色暗，增生明显，丘疹顽固难消，皆可用之。《脉因证治》中亦载有治疗酒渣鼻之方："硫黄（入萝卜内煨）一分，乳香、轻粉、乌头尖各少许，上为末，面油调，临卧敷，早晨洗去。酥调尤佳，或用胆矾敷之。"此方以宣散为主，兼可解毒消疮。

《证治准绳》中还载有治肺风，面赤、鼻赤之方："有藁本一两，草乌尖七个，大风油五十文，真麝香五十文，上以草乌尖为末，入麝研匀，次用大风油，瓷盒子盛，于火上调匀，先以生姜擦患处，次用药擦之，日三二次。兼服前何首乌丸，即除根本。"方中藁本、草乌疏风散邪，麝香解毒，此方正是针对肺胃湿热上攻，外又"劳汗当风，寒薄为皱"的治疗，内清其热，外散风寒，且以散法为主。明代徐春甫《古今医统大全》中载有治风热上攻阳明经，面鼻紫色，风刺瘾疹之方，以"矾硫散外敷，内服防风通圣散"。并记载矾硫散曰："枯矾、硫黄各半两，上为末，入丹染与色同，用津调涂敷。"方中枯矾功擅解毒，硫黄亦可清热解毒。防风通圣散主要药物为荆芥、麻黄、栀子、连翘、薄荷等，全方长于解表攻里、疏风退热。

清代沈金鳌《杂病源流犀烛·卷二十三》中所载疏风散、荆防泻白散和卷七中所载赤鼻方，皆可用于治疗"由饮酒，血热湿热上攻于肺，外御风寒，血凝不散而成……鼻上红肿，似疮非疮"，即"酒皶鼻"，方中所用亦多为荆芥、防风、羌活、独活、槟榔等疏风清热药物。

（6）杀虫止痒，清热解毒：明代龚廷贤《鲁府禁方》中载有治赤鼻久不瘥之方："用大黄、芒硝、槟榔，等分为末，水调，敷患处。三四次洗净。"方中大黄功可清热解毒，芒硝、槟榔功可杀虫解毒，诸药合用共奏杀虫止痒、清热解毒之功。《卫生易简方》中也载有治疗本病的槟榔散："鸡心槟榔、硫黄等分，片脑少许，共为末。以褐帛包裹，时时于鼻上擦磨，鼻闻其臭效，又加蓖麻子肉为末，酥油调，临卧少擦于鼻上，终夜得闻其气效。"槟榔、硫黄共奏解毒杀虫功效。同书中又载有其他方药："用鸬鹚屎一合研，以腊用猪脂和，每夜敷之。"制成膏方鸬鹚屎膏，可治齇疮。《证治准绳·类方》中也载有治赤鼻方："川椒、雄黄、枯矾、舶上硫黄、天仙子、三奈各一两，轻粉、麝香各少许，上为细末，小油调搽患处。"方中川椒功擅杀虫止痒，雄黄功可杀虫解毒，枯矾亦可杀虫解毒，轻粉亦长于解毒，麝香可解毒，诸药合用共奏杀虫止痒、解毒之功。同书中又载有治赤鼻及面上风疮之方："大枫油五十文，草乌一个（为末），轻粉、麝香各一百文，上先将草乌入油内熬令匀取出，少时下轻粉、麝香末搅匀。每用少许擦患处令热，旬日瘥。一方，无轻粉，用生姜擦患处敷药。"方中草乌疏风散邪，轻粉杀虫解毒，麝香解毒，故而可配合用于治疗本病。另外，书中还有治酒皶鼻，并治鼻上赘肉及雀斑等疾，亦可以点痣之方："黄丹五文，硇砂三十文（研极细），巴豆十粒（去壳心膜，纸裹捶去油），酒饼药五十文（罐子盛），上同入饼药罐子中，慢火煎两三沸，取下，续入研细生矿灰三钱，鸡子清调匀。赤鼻，以鹅毛拭红处，一日一次上药，追出毒物，病退即止。"方中黄丹即铅丹，功可拔毒生肌、杀虫止痒；硇砂味咸苦而辛，性温有毒，功长化腐生肌、破瘀散结；巴豆辛热有大毒，功可通窍、杀虫。全方共奏杀虫止痒之功。

明代龚廷贤《寿世保元》中也载有治糟鼻验方："用硫黄为细末，甚者加草乌，同为末，以酥油调稀，涂患处，如觉痛苦，用栀子煎汤服之，或洗药处，即愈。"主药硫黄亦为杀虫解毒之品。清代何英《文堂集验方》中也载有："硫黄（用豆腐水煮三次，净研）二钱，轻粉一钱，密陀僧一钱，白芷一钱，杏仁五分，共为末，以津唾调搽。年久不愈，用大黄、朴硝共为细末，津唾涂之。"此方功能解毒杀虫，消痈散结，但硫黄、轻粉、密陀僧均属有毒之品，故不宜久用。明代《摘玄方》中载有敷贴法，可外用治疗酒渣赤鼻之方："桐油入黄丹、雄黄，敷之。"所用黄丹、雄黄以取其解毒杀虫之意。

清代姚峻《经验良方全集》中亦有："硫黄五钱（入布袋内，外用豆腐煮），元明粉五钱，明矾五钱，朱砂五分，冰片三分，共为细末，晚间用少许，以吐沫调和，揸鼻上。"所选硫黄、元明粉（即芒硝）、明矾、朱砂、冰片等皆为杀虫止痒之品，有解毒凉血之功。清代丁尧臣《奇效良方》中载有治疗本病的硫黄散："硫黄（生用）、轻粉各一钱，杏仁二七个（去皮），上为细末，唾津调，临卧时调涂鼻上，早晨洗去。"其中轻粉一药明代缪希雍《本草经疏》言其"主瘰疮疥癣虫及鼻上酒渣风疮瘙痒者，皆从外治，无非取其除热杀虫之功耳"；另外杏仁一药，明代李时珍《本草纲目》言其可"杀虫，治诸疮疥，消肿，去头面诸风气皶疱"。清代鲍相璈《验方新编》中还记载了一方与其相似，以"雄黄、硫黄各五钱，水粉二钱，用头生乳汁调搽，不过三五次即愈"。所用雄黄、硫黄等药物均可杀虫解毒。《奇效良方》中除了硫黄散外还记载了一系列治疗酒渣鼻的外用方，如："生硫黄三钱，黄连、白矾、乳香各一钱半，轻粉半钱上为细末，用唾津蘸药擦之，一日二次，须涂去赤为度。"方中硫黄、白矾、乳香等药物共奏杀虫解毒之功。同书中又载有："硫矾为细末，茄汁调涂。"硫矾指硫黄、枯矾，二药均长于解毒杀虫。清代许克昌及毕法《外科证治全书》中载有石殿撰之鼻齄方："天台乌药三钱，铜绿三钱，樟脑三钱，大枫子三两，上为细末，将大枫子仁去壳捣如泥，入瓷罐内隔水重汤煮三柱香，取出炸油和药，搽鼻患处，三次即愈，此药极效。未搽时与搽后，皆戒酒色一月，除根不发。搽后，患处肿痛勿畏。"此方可解毒消痈、化斑去痕，并强调戒酒的重要性及其有一定的刺激性。清代汪讱庵《本草易读》中载有治酒皶赤鼻之方："白矾、轻粉搽之。"此方可适用于各型皮损，但皮疹程度一般较轻，且不宜长期使用。

清代顾世澄《疡医大全》中也载有治疗本病的方药："使君子肉以香油浸润，卧时嚼五枚。久久自愈。"使君子功擅杀虫消积。书中又在赤鼻门主论中有验方记载："金色密陀僧二两（研极细），用人乳或白蜜调如薄糊样。每晚略蒸将熟为度，敷鼻上；次早以漱口水洗去。一月可痊"，选用密陀僧为主药，密陀僧味咸而辛，性平有小毒，故此方亦不宜久服。另外同书中还载有："槟榔用茄汁浸拌，晒干为末，津唾调搽。又方，硫黄四两，放砂铫内，以烧酒三斤为率煮硫，逐渐加添，待干为度取起。每用少许，将口唾放手心内化开搽之。又方，牛黄、明雄、嫩色硫黄各五分，白硼砂一钱、明矾一两，乳极细末。不时以津唾润赤鼻上，蘸药擦之。临睡擦，过夜尤效。"所选槟榔、硫黄、牛黄、硼砂等皆为杀虫止痒药物。

3. 其他疗法

其他疗法主要包括针灸疗法，但针灸治疗酒渣鼻，在古代用的不多。因酒渣鼻和肺、脾、胃关系最为密切，肺与大肠相表里，手足阳明经皆过于鼻，因此可多取太阴、阳明经上的穴位。经穴"素髎"："别名面王，属督脉，位于鼻尖端中央，主治：休克，昏厥，窒息，低血压，酒渣鼻。针刺方法：向上斜刺0.3~0.5寸。"认为针刺素髎穴可治疗本病。明代陈言《杨敬斋针灸全书》中所载"酒渣鼻赤图"上示可针灸"曲池、三里、外关、合谷"四个穴位来治疗酒渣鼻。

综上所述，历代医家对酒渣鼻的认识繁多，辨证思路及治疗方法多种多样，遂整理如上，考镜源流，以飨同道。

（荆　琪　孙　瑶）

油风源流考

油风之名首见于明代陈实功《外科正宗》，书中对于油风的发病机制进行了简单的论述，但其并不能完全解释油风的病因病机，历代医家对油风又有不同的认识及论述，故本文从病名、病因病机、证候分类及治疗入手，对历代重要医籍中油风的相关病证论述进行整理研究，考查其学术脉络和规律，颇有意义。

（一）病名

油风是一种以头发突然成片脱落，脱发处的头皮鲜红光亮、状如涂油，无明显自觉症状为特点的皮肤病。由于历代医家对前人临床经验、理论认知的程度及方式不同，在理解上也各有其历史局限性，故不同时期油风学术含义有所不同。本文对不同医籍中出现的主要病名进行考证，有"油风""鬼舐头"和"鬼剃头"等，历代医家医书中总不外乎此三种称谓。

1. 油风

《外科正宗》中最早记载了"油风"的病名，其曰："油风乃血虚不能随气荣养肌肤故毛发之根空，脱落成片，皮肤光亮，痒如虫行，此皆风热乘虚攻入而然。治当神应养真丹服之，外以海艾汤熏洗并效。"提出油风之名的同时说明了其病因病机和临床表现。其后明清两代的一些外科专著均沿用"油风"病名。如清代许克昌及毕法《外科证治全书》云："红肿曰痈，白塌曰疽，部位既殊，称名亦异。"将不同部位的痈疽分别命名，比如在头为"大头毒"，在头顶中为"玉顶发、百会疽"，在前囟门际为"透脑疽"，在侧下为"侵脑疽"，在囟门前为"佛顶疽"，在额为"额疽"，在额角为"旁额疽"，在脑后为"玉枕疽"，在下为"脑后发、对口脑疽"，在偏为"偏脑疽、燕尾、鱼尾毒、脑铄"，在发内为"油风、蛀发癣、白秃疮、发际疮、蜡梨疮"等，将发生在头部的痈疽进行了详细分类，认为皮肤病发生在发内可能会形成"油风"。

清代祁坤《外科大成》中亦载："油风则毛发成片脱落，皮肤光亮，痒如虫行者是也，由风热乘虚攻注，血不能荣养所致。"沿袭"油风"之名的同时，承袭前人所论，记载油风的临床表现、病因病机和内治外治两种治法，并分别提出代表方剂神应养真丹和海艾汤。清代祁宏源《外科心法要诀》有云："油风毛发干焦脱，皮红光亮痒难堪，毛孔风袭致伤血，养真海艾砭血痊。[注]此证毛发干焦，成片脱落，皮红光亮，痒如虫行，俗名鬼剃头。由毛孔开张，邪风乘虚袭入，以致风盛燥血，不能荣养毛发。"承袭其祖祁坤之记载，提出油风的临床表现、病因病机和治法。清代程鹏程在《急救广生集》中曰："正月，宜是月天道南行，作事出行，俱宜西南……是月勿食生葱蓼子，主面上起油风。勿食鲫鱼头，其中有虫，防毒。勿食鼠残之物，令人生。"其认为正月食生葱蓼子可以面上起油风，沿用"油风"之名同时亦提出了本病的饮食预防。

2. 鬼舔头

鬼舔头为油风别名之一。隋代巢元方《诸病源候论·鬼舔头候》曰："有人风邪在于头，有偏虚处，则发秃落，肌肉枯死。或如钱大，或如指大，发不生，亦不痒，故谓之鬼舔头。"提出"鬼舔头"之名，并描述其病状表现为头发脱落，肌肉枯死，不养不痛。唐代孙思邈《备急千金要方》中载有"鬼舔头疮""鬼舔头秃"之述，沿用此病名。

宋代《小儿卫生总微论方》中认为小儿头有秃疮者当分为白秃和赤秃，另外又云："又一种俗呼为鬼舔头，小儿有头疮，遇夜被鬼舔之，则引及满头有赤痂，或云便赤秃也。"认为"鬼舔头"是小儿遇夜被鬼舔而出现的，因而此种命名多少含有封建迷信色彩。"起病突然，头发干燥，成片脱落，皮红光泽，自觉发痒或不痒。治宜养血祛风，内服神应养真丹。"用药上承袭前人所论，亦以神应养真丹内服。

3. 鬼剃头

鬼剃头亦为油风的别称。清代郑玉坛《彤园医书》云："油风生发内及眉间，毛发干焦，成片脱落，皮红光亮，痒如虫行，俗名鬼剃头。由毛孔开张，当风梳洗，邪风乘虚袭入，风盛燥血不能荣养也。"明确提出鬼剃头为油风之别名的同时，亦记载了其病因病机，并描述其症状表现为发内及眉间毛发干枯，成片脱落，皮肤红亮，痒如虫行。清代顾世澄《疡医大全》云："油风此证毛发干焦，成片脱落，皮红光亮，痒如虫行，俗名鬼剃头。由毛孔开张，邪风乘虚袭入，以致风盛生燥，不能荣养毛发。"承袭前人所论，亦说明油风的别称包括"鬼剃头"。清代吴谦等人《医宗金鉴》中亦云："油风毛发干焦脱，皮红光膏痒难堪，毛孔风袭致伤血，养真海艾矾血痊。此证毛发干焦，成片脱落，皮红光亮，痒如虫行，俗名鬼剃头。由毛孔开张，邪风乘虚袭入，以致风盛燥血，不能荣养毛发。"同样承袭前人观点，说明"鬼剃头"是"油风"的别称，同时记载了"鬼剃头"的病因病机和临床表现，又沿袭了前人的治法。

（二）病因病机

油风可由多种内外因素所致。过食辛辣炙煿、醇甘厚味，或情志抑郁化火，损阴耗血，血热生风，风热上窜巅顶，可致毛发失于阴血濡养而突然脱落；或跌仆损伤，瘀血阻络，血不畅达，清窍失养，可致发脱不生；或久病致气血两虚，肝肾不足，精不化血，血不养发，肌腠失润，发无生长之源，则毛根空虚而发落成片。总结起来不外乎肝胃郁热、气滞血瘀、血虚风燥几端，整理如下。

1. 肝胃郁热

清代时日本医家浅田宗伯《先哲医话》曰："油风多用大柴胡汤而效。是宜治其腹，徒不可泥其证（华冈青洲治此证，以大柴胡加石膏汤，曰：油风多属肝火，亦同见）。"可见浅田宗伯引用了华冈青洲之述，其认为"油风"的出现与肝胃之火有关，主张肝胃郁热致病之说。

2. 气滞血瘀

清代王清任《医林改错》曰："伤寒、瘟病后头发脱落，各医书皆言伤血，不知皮里肉外血瘀阻塞血路，新血不能养发，故发脱落。无病脱发，亦是血瘀。"说明头部肌肤气血瘀滞，毛发失养而引起脱发。

3. 血虚风燥

《诸病源候论》曰："鬼舐头候，有人风邪在于头，有偏虚处，则发秃落，肌肉枯死。或如钱大，或如指大，发不生，亦不痒，故谓之鬼舐头。"说明"鬼舐头"是因风邪乘血虚而入所引起。《外科正宗》云："油风乃血虚气随，肌肤不能营养，故毛发之根脱落成片，皮肤光亮，痒如虫行也，此皆风热乘虚攻入而然。"认为油风是因血虚气随，肌肤不能营养，风热乘虚攻入而引起的。同书中又曰："油风又名鬼舐头。由血虚生风，风盛血燥，发失濡养所致。"说明本病是由血虚生风，风盛血燥，发失濡养所致。

《外科心法要诀》亦曰："鬼剃头……由毛孔开张，邪风乘虚袭入，以致风盛燥血，不能荣养毛发。"同样认为油风是因毛孔受风袭致伤血出现的，毛孔张开，风邪乘虚而入，导致风盛血燥不能滋养毛发从而导致毛发脱落。《外科大成》中沿袭前人所论，同样认为油风是由风热乘虚攻注，血不能荣养所致。清代易凤翥《外科备要》中亦沿用前人说法，同样说明油风可由毛孔开张，风邪袭入，风盛燥血，不能荣养毛发而致，并沿用前人方药神应养真丹和海艾汤内外配合治疗本病。

（三）证候分类

历代医家对油风证候分类的表述：①血虚风燥；②肝胆火盛；③气滞血瘀。

（四）治疗

油风实证的治疗以清热通瘀为主，血热清则血循其经，血瘀祛则新血易生；虚证以补摄为要，精血得补则毛发易生。同时选用外治或其他疗法可促进毛发生长。油风一病治法庞杂，现对古代医籍文献整理概括如下。

1. 辨证论治

（1）养血祛风：在各种原因所致血虚生风，风盛血燥，发失濡养或风热乘虚攻注，血不能荣养发生油风之时，气血是否调和，风邪是否祛除，往往是决定预后的关键。因此，养血祛风在油风的治疗中极其重要。《外科正宗》有云："油风又名鬼舐头……治宜养血祛风，内服神应养真丹。"认为治疗本病宜养血祛风，内服神应养真丹。《外科心法要诀》曰："神应养真丹：羌活、木瓜、天麻、白芍、当归、菟丝子、熟地（酒蒸，捣膏）、川芎，等分为末，入地黄膏，加蜜丸桐子大。每服百丸，温煮酒或盐汤任下……海艾汤：海艾、藁本、菊花、蔓荆子、防风、薄荷、荆穗、藿香、甘松各二钱。"其中神应养真丹中使用羌活祛风胜湿，木瓜祛湿通络，天麻息风养血，白芍养血利湿，当归养血顺气，菟丝子益气养血，熟地养血益气，川芎活血养血，诸药合用共奏养血祛风之功，故而可配合治疗本病。

《外科大成》中亦选用神应养真丹和海艾汤治疗本病。《彤园医书》中同样选用神应养真丹内服。《疡医大全》中继续承袭前人所论，选用神应养真丹内服以疗本病。清代时世瑞《疡科捷径》云："油风毛发起干焦，淫痒滋蔓势甚骄。血郁风邪宜砭法，养真海艾最功超。"同样认为治疗油风须内用养血祛风的神应养真丹以治其本，同时外用祛风滋阴的海艾汤以治其标。可见神应养真丹内服治疗本病得到了历代医家的广泛认可。

（2）清肝泻火：此法适用于因过食辛辣炙煿、醇甘厚味，或情志抑郁化火，损阴耗血，血热生风，风热上窜巅顶，毛发失于阴血濡养而突然脱落所致的油风。饮食不节则易酿生湿热，因而清泻肝胃之火在油风的治疗中极其重要。《先哲医话》中曰："油风多用大柴胡汤而效。是宜治其腹，徒不可泥其证。"以大柴胡汤清泻肝胆之火，方中柴胡、黄芩、芍药、半夏等，功擅和解少阳、内泻热结，故而可用治本病。亦曰："华冈青洲治此证，以大柴胡加石膏汤。"大柴胡加石膏汤在大柴胡汤基础上加入石膏，石膏甘寒，长于清泻肺胃之火，故而与大柴胡汤配合治疗本病，共奏清肝泻火之功。

（3）活血化瘀：由跌仆损伤，瘀血阻络，血不畅达，清窍失养，发脱不生所致油风，须用此法以祛瘀新生而生发。《医林改错》云："通窍活血汤所治之病，开列于后：伤寒、瘟病后头发脱落，各医书皆言伤血，不知皮里肉外血瘀，阻塞血路，新血不能养发，故发脱落。无病脱发，亦是血瘀。用药三付，发不脱，十付必长新发。"用通窍活血汤治疗。通窍活血汤为王清任首创的活血化瘀、通窍活络之方剂，主要用药有赤芍、川芎、桃仁、红枣、红花、老葱、鲜姜、麝香等，方中赤芍凉血活血，川芎活血顺气，桃仁、红花活血化瘀，麝香亦可活血，全方共奏活血化瘀之功，为活血化瘀的代表方剂。

2. 外治法

（1）外洗法：油风宜在内服以培其本的同时，配合外洗以治其标。《外科大成》云："宜神应养真丹服之，以培其本；海艾汤洗之，以治其标。"提出可以海艾汤外洗治疗油风。海艾汤中主要用药有海艾、藁本、菊花、蔓荆子、防风、薄荷、荆穗、藿香、甘松等，诸药配合疏风散邪的同时养阴润燥，故而可配合用于治疗本病。《外科备要》曰："外洗海艾汤以治其标。若耽延年久，宜针砭其光亮之处，放出紫血，毛发庶可复生。"同样沿袭前人说法，在内服神应养真丹的同时，以海艾汤外洗治疗本病。《疡医大全》中亦曰："外以海艾汤洗之，以治其标。"同样遵从此说。可见海艾汤外洗治疗本病的方法得到了历代医家的广泛认同。清代龚自璋《家用良方》有云："洗儿方法：凡小儿初生下地，用猪胆汁入汤浴之，不生疮疥。后以益母草煎水浴之，无病。又凡将产之候，预备黑鱼（大者）一尾，破开用水洗净，俟儿下地，即将洗鱼血水炖热浴儿……如有未洗到之处，他日出痘必多，此诚稀痘之良方也，且简而易辨。缘因黑鱼败毒祛风，不独稀痘神验，并可免其油风惊风等症。"提出了小儿油风的预防调护之法，以大黑鱼破开洗净，洗鱼血水烧热洗浴新生之儿。

（2）外敷法：外敷即将药物做成膏而敷之。唐代孙思邈《备急千金要方》曰："又方：治鬼舐头，取儿粪，腊月猪脂和敷……鬼舐头疮：猫儿毛烧灰，以膏和敷之。又方：烧猫儿屎，腊月猪脂和，敷。"提出小儿粪、猫儿毛、猫儿屎，均可炮制以外敷治疗油风。清代张秉成《本草便读》云："烟胶，头疮癣癞油风，调敷有效，性味辛温微毒，内服无功（烟胶，此系煎硝牛皮灶上所熏之烟煤粘结如胶者也，只堪外治，能润肌肤之燥，治浸淫之疮，杀虫化湿，颇有效验）。"认为烟胶外敷亦可治疗油风，为本病的外治法提供了新的参考思路。《外科大成》有云："润肌膏，治白屑风、油风及秃疮白斑作痒。麻油四两、当归五钱、紫草一钱浸三日，文火㸌枯，去渣，入黄蜡五钱，熔化，倾碗内，搽患处。"亦记载了油风的外敷药膏，方中麻油滋阴润燥，当归养血活血，紫草疏风活血，故而可配合用于治疗本病。

3. 针砭法

《外科心法要诀》曰："若耽延年久，宜针砭其光亮之处，出紫血，毛发庶可复生。"沿袭前人所论，明确指出针砭之法可用于治疗油风。《彤园医书》及《外科备要》同样遵从此说。清代时世瑞《疡科捷径》总结云："油风毛发起干焦，淫痒滋蔓势甚骄。血郁风邪宜砭法，养真海艾最功超。"亦认为可用针砭之法治疗油风。

综上所述，历代医家对油风的认识较为统一，辨证思路亦趋于一致，遂整理如上，考镜源流，以飨同道。

（王保军　王　杨）

猫眼疮源流考

猫眼疮之名首见于清代吴谦等人《医宗金鉴》。本病是一种急性自限性炎症性皮肤病，因其疮形如猫之眼，光彩闪烁，无脓血面而得名，每于冬季寒气侵袭之时发病，斑疹颜色紫暗，形如冻疮，好发于手足暴露部位。本病以红斑为主，兼有丘疹、水疱等多形性皮损，常伴黏膜损害，以自觉瘙痒或轻度烧灼感为临床特征。历代关于猫眼疮的论述较为复杂，病机涉及多个脏腑，临床表现纷繁，故从病名、病因病机、证候分类及治疗入手，对古代重要医籍中猫眼疮的相关病证论述进行整理研究，考查其学术脉络和规律，颇有意义。

（一）病名

"猫眼疮"沿用至今，由于历代医家对前人临床经验、理论认知的程度、方式不同，在理解上也各有其历史局限性，故不同时期猫眼疮的病名称谓有所不同。纵观历代有关猫眼疮的诸多论述，"猫眼疮"在古代医书中含义主要为：因内蕴血热，外受风热或风寒触发的皮肤疾病，多发于头面手足，起红斑成片，或有水疱，有的形如猫眼，故名猫眼疮，多为按照病证特点而命名。猫眼疮在古代又名"寒疮""雁疮"。

隋代巢元方《诸病源候论》中提出"雁疮"之名，其曰："雁疮者，其状生于体上，如湿癣、疮疡，多着四肢，乃遍身。其疮大而热，疼痛。得此疮者，常在春秋二月、八月。雁来时则发，雁去时便瘥，故以为名。亦云：雁过荆汉之域。"此处雁疮即指后世所谓之猫眼疮。

明代窦梦麟伪托窦汉卿之名所著（旧题宋代窦汉卿辑著）《疮疡经验全书》中有云："寒疮，一人面上及遍身生疮似猫眼，有光彩，无脓血，久则近胫，此乃脾家湿热所化。"说明寒疮形似猫眼，并描述其症状特点为面上及遍身皆生疮，疮有光彩，无脓血。明代《普济方·杂录门》中曰："面上及遍身生疮，似猫儿眼，有光彩，无脓血，但痛痒不常，久则透骨，名曰寒疮。"将本病命名为"寒疮"，并说明其形似猫眼。明代沈之问《解围元薮》中亦记载："又有一种湿癣，名历疡疮，亦于春二月秋八月雁去来时发于四肢，软而渐大热痛，亦名雁疮，荆汉人多患之，与雁风同治。"此处"雁疮"亦是指本病。清代许克昌及毕法《外科证治全书》中曰："猫眼疮，一名寒疮。"亦指出猫眼疮、寒疮为同一病的不同称谓。清代祁宏源《外科心法要诀》中亦云："猫眼疮，一名寒疮，每生于面及遍身，由脾经久郁湿热，复被外寒凝结而成。初起形如猫眼，光彩闪烁，无脓无血，但痛痒不常，久则近胫。"提出"猫眼疮""寒疮"之名。

《医宗金鉴》中亦云："猫眼疮名取象形，痛痒不常无血脓，光芒闪烁如猫眼，脾经湿热外寒凝。此证一名寒疮，每生于面及遍身……初起形如猫眼，光彩闪烁，无脓无血，但痛痒不常，久则近胫。"指出猫眼疮命名是由于形似猫眼，取名是得自于象形，痛痒不常，亦无脓血，然疮处光彩闪烁如猫眼，并说明其别名寒疮。再如《外科通论》中亦云："（猫眼疮）一名寒疮，先生面部，次延遍身，初起，形如猫眼，光彩闪烁射人。无脓无血，但痛痒不常，久则近胫近彩。"同样指出猫眼疮在医籍中常以"寒疮"之名出现。

（二）病因病机

猫眼疮的病因病机多为湿热内蕴，外寒搏结；血虚受寒，经络瘀阻；现分别论述如下。

1. 湿热内蕴，外寒搏结

《外科心法要诀》中说："猫眼疮……由脾经久郁湿热，复被外寒凝结而成。"指出本病的发生是由于脾经湿热，同时寒邪内侵，凝结而成。清代祁坤《外科大成》中亦记载此病"由脾经湿热所致"，佐证了此病机。《外科通论》中又曰："（猫眼疮）由脾经久郁湿热，忽被外寒搏结而成……猫眼疮名取象形，痛痒不常无血脓，光芒闪烁如猫眼，脾经湿热外寒凝。"亦说明了猫眼疮的产生可因脾经郁热、外感风寒所致。脾喜燥而恶湿，湿热久郁脾经，脾气必定受损，而脾为后天之本，脾气虚则卫气亦不足，卫气无以卫外则机体无力抗御外邪，肌肤为机体之表，外邪亦侵袭，寒邪凝滞于肌表则可发为猫眼疮。

2. 血虚受寒，经络瘀阻

《诸病源候论·冷疮候》中指出："凡身体发疮，皆是风热所为。然血虚者，亦伤于邪，若重触风寒，则冷气入于疮，令血涩不行，其疮则顽，令不知痛痒，亦经久难瘥，名为冷疮。"说明血虚则血脉无以充盈，易致血液运行不畅，血行则滞，又血得寒则凝，内外合邪，肌肤更易生疮疡，且难以治愈。

（三）证候分类

历代医家对猫眼疮证候分类的表述：①风寒阻络；②风热蕴肤；③湿热蕴结；④火毒炽盛。

（四）治疗

根据猫眼疮的基本病因病机，其治疗应以清热利湿、祛风散寒为基本原则，在此基础上加以活血行气、清热解毒等疗法，现将猫眼疮的治疗归纳整理为以下几点。

1. 辨证论治

（1）清热利湿，祛风散寒：清代易凤翥《外科备要》中曰："清肌渗湿汤，治猫眼疮痛痒而无脓血。"所用清肌渗湿汤中，用白术祛风利湿，升麻清热祛湿，苍术疏风燥湿，泽泻清热化湿，木通、栀子、黄连、车前子清热利湿，厚朴化湿散寒，川芎活血祛风，青皮祛风利湿，苦参清热燥湿，诸药合用共奏清热利湿、祛风散寒之功。《外科通论》中云："（猫眼疮）一名寒疮……宜服清肌渗湿汤，其多食鱼腥发物，以宣发内毒故也。"可见在本病的治疗中清湿热的重要性，并同样沿用了内治法的代表方剂清肌渗湿汤。

（2）活血行气，清热解毒：《外科大成》云："疮疡……施行气……解毒、消肿之剂……使气血各得其常，则可内消也。"提出了解毒消肿之法，又云："诸疮原因气血凝滞而成，切不可纯用凉药……必当温暖散滞、行瘀、拔毒、活血药。"提示疮疡疾病的治疗应注重清热解毒，但又不可寒凉太过，以防产生其他变证。《名医方论》中亦言："治之之法……通经之结，行血……豁痰、理气、解毒。"指出临床论治疮疡类疾病应注意配合行气活血、解毒散结之法。

2. 外治法

汉代华佗《华佗神方》中云："形似猫儿眼而有光彩，故名。无脓无血，时痛时痒，一名寒疮。用生草乌三两，生姜二两，煨白芷、炒南星各一两，肉桂五钱共为末，烧酒调敷，多食鸡、鱼、蒜、韭，忌用鱼、虾、蟹。"提示了猫眼疮治疗时应辨证施治，对于其寒证应运用温性药物草乌、生姜、白芷、南星、肉桂等，并可配合药熏。方中草乌疏风化湿，生姜祛风散寒，白芷发表散寒，南星燥湿散寒，肉桂温中祛寒，诸药合用共奏祛风化湿、散寒之功，故而可配合用于治疗本病。《外科通论》中曰："（猫眼疮）常服清肌渗湿汤，外敷真君妙贴散。"说明除内服方剂外，还可用方药外敷来治疗猫眼疮，并记载了真君妙贴散。真君妙贴散主要用药为通明硫黄，荞麦粉等，用硫黄解毒、化湿，荞麦粉生肌、消疮，故而可配合用于治疗本病。

3. 其他疗法

明代李时珍《本草纲目》中曰："寒疮，多食鸡、鱼、葱、韭自愈。"说明猫眼疮患者可通过多食鸡、鱼、葱、韭等物起到治疗本病的作用。《医宗金鉴》中亦承袭前人之论，记载了其饮食宜忌，言其应多食鸡、鱼、蒜、韭等食物，而应忌食鲶鱼、蟹、虾等食物。清代许克昌及毕法《外科证治全书》中亦曰："多食鸡、鱼、韭、蒜自愈。"同样提出猫眼疮的食疗方法并明确指出本病的饮食禁忌。

以上历代医家的论述，确定了中医药防治猫眼疮的理论基础，至今仍影响着我们对本病的治疗理念，对临床实践起着重要启迪和昭示作用。故对古代医籍加以整理研究，考镜源流，以飨同道。

（李　玉　王绍莹）

紫癜风源流考

　　紫癜风是一种慢性复发性炎症性皮肤病，以紫红色多角形扁平丘疹为典型皮损表现，本病与西医学中的扁平苔藓类似。紫癜风一名首见于宋代《圣济总录》，书中明确提出："论曰紫癜风之状，皮肤生紫点，搔之皮起而不痒痛是也。"言简意赅地写明了紫癜风的临床表现。此后历代医家大多沿袭"紫癜风"这一病名，对本病进行研究，对于其病因病机及治疗的论述也日趋完善。现从病名、病因病机、证候分类及治疗四个方面对历代医家之论述进行分类探讨，总结其治疗方法及规律，以方便临床研究工作。

（一）病名

"紫癜风"一词自首次出现在《圣济总录》，以后一直被历代医家沿用，但对于病名解释却有不同的思考和角度。通过梳理古代文献，总结命名方式，发现其或以此名强调病证特点，或以此名强调病因病机，分论于下。

1. 以病证特点分类命名

宋代《圣济总录》写道："紫癜风之状，皮肤生紫点，搔之皮起而不痒痛是也。"紧抓皮肤生紫点这一显著特点给紫癜风命名，同时这也是"紫癜风"病名首次出现。宋代《太平圣惠方》中有云："夫紫癜风者，由皮肤生紫点，搔之皮起，而不痒痛者是也。"与前者描述相差无几，可能是同时代作品之间的引用和摘抄。明代孙志宏在所著的《简明医彀》中写道："紫癜风者，多在四肢，或身上有紫疙瘩，此为风热壅结而然。"认为本病在四肢常见，呈现明显的紫疙瘩状。清代程鹏程在所著的《急救广生集》中提道："遍身色紫暗斑者，名紫癜风。"此处以紫癜风患者遍身出紫色暗斑这一疾病特点来解释此病名。与宋代著作相比，扩大了本病可能出现的病变范围，并且开始用"斑"来定义"搔之皮起，而不痒痛者"。清代赵濂在所著的《医门补要》中写道："一妇手足遍生紫疙瘩，焮疼或溃黄水，名紫癜风。"其所提到的"焮疼或溃黄水"与之前医家所述的"搔之皮起，而不痒痛"有明显的不同，可能是后世医家在前人的基础上又发现了本病亦可化热成脓。

2. 以病因病机分类命名

宋代《圣济总录》中亦有云："此由风邪挟湿，客在腠理，荣卫壅滞，不得宣流，蕴瘀皮肤，致令色紫，故名紫癜风。"说明紫癜风的产生是由于风邪客于腠理，使得荣卫壅滞不通，瘀结在皮下所致。因其感受风邪所致，为强调风邪这一病因，故以紫癜风命名。清代沈金鳌在所著的《杂病源流犀烛》中写道："如人身体皮肉变色赤者为紫癜风，白者为白癜风。紫由风与血搏，血不调和所生（宜紫癜风方）。"虽有对病证特点的描述，但仍是在最后一句话中着重强调了本病的病因病机。清代魏之琇在所著的《续名医类案·白癜风附紫癜风》中提到："一男子素不慎房劳，常患足三阴亏损，治愈后，两腿腕患紫癜风，延于两腿作痒，各砭出血，痒处日甚，服消风等药，患处微肿。延及上体。两眼昏涩，谓肾脏风，先用四生散。"由于本病是由素体肾脏亏虚所致，因此紫癜风亦可称作肾脏风，是虚而生风的一种体现。但应注意这并不意味着"肾脏风"与"紫癜风"两者完全等同。清代时日本医家原昌克所撰写的《丛桂偶记》中有云："又有肠风胃风，又有白癜风、紫癜风。此等疾有风名者，皆气血错乱所致也。"提到气血错乱亦可致本病，因风性善行，游走不定，极易导致人体气血错乱，故以此命名。

（二）病因病机

紫癜风一病常由于湿热内蕴，外受风邪，风、湿、热相搏结，阻于肌肤所致。风、湿、热邪积聚日久，阻滞经络气机，导致气血瘀滞，结于体表则出现紫斑。久则耗伤阴血，使得阴血亏虚，肌肤失养，以致体表皮肤瘙痒。或因肝肾阴虚，虚火上炎，使机体其他部位失于濡养，则可生皮疹。历代医家对于本病病因病机的描述各有差异，现总结其规律。

1. 外感风寒湿邪

宋代《圣济总录》中有言："论曰：紫癜风之状，皮肤生紫点，搔之皮起而不痒痛是也。此由风邪挟湿，客在腠理，荣卫壅滞，不得宣流，蕴瘀皮肤，致令色紫，故名紫癜风。"本病乃是由于风邪夹杂湿邪，客于腠理之内，使经络气机阻滞，瘀而化热，营卫不得通行，导致皮肤出现紫斑，形成紫癜风。《简明医彀》中提到："紫癜风者，多在四肢，或身上有紫疙瘩，此为风热壅结而然。"说明紫癜风多发于四肢及躯体，是由风热壅结所致。明代龚廷贤在《寿世保元》中写道："紫癜风、白癜风，乃因心火汗出，及醉饱并浴后毛窍开时，乘风挥扇得之，扇风侵逆皮腠所致。"认为本病乃是毛孔开张，腠理疏松时风邪趁机侵袭所致。清代陈士铎在《石室秘录》中有云："乙曰：凡人生白癜风与紫癜风者，乃暑热之时，人不知而用日晒之手巾，擦其身中之汗，便成此病，最无害而最难愈。"日晒过的手巾因温度高会使肌肤腠理开泄，湿、热之邪乘虚而入，相互搏结，而导致紫癜风。

2. 风血相搏

清代沈金鳌在所著的《杂病源流犀烛》中写道："如人身体皮肉变色赤者为紫癜风，白者为白癜风。紫由风与血搏，血不调和所生。"其认为紫癜风是由于风邪外袭，郁于肌表，日久入血络，和血气相搏结，动血耗血而成。

3. 热入血分

清代赵濂所著的《医门补要》中记载："一妇手足遍生紫疙瘩，焮疼或溃黄水，名紫癜风。乃湿热留于血分而然。"提到有一妇女患有此疾，并认为本病乃是湿热蕴结于血分所致。清代刘吉人在所著的《伏邪新书》中明确提出"血热者为紫癜风"观点，因热入血分，动血耗血而成紫癜风。

4. 脏腑亏虚

明代薛立斋在《疬疡机要》中提及一病案："一男子素不慎房劳，其发渐落，或发热恶寒，或吐痰头晕，或口干作渴，或小便如淋，两足发渐生。后两腿腕患紫癜风，延于两股作痒，各砭出血。"因紫癜风一般不痛不痒，而该患者病情初起时亦不痒，之后病情渐渐加重，出现有别于紫癜风的症状，被薛立斋称为"肾脏风"，同时也说明正是由于房劳过度，素体肾阴不足而致内火炽盛，上发于肌肤才产生紫癜风，服用消风药无效，说明本病不是由于外感风邪所导致的，应归属于脏腑内伤范畴。清代陈莘田所著的《陈莘田外科方案》中记载："脾生湿，湿生热，热生风，风淫于外，两腿紫癜风。起经四月，屡发屡瘥，病道深远，难以速功者。"说明由于脾运化失常，导致湿邪困阻，郁久化热，热可生风，而表现为紫癜风。

（三）证候分类

历代医家对紫癜风证候分类的表述如下。
（1）实证：①风湿热证；②气滞血瘀；③风血相搏；④湿热下注。
（2）虚证：①血虚风燥；②肝肾阴虚。

（四）治疗

1. 辨证论治

紫癜风多由风、湿、热邪搏结所致，故在治疗方面应以疏散风、湿、热邪为主要方法，与此同时还要注意保护体内阴血，防止在疾病发展过程中的耗血动血。本病前期应以疏风除湿、清热止痒为主，久病则入络，故后期应重视养血滋阴、活血化瘀。现根据历代医家的治法论述，将内治法总结为疏散风热、补益肝肾两种方法，分述于下。

（1）疏散风热：宋代《圣济总录》中记载有："治紫癜风，白花蛇散方。"此方重用白花蛇祛风解毒，并佐用麻黄、防风、桂心疗不定之风邪，天南星、白附子亦可祛风散结，止痛消肿；用羌活、萆薢、白鲜皮除湿止痒，蔓荆实、白僵蚕祛风湿并化痰结；犀角（代）入血分凉血，磁石潜阳息内风，原蚕蛾补肾止痛。诸药共用，共奏祛风除湿、止痒消肿之效，此方正是运用疏散风、湿、热邪的方法治疗紫癜风。书中亦附注了对药物的处理方法及服药方法。书中又载："紫癜风，大效。酸石榴丸方。"此方用酸石榴与梨取汁，取其酸味之收敛作用，人参、附子益气固表，羌活、防风祛除风邪，白附子祛风散结，芫蔚子、苦参、犀角（代）入血而凉血消斑，薄荷疏散风热。此亦是运用疏散风热的方法治疗紫癜风。"治紫癜风，防风散方：防风（去叉）、蝎梢（炒各一两）、白花蛇头（二枚酒浸炙），右三味，捣罗为散，每服一钱匕，温酒调下。"此三味药物均为治风之要药，重用治风药意在以祛风邪的方法治疗本病。《简明医彀》中有云："紫癜风者，多在四肢，或身上有紫疙瘩，此为风热壅结而然。治法，紫白同方。主方：苍术（制）、苦参、何首乌、荆芥穗（等分），上为丸。"方中荆芥疏散风邪，苍术、苦参清热燥湿，何首乌祛风养血，诸药共用，共奏疏风散热、凉血透疹之功，从而治疗紫癜风。《陈莘田外科方案》中记载："脾生湿，湿生热，热生风，风淫于外，两腿紫癜风。起经四月，屡发屡瘥，病道深远，难许速功者。细生地、赤芍、防风、肥知母、大胡麻、炒牛蒡、荆芥、淡芩、天花粉、木通、生草。"此方并未记载用量，所以只是在此提出供各家思考，方中荆芥、防风、牛蒡子疏散风热，知母、天花粉清热生津，生地、赤芍凉血消斑，胡麻则可疗疮生肌，诸药合用，疏散风热、凉血消斑，治疗紫癜风。清代汪启贤所著的《济世全书》中记载："胡麻散，治紫白癜风并癣。"胡麻散中胡麻可生肌疗疮，方中多用薄荷、菊花、白芷、防风、牛蒡子、荆芥穗诸药物祛风清热，用黄芩、黄连、苦参等药物清热燥湿解毒，威灵仙通行经脉，亦使用川芎、白芍、何首乌养血活血，取"治风先治血，血行风自灭"之意。清代医家陈士铎在《石室秘录》提到："凡人生白癜风与紫癜风者，乃暑热之时，人不知而用日晒之手巾，擦其身中之汗，便成此病，最无害而最难愈。方用苍耳子一两，防风三钱，黄芪三两。"方中防风祛风固表，苍耳子透疹散热并祛散风邪，黄芪益气固表，三药共奏疏散风热之功，能够治疗由风热之邪所导致的紫癜风。

（2）补益肝肾：《疡疡机要》中有云："后两腿腕患紫癜风，延于两股作痒，各砭出血，痒处日甚，服消风等药，患处微肿，延及上体，两眼昏涩，余谓肾脏风。先用四生散四服，后用易老祛风丸月余，用地黄丸两月余而瘥。后饮食起居失宜，肢体色赤，服二丸随愈。"此患者受房劳所伤，肾精亏虚，故治疗上使用地黄丸补肾益精，四生散中白附子、沙苑、白蒺藜、羌活、黄芪各等分，共奏补肾除湿之功；易老祛风丸中黄芪、防风固表祛风，熟地、枸杞子补肾养血，生地、芍药、地骨皮滋阴凉血，枳壳行气，甘草调和诸药。合地黄丸三种成药共用治疗紫癜风一病。

2. 外治法

本病作为中医外科疾病，外治法亦是多种多样，总结其治疗方法特点，现归纳出药浴法、擦药法两种分述于下。

（1）药浴法：明代赵宜真在所著的《秘传外科方》中写道："神应散，治紫癜风，硫黄一两，醋煮一日，海螵蛸三个，同研为末。浴后，以生姜蘸药熟擦患处，须谨风少时，数度断根。"提及使用硫黄等药物药浴并以生姜擦涂的方法治疗紫癜风。《简明医彀》中记载有："四神散，治紫、白癜风。雄黄、雌黄、硫黄、白矾等分，上为末，先以汤浴汗出，肥皂擦癜处洗净，次用生姜（切断尽碎）蘸药擦患处（过三日又洗又擦，五次愈。）"提到使用四神散一方药浴治疗紫癜风之法。

（2）擦药法：南宋杨倓在所辑的《杨氏家藏方》中写道："独黄散，治紫癜风。硫黄（研细）上以茄蒂蘸药少许痛擦，良久以温汤洗去。"使用硫黄与茄蒂擦药治疗紫癜风。《宋本备急灸法》中有云："治紫癜风，榆树皮烧存性，细研为末，糟茄蘸擦一二次即除。"通过用榆树皮烧灰存性，外擦皮肤，入血分，从而治疗紫癜风。宋代王执中所撰的《针灸资生经》中写道："《至道单方》治紫癜风：用舶上硫黄细研，绵帛裹，生姜自然汁半盏浸和绵子，涂所患处，稍干再易。"此处提及了用硫黄与生姜外涂患处治疗本病的方法。《至道单方》一书已佚，故仅能从其他书籍中考证。《圣济总录》中有云："治紫癜风点点相连，五倍子膏方：五倍子（一分捣为细末）、腻粉（二钱）、砒霜（研细半钱），右三味，同研匀细，以醋调为膏，盛以瓷合。每浴罢，匀揩患处，速著衣慎风，仍便洗手。"五倍子敛疮收口，砒霜可去腐劫痰，腻粉去腐生新，三药并用，旧去新生，以治此病。又载有："治紫癜风，灰藋涂方。"此方用灰藋、虾蟆灰清热去湿解毒，雄黄、硫黄、丹砂杀虫解毒，白矾止血，腻粉生肌，麝香散瘀通络，诸药合用，共奏清热解毒、祛湿生肌之功效，以治疗紫癜风。又载有："治紫癜风，羊蹄根涂方。"羊蹄根可杀虫解毒，石硫黄生肌杀虫，生姜祛风，三药共用杀虫生肌，治疗紫癜风。明代《济阳纲目》中记载有："治紫白癜风方：硫黄、生白矾（等分）上为末，用绢包水煮一日，擦。一方水研，人言擦之效。"应用硫黄、白矾二药煮水擦涂患处的方法治疗紫癜风。《杂病源流犀烛》中记载："紫癜风方：官粉（五钱）、硫黄（二钱）为末，鸡子白调搽。"使用硫黄解毒，官粉生肌，并用鸡子白和药调搽用于治疗紫癜风一病。《急救广生集》中记载："遍身色紫暗斑者，名紫癜风。遍身粉红中有白点者，名白癜风。用秃菜根同白矾、五倍子，无名异，和醋捣碎。先以苎麻刮热，以药擦之，三四次绝根。（《灵苑方》）"提到擦秃菜根等药物之法。

综上所述，紫癜风一病出现于宋代，虽然发现本病的时间较早，但历代医家对紫癜风的认识较为统一，其命名情况也较为清晰，并无多种别名。虽历代论述各有不同，但其对于病因病机及治法的阐述并无太大差别，为梳理其发展脉络，遂整理如上，考镜源流，以飨同道。

（于存玥　李　慧）

白癜风源流考

"白癜风"这一病名最早见于东晋葛洪《肘后备急方》。但有关白癜风最早的记载可见于战国时期的《五十二病方》，该书已有"白处""白毋奏"的相关论述，但并未出现确切病名。历代医家对本病认识庞杂繁复，不一而足，探讨方向与辨证思路多种多样，散见于各医籍。故本文从病名、病因病机、证候分类及治疗四个方面入手，对历代重要典籍中白癜风的相关病证论述进行整理研究，考察其学术脉络及规律。

（一）病名

白癜风，是指因色素脱失且以皮肤出现白斑为特征的皮肤病。症见面、颈、手背、前臂、胸腹、前阴等部出现形状大小不一的浮白色斑片，境界清楚，渐渐扩大，多无自觉症状。本病起发不觉，继则发展迅速，数月或年内延及全身，患处发须眉毛黄白枯萎，病发如风走，故名白癜风。

祖国医学对白癜风的发现及研究由来已久，古代中医文献中关于本病的描述多有记载，经考证，白癜风历代中医病名有很多，如"白毋奏""白处""龙舐""白癜""白癜""白癜风""癜风""白癜疯""白驳""斑驳""白驳风""白点风"等。经研究，白癜风病名的发展历程，可按年代呈现两大特点：其一，元代以前相对繁杂且不固定，不相同的称谓不下十余种；其二，明清之后相对固定统一，且与近现代中医病名吻合。故本文对白癜风病名的沿革研究按照"元代以前""明清时期"划分，并展开探讨。

1. 元代以前

（1）西汉时期："白处""白毋奏"。

《五十二病方》是我国迄今发现的最早的古代中医方书，在该书中对于各种皮肤病有诸多记载，在《五十二病方·白处方》中首次出现的"白毋奏""白处"，不是专属白癜风的病名，而是指包括白癜风在内的一类色素脱失性皮肤病。书中关于此类疾病的治疗也有大量记载："白毋奏，取丹沙与鳝色血，若以鸡血，皆可。鸡溼居二之，以圣契瘺令赤，以傅之。二日，洒，以新布孰暨之，复傅。如此数，册日而止……白处方：取灌青，其一名灌曾，取如甘盐廿斗一，灶黄土十分升以，皆治，而指，而先食饮之。不已，有复之，而加灌青，再饮而已。"提到了两种名称并记载了其治疗方药，是目前发现对白癜风类疾病的最早论述，且汉以前，对白癜风的治疗主要以外治法为主。

（2）晋代："白驳""白癜""白癜风""龙舐""白定"。

"白驳""白癜""白癜风""龙舐"最早见于《肘后备急方》。作为我国第一部临床急救手册，该书收录了多种疾病，其中有很多都是珍贵的医学资料，在皮肤疾病的治疗方面，书中也有诸多记载，其中《肘后备急方·治卒得癞皮毛变黑方》中对白癜风病名的论述如下："治面颈忽生白驳，状如癣，世名为疬疡。"将头面颈部忽生"白驳"形状如癣者称之为"疬疡"。又如同书中云："白癜风，一名白癜，或谓龙舐，此大难治。"指出白癜风又名"白癜"或称"龙舐"，并认为本病非常难治。疬疡及白癜，是麻风病的一种，然其病理机制与白癜风十分相似，故医者在治疗上同样对待，此乃中医异病同治的典范。但同时，也说明在晋代，对白癜风的命名仍不规范。关于白癜风的另一病名"白定"在南齐龚庆宣《刘涓子鬼遗方》中也可寻其踪影，该医籍中关于本病的治疗方法也一并进行了描述。

（3）隋代："白癜"。

时至隋代，有关白癜风的描述则更为详实具体，而"白癜"这一病名便出自隋代巢元方《诸病源候论》，该书中表述"白癜候"为："白癜者，面及颈项、身体皮肉色变白，与肉色不同，亦不痒痛，谓之白癜。"认为患白癜风的人，以面部、颈项部及身体出现肉色变白，与本体颜色有异，不痛不痒为主要表现。

（4）唐宋时期："白驳""白驳风""白癜""白癜风"。

唐代孙思邈《千金翼方·中风下疡》中记载："治白癜、白驳、浸淫、疬疡、着颈及胸前方：大醋于瓯底磨硫黄令如泥，又以八角附子截一头使平，就瓯底重磨硫黄使熟，夜卧，先布拭病上令热。乃以药敷之，重者三度。"将本病称为"白癜""白驳"等，并详细记载了本病的外治方法。宋代《太平圣惠方·治白癜风诸方》中对本病亦有论述："夫肺有壅热，又风气外伤于肌肉。热与风交并，邪毒之气，伏留于腠理，与卫气相搏，不能消散，令皮肤皱起生白斑点，故名白癜风也。"认为素体肺中壅热，又为风邪所侵袭肌表，热邪与风邪相合，伏隐于肌表，与卫气相争，不得解，使肌表出现白色斑点，此病即为白癜风。又如同书中云："夫白驳者……多生项面，点点斑白，及不瘙痒。"亦将本病称为"白驳"，并认为其多表现为项面部白斑点点，却无瘙痒之感。宋代《圣济总录·白驳》中亦有曰："白驳之病，其状、斑驳如藓，过于疮疡，但不成疮尔。"同样称本病为"白驳"，认为其症状为白色斑驳如苔藓。同书中又记有："治面项身体白驳风，涂淋方：生木树腔中汁柳树为上。"沿用"白驳风"之名的同时，提出了治疗面项部及身体白驳风，用生于树木腔中的汁液涂淋患处，以柳树汁效果最佳。

（5）金元时期："白癜""白癜风""白驳风"。

这一时期的医著注重理论的阐发，对于病名概念有了较为明确的论述，使白癜风病名逐渐趋于集中且相对固定下来，且能够使症状和病名有机地结合起来，多称"白癜""白癜风"或"白驳风"，如元代危亦林《世医得效方·风科》中就称本病为"白癜"："紫癜白癜两股风，附子硫黄最有功，姜汁调匀茄蒂蘸，擦来两度更无踪。"沿用了"白癜"之名，同时明确指出了附子、硫黄为治疗紫癜、白癜之要药。

2. 明清时期

（1）明代："白驳""白癜风"。

明代王肯堂《证治准绳》中有云："面上白驳方，每服一钱……更用此散醋调涂之甚妙。"亦沿用了"白驳"之名。而关于"紫白癜风"的称谓则首次见于明代的医学专著中，如明代徐春甫《古今医统大全·癜风证》中有云："湿热郁于皮肤，久而不散，发而为斑，黑白相杂，遍身花藻，甚者变而为紫、白癜风，虽无疾痛害事，不可以不防微而杜渐也。"提出"紫白癜风"之名，并认为湿热之邪蕴蒸肌肤久久不散可发为斑块，遍布全身，黑白错杂，若严重者则变为紫白癜风，虽不影响日常生活，无痛苦之感，但不得不注意预防发生其他病变。明代《普济方·诸风门》中亦有关于"紫白癜风"的论述："夫紫癜之状，皮肤皱起生紫点，搔之皮起而不痒痛是也……故名白癜风也。"同样沿用了"白癜风"之名。又如明代龚廷贤《寿世保元·外科诸症·癜风》中记载："紫癜风、白癜风，即如今汗斑之类。"明确提出了"紫癜风""白癜风"之名，并认为其症状与汗斑相似，均有色素减退的表现。但由于不同时期认识疾病的局限性，上述病名与白癜风本证开始混淆，是为其他疾病，亦或是异病同治。

（2）清代："白驳疯""白癜疯""白屑风"。

时至清代，白癜风的病名称谓又有所拓展，除了沿用明代的几种病名外，在医籍上又出现了"白驳疯""白癜疯"等。清代邹岳《外科真诠》中记载云："白驳风……其色驳白，形如云片，亦无痛痒。"亦沿用"白驳风"之名，并认为其颜色驳白，分布如天上的白云，无疼痛瘙痒之感。清代把"疯"与"风"通用，在这一时期，中医外科发展较快，同时对白癜风病名的认识也不尽相同。清代许克昌及毕法《外科证治全书·发无定出证》中认为："白屑风又名白驳。"提出另一病名"白屑风"。

综上所述，历代医家多以"白驳""白癜风""白癜"等称谓命名本病，多为遵循其症状特点，发病时白色斑点斑驳如苔藓状。其余称呼如"白屑风""龙舐""白癜疯"等沿用者甚少，未成规模。

（二）病因病机

关于本病，祖国医学多认为是由于感受风邪、跌扑损伤、情志忧郁及亡精失血等导致气血失和，瘀血阻络或气血不足而使皮肤不得濡养，以致变白，本书主要从两个方面对历代医籍中涉及白癜风病因病机的部分进行归类，梳理如下。

1. 风邪侵袭

风邪乃本病主要致病外邪，是导致白癜风发病的重要因素。《诸病源候论》中将本病归属为"发无定处"类，指出"风邪相搏，气血不和"。《太平圣惠方》将本病归入"诸风门"，书中有论述云："此皆风之与热伏留肌腠之间，气血不和，乃生斯疾也。"认为白癜风为风邪与热邪相搏，伏留肌肤，以致气血不和发而为病。《证治准绳》单从风邪之说而论，认为本病是由于"肺风流注皮肤之间，久而不去所致"，认为可由肺风流注肌表不得解而致本病。《普济方》则提出："肺脏壅热，风邪乘之，风热相并，传流营卫，壅滞肌肉，久不消散，故成此也。"认为肺脏素有壅热与外感之风邪相合，致营卫不和而发为本病。明代缪希雍《神农本草经疏》中则认为："肝脏血虚生风所致，盖肝为风木之位，藏血之脏，血虚则发热，热甚则生风。"指出肝血虚可生风，而肝为藏血之脏，血虚发热，热甚生风，故本病为内风所扰。明代龚廷贤《寿世保元》及明代李梴《医学入门》中均提出："紫癜风、白癜风乃因心火汗出及醉饱并浴后毛孔开时，乘风挥扇得之，扇风侵逆皮腠所致。"认为紫癜风、白癜风为心火亢盛，汗出或醉酒饱食及沐浴之后，腠理开泄，护卫不当，为风邪侵袭皮肉所致。清代顾世澄《疡医大全》、清代邹岳《外科真诠》中也分别有相关的论述："白癜疯……风邪所壅之处，渐变为白矣……风邪搏于肌肤，气血不和而成。"均认为可由感受风邪，蕴结肌表，导致气血失和而致本病。

2. 气血凝滞

除了《诸病源候论》《太平圣惠方》中记载因"感受外邪，复气血不和，生成白斑"外，明代陈实功《外科正宗》中还指出："紫白癜风乃是一体而分二种也。紫因血滞，白因气滞，总因热体风湿所受，凝滞毛孔，气血不行所致。"此时已明确提出气血致病说，认为白斑分为紫、白两种，分别可因血瘀、气滞而产生。清代王清任《医林改错·通窍活血汤所治症目》中则更明确指出："白癜风，血瘀于皮里。"承袭了前人的血瘀致病说，并主张用活血祛瘀法治疗本病，对后世医家多有影响，为近现代研究治疗白癜风开拓了新途径。

综合中医基础理论来看，气血致病说可包含三个方面：凡七情内伤情志不遂，均可致气机紊乱气血违和，失其温煦之职，使风邪易于袭表，阻滞经脉，酿成白斑；凡久病失养，亡血失精或损及精血的各种病因，均可伤及肝肾，肝藏血而肾藏精，精亏不能化血，血虚不能生精，荣卫无畅达之际，皮毛腠理失其所养而致病；凡跌扑损伤，积而为瘀，或伤肝而气滞血瘀，络脉阻滞不通，则新血不生，或久病因循失治，以致痹阻络脉，体肤失养，生成白斑。

（三）证候分类

历代医家对白癜风证候分类的表述：①风湿蕴热；②肝气郁结；③肝肾不足；④气滞血瘀；⑤气血两虚；⑥血热风燥；⑦脾胃虚弱；⑧心肾不交。

（四）治疗

古代文献中关于白癜风的治则治法记载比较丰富，包括药物疗法（内服、外敷）、针刺、灸法及饮食调摄等。临证治疗上古人积累了大量丰富而又宝贵的经验与方药，针对白癜风的主要治则治法可以归纳为下述几个方面。

1. 辨证论治

（1）疏风解表：古代医家由于受"风邪致病"说的影响深远，且"风为百病之长"，多数认为白癜风为风邪侵袭、邪郁腠理所致，故针对本病多选用"轻宣肺气，疏风散邪"的解表类药物，常见药物有浮萍、防风、苍耳子、蔓荆子、牛蒡子、荆芥、蝉蜕等。代表方剂如《古今医统大全》中的苍耳丸，其曰："五月五日采取苍耳草，洗净晒干为末，炼蜜丸，梧桐子大。每服十丸，日三服。"选用苍耳草制丸治疗本病。清代吴谦等人《医宗金鉴》中亦记载有苍耳膏，其曰："苍耳风邪侵皮肤，气血失和白驳生，连根带叶鲜苍耳，洗净熬膏酒服灵。"并于其后记载了苍耳膏的制法："苍耳取鲜者，连根带叶取五、七十斤，洗净，切碎，入大锅内煮烂，取汁，绢滤过，再熬成膏，磁罐盛之。用时以桑木匙挑一匙，噙口内，用黄酒送下。服后有风处，必出小疮如豆粒大，此风毒出也，刺破出汁尽即愈。忌猪肉。"苍耳味辛、苦，性寒，有小毒，功擅祛风散热、解毒杀虫，《新修本草》言其"主大风，癫痫，头风，湿痹，毒在骨髓，除诸毒螫，杀疳湿䘌，主腰膝中风毒。亦主猘狗毒"，故而可用治本病。《外科大成》亦载有治疗本病的浮萍丸、浮萍茯苓丸等，其曰："浮萍取紫背大者，置荩垫上，安水盆上，晒干，为末，炼蜜为丸弹子大，用豆淋酒下……紫背浮萍，取大者洗净，晒干，研细末，炼蜜为丸，如弹子大。每服一丸，豆淋酒送下。"浮萍味辛，性寒，长于宣散风热、透疹止痒，《神农本草经》言其"主暴热身痒，下水气，胜酒，长须发，止消渴"，因而为治疗本病的要药。

（2）祛风通络：由于本病病程较长，病因病机复杂，易致迁延不愈，若风邪外袭，祛风未果则久病入络，故古代医者惯用疏风活络之品，常用药物有白花蛇、乌梢蛇、独活、羌活、威灵仙、蝉蜕、白僵蚕、秦艽、白鲜皮等。代表方剂如《太平圣惠方》中记载的白花蛇散、乌蛇散，其曰："白花蛇等十一味药捣细罗为散，不计时候，以温酒调下一钱。"白花蛇味咸，性平，长于祛风通络止痉，李时珍言其"风善行数变，蛇亦善行数蜕，又食石南藤，所以能透骨搜风，截惊定搐，为风痹惊、瘑癞恶疮之要药"，故成为治疗本病之要药。明代胡濙《卫生易简方》中载有威灵仙单方，其曰："用威灵仙一味，洗净，焙干，为末。好酒和……以白饭和捣为丸。如桐子大。每服二、三十丸，温酒下。"威灵仙味辛性温，有小毒，功擅祛风通络，《本草衍义》言其"根性快，多服疏人五脏真气"。

（3）行气活血：白癜风在病因病机的确立上，不论是从脏腑辨证，气血辨证，还是以六淫为辨证依据的风邪致病说，都可以归结为初以"血"而起，或终与"血"关联，责之于血不养肤。且从白癜风的病名分析归纳总结出，其主要致病因素为六淫之首的"风"邪，并将"治风先治血，血行风自灭"作为理论依据，因此应用"行气活血"法治疗白癜风的方药治法也多见于古代医籍中。

常用活血类药物有川芎、红花、桃仁、麝香、当归、丹参、赤芍等。历代最有影响力的，当属清代王清任《医林改错》中关于白癜风的记载，不仅明确提出了瘀血致病的病因病机，而且书中所用的通窍活血汤也是治疗白癜风的经典方剂，该方一直沿用至今，也是现代治疗气滞血瘀型白癜风的基础方剂。通窍活血汤主要用药有赤芍、川芎、桃仁、红枣、红花、老葱、鲜姜、麝香、黄酒等，方中麝香辛香走窜，上行至头巅，活血化瘀，行血中之瘀滞，开经络之壅遏，以通经散结止痛，作为君药；桃仁、红花、赤芍、川芎，活血化瘀止痛，作为臣药；老葱、鲜姜辛温走散而上行，为佐药；红枣益气养血、黄酒活血上行，为使药；诸药合用，共行通窍活血之功。

除此之外，行气活血法治疗白癜风的代表方剂还有唐代孙思邈《备急千金要方》中的白蒺藜单方，其曰："白蒺藜子捣末服汤，以疏散风邪，行气活血。"认为可用白蒺藜单品研磨就汤服下，以疏散风邪、行气活血治疗本病。白蒺藜味辛、苦，性微温，长于行气活血、祛风止痒，故而可用治本病。宋代杨士瀛《仁斋直指方论》中亦载有诸风应效酒，其曰："当归、川芎等三十二味药共为粗末，用好酒一坛，将药用绢袋之，悬于坛口，下用文武火煮一二时辰，取出放于湿泥去火毒，住二二日再服。每服加后末药入内饮之，量力而用。"诸风应效酒中主要选取当归、川芎、牛膝活血化瘀，何首乌、苍术、白芷、苦参、防风、胡麻、细辛、白术、藁本、羌活等疏风散寒，石楠藤、石连藤、僵蚕、木瓜、威灵仙、川乌等祛风通络，诸药合用共奏化瘀血、通经络之功。此外，《圣济总录》所载乌蛇散中主用蒺藜子、丹参等，以及明代武之望《济阴纲目》中所载白癜风方主用川芎、当归等，亦是运用行气活血法治疗本病的体现。

（4）益气扶正：白癜风病因复杂，易诊难治，若经年不治，则久病失养，易致耗伤正气，因而本证以虚证为主，或复感风邪，造成本虚标实，内外俱病。故历代医家遣方用药时，在运用祛风、活血的同时，也很注意补益药的运用，取其"正气存内，邪不可干"之效。

常用药物有人参、生地、白术、天冬、黄芪、柏子仁等。代表方剂有唐代王焘《外台秘要·白癜风方九首》中记载的生菖蒲酒，其曰："陆地菖蒲、天门冬等十六味，㕮咀之，以绢囊盛着，先以水二斛五斗煮菖蒲根，取八斗，以醋一斛五斗米许，用七月七日造，冬月酒成，漉糟停药，着器中下消减。令人延年益寿，耳目聪明，气力兼备。一剂不觉，更作尤妙，当以瘥为期。更重煮菖蒲，去滓取汁，以渍洗，悉益佳。酒定熟，须去滓佳。"菖蒲味辛，性微温，入心、肝、脾经，长于开窍豁痰、理气活血，配伍白术、黄芪、柏子仁等制酒，可补益正气、滋阴养血。此外，《圣济总录》中所载防风汤、《济阴纲目》中所载白癜方等方药中都配伍有滋阴益气养血之品，补益正气以祛邪外出。

2. 外治法

祖国传统医学除了病因病机及辨证分型的理论体系完善深奥外，丰富的治法和药物配伍、方药剂型、用法等亦十分博大精深，内容多样。在整理古代记载治疗白癜风的医籍中，亦发现有很多外用方药，如《太平圣惠方》中载有治疗白癜风的方法，其曰："用桑柴灰二斗，于大甑内，蒸使气溜，取釜中汤淋汁，热洗。"桑柴灰具有利水、止血、蚀恶肉之功效，放于大甑（古代炊具，底部有许多小孔，放在鬲上蒸食物）内，蒸馏，取热汤淋浴以治疗本病。又如《普济方》中所载关于中药外治白癜风的方法,其曰:"用贝母、天南星为细末,以生姜带汁蘸药,搽之。"提出可取用浙贝母、天南星研末,用带汁生姜蘸药擦于白斑表面,贝母长于清热解毒,天南星功擅解毒、化湿,生姜亦长于解毒、散邪,故而可配合用于治疗本病。本病的外治之剂型和用法林林总总,颇为丰富。

3. 其他治法

(1) 灸法:关于白癜风灸法治疗的古代文献较少,据考,首先提出这一治法的为唐代孙思邈,《备急千金要方》中有两段关于灸法治疗白癜风的记载,其曰:"白癜风,灸左右手中指节去延外宛中二壮,未瘥报之,白癜、浸淫、白驳、瘑疡著头及胸前,灸两乳间。"认为可灸左右手中指指节边缘外侧的小凹陷中,或可灸两乳间。另一段云:"治白癜、白驳……灸法,五月五日午时,灸膝外屈脚当纹头,随年壮,两处,灸一时下火,不得转动。"其为灸法治疗白癜风提供了新的思路。又如清代孙震元《疡科会粹》中记载有:"白癜风,灸天突,右左各三壮,即脱然而愈。"认为治疗白癜风可灸天突穴,左右各三壮,患处出现脱落即向愈。这一创新式的治疗方法为近现代医家治疗白癜风打下了坚实的基础,并开拓了新的治疗途径,值得现代医家临床探讨与学习。

(2) 食疗:关于药食同源对白癜风的治疗方法,古代文献中也有提及,如《普济方》中记载有治疗"白癜""瘑疡风"的方法:"取白鸽肉炒,酒服。"白鸽肉具有补肝壮肾、益气补血、清热解毒、生津止渴之功效,配酒活血行气,取其补益正气、祛邪外出之意。又如明代李时珍《本草纲目》中所载,用"猪胰一具,酒浸一时,饭上蒸熟食"治疗赤、白癜风,猪胰味甘,性平,入脾、肺经,长于健脾胃、助消化、养肺润燥、泽颜面色,有补益之功。清代鲍相璈《验方新编》中记载了食用"猪肝一副,白煮不用盐"来治疗白癜风、紫癜风的方法,猪肝味甘、苦,性温,入肝经,功擅补肝、明目、养血,对肝血亏虚所致白癜风有一定疗效。

综上所述,历代医家对白癜风的认识变化繁多,辨证思路多种多样,治疗方法不一而足,遂整理如上,考其源流,以飨同道。

(王婷萱 王远红)

黄褐斑源流考

中医学对黄褐斑的认识由来已久,最早相关的记载可追溯到几千年前的《黄帝内经》中"面尘"一说。历代中医文献中有大量针对黄褐斑病因病机、辨证论治的论述,包含丰富的理论探讨和实践经验。故本文从病名、病因病机、证候分类、治疗入手,对历代文献中有关黄褐斑相关论述进行整理研究,对治则治法进行总结,对于现今临床应用具有重要意义。

(一) 病名

中医古代文献中虽无黄褐斑的确切称谓,但很早就有关于黄褐斑临床表现的类似病名记载，历代医家根据症状命名，故病名大同小异，大都是以"黑"为中心。如"面尘""面䵟疱""面䵟""面䵟黯""面䵟䵟""黧黑斑"等。

1. 面尘

"面尘"的说法最早见于《黄帝内经》。其《灵枢》中曰："胆足少阳之脉……是动则病口苦，善太息，心胁痛不能转侧，甚则面微有尘，体无膏泽，足外反热，是为阳厥。"又，《灵枢·经脉》曰："肝足厥阴之脉……甚则嗌干，面尘脱色。"再如《素问·至真要大论》中曰："岁阳明在泉，燥淫所胜，则霿雾清暝。民病喜呕，呕有苦，善太息，心胁痛不能反侧，甚则嗌干面尘，身无膏泽，足外反热。"皆提到了"面尘"之名，但此时尚未将其作为独立病名说明论述。

隋代杨上善《黄帝内经太素·经脉之一》中曰："胆足少阳之脉……是动则病口苦，善太息，心胁痛……甚则面尘。"亦沿用了"面尘"之名，但此时更多为描述面上尘色之症状。明代王绍隆《医灯续焰》中有曰："面黄而斑驳者，胃中虫积。面黄而已食如饥者，胃疸。面肿者，胃风。面疮者，胃火。膏粱积热，以胃脉起于面，故面病多属胃。亦有面疮之属脾肺风热，面尘之属肝胆燥热。"提到了"面尘"之名，且其已成为独立的病名。清代何梦瑶《医碥》中有云："面尘：即晦暗。阳气郁滞则无光，水涸则不润，故晦暗如蒙尘土。"提到了"面尘"之名。清代许克昌、毕法《外科证治全书》始将"面尘"作为一独立疾病论述："面尘，又名黧黑斑，又名黧黑。面色如尘垢，日久煤黑，形枯不泽。或起大小黑斑，与面肤相平。由忧思抑郁，血弱不化。"并明确提出面尘的另一名称"黧黑斑"。

2. 面䵟疱

现存最早的中药学专著《神农本草经》首次提出此病名。唐代王焘《外台秘要》中记载了"面䵟疱方"一十五首。宋代《太平圣惠方》载有："夫人面上，或有如乌麻，或如雀卵上之色是也，此由风冷客于皮肤，痰饮渍于脏腑，故生䵟疱也。"亦提到"䵟疱"之名。《圣济总录·面体门·面䵟疱》中记载："论曰面䵟疱者，面生渣疱，细起如粟谷状，由风热相搏而生，盖诸阳在于头面。风热乘之，结而不散，故成䵟疱。"较详细地描述了"面䵟疱"的症状特点及其病因病机。清代汪讱庵《本草易读》中亦载有："白及，苦，辛，微寒，性涩。止肺血，填肺损。治跌打折骨，汤火灼伤，恶疮痈肿，败疽死肌。除头面䵟疱，使皮黑反白，垄手足皴裂，令涩肌变滑。"认为白及一药可治疗䵟疱。梁代陶弘景《本草经集注》、汉代《名医别录》、唐代苏敬等撰《新修本草》、北宋唐慎微《证类本草》、明代《普济方》中均出现了本病名的记载。

3. 面䵟

隋代巢元方《诸病源候论》中曰："面黑䵟者，或脏腑有痰饮，或皮肤受风邪，皆令血气不调，致生黑䵟。"提出了"面䵟"之名。南宋齐仲甫《女科百问》中记载："五脏六腑之经，血华充于面。或痰饮渍脏，或腠理受风，致血气不和，或涩或渴，不能荣于皮肤，故变生黑䵟。"亦提到此病名。

4. 面䵟黯

明代李梴《医学入门·外集》中记载："凡风客皮肤，痰渍脏腑，则面䵟黯。"提出了"面䵟黯"的病名。

5. 面䵟䵵

这一病名首见于晋代葛洪《肘后备急方》，其曰："面多䵟䵵，或似雀卵色者。"提出了"䵟䵵"之名的同时，于后文亦记载了其参考治法方药。《医灯续焰》中亦载有："面疮之属脾肺风热，面尘之属肝胆燥热，面䵟䵵之属风湿痰饮，又不独一阳明胃也。"在分出了"面尘"和"面䵟䵵"之名的同时，分别说明了面尘、面䵟䵵的不同发病原因。《圣济总录》亦有论曰："䵟䵵之状，点如乌麻，斑如雀卵，稀则棋布，密则不可容针。"详细地描述了本病的发病症状特点，为面上生黑点如乌麻，斑点如雀卵，稀疏者星罗棋布，致密者则无容针之地，并对其病因病机加以阐述。唐代孙思邈《备急千金要方》中记载有白瓜子丸可治面䵟䵵，亦为关于本病名的记载。

6. 黧黑斑

东汉张仲景《伤寒杂病论》中虽然并无专篇论述黧黑斑，但其部分章节对本病名有涉及，如《金匮要略·痰饮咳嗽病脉证并治》中曰："膈间支饮，其人喘满，心下痞坚，面色黧黑，其脉沉紧，得之数十日，医吐下之不愈，木防己汤主之。"

"黧黑斑"作为病名首见于明代陈实功《外科正宗》，其中曰："黧黑斑者，水亏不能制火，血弱不能华肉，以致火燥结成斑黑，色枯不泽。雀斑乃肾水不能荣华于上，火滞结而为斑。黑子，痣名也。此肾中浊气混滞于阳，阳气收束，结成黑子，坚而不散。"不仅提出"黧黑斑"之名，且将黧黑斑、雀斑、黑子三者从病因病机上加以区别。清代《外科心法要诀·面部·黧黑䵟䵵》中亦有曰："此证一名黧黑斑。初起色如尘垢，日久黑似煤形，枯暗不泽，大小不一，小者如粟粒赤豆，大者似莲子、芡实，或长、或斜、或圆，与皮肤相平。"详细地描述了"黧黑斑"一病的病状特点。《医灯续焰》中亦记载："升麻顺气汤，治忧思饮食失节，面色黧黑，心悬如饥不欲食，气短而促。"提出了面色黧黑的发病特点，虽无明确病名但症状明确，并指出了本病的治疗代表方剂升麻顺气汤。清代祁坤《外科大成》中有曰："黧黑斑多生女子之面，由血弱不华、火燥结成，疑事不决所致。宜服肾气丸以滋化源，洗玉容散，兼戒忧思方可。一云风邪入皮肤，痰饮渍腑脏，则面䵟䵵，又当随其因而调之也。一用密陀僧为细末，入乳调敷，鹿角尖用酒磨涂之。"沿用"黧黑斑"一名的同时，认为其多生于女子面上，并提出了其发病原因，又记载了其治疗参考方药。

（二）病因病机

本病与肝、肾、脾三脏相关，尤与肝脏关系密切。主要病机为气血不能上荣于面。肝气郁结，郁而化热，灼伤阴血，致使颜面气血不和，或气滞血瘀，络脉瘀滞引起黧黑斑；脾虚失运，或水湿、痰饮阻络，则水谷精微不能上输，气血生化乏源，无以上荣于面，或痰饮渍脏，气血不调致生黑斑；肾精不足，肾水亏虚，阴液不能上荣，虚火上熏于面，火燥结成黧黑斑。因此肝、肾、脾三脏的功能失常，均会引起气血悖逆，气血郁滞，颜面失于荣养，导致颜面发生黧黑斑。对历代医籍中本病的病因病机记载加以整理，归纳出以下几端。

1. 感受风邪

风邪入侵，头面先伤，邪客腠理，营卫不和，致气血不调，日久生瘀，壅滞颜面络脉，面肤失养，渐生黄褐斑；腠理受风，内舍于肺，肺失宣降，水道不通，以致风遏水阻，饮停于内，渍于脏腑，气血失和，不能荣于面部皮肤亦可生色斑。

隋代巢元方《诸病源候论》书中有两处论及黧黑斑的病因病机，且描述其"人面皮上，或有如乌麻，或如雀卵上之色是也"，此由"风邪客于皮肤，痰饮渍于腑脏，故生皯䵟"，又《诸病源候论·面黑皯候》中有云："面黑皯者，或脏腑有痰饮，或皮肤受风邪，皆令血气不调，致生黑皯。五脏六腑，十二经血，皆上于面。夫血之行，俱荣表里。人或痰饮渍脏，或腠理受风，致血气不和，或涩或浊，不能荣于皮肤，故变生黑皯，若皮肤受风，外治则瘥，腑脏有饮，内疗方愈也。"两处均认为风邪外客可致面上黑斑。《太平圣惠方·治面皯䵟诸方》中亦认为风邪入里可变生黑斑。

《圣济总录·面体门·面皯䵟》中对黄褐斑的论述颇为详细，其曰："皯䵟之状，点如乌麻，斑如雀卵，稀则棋布，密则不可容针。皆由风邪客于皮肤，痰饮浸渍，其形外著，或饱食安坐，无所作为，养生方所谓积聚不消之病，使人面目黧皯是也。"承袭前人所论，亦认为风邪客肤能致面上黑斑。宋代齐仲甫《女科百问》中亦云："黑皯、黑子者，皆生于面上，本是二证也。五脏六腑之经，血华充于面。或痰饮渍脏，或腠理受风，致血气不和，或涩或渴，不能荣于皮肤，故变生黑皯。"亦指出面上黑斑原因之一为腠理受风。又，明代李时珍《本草纲目·百病主治药·面》中有曰："皯䵟是风邪客于皮肤，痰饮渍于腑脏，即雀卵斑，女人名粉滓斑。"明确指出其由风邪客于皮肤所生。除此之外，《妇科百问》《医心方》《普济方》《医学入门》《外科大成》等书均认为风邪客于皮肤，痰饮渍于腑脏为黄褐斑的另一个主要病变机制。

2. 冲任失调

冲任二脉受损，则血海不能按时满盈，胞胎亦无所系，气血难以上荣头面，除可产生经、带、胎、产病外，也易出现黄褐斑病变，故冲任损伤与黄褐斑病变密切相关。如《灵枢·经脉》中言有"血不流则髦色不泽，故其面黑如漆柴者"，说明面部色泽的加深与血瘀有关。《圣济总录·虚劳腰痛》曰："女人子脏久冷，头鬓疏薄，面生皯䵟。"亦指出冲任失调可致产生色斑。

3. 肝气郁结

情志抑郁，肝气不舒，可导致气机阻滞，血行不畅，不能上荣于面；忧思不解，日久伤脾，使脾失健运，痰湿内停，脉道瘀阻，气血不畅，亦可致面部失荣而面生色斑；肝木郁而乘脾土，使得肝脾失调，则两脏相兼为病。

明代王肯堂《证治准绳·杂病·七窍门下·面·面黑》中载有："忧思不已，饮食失节，脾胃有伤，面色黧黑不泽，环唇尤甚，心悬如饥状，又不欲食，气短而促。"认为肝郁多思可致伤损脾胃，从而面色黧黑。《普济方》中亦曰："面尘脱色，是主肝。"明确认为面尘与肝有关。《外科证治全书·面部证治·面尘》形容本病曰："面色如尘垢，日久煤黑，形枯不泽。或起大小黑斑，与面肤相平。由忧思抑郁，血弱不化。"明确指出其发病原因为忧思抑郁，血弱不化，由肝气郁结导致忧思不解，抑郁不舒，导致气血无以运化，从而堆积于面部形成面上尘垢。《医学纲目·卷二十五》《外科心法要诀·卷三》《外科备要·卷一》等多部医籍中均提到"忧思抑郁"会致黄褐斑的形成，说明情志失调是本病的主要成因之一。

《医灯续焰》指出"面尘之属肝胆燥热"，明确提出面尘之为病与肝郁有关。清代张璐《张氏医通·七窍门下·面》中有云"面尘脱色，为肝木失荣"指出了"肝木失荣"的病机，亦说明肝郁失养为本病发病的重要原因之一。清代吴谦等人《医宗金鉴》中有曰："黧黑皯䵟，此证一名鼾黑斑……由忧思抑郁，血弱不华，火燥结滞而生于面上，妇女多有之。"亦是从病因病机上阐述了肝气郁结与黄褐斑产生的内在关联,说明肝脏功能失常是导致黄褐斑发病的原因之一。

4. 脾虚湿蕴

饮食所伤，五味偏嗜，致使脾胃生化乏源，或脾之水液运化障碍，聚湿生痰，痰饮内停，阻涩脉道，以致气血不畅，不能上荣于面。《诸病源候论》中曰："面黑皯者，或脏腑有痰饮，或皮肤受风邪，皆令血气不调，致生黑皯。"认为脏腑痰饮蕴结可致本病发生。脾胃运化水谷失司，可导致气血生化乏源，颜面失于荣养，如《外科大成》中所记载："鼾黑斑多生女子之面，由血弱不华，火燥结成。"饮食失调所致脾胃失常亦能导致色斑。《圣济总录》中有云："饱食安坐，无所作为，若养生方所谓积聚不消之病，使人面目鼾皯是也。"

5. 肾阴亏虚

肾水不充，不能制火，血弱不能华肉，虚热内蕴，郁结不散，阻于皮肤亦可致本病发生。《黄帝内经》中有曰："肾病面黑如柴。"说明肾虚可致黄褐斑。清代周学海《形色外诊简摩》中云："肾属水，水涸则面鼾。"同样说明肾虚可致面黑之证。《外科正宗》中曰："鼾黑斑者，水亏不能制火，血弱不能华肉，以致火燥结成斑黑。"亦认为肾阴亏虚可致面上黑斑。《医碥》中亦云："面上鼾黑斑者，水虚也，女人最多，六味丸。"亦说明肾脏失调、肾阴亏虚可导致黄褐斑。

（三）证候分类

历代医家对黄褐斑证候分类的表述：①肝郁气滞；②肾阴亏虚；③脾虚湿蕴；④气滞血瘀；⑤冲任失调；⑥感受风邪。

（四）治疗

1. 辨证论治

（1）疏肝理气：《医学入门》中载有"升麻顺气汤，治忧思饮食失节，面色鼾黑，心悬如饥不饮食，气短而促"，提出了疏肝理气治法的代表方剂升麻顺气汤。升麻顺气汤中主要使用升麻、葛根疏肝顺气，防风、白芷疏风发表散邪，黄芪、人参益气理气，白芍柔肝理气，诸药合用共奏疏肝理气之功。《医碥》中曰："阳气郁滞则无光，水涸则不润，故晦暗如蒙尘上，宜疏肝、清肺、滋肾。"亦提到了疏肝治疗本病之法。再如《张氏医通》中有曰："面尘脱色，为肝木失荣，人参养荣汤。"阐述了疏肝、养肝法可以治疗本病，并提出了治疗"肝木失荣"可用人参养荣汤。人参养荣汤中主要使用白芍柔肝顺气，当归养肝顺气，陈皮疏肝理气，黄芪补气理气，桂心柔肝养血，人参养血益气，白术理气化湿，熟地滋肾养阴，茯苓健脾化湿，远志滋阴养血，诸药合用共奏疏肝理气、养血顺气之功，故而可配合用于治疗本病。

（2）活血化瘀：明代《普济方》中记载："桃仁散，主治妇人月水不通，年月深远，面上皯黵。"提出可用活血化瘀之法治疗鼾黑斑，并提供了该法的代表方剂桃仁散，方中主药桃仁、红花均长于活血祛瘀，是活血化瘀法治疗本病的代表药。

（3）利湿化痰：《普济方》中指出："由脏腑有痰饮，或皮肤受风邪，至令气血不调，则生黑。"书中列出两首内服方，即白瓜丸及桃花丸，两者都含有白瓜子。白瓜子为历代中医要药，有化痰、利湿、排脓的功效，《本草纲目》云其能："令人悦泽好颜色，益气不饥。"中医古文献里黄褐斑的治疗方药多见附子、杏仁，二者均有利湿化痰之功，是治疗黧黑斑的常用药物。

（4）滋肾养阴：《外科正宗》中曰："黧黑斑者，水亏不能制火，血弱不能华肉，以致火燥结成斑黑，色枯不泽。朝服肾气丸以滋化源。"认为面上黑斑可由肾阴亏虚所致，并提出可用肾气丸滋补肾气，滋阴消斑。肾气丸主要用药为地黄、山药、山茱萸、茯苓、泽泻、牡丹皮、附子、桂枝等，方中重用地黄为君药，滋阴补肾；臣以山茱萸、山药补肝脾而益精血，以上三味以滋补肾阴为主，使肾阴充足，阳气化生有源，君臣相伍，补肾填精，温肾助阳，不仅可寓阴中求阳而增补阳气的功效，而且阳药得阴药的柔润因而温而不燥，阴药得阳药之温通所以滋而不腻，二者相得益彰。泽泻、茯苓利水渗湿泄浊，牡丹皮苦辛而寒，清泻肝火，三药于补中有泻，使邪去而补才得力，并还具有抑制滋阴药之腻滞的功效，本方补阳与补阴合用，阴阳并补，而以补阳为主。滋阴之中配入少量辛热的桂枝、附子以温阳，目的在于阴中求阳，少火生气。诸药合用，从而使肾阳振奋，气化复常，而面上黑斑自除。

《外科证治全书》中记载："面色如尘垢，日久煤黑，形枯不泽。或起大小黑斑，与面肤相平。由忧思抑郁，血弱不化。外用玉容散，每早晚蘸以洗面。内宜疏胆气兼清肺，加味归脾汤送六味地黄丸主之。"明确提出可用加味归脾汤送服六味地黄丸作为治疗方剂，主要用于肾精不足、虚火上炎所致的黧黑斑。其中加味归脾汤方中使用黄芪味甘微温，补脾益气；龙眼肉甘温，既能补脾气，又能养心血，共为君药。人参、白术甘温补气，与黄芪相配，加强补脾益气之功；当归甘辛微温，滋养营血，与龙眼肉相伍，增加补心养血之效，均为臣药。茯神、酸枣仁、远志宁心安神；木香理气醒脾，与补气养血药配伍，使之补不碍胃，补而不滞，俱为佐药。炙甘草补气健脾，调和诸药，为使药。用法中加姜、枣调和脾胃，以资生化。全方配伍特点一是心脾同治，重点在脾，使脾旺则气血生化有源；二是气血并补，但重用补气，意在生血，方中黄芪配当归，寓当归补血汤之意，使气旺则血自生，血足则心有所养，故而可用于治疗本病。六味地黄丸的主要组成药物有熟地、山萸肉、山药、泽泻、茯苓和丹皮，方中熟地滋肾填精，为主药；辅以山药补脾固精，山萸肉养肝涩精，称为三补；又用泽泻清泻肾火，并防熟地之滋腻；茯苓淡渗脾湿，以助山药之健运；丹皮清泻肝火，并制山萸肉之温，与茯苓共为使药，谓之三泻。六药合用，补中有泻，寓泻于补，相辅相成，补大于泻，共奏滋补肝肾之效，故而可配合用于治疗本病，取其滋肾养阴之功。清代何梦瑶《医碥》中亦有云："面上黧黑斑，水虚也，女人最多，六味丸。"六味丸即六味地黄丸，方出宋代钱乙《小儿药证直诀》，乃滋阴补肾之良方，可用治肾阴亏虚之黧黑斑。

2. 外治法

《圣济总录·面体门·面皯疱》中记载云："治面皯疱令光白，涂面。白芷膏方：白芷、白蔹各三两，白术三两半，炮白附子一两半，白茯苓去黑皮一两半，白及、细辛去苗叶各三两，上七味，捣罗为末，用鸡子白搜和匀，丸如弹子大，瓷合中盛，每卧时先洗面，后取一丸，以浆水研化涂面，明旦并华水洗之，不过七日大效。"提出白芷膏方，方中所用药物如白芷、白术、白附子、白茯苓、细辛等亦多为解毒除湿之品。《太平圣惠方》中亦有记载曰："夫面皯𪒟者，由脏腑有痰饮，或皮肤受风邪，致令气血不调，则生黑皯。"指出腠理受风，气血不和，不能荣于面，因而此类治疗药物应以疏散之性见长，具芳香外走肌表、解表散邪之功，亦有疏通气机、化湿运脾、行气活血之功。故黄褐斑外用药多选芳香类、祛风类药物。《本草纲目》中亦提出治疗䵟黑斑的外用药物有益母草、天冬、蒺藜、苦参、白及、灵香草、白附子、土瓜、玉竹、白僵蚕、辛夷等。

清代黄宫绣《本草求真》中收载了许多外治䵟黑斑的祛风药物，如防风、辛夷、藁本、细辛、白僵蚕等。清代许克昌、毕法《外科证治全书·面部证治》中载有玉容散，可外治䵟黑斑，其曰："甘松、山柰、茅香各五钱，白僵蚕、白及、白蔹、白附子、天花粉、绿豆粉各一两，防风、零陵香、藁本各三钱，肥皂三钱去皮弦，香白芷一两，上为细末，每日早晚蘸末擦面。"方中白僵蚕、白及、白蔹、白附子均长于除湿、解毒，天花粉、绿豆粉、零陵香等均功擅清热解毒，防风长于疏风散邪，故而诸药配合可用于治疗本病。《医宗金鉴·外科心法要诀·面部》中亦载有外治方剂玉容散，在上方基础上增加了白牵牛、团粉、白鸽粪、白莲蕊、荆芥、独活、羌活、鹰条白、白扁豆、白丁香等，增强了其解毒、疏风、散湿之功效。

3. 其他疗法

（1）针灸治疗：《阴阳十一脉灸经》中已经提出"面骊，是厥阴脉主治……面黯若烛色，是少阴之脉主治……颜黑，是阳明脉主治"，分别指出不同面色应采取不同经脉之穴位治疗。我国第一部腧穴专著晋代皇甫谧《针灸甲乙经》中即有云："惊，善悲不乐，如堕坠，汗不出，面尘黑，病饮不欲食，照海主之。"唐代《黄帝明堂灸经》已有面黑的记载："气海一穴，在脐下一寸五分宛宛中。灸七壮。主冷病，面黑。"《备急千金要方》中提出："行间，主面苍黑。"《圣济总录》中亦云："风水面胕肿，颜黑，解溪主之。"指出气海、解溪、行间、照海等穴位均可用于治疗黄褐斑。《圣济总录·针灸门》中亦曰："足厥阴肝之经……甚则嗌干，面尘脱色，是主肝所生病者。"亦指出肝经受损可致黄褐斑，治疗可从肝经入手。《证治准绳》总结出针灸面黑有二法：其一取胃，经云："胃足阳明之脉，是动则病洒洒振寒，颜黑。"其二取肾，经云："足少阴之脉，是动则病饥不欲食，面如漆柴。"说明胃经和肾经穴位均可治疗黄褐斑。

（2）预防调护：《外科正宗》曰："䵟黑斑者，水亏不能制火……兼戒忧思、动火、劳伤等件。"提出䵟黑斑是由肾阴亏虚所致的同时，认为应不动忧思不动肝火，清心养静以防病。清代郑玉坛《彤园医书》中有云："䵟黑皯，须息心养性，戒忧劳，禁发物与厚味。"亦认为本病应静心养性，忌忧忌劳，同时节制饮食。《巢氏病源补养宣导法》引《养生方》云："饱食而坐不行步，有所作务，不但无益，乃使人得积聚不消之病，及手足痹面目䵟皯。"亦说明饮食不节，外感风、寒、燥或七情内生等因素皆可引起黄褐斑，故日常良好生活习惯的养成，有利于预防黄褐斑的发生。

综上所述，历代医家对黄褐斑认识繁多，辨证思路多样，遂整理如上，考镜源流，以飨同道。

（张 磊　王远韬）

瓜藤缠源流考

"瓜藤缠"一词首见于明代王肯堂《证治准绳·疡医》，后至清代又有论述，如祁坤《外科大成》、吴谦等著《医宗金鉴·外科心法要诀》等。其中关于瓜藤缠的论述，十分复杂，病机涉及多个脏腑，临床表现纷繁，故从病名、病因病机、证候分类及治疗入手，对历代重要医籍中瓜藤缠的相关病证论述进行整理研究，考查其学术脉络和规律，颇有意义。

（一）病名

"瓜藤缠"为绕足胫而生的一种肿疡，因数枚结节，状如藤系瓜果绕胫，鲜红甚或紫红色，大小不等而得名，即红斑结节起于小腿。纵观古籍中对瓜藤缠的记载，瓜藤缠主要是以其病位、病状来进行命名的。经整理如下。

病名"瓜藤缠"在明清前已知古籍中未有发现，直至《证治准绳·瓜藤缠》出现相关论述，其曰："或问：足股生核数枚，肿痛久之，溃烂不已何如？曰：此名瓜藤缠。"此篇将足股部生核状物数枚，肿痛日久，后溃烂流脓血不已者，命名为瓜藤缠。其主要是根据病位、病状进行命名。

此后历代医家对瓜藤缠的认识及命名皆源于此。如清代外科著作《外科大成》，引《证治准绳》之论，指出瓜藤缠者："生于足胫，结核数枚，肿痛久之，溃烂不已。"此篇描述与王氏高度相似，更体现了瓜藤缠较为独特的病状。清代官修《医宗金鉴·外科心法要诀·湿毒流注（附瓜藤缠）》将瓜藤缠与湿毒流注证放在一篇记载，其曰："此证生于腿胫，流行不定，或发一二处，疮顶形似牛眼……若绕胫而发，即名瓜藤缠，结核数枚，日久肿痛，腐烂不已，亦属湿热下注而成，治法同前。"说明瓜藤缠与湿毒流注证在发病原因、病位及症状上均有相似之处，湿毒流注证可见腿胫部疮形平坦，形似牛眼状等，久治难敛，易于反复。而瓜藤缠相对湿毒流注证病势较轻，且发病症状有其独特性，二者均为湿热之邪下注于胫，故瓜藤缠在治疗上可参照前者。清代顾世澄《疡医大全·瓜藤缠门主论》在瓜藤缠病位、病状描述的基础上，亦指出了其发病原因为："若湿热下注，绕胫而发结核数枚，日久肿痛，腐烂不已，名曰瓜藤缠。"即瓜藤缠为湿热下注，蕴蒸肌肤，以致经络阻隔，瘀血凝滞而成。清代许克昌、毕法合撰《外科证治全书·痈疽部位名记》中阐述为："红肿曰痈，白塌曰疽，部位既殊，称名亦异……绕胫生为瓜藤缠。"该篇高度概括绕胫而生者即为瓜藤缠。清代易凤翥《外科备要·胫部湿热流注（附瓜藤缠）》亦云："生于腿胫前后，流行不定，或发一二处。疮顶形似牛眼，根脚漫肿，轻则色紫，重则色黑。溃破脓水浸渍好肉，破烂日久不愈……又有绕胫而发，结核数枚，日久肿溃腐烂不已者名瓜藤缠。"由此可知，历代医家不外乎从病位以及病状对本病命名。

（二）病因病机

瓜藤缠其病因病机并不复杂，或因脏腑湿热，流注于下，蕴蒸肌肤而成；或素体内有蕴热，外感寒暑火湿之邪，侵袭腠理，客于肌表，而内外合邪，流于经络，以致气血瘀滞，蕴结肌理而发。现就此两方面分别论述。

1. 外伤淫邪，侵袭腠理

与脏腑内蕴湿热不同，通过对历代医书的梳理，瓜藤缠亦可因外感寒湿暑热之邪，侵袭皮肤腠理，卫外不固而发病。如《外科心法要诀·湿毒流注》云："湿毒流注腿胫生，顶如牛眼漫肿形，紫轻黑重脓水渍，寒湿暑热在腠凝。"由此可知，本病所发除湿热下注，亦有暴风疾雨，寒湿暑火，侵在腠理，内外因相合而肌肉为病也。又如清代郑玉坛所撰《彤园医书（外科）·胫部（俗称小腿）》曰："由暴风疾雨、寒暑湿火侵袭腠理而肌肉为病。"综上之论，外感亦是本病发病途径之一，临床辨证时应加以区分，辨证施药。

2. 湿热内蕴，循经下注

如《证治准绳·瓜藤缠》中阐述为："此名瓜藤缠，属足太阳经，由脏腑湿热，流注下部所致。"《灵枢·经脉》云："其支者：从髀内左右别下贯胛，挟脊内，过髀枢，循髀外，从后廉下合腘中，以下贯腨内，出外踝之后，循京骨，至小趾外侧。"即足太阳膀胱经有一分支下行穿过腓肠肌，出走于足外踝后。瓜藤缠属足太阳经，素体脏腑失和，湿热内蕴，循经下注，故绕胫而发。亦如《外科大成·胫部》载曰："属足太阳经湿热。"《外科心法要诀·湿毒流注》云："湿热下注而成。"虽未明言湿热循足太阳经下行，但亦有此理念。

《疡医大全·瓜藤缠门主论》引王肯堂之言，其曰："瓜藤缠生于足股，生核数枚肿痛，久之溃烂不已，属足太阳经，由脏腑之湿热流注下部所致（《准绳》）。"以上所言，均认为本病乃脏腑湿热之邪，循足太阳经下行流注下肢绕胫而发。

（三）证候分类

根据瓜藤缠的病因病机可对其进行证候分类，分类如下：①湿热证（湿热蕴结、湿热下注）；②寒湿证（寒湿瘀滞、寒湿阻络、寒痰瘀滞）；③痰瘀互结（瘀痰互凝）；④瘀血阻络；⑤痰湿蕴结；⑥血热内蕴；⑦血热夹瘀；⑧气滞血瘀；⑨阴虚火旺。

（四）治疗

古籍关于瓜藤缠疾病治法的记载较少，针对瓜藤缠病因病机，治宜清热利湿、祛风、散结止痛。经过对古代医籍文献的整理，现从内治及外治两方面进行论述。

1. 辨证论治

《证治准绳·瓜藤缠》曰："此名瓜藤缠……用防风通圣散加槟榔、牛膝、防己主之。"凡风热壅盛、表里俱实者，防风通圣散主之。本病为风热之邪侵袭皮肤腠理，内有蕴热，脾胃受损，湿热之邪流注于下。又金代刘河间《素问玄机原病式·五运主病》云："诸痛痒疮疡，皆属心火。"故表有肿疡，则必里有实热。此方用防风、麻黄，泻热于皮毛；用石膏、黄芩、连翘、桔梗，泻热于肺胃；用荆芥、薄荷、川芎，泻热于七窍；用大黄、芒硝、滑石、栀子，泻热于二阴；于是各道分消其势也；而当归、白芍者，用之于和血；白术、甘草者，用之以调中；又佐以牛膝引药下行，防己祛风，槟榔破气。诸药共奏清热利湿、散结止痛之功。《外科大成·胫部》曰："瓜藤缠……属足太阳经湿热，初宜荣卫返魂汤加减，或五香流气饮。"荣卫返魂汤又称通顺散、何首乌散，其组成为何首乌（不犯铁）、当归、木通（去皮节）、赤芍药（炒）、白芷、茴香（炒）、土乌药（炒）、陈枳壳（麸炒，若恶心，姜汁炒）、甘草各等分。具有和气匀血、扶植胃本、荡涤邪秽之功，祛邪不忘扶本；用水酒煎服，本病病位在下，宜食前服。五香流气饮其组成为金银花二两，小茴香、炒僵蚕、羌活、独活、连翘（去心）、瓜蒌仁各一两五钱，藿香五钱，丁香一钱，木香、沉香、甘草各一钱。具有清热祛风、理气通络之效，凡肝、脾二经湿热蕴结者均可用之。又如《外科心法要诀·湿毒流注》曰："初觉急服防风通圣散，加木瓜、牛膝、防己、苍术消之。"对于瓜藤缠的治疗，在《证治准绳》用药的基础上去槟榔、新增木瓜、苍术二味，木瓜酸甘化湿，苍术解表祛风燥湿，使本方疏风清热、燥湿散结之力增。《外科心法要诀·湿毒流注》亦言："若腿胫至晚发热者，宜服当归拈痛汤，加牛膝。"当归拈痛汤具有清热利湿、疏风止痛之功效。主治内有湿热相搏，外受风邪证。若瓜藤缠有腿胫部在夜间发热者，宜用当归拈痛汤加牛膝。牛膝有引药下行之功，助清热利湿。《彤园医书》亦言："由劳力伤筋，胃热凝结而成。初起服当归拈痛汤。"此应为劳力伤筋而被风湿之邪侵袭，胃热凝结而为湿热内蕴之证，故以当归拈痛汤治之，本方辛散清利之中寓补气养血之法，表里同治，取其利湿清热、疏风散结止痛之功。方中重用羌活、茵陈为君。羌活辛散祛风，苦燥胜湿，且善通痹止痛；茵陈善能清热利湿，《本草拾遗》尚言其能"通关节，去滞热"。两药相合，共奏祛湿疏风，清热止痛之功。臣以猪苓、泽泻利水渗湿；黄芩、苦参清热燥湿；防风、升麻、葛根解表疏风，分别从除湿、疏风、清热等方面助君药之力。佐以白术、苍术燥湿健脾，以运化水湿邪气；本证湿邪偏胜，所用诸除湿药性多苦燥，易伤及气血阴津，以人参、当归益气养血；知母清热养阴，能防诸苦燥药物伤阴，使祛邪不伤正。使以炙甘草调和诸药。《外科证治全书·痈疽部位名记》云："诸名有辨，治证无论。初起未溃，当观现在之形；已溃、溃久，须问初起之色。初起色红，应施痈药；初起色白，当用疽丹。"疾病病名有异，但对证的治疗无异。病位初期时未见溃烂，但治疗时应以当下之状论治。若已溃烂或溃烂已久者，则须询问病势初起之情况。初起色红者，应以痈药治之；初起色白者，当以疽丹治之。所谓识证唯精，奏效如响，明确瓜藤缠之辨病辨证，方能准确用方用药。

2. 外治法

《外科心法要诀·湿毒流注》曰："外治初搽三妙散，肿痛全消，换搽轻粉散敛之即效。"认为外治瓜藤缠之时，先搽槟榔、苍术（生）、黄柏（生）三味药之三妙散以祛湿止痒，在肿痛全部消退以后，再用葱熬汤洗患处，擦拭轻粉散以收敛肌肤。轻粉散组成为轻粉（一钱五分）、黄丹、黄柏、密陀僧、高末茶、乳香（各三钱）、麝香（五分）。轻粉、黄丹、黄柏、密陀僧外用均具有拔毒生肌、敛疮之效，高末茶、乳香、麝香外用活血通络，消肿止痛。诸药合用，共奏化腐除湿、生肌止痛之效。《外科备要·胫部湿热流注（附瓜藤缠）》亦曰："外治初搽三妙散，肿痛已消，溃不敛者，换搽轻粉散重敛之，即效。又有绕胫而发，结核数枚，日久肿溃腐烂不已者名瓜藤缠，治法俱同。"进一步指出肿痛已消，溃不敛者，搽以轻粉散。

综上所述，历代医家对瓜藤缠病的认识延续性较强，其相关论述较为统一，故不进行过多罗列赘述，且瓜藤缠的病因病机及其治疗也较为单一，遂整理如上，考镜源流，以飨同道。

（王婷萱　宋美玉）

褥疮源流考

"褥疮"之名可追溯至唐代《子母秘录》（此书十卷，未见传世。然同代之《外台秘要》及宋代之《证类本草》等，均引有其佚文）。古代医籍中关于本病的记载并不多，治疗方药的叙述亦较为简略。随着中医外科学的形成和发展，从古至今，特别是现代，不断完善了本病的辨治思路。现从病名、病因病机、证候分类及治疗四方面探讨历代医家对褥疮的认识。

（一）病名

"褥疮"一词，自唐代以来已有一千多年的历史，但纵观历代有关褥疮的论述，其记载甚少。"褥疮"在古代医书多称为"席疮"。

宋代唐慎微《证类本草》引唐代《子母秘录》佚文言："治小儿褥疮，嚼泽兰心封之。"该书较早提到褥疮一词，谈到治疗小儿褥疮可用泽兰心捣烂而敷于患处，这是较早谈到褥疮和褥疮治疗方法的古籍。清代卢荫长《信验方》中亦提到褥疮一词，然其只载治疗褥疮之方药，未见其症状之描述，其书载："褥疮，生蒲黄和扑粉糁之效。"

席疮一词则最早见于清代顾世澄《疡医大全·席疮门主论》，其引申斗垣曰："席疮乃久病著床之人，挨擦磨破而成……上而背脊，下而尾闾，当用马屁勃软衬，庶不致损而又损，昼夜呻吟也。病人但见席疮，死之征也。"顾氏论述了席疮的成因、病变部位以及治疗方法和预后。同一时期，邹岳《外科真诠·席疮》载道："但病人一沾席疮，皮肉先死，不治。"邹氏认为，席疮一旦发病，皮肉先溃，预后较差。又有清代赵濂《医门补要·医案》曰："一人患流注三处，卧床一月未见脓，独尾闾穴已深烂，是名席疮。乃肌肉先死，辞不可治，寻亡。"简单论述了褥疮的病证特点为卧床日久，致尾闾穴深烂，肌肉先溃而成褥疮，且治疗困难。综合分析关于褥疮的论述，其主要的临床特点为多见于长期卧床之人，好发于已受压和摩擦部位，如骶尾部、髋部等位置，其局部皮肉溃烂流脓，经久难愈。

（二）病因病机

本病因年老体弱，正气虚损；或久病气血虚弱，长期卧床，脾失健运，生化乏源；或瘫痪肢体废用不遂、局部摩擦，受压部位气血运行受阻，气滞血瘀，经脉不通，致使肌肉、皮肤、筋脉失于温煦濡养而成；也可由于局部受压，气血瘀滞，瘀久肉腐而染毒，发为席疮。按其病情发展大致可分为三期，初期、溃腐期、收口期。现将古籍中关于褥疮病因病机的论述概括整理如下。

1. 气滞血瘀

此多见于褥疮初期，此期病情较轻，可见皮肤出现红斑，继而紫暗红肿或有破溃。因局部摩擦或瘫痪肢体废用不遂，受压部位气血运行受阻，气滞血瘀，经脉不通而成。《素问·生气通天论》言："营气不从，逆于肉理，乃生痈肿。"如果营气的运行不顺畅，瘀阻于肌肉里面，便形成痈肿。又如《灵枢·刺节真邪论》曰："虚邪之中人也……搏于脉中，则血闭不通，则为痈。"病邪侵害于脉中，就会导致血脉闭塞而不通，血气闭塞不通则形成痈肿。唐代孙思邈《备急千金要方·痈疽》引经言："气宿于经络中，血气俱涩不行，拥结为痈疽也。"同样论述了血脉不通，壅而成疮之病因病机。

2. 蕴毒腐溃

此多见于褥疮溃腐期，因局部受压，气血瘀滞，瘀久肉腐发为席疮或皮肉挨擦磨破而成。《医门补要·医案》曰："一人患流注三处，卧床一月未见脓，独尾闾穴已深烂，是名席疮。"可见褥疮为卧床日久，气血瘀滞，瘀久肉腐而成。《疡医大全·席疮门主论》曰："席疮乃久病著床之人，挨擦磨破而成。"其言褥疮为久病卧床之人，挨擦磨破而成。综上，在此期，褥疮为受压时间久或挨擦磨破致气血瘀滞，血脉不通，经络阻隔，肌肉筋骨失养，蕴毒腐溃而成。

3. 气血两虚

此见于平素或大病后气血两虚的褥疮收口期，褥疮疮面腐肉难脱，或腐肉虽脱但疮色淡，愈合缓慢。《疡医大全·席疮门主论》言："《心法》曰：席疮乃大病后久而生眠疮也，乃皮肉先死，不治。"可见此乃大病之后，气血亏虚，且气血虚弱而不能濡养皮肉，皮肉则坏死且不生。

（三）证候分类

历代医家对褥疮证候分类的表述：①气滞血瘀；②蕴毒腐溃；③气血两虚。

（四）治疗

本病治疗主要根据其具体情况，进行辨证论治，内治多以扶正为主。常用方法有理气活血，疏经通络；益气养阴，理气托毒；补气养血，托毒生肌。现分述如下。

1. 辨证论治

（1）理气活血，疏经通络：此法主要针对气滞血瘀之证候，应用于褥疮初期。方可参考桃红四物汤加减，桃红四物汤即四物汤加桃仁、红花而成。四物汤由地黄、芍药、川芎、当归组成，《医宗金鉴·删补名医方论》引清代柯琴言："当归甘温和血，川芎辛温活血，芍药酸寒敛血，地黄甘平补血，四物具生长收藏之用，故能使营气安行经隧也。"故四药合用，共奏补血调血之功。四物汤加上桃仁、红花则成桃红四物汤，方中以强劲的破血之品桃仁、红花为主，辅以四物汤，力主活血化瘀，使瘀血祛、新血生、气机畅，化瘀生新。故此方令营卫调和、气血畅通，治气滞血瘀之褥疮。

（2）益气养阴，理气托毒：蕴毒腐溃时期，治以益气养阴，理气托毒。方药可参考透脓散、生脉散加减。明代陈实功《外科正宗》载有透脓散之功效主治，其曰："治痈疽、诸毒，内脓已成不穿破者宜。服之即破。"其组成为黄芪、穿山甲（代）、川芎、当归、皂角刺。方中黄芪益气升阳，托毒外泄；当归、川芎养血活血；穿山甲（代）、皂角刺软坚透脓。全方共奏补虚托毒、溃疮透脓之效。故正气亏虚，无力托邪，以致脓成难溃，毒亦难泄之褥疮者，即可服之。对于生脉散，其组成为人参、麦冬、五味子。清代汪昂《医方集解·清暑之剂》赞其言："人有将死脉绝者，服此能复生之，其功甚大。"又言："人参甘温，大补肺气为君；麦冬止汗，润肺滋水清心泻热为臣；五味酸温，敛肺生津，收耗散之气，为佐。盖心主脉，肺朝百脉（百脉皆朝于肺），补肺清心，则气充而脉复，故曰生脉也。"故其可补益气阴，对于褥疮正虚者，既可补气又可养阴，有益于治疗。

（3）补气养血，托毒生肌：此法主要针对气血虚弱之证候，应用于褥疮疮口溃烂不愈合的收口期。可参考八珍汤与托里消毒散治疗。明代申斗垣《外科启玄·明溃疡虚实论》言："夫溃疡者，乃痈疽已出脓后之称也。当视其虚实而治之，如脓大出，而反痛，疮口久而不敛，发热口干，脓水清稀，肿下软慢，脉大虚微，此疮之虚也，宜补之八珍汤。"申氏认为，溃疡者，应当判断其是虚是实而进行治疗，对于脓大出、疼痛、疮口久而不愈并伴发热口干、脓水清稀、肿下软慢、脉大虚微的溃疡之证，应归属于虚证，运用八珍汤进行治疗。八珍汤为四物汤与四君子汤合方而成，方中人参与熟地为君药，人参甘温，大补五脏元气，补气生血；熟地补血滋阴。臣药以白术补气健脾，当归补血和血。佐药用茯苓健脾养心；芍药养血敛阴；川芎活血行气，以使补而不滞。炙甘草益气和中，煎加姜、枣，调和脾胃，以助气血生化，共为佐使。诸药相合，共成益气补血之效。明代吴崑《医方考》对八珍汤的描述为："血气俱虚者，此方主之。人之身，气血而已。气者百骸之父，血者百骸之母，不可使其失养者也。是方也，人参、白术、茯苓、甘草，甘温之品也，所以补气。当归、川芎、芍药、地黄，质润之品也，所以补血。气旺则百骸资之以生，血旺则百骸资之以养，形体既充，则百邪不入，故人乐有药饵焉。"故八珍汤气血双补、补气养血，可令褥疮疮面加快愈合。关于托里消毒散，《外科正宗》曰："托里消毒散，治痈疽已成不得内消者，宜服此药以托之，未成者可消，已成者即溃，腐肉易去，新肉易生。"其言托里消毒散治痈疽已成而不得内消，使未成痈疽者消散，成者托毒外出而溃，从而使腐肉易去，新肉易生，有祛腐生新之效。方中黄芪、党参益气养血；当归、茯苓、金银花活血解毒；川芎、皂角刺、白术、白芍、白芷、甘草、桔梗活血透毒。本方补虚解毒并行，故适用于治疗痈疽已成，因气血不足不能助其腐化之证。服用本方可使其速溃，则腐肉易脱，而新肉自生，祛腐生肌。故适用于褥疮腐肉不脱，新肉不生者。

2. 外治法

（1）膏药：《外科真诠·席疮》载道："当用软衬，外以参归鹿茸膏贴之。"邹氏认为褥疮可用参归鹿茸膏进行治疗，本方由鹿茸、黄芪、甘草、人参、当归组成，方中黄芪、人参、当归可补益气血；鹿茸温阳暖气，生精补血；甘草调和诸药。此方能补气暖血，助气血不足之褥疮成脓、破溃、敛口，故可治气血虚弱，不能成脓之证。

（2）垫法：《疡医大全·席疮门主方》曰："验方，马屁勃垫之。又方，小麦麸绢装成垫褥，垫之。又方，盖屋陈烂草，研细垫睡。"论述了褥疮可用马屁勃、小麦麸、盖屋陈烂草研细进行垫睡，防止其皮肤继续受损。其中马屁勃即马勃，始见于梁代陶弘景《名医别录·马勃》，其言："味辛，平，无毒，主治恶疮，马疥，一名马疕，生园中久腐处。"故从马勃主治可见，用其垫睡对褥疮有治疗效果。

3. 其他疗法

本病之其他疗法尚有灸法。艾叶，味辛、苦，性温，归肝、脾、肾经。梁代陶弘景《名医别录》载艾可"利阴气，生肌肉，辟风寒"，可见艾叶有温经通络、祛湿生肌之功。宋代陈自明《外科精要·痈疽备论》言："法当自外以火艾引泄毒气，使之散越于外。"陈氏认为艾灸有引泄毒气之用。明代李时珍《本草纲目》亦载艾有温中、逐冷、除湿之功。清代吴仪洛撰《本草从新》载艾："能回垂绝之元阳，通十二经，走三阴。理气血，逐寒湿，暖子宫，止诸血……能透诸经而除百病。"综上可见，艾灸具有温经通络、调和气血、祛湿逐冷、活血消瘀且生肌肉之功。同时，艾灸可发挥药物与热力的协同作用，具有调整脏腑的作用，有助于抗邪外出和自身恢复，故可用于褥疮的治疗。现代有不少医家研究并运用此法治疗褥疮。

综上所述，褥疮病名与其致病因素相关，病因病机相对统一，治疗须辨其病证发展阶段，梳理其发展源流，以冀有裨于临床。

（蒋钱福　王以林）

瘢痕源流考

祖国医学对瘢痕的认识历史悠久，源远流长。瘢痕之名首见于由湖南长沙马王堆三号汉墓出土的《五十二病方》，历代医家对此有所发挥，积累了比较丰富的文献资料和临床诊治经验。由于历代医家对本病的认识理解不一，笔者参阅各家论述，系统整理瘢痕相关病证的古医籍文献，对瘢痕病名、病因病机、证候分类及治疗进行研究，并加以讨论，考察其学术脉络和规律，颇有意义。

（一）病名

"瘢痕"一词自提出至今已有近千年。纵观历代有关瘢痕的诸多论述，"瘢痕"在古代医书中含义有两方面：第一，就疾病名称而言，指以创面痕迹残留，表皮不完整为主要表现的皮肤疾病；第二，就症状而言，指其创面特有的外形特点。本文所研究的瘢痕指疾病名称而言。综合分析瘢痕诸多称谓的历史，大多以病证特点分类命名。

"瘢"原作"般"，其名称多样，大多从病证外形特点角度进行命名，唐代释慧琳《一切经音义》卷三引《仓颉篇》言："瘢，痕也。"颢按："瘢之言斑，谓疮处结痂，其痕斑驳也。"南唐徐锴《说文系传》曰："痍伤处已愈有痕曰瘢。"文中的瘢即指创口结痂后留下的痕迹，故而后世也多瘢痕连用。同时瘢亦被称为"瘢痕疙瘩""瘢痕突出""瘢痕不灭""疤"等，据2010年第六版《辞海》记述其意基本相同，也代表着瘢字来源于创口结痂后遗留斑驳痕迹的外形特点。延及清代，吴谦主编的《医宗金鉴·外科心法要诀》中记载黄瓜痈的病状，其曰："黄瓜痈在背旁生，脾火色红黄瓜形，肿高寸余长尺许，四肢麻木引心疼。"同时代，顾世澄的《疡医大全·门主论》引明代申斗垣《外科启玄》曰："黄瓜痈，生肋前，长尺余，高起2寸。"皆因瘢痕类似黄瓜形状，故古籍称黄瓜痈。美国传教医师聂东会编译的《皮肤证治》中称瘢痕为"瘢瘤"，其言："起症时有小疣，生于皮内，大如豆，小如半豆……形状殊奇，中为体，四周外伸如爪，或无外伸者形或长或圆或甚长成条。"指出因其形如豆似瘤故而命名为瘢瘤。民国时期，谢利恒主编的《中国医学大辞典》中记载有"肉龟疮"，其曰："此证由心肾二经受邪所致，生于胸背两肋间，俨如龟形，头尾四足皆具，皮色不红，高起二寸，疼痛难忍。"认为瘢痕的产生是因心肾二经受邪气所迫，蕴结于胸背两肋之间，形如乌龟的样貌，疼痛难当，依据其外形命名为肉龟疮。同时代，顾鸣盛主编的《中西合纂外科大全》中记载的"蟹足肿"，亦是根据瘢痕其外形特点进行命名的。

此外，近代名医赵炳南、朱仁康先生根据本病与刀伤关系密切而代称为"锯痕症"，则是以病因分类命名。

（二）病因病机

中医对瘢痕的认识较早，论著颇丰，各家对瘢痕的病因认知亦一脉相承，其病因主要为内外两端，合而为贼，即素体湿毒或湿热内蕴，复受金刀、火毒、虫毒、水火烫伤所害，余毒未清，外邪侵入肌表，日久而成瘢痕，其病理根源在于局部气滞血瘀，痰湿搏结于经脉，且由于瘢痕为体表肿块，特别是瘢痕疙瘩，具有按之坚硬、推之不移的特点，当属血分病变。

1. 外邪毒气未净，营卫不和

唐代孙思邈《备急千金要方》载灭瘢痕方，其有言"勿见风"三字，勿见风之因亦恐风邪侵犯，影响瘢痕的痊愈。至宋代《太平圣惠方·灭瘢痕诸方》曰："夫瘢痕者，皆是风热毒气，在于脏腑，冲注于肌肉，而生疮疹。及其病折疮愈，而毒气尚未全散，故疮痂虽落，其瘢犹黯，或凹凸肉起，宜用消毒灭瘢之药以敷焉。"充分描述出热毒外邪侵袭，流注肌表而致瘢痕的情况。同时代，《圣济总录》亦载："风热诸毒，留于府藏，发于肌肉而为疮疖。病折疮愈，余毒未殄，故疮痂虽落而瘢痕不灭，治法既有涂泽膏润之剂，亦须赖营卫平均，肌温气应，外宜慎风冷也。"指出瘢痕的病机之一为毒邪未净，营卫不和。体表气机和皮部脉络的不畅达最终都会导致瘢痕的生成，甚至久留不落。延及明代，徐春甫《古今医统大全》中指出："欲无瘢痕，不可早爬，不可见风早，不可触秽恶气。"亦是此意。民国时期，《中国医学大辞典》认为："此证由心肾二经受邪所致，生于胸背两肋间，俨如龟形……宜内服荆防败毒散加天花粉、乳香、没药。"依据其用药为祛风散邪之剂，推究其致病机理亦为外邪侵袭，营卫不和。

2. 津亏血燥，脉络失养

宋代钱乙《小儿药证直诀》曰："凡痘疮才欲著痂，即用酥或面油不住润之，可揭即揭去，若不润及迟揭疮，硬即隐成瘢痕。"指出痘疮失于濡养而成瘢痕的情况。民国时期，萧伯章《遯园医案》中有言："又凡起胀、灌浆、结靥、脱痂等候，皆津液之作用也，津液足则无干结倒靥之弊，面上瘢痕，从何发生？《内经》云'阳明之脉荣于面'，燥又阳明本气，一旦重以淫毒，津液消灼，不能充润面部肌肤，瘢痕所由来也。"认为瘢痕的产生是因毒邪的消耗，致使津液枯槁，不能荣于体表经脉，脉络失养所致，为后世医家对于本病的认识提供了宝贵经验。

3. 脾火积毒，邪毒内蕴

《医宗金鉴·外科心法要诀》中提到："黄瓜痈在背旁生，脾火色红黄瓜形，肿高寸余长尺许，四肢麻木引心疼。"认为瘢痕由脾火积毒所成，邪毒内蕴，发于背旁。清代易凤翥的《外科备要》中亦提及瘢痕由于脾火积毒而成，曰："黄瓜痈，生于背旁，一名肉龟，由脾火积毒而成，皮肉色红，状若黄瓜。"

4. 湿浊内蕴，痹阻经络

皮肤创伤，正气虚弱，邪毒外入，邪气内存，气血瘀滞，影响肺气的宣发、肃降、水道通调及气机的升降疏泄，使得局部气机停滞，浊气不出，湿浊不散，日久生疮，而为瘢痕。正如金代张从正《儒门事亲》所云："颍皋韩吉卿，自髀至足，生匿湿疮，大者如钱，小者如豆，痒则搔破，水到则浸淫，状如虫行裤袜。愈而复生，瘢痕成凹，一年余不瘥。戴人哂之曰：此湿疮也。由水湿而得，故多在足下。"指出因湿而致湿疮最终遗留瘢痕。明代王肯堂《疡医证治准绳》、楼英《医学纲目》中亦引用此言，赞同此观点。

5. 脾胃虚弱，正气不足

脾胃为后天之本，气血生化之源，是人体一身正气的重要动力来源。所谓"正气存内，邪不可干"，脾胃的虚弱，正气的不足影响着瘢痕的产生和恢复。明代王肯堂《幼科证治准绳》曰："落痂后瘢痕雪白，全无血色者死，急宜补气血，养脾胃，庶几可活。"表明瘢痕雪白的原因是气血不足，宜急补气血，调养脾胃，或有可生之机。至清代冯兆张的《痘疹全集》中指出："如瘢突起者，此热毒未尽，宜用解毒防风汤。如陷下成凹者，此脾胃虚而不能长养肌肉也。"认为脾胃的强弱关系瘢痕的状态。脾胃虚弱，气血不足，不能奉养肌肉，致使病后瘢痕不愈。

6. 外伤损害，气血不通

外伤是造成瘢痕的主要原因之一，金刀、虫毒、火烫伤破坏肌表皮肉，损伤经络，影响气血的运行最终导致瘢痕遗留。唐代王焘《外台秘要》云："但眼因破损，有物撞作臀障瘢痕者，悉不可疗，亦无劳措意。"指出瘢痕的产生是由于撞击所致，并且没有比较好的治疗方法，很难痊愈。至明代张三锡《治法汇》曰："指爪破面，用轻粉、生姜自然汁，调敷无瘢痕。"一方面提出用轻粉、生姜汁治疗因指抓破面而导致的瘢痕，另一方面也表明瘢痕可由于手指搔抓等外伤产生。延及清代，王梦兰《秘方集验》中亦曰："金创、磕损、折伤，血出疼痛不止，葱白、砂糖等分，同研封之，痛立止，更无瘢痕。"强调瘢痕的产生与外伤有关，进一步丰富了对本病的认识。同时代胡延光的《伤科汇纂》、释传杰的《明医诸风疠疡全书指掌》亦有关于外伤导致瘢痕的相关论述。

（三）证候分类

因瘢痕的成因颇为复杂，与外在的"金创水火之伤"及机体内部的湿、热、毒、瘀、痰及气滞气虚等密切相关，导致历代医家对瘢痕证候分类的表述各异，辨证分型缺乏统一的标准，其证型多样，分布复杂，多以血瘀、气滞、气虚、湿热、痰湿相兼存在，但不外乎实证、虚证、虚实夹杂三类，归纳如下：

（1）实证：①外邪侵袭，营卫失调；②热毒内蕴，气血燔灼；③痰湿凝滞，经络不通；④气滞血瘀；⑤湿热内蕴，气血瘀阻。

（2）虚证：①阴液亏虚，血燥筋急；②气血亏虚，脉络失养；③气阴两虚。

（3）虚实夹杂证：气虚血瘀，瘀毒聚结。

（四）治疗

纵观历代古籍文献，各派医家把外治法列为治疗本病最主要的治疗方法，其有关方论医案最为丰富。针对本病气血瘀阻、搏结经络之病机关键，内治以行气活血、软坚散结为基本法则，同时清热解毒，疏风止痒；滋阴养血润燥；补益气血；活血化瘀，软坚散结亦是其内治法中重要的治疗原则。此外针灸、内外合治亦有相当疗效。

1. 辨证论治

（1）清热解毒，疏风止痒：《医宗金鉴·痘疹心法要诀》中曰："痂落瘢紫黑与焦，毒热郁结未曾消，解毒芩连栀子柏，加丹生地草金翘。"指出痘当落痂之后，其瘢或紫或焦或黑，出现通身壮热，烦渴不宁，皆因毒气未尽化故也。方用黄连解毒汤取其清热泻火解毒之意，并酌加生地滋阴生津；连翘、丹皮、金银花解毒泻火，增加其效力；甘草调和诸药。诸药合用，共奏清热解毒之功。又云："落后瘢赤作肿形，内热未解复受风，解毒黄芩生地草，翘蒡荆防金芍升。"即痘落痂之后，瘢凸不平，发热作痒，是由于复外感于风，宜解毒防风汤治疗，方中防风、荆芥、牛蒡子辛以散之；金银花、连翘、升麻、黄芩辛苦寒以清之；生地滋阴养血清热；

芍药养阴和营；甘草调和诸药。诸药合用，共奏辛凉透发之意。同时代陈宏晓《新订痘疹济世真诠》也采用解毒防风汤治疗瘢痕残留。亦有明代吴崐《医方考》云："大黄（酒浸）、牡蛎（炙）、僵蚕（等分），疫毒内郁，时成疙瘩者，此方主之。"方中，苦能下热，故用大黄；咸能软坚，故用僵蚕、牡蛎。迨及清代，沈金鳌《沈氏尊生书》则曰："如黄瓜痈，生背上，长径尺状如黄瓜，故名，疼痛引心，四肢麻木，难治证也（宜急服仙方活命饮加羌活、柴胡或紫金丹、胜金丹）。"查仙方活命饮出自明代薛己《校注妇人良方》，具有清热解毒、活血止痛的功效。《疡医大全》中云："肉龟疮乃心肾二经受证……内服荆防败毒散加天花粉、乳香、没药。"亦是取荆防败毒散解表祛邪的作用。

（2）滋阴养血润燥：《邅园医案》中曰："相机施以白虎汤加入甘寒大剂，少佐苦寒等品频服，使淫毒锐减，继专以甘寒濡养，则阳明之津液灌溉有余，不致受伤，迄夫结靥，脱痂，自然肌肤充盈，毫无瘢痕矣。"提出用大量甘寒之品，补充阳明之津液来治疗瘢痕。延及清代，张锡纯《医学衷中参西录》中记载天冬"津浓液滑……流通血脉，畅达经络"，服用后"气力倍增，皮肤发润，面上瘢痕全消"。清代陈莘田《陈莘田外科方案》中治疗对口疽收敛之后："瘢痕牵强，气血未合，拟养阴和络。"方用西洋参、天花粉、生地之类以期滋阴养血来治疗瘢痕。民国时期，吴克潜的《儿科要略》中记载用蜜水调滑石末，通过涂抹的方式来治疗痘疮，而且痂落无瘢痕，其曰："痂不易落者，宜淡蜜水调滑石末以鸡羽扫疮上，其痂易落，且无瘢痕。"亦取其蜜水滋养经脉之意。经脉得养，卫气营血自然充沛，创伤处更易恢复无瘢痕。

（3）补益气血：明代程云鹏《慈幼新书》中指出："瘢白者，以手揩拭，全无红色，此血虚也，虽过三四十日犹死。急用十全大补，去白术，加红花治之。以手揩拭，犹见红色，此气虚也，多服保元汤，自无不愈。"分别对存在气虚和血虚的瘢痕进行药物治疗，或用十全大补汤气血双补，并且酌加红花活血行气，或用保元汤保守真元之气。《医宗金鉴·痘疹心法要诀》亦云："落痂凹陷最可虞，色白形羸气血虚，大补参苓白术草，归芎芍地桂黄芪。"其指出痘落痂之后，瘢痕凹陷不起，色白不红，此属于气血两虚之证，病情偏于严重，主张用十全大补汤进行治疗。

（4）活血化瘀，软坚散结：《素问·至真要大论》云："坚者削之，客者除之……结者散之。"采用软坚散结的治疗法则来处置各种有形之物的结聚。瘢痕疙瘩的核心病机属于气滞血瘀，阻滞经络，活血化瘀是其治疗的中心环节，如《本草纲目》提及紫金散来治疗金刀所伤后瘢痕，其云："周被海寇刃伤，血出不止，筋如断，骨如折，用花蕊石散不效。军士李高用紫金散掩之，血止痛定。明日结痂如铁，遂愈，且无瘢痕。"文中紫金散，即今之中药降香研磨所得，其对于由金刀所致创伤的治疗有奇效，并且不会遗留瘢痕问题。延及清代，程鹏程《急救广生集》曰："一方，用紫藤香（即降香佳者）瓷瓦锋刮下，石碾碾细，敷之血即止，又无瘢痕。"认为降香具有活血化瘀的功效，可以使创伤处血止且不残留瘢痕，使创面生长如新。同一时期，沈金鳌《沈氏尊生书》亦曰："治跌扑，亦散被殴瘢痕。麻油、清酒各一碗，同煎数沸服之，服了，卧火烧热地上一夜，痛止肿消无痕，有被伤者，仇家阴令术士以此治之，次日验审，了无一毫伤痕。"便是取清酒、麻油辛散能行，具有活血化瘀之效来进行治疗，从而使肿痛消瘢痕无。

2. 外治法

瘢痕的外治法非常丰富，涂抹、贴敷、清洗亦是历代医家常用的治疗方式。如陈延之《小品方》云："鸡矢白（一两），辛夷仁（四分），白附子（二分），细辛（二分），上四味，酒浸一宿，以羊脂六合，微火煎三上三下，去滓，伤瘢以甘草洗讫涂之。"采用涂敷和清洗的方法。鸡矢白，苦咸凉，可利水、泄热、祛风、解毒，《日华子本草》称其有"敷疮痍""灭瘢痕"之作用；辛夷仁，唐代甄权《药性论》载其"能治面生皯""主光华"，即有洁净皮肤、美白的作用；白附子治头面痕；细辛能祛风止痛。诸药酒浸，配以羊脂熬炼成膏，则有祛风解毒、活血脉、通经络、润肌肤、止痛痒、灭瘢痕的作用。本方用法独到之处，是先以甘草汤洗，取其清热解毒的功效。至唐代孙思邈《备急千金要方》曰："灭瘢痕方：以猪脂三斤饲乌鸡一只，令三日使尽，后取白屎，内白芷、当归各一两，煎白芷色黄，去滓，内以鹰屎白半两，搅令调，傅之，日三。"猪脂甘、微寒，性能滋润，有利血脉、散风热、悦皮肤、生毛发之效。但是以猪脂直接涂敷，作用较差，故以之饲养乌鸡，令乌鸡大量食用，则脂不能尽消而随屎而下。乌鸡得水木之精，入肝肾血分。鸡矢白性微寒，利小便、止遗尿，犹有"灭瘢痕"之功；鹰矢白亦主灭瘢痕；当归、白芷活血散风，引诸药之力外达皮肤，久用则可生新血脉皮肤。又言："禹余粮半夏等分，末之，以鸡子黄和，先以新拭瘢处令赤，以涂之，日二，十日瘥，十年者亦灭。"禹余粮其色黄，故而有改变瘢痕皮肤颜色使之接近正常肤色之作用；生半夏味大辛，取其能散能行之效；鸡子黄味甘性平，善于营养精血。三药合用产生生皮灭瘢效验。同时其用法亦颇具匠心，以洁净的新布擦拭患处，使之发红，则药效更易于发挥。并且同时代的《外台秘要》亦记载治疗瘢痕的十七方，皆属于外治方法，包括涂抹、贴敷、清洗三种方法。迨至元代，许国桢《御药院方》曰："治冻疮燃赤黄汁出，及瘥后瘢痕疼痛。黄柏（四两，去粗皮，涂蜜慢火炙，令黄色）上为细末，每用蜜水调，摊软纸花子上，贴患处。"即采用贴敷的方法治疗。延及明代，李时珍《本草纲目》曰："面上瘢痕（蒺藜子、山栀子各一合，为末，醋和），夜涂旦洗。"采用涂抹和清洗结合的方法来治疗瘢痕，其中蒺藜子善治恶血，破积聚，久服长肌肉；山栀子外用消肿止痛。又虑其瘢痕产生多因气血津液不足或耗散过度，配合醋用，一取其敛阴生津之功，二取其软坚散结之用。后至清代，田绵淮《医方拾锦》言："治面上瘢痕，鹰尿白和人精涂之，三日即光。"也是采用涂抹的方式来进行治疗。方中鹰尿白恐是鹰矢白之误。首乌味甘，性温，合鹰矢白具有灭瘢美容之效，可以医治面上瘢痕之疾。

3. 其他疗法

（1）针灸治疗：瘢痕疙瘩多因局部气滞血瘀，经络痹阻而成，针灸能够疏通局部气血，活血化瘀。唐代孙思邈《银海精微》云："若初时不谙此法，少疗，日久必生翳膜遮瞒瞳仁，须有丹药吹点。胞睑内仔细翻看，有物粘处，必定有血积成块或肉疙瘩，此是病之发纵处，宜小锋针挑拨，或有刺尘处针毒血出，可此为病之根也。"提到用针刺放血的方法来治疗眼睑内瘢痕疙瘩。延及明代，高武《针灸聚英》云："火针亦行气，火针惟假火力，无补泻虚实之害。"同时因为火针以热引热，热去痛痒皆消，能够以其温热之性活血化瘀，亦成为治疗瘢痕的一大方法。迨及清代，赵学敏《串雅外编·针法门》曰："觅红上红疙瘩，用针挑破即愈。"指出对于瘢痕疙瘩可采用针刺挑破的方法治疗。鉴于古代医家对于本病的治疗很少采用针灸疗法，故后世医家多根据相应临床实践得出针刺相应阿是穴，特别是火针疗法辅以围刺或散刺，并配合病损局部拔罐，对治疗瘢痕有相当疗效。

（2）治疗禁忌

1）瘢痕治疗，勿早见风：如宋代《太平圣惠方》言："若于外畔，恐作瘢痕，又虑风入，往往有此状也。"明确表达医家对见风之后，瘢痕加重的担忧。至明代汪机《痘治理辨》曰："欲无瘢痕，在结脓痂时，不可早爬去之。出见风早，则为瘾疹，肌肤凹凸，宜硼砂散酒调服，密陀僧水研涂……青金散皆可。"又言："未愈不可当风，当风则成疮瘢。"进一步指出过早见风容易导致瘢痕，宜避风而居，并提出相应的内外治疗用药方案。与此同时，明代李梴《医学入门》亦云："痂落不宜早见风，好事瘢痕需药疗。"也提出遇风太早，以致成瘢痕的见解。同时代，《古今医统大全》更言："痘疮在结脓之时，未成痂疕便爬去之，则成瘢痕矣。欲无瘢痕，不可早爬，不可见风早，不可触秽恶气。不犯三者，则无瘢痕肌肤凹凸之患。若见瘢者，宜用硼砂酒、猪胰、白蜜之类。"指出瘢痕的产生和患者过早外出、见风过早及碰触到秽恶邪气有关。

2）宜避恶气，勿令见水：明代《痘治理辨》曰："若十三日痘痂已落，疮瘢犹黯，或凹或凸，肌肉尚嫩，不可澡洗。"又云："痘疹未生之间，宜辟恶气。着人守门，勿令外人说房，恐有触犯其中。纵得安者，亦必瘢痕。"认为不避恶气会导致遗留瘢痕，而瘢痕犹黯时过早洗澡见水亦有碍瘢痕的痊愈。同时期，董宿《奇效良方》也有此等言论并引用之，并且《古今医统大全》亦言："不可触秽恶气。"进一步强调瘢痕产生时理应避免与邪气接触的认识。

3）勿触患处，令其自落：宋代杨倓《杨氏家藏方》云："如取鬎子，先净洗过……三数日即作痂，勿剥，任其自落，不作瘢痕，其鬎自落。"指出结痂之后，不要剥离结痂否则容易导致瘢痕。迨至清代，何廉臣《湿温时疫治疗法》亦云："然亦有留皮肤瘢痕者。因患者搔破水疱之际，真皮受损伤所致。"表明水疱遗留的瘢痕多是由于搔破水疱患处所得，间接表明了不再次创伤患处可避免瘢痕产生的看法。

综上所述，以"瘢痕"为病名的文献较少，历代医家多把瘢痕作为各种疾病中具体的症状，与相应疾病兼而治之，除《外台秘要》记载专门的灭瘢痕十七方外，其余多为零散的单方、验方，并且对瘢痕的认识多零散化。笔者通过搜集古籍文献，纵观各代医家对本病的分析及阐述，梳理其条文论述，总结其理论基础，使后代临床诊断有证可循，缩减查阅过程并提供简本。愿学者加以参考借鉴，传承古人思想贡献，创新开拓现代临床应用。

（赵洪旭　马振友）

第五篇 肛门直肠疾病

痔 源 流 考

人类对痔的认识历史可追溯至数千年前，本病是中医古籍文献中最早记载的疾病之一。古代"痔"并不特指肛门疾病，其作为病名首见于先秦重要古籍《山海经》，其"南山经"篇中曰："南流注于海，其中有虎蛟，其状鱼身而蛇尾，其音如鸳鸯，食者不肿，可以已痔。"同书"西山经"篇中亦曰："西三百五十里曰天帝之山，有鸟焉，其状如鹑，黑文而赤翁，名曰栎，食之已痔。"说明食"虎蛟"和"栎"可以"已痔"，此为痔之病名的最早所见，然此时并不特指肛门疾病。而后历代医家关于痔的论述，十分复杂，病机涉及多个脏腑，临床表现纷繁，故从病名、病因病机、证候分类及治疗入手，对历代重要医籍中痔的相关病证论述进行整理研究，考查其学术脉络和规律，颇有意义。

（一）病名

《山海经》中最早提出了"痔"的病名。春秋战国时期尸佼《尸子》中记载有秦国之良医医竘为惠王治愈痔病的故事。庄周《庄子·列御寇》中亦记载了"舐痔得车"之典故，庄子在书中以舐痔讽刺曹商。以上均可看出痔病从很久以前即为一常见疾病，并非为不治之疾。东汉许慎《说文解字》中释"痔"义为"后病也"，即后阴之病，其将"痔"字从"疒"与"寺"着眼，"寺"有"峙"意，为高突之意，"疒"为"病"，意为不正常，因而可解"痔"为后阴肛门处高突的病变。宋代陈无择《三因极一病证方论》中曰："如大泽中有小山突出为峙。人于九窍中，凡有小肉突出皆曰痔，不独于肛门边也。"由此可见，古代医籍中痔的概念有广义与狭义之分。广义之痔泛指息肉等赘生物，狭义方与现今所指之肛门疾病相同。本文所研究之病为狭义之痔。痔在古代医籍中分类较多，综合分析其诸多称谓的历史，可归纳为以下几种分类命名。

1. 以病位分类命名

古代文献中未分内外之痔，直到唐代才开始明确内外之分。如唐代孙思邈《备急千金要方》《千金翼方》中即将痔分为九类，在隋代巢元方《诸病源候论》痔分七类的基础上加入"燥湿痔""外痔"的称谓，并详述了其治法。唐代王焘《外台秘要》中转引许仁则论痔曰："此病有内痔，有外痔。内但便即有血，外有异，外痔下部有孔，每出血从孔中出。"此为最早按部位分内外两痔的记载，对两种痔的特征及症状均进行了描述，对如今临床医治工作仍有一定指导意义。但以后鲜少有以内外痔分类命名者。明代张景岳《类经》中有云："肾脉微急为不得前后，肾脉大甚为阴痿，微涩为不月，沉痔。"其后有注释："沉，内也。"清代高士宗《黄帝内经素问直解》中云："小肠移热于大肠，为虑瘕，为沉痔。"其后"沉痔"之名散见于少部分医籍中。

2. 以病因病机分类命名

痔以病因病机的分类最早可追溯至秦汉时期。《五十二病方》中即将痔分为四类，即牡痔、牝痔、脉痔、血痔，大体上按照病因病机分类命名，如论述牡痔及牝痔为："牡痔，有赢肉出，或如鼠乳状，末大本小，有空其中……牝痔者，肛肿痛生疮……牝痔之入窍中寸，状类牛虮……后而溃出血……牝痔有孔而栾，血出者方……牝痔之有数窍，蛲白徒道出者方：先导以滑夏铤（搔爬术），令出血。"提出病名的同时亦记载了几则医方。《诸病源候论·痔病诸候（凡六论）》中将其扩充，增至七种痔，其曰："诸痔者，谓牡痔、牝痔、脉痔、肠痔、血痔也。其形证各条如后章。又有酒痔，肛边生疮，亦有血出。又有气痔，大便难而血出，肛亦出外，良久不肯入。"在四痔基础上增加了"肠痔""酒痔""气痔"之名，且对每种痔都有具体的论述。后世医家常将牡痔、牝痔、脉痔、血痔、肠痔合称为"五痔"，并沿用这一论述。历代诸多医家肯定了五痔的认识，并在此基础上各有发挥，增加了痔的种类。

现存最早的药物学专著《神农本草经》中亦提到了"五痔"之名，但当时尚未有具体内容记述。金代李东垣《兰室秘藏》中曰："痔病有五种，其证亦异。"元代朱震亨《丹溪心法》中详细记述了四痔的不同："肛边发露肉珠，状如鼠乳，时时滴溃脓血，曰牡痔……肛边生疮肿痛，突出一枚，数日脓溃即散，曰牝痔……肠口大颗发瘤，且痛且痒，出血淋沥，曰脉痔……肠内结核有血，寒热往来，登溷脱肛，曰肠痔。"元代齐德之《外科精义》中所论五痔为"牡痔、牝痔、气痔、血痔、酒痔"。明代李梴《医学入门》、明代楼全善（即楼英）《医学纲目》等书中记述的五痔内容类似《丹溪心法》。明代方贤《奇效良方》中将血痔描述为："肛边有窍，血出如射线者。"指内痔脱出糜烂出血。清代王维德《外科证治全生集》中载五痔为："痔分五种，状亦不一，曰牡，曰牝，曰脉，曰肠，曰气。"此处将血痔换为气痔。

近代张觉人《外科十三方考》中记述有"此痔因受风寒湿热，致气虚下降不能上升而成"之"脱肛痔"，及"此痔因气血虚损，湿热掺入大肠所致"之"盘肠痔"，亦阐述了此种痔病的病因病机。

3. 以形态特点分类命名

按痔之形态特点分类命名者较多。宋代《圣济总录》中有曰："其状肛边生鼠乳，或痒或痛，脓血时下，谓之牡痔。"即说明牡痔的形态特点状如鼠乳。明代窦梦麟伪托窦汉卿之名所著（旧题宋代窦汉卿辑著）《疮疡经验全书》中提到"栗子痔""鸡心痔""翻花痔""血攻痔""通肠痔""贯炼痔""漏痔""但肠痔""悬珠痔""珊瑚痔"等，将痔分为二十五类，并对每种形态的痔稍加论述，如鸡心痔为"皮赘性外痔"，翻花痔为"形如翻花，登厕即出也"，血攻痔为"出血之痔也"，通肠痔为"其根生于脏内，即粪即下也"，贯炼痔为"穿而贯脓血也"，漏痔为"气血衰败，久劳淹腻，不曾洗净而然也"，但肠痔为"其痔横在肛门"，悬珠痔为"其形垂下如珠"，珊瑚痔为"形如珊瑚"，等等，均属于按照形态特点命名者。

明代赵宜真《秘传外科方》、明代龚信《古今医鉴》、明代申斗垣《外科启玄》、清代吴谦等人《医宗金鉴》中均将痔分为二十四类。清代祁坤《外科大成》中亦将本病分为二十四痔，其中将"生骑缝中间，层层叠起，干燥无水，只痒而不肿痛"者称为"重叠痔"，将"肛门内外皆有，遇大便即出血疼痛"者称为"内外痔"，将"在肛门之内，大解则出血如箭，便毕用手按，良久方入"者称为"内痔"或"血箭痔"，将"状如莲花，层层叠起，有细孔，痒痛出脓水"者称为"莲花痔"，将"左右如乳头堆起，只痒不痛，遇辛苦出水，或痔有孔出脓"者称为"葡萄痔"，将"生谷道前，形如石榴，破塌疼痛，有孔出脓"者称为"石榴痔"，将"状如菱角，左右皆有三四孔，一孔通肠流脓水"者称为"菱角痔"，将"一长一圆"者称为"雌雄痔"，将"生于脏内，悬于肛外，时流脓水，便痛出血，先枯去痔，不须收口"者称为"悬胆痔"，将"肛门内外有痔，折缝破烂，便如羊粪，粪后出血秽臭大痛"者称为"钩肠痔"，将"肛门肿如馒头，两边合紧，外坚而内溃，脓水常流，此终身之疾，治之无益"者称为"脏痈痔"，将"肛门内外如竹节锁紧，形如海蜇，里急后重，便粪细而带匾，时流臭水，此无治法"者称为"锁肛痔"，等等诸如此类。此外，书中尚有"樱桃痔""羊奶痔"等名称，皆为遵从形态特点而命名之。

清代马培之《马氏痔瘘科七十二种》为我国首部痔瘘专著，专论痔病，将其分为七十二类。《外科十三方考》中亦有以形态特点命名者，如"亦如通肠漏，在未出气之前，先肿痛出脓，内有一硬管，时出脓水"之"鸡管痔"，"生于肛门侧边约一寸处，如疽如疖，穿头后，时出脓水不干，延至数日后，患部即肿起化脓，再数月后，又有一枚肿起成脓，脓水不干，延至穿溃三、四孔后，内中即结成茧"之"曲尺痔"，"发时大肠即坠出约二、三寸许，其痔核约如棉子大，肿痛非常，渐渐阴囊俱肿，成脓溃头，辛劳即发，常常脓水不干，饮食少进"之"盘肠痔"，等等。

（二）病因病机

痔病发病原因多而繁杂，涉及多个脏腑，现将其病因病机整理概括为风湿燥邪、饮食不节、房事不节、情志不调、妊娠分娩、先天因素、脏腑亏损七端，现分别论述如下。

1. 风湿燥热，外邪侵袭

风湿燥热等外邪侵袭机体，若体虚不得从表宣泄，则留于体内，下注大肠，导致湿热蕴结或血脉瘀结可成痔。《金匮要略》中即曰："小肠有寒者，其人下重便血，有热者必痔。"表明热邪可成为痔病的诱因之一。宋代《圣济总录》中云："脉痔者，肛边生疮，痒而复痛，出血是也。脏腑蕴积，风热不得宣通也，风热之气，乘虚流注下部，故肛边生疮，痒痛血出也，实为痛，虚为痒，今实热下攻大肠，故痒且痛，又脉者血之腑，得热则妄行，故血乃出也。"认为风热不得宣通是痔发病的重要因素。金代刘完素《河间六书·痔疮》中曰："肠澼为痔，盖以风热不散，谷气流溢，传于下部，故令肛门肿痛，结如梅李核，甚者乃变而成瘘也。"亦认为风热之邪为痔病的发病因素之一。金代李东垣综合前人之论，指出："痔是风湿燥热四气相合而成。"明确指出痔的发病原因多为风湿燥热之邪，其于《东垣十书》中曰："善为病者，皆是湿热风燥，四气所伤，而热为最多也。"

《疮疡经验全书·痔瘘症图说》中提及："肠澼为痔，脏腑所发，多由……不避严寒酷暑，或久坐湿地，恣意耽看，久忍大便，遂致阴阳不和，关格壅塞，风热下冲，乃生五痔。"说明湿邪、风热亦为致病因素。《外科启玄》中载曰："古书虽有五痔之分，而未尝离于风湿燥热四气瘀滞，弗能通泄，气逼大肠所作也。"同样认为痔之成因总不离风湿燥热四端。明代徐春甫《古今医统大全》中有云："若因风热粪燥便难，粪未下而痔先破，出血者有之；粪已下而痔后破者，血出者有之，次皆内痔所为。"亦说明风热与痔病的关系密切。《医宗金鉴》中更是集历代医家论述之大成，沿用二十四痔分类的同时，对每类痔皆画有图样，并注云："痔疮形名亦多般，不外风湿燥热源，肛门内外皆可发，病久成漏最难痊。"

2. 素嗜厚味，饮食不节

祖国医学认为素嗜膏粱厚味，饮食不节可导致痔的发生。《素问·生气通天论》中即论述曰："因而饱食，筋脉横解，肠澼为痔。"一早即提出饱食不节可致痔病。《黄帝内经》中云：

"食入于胃，散精于肝，淫气于筋，邪伤肝而复饱食，盖肠胃相通，入胃之食，不能淫散其食气，而筋脉横解于下矣，食气留滞，则湿热之气，澼积于阳明大肠而为痔。"其中肠澼即是黏液流注而下血成痔。《疮疡经验全书·痔瘘症图说》中亦云："肠澼为痔，脏腑所发，多由饮食不节，醉饱无时，恣食肥腻、胡椒辛辣、炙煿酽酒、禽兽异物，任情醉饱，耽色不避严寒酷暑，或久坐湿地，恣意耽看，久忍大便，遂致阴阳不和，关格壅塞，风热下冲，乃生五痔。"更加详细地论述了饮食不节、任情醉饱、耽色久坐可致痔病的发生。

《奇效良方》中有云："酒热之毒流于脉……内注大肠……以火就燥，则大便闭而痔瘘作矣。"说明酒毒下注大肠亦为便秘、痔发病的重要因素。明代陈实功《外科正宗·痔疮》中亦云："夫痔者，乃素积湿热，过食炙煿；或因久坐而血脉不行，又因七情而内伤，以及担轻负重，间竭力远行，气血纵横，经络交错；又或酒色过度，肠胃受伤，以致浊气瘀血流注肛门，俱能发痔。"亦认为饮食不节可致痔病发生。《医学入门·痔》中亦提到："肠澼为痔，盖饱食则脾不能运，食积停聚大肠，脾土一虚，肺金失养，则肝木寡畏，风邪乘虚下冲，轻者肠风下血，重者变为痔瘘。或醉饱入房，精气锐泄，热毒乘虚下注。或淫极入房，过甚伤筋，忍则停毒……致伤膀胱及肾肝筋脉，盖膀胱筋脉，抵腰络肾，贯臀走肝，环前后二阴，故痔乃筋脉。"说明痔之为病，原因之一则为食积停聚。清代陈梦雷、蒋廷锡等的《古今图书集成·医部全录》中亦云："食气流滞，则湿热之气，澼积于阳明大肠而为痔。饮食不节，醉饱，嗜食辛辣油腻炙煿厚味等，肠胃易生湿积热，湿热下注，蕴积日久不散，下趋大肠，蕴而为痔。"亦认为醉饱无时、饮食无节是痔病发生的病因病机之一。

3. 起居失常，房事不节

起居失常主要指过劳或过逸，久坐或久立，气血下趋，结聚于肛门为瘀血而成痔。且房事不知节制亦可耗伤阴血，阴火内生，逼迫后阴，蕴积于下而成痔。《诸病源候论》中即载："诸痔皆由伤风，房事不慎，醉饱合阴阳，致劳扰血气，而经脉流溢，渗漏肠间，冲发下部。"认为痔可由伤风、房事、过劳等多因素杂合而成。《东垣十书》中亦载："肠澼渗漏，冲注下部，肛边生疮，变为痔疾……稍纵嗜欲，腐溃脓血，或逗留淫汁，岁月已深，旁穿窍穴，即变痔漏。"同样认为纵欲可加重痔疾。《外科正宗》中有云："夫痔者……担轻负重，竭力远行，气血纵横，经络交错……俱能发痔。"说明劳逸失度，负重久行亦可致本病发生。《医宗金鉴》中亦见记载："痔总不外乎醉饱入房，筋脉横解，精气脱泄，热毒乘虚下注。"同样认为"醉饱入房"是痔病发生的重要因素。

4. 气血失和，情志不调

情志失调如大惊大怒等可致气血逆乱，横逆经脉，使浊气瘀血流注于肛门处而成痔；思虑过度暗耗气血，可使气血亏虚下坠不得提升，蕴积于肛门亦可为痔。《外科正宗》中即云："气血纵横，经络交错……浊气瘀血，流注肛门。"认为经脉气血错乱可致痔的发生。明代李中梓《内经知要》中则指出："脉入肛，故为痔……痔乃筋脉。"说明痔为筋脉的集合。明代《普济方》中则载："盖热则血伤，血伤则经滞，经滞则气不周行，气与血俱滞，乘虚而堕入大肠，此其所以为痔也。"明确指出气血瘀滞为痔病发生的原因。明代薛己《薛氏医案》中载："喜则伤心，怒则伤肝，喜怒无常，气血浸入大肠致谷道无出路，结积成块，生血生乳，各有形相。"明确指出了情志失常，气血不和与痔病的发生关系密切。同时书中又云："臀，膀胱经部分也，居小腹之后，此阴中之阴。其道远，其位僻，虽太阳多血，气运难及，血亦罕到，中年后尤虑此患。"亦认为气血运行不和与肛肠疾病的发生密不可分。

5. 妊娠分娩，经期受邪

女子妊娠、月经不调，可致关格壅塞，经血流溢渗漏于肠间，故痔在女子，可因难产久坐，或产后用力太过，余血渗至肛边，血脉凝滞而成；或于女子经期伤于风湿之邪，加之情志失调，余血、邪气下注于大肠而成。如《疮疡经验全书》中即载有"产后用力太过而生痔者"。《外科启玄》中亦云："痔曰肠澼是也。妇女因难产久坐，或经行时因气怒伤冷受湿，余血渗入肛边而生。"同样认为女子难产或经期受邪亦可导致本病。

6. 先天因素，禀受胎毒

先天遗传因素亦为痔的发病原因之一。《疮疡经验全书》中载："亦有父子相传者，母血父精而成。"认为父母双方均可遗传痔病于胎儿。《薛氏医案》中亦载："痔疮之症或禀受胎毒，或母腹中受热也。"亦认为痔病有遗传性，可于母腹中受热受毒而得。

7. 气血虚弱，脏腑亏损

上述风湿燥热之邪虽为发病之外因，然尚有内因之存在，外因才可乘虚而入。《黄帝内经》中云："正气存内，邪不可干……邪之所凑，其气必虚。"可见脏腑气血虚弱为导致痔病的内在因素。若久咳久泻久痢，耗损机体正气，耗伤气血津液，则致脏腑虚弱，外邪侵入且不得宣泄，蓄积于肛门处，久积成痔。《备急千金要方》中即云："久下不止，多生此病。"指出久下久痢致脏腑虚弱则易变生痔病。《外台秘要》中有云："肺虚劳损，致肠中生痔，名曰肠痔。"亦认为脏腑虚损可致痔病。《丹溪心法》中亦提及："痔者，皆因脏腑本虚，外伤风湿，内蕴热毒，醉饮交接，多恣自戕，以致气血下堕，结聚肛门，宿滞不散，而冲突为痔也。"明确提出痔的成因为脏腑本虚，同时外有风湿内有热毒。《疮疡经验全书》中有云："人生素不能饮酒亦患痔，脏虚故也。"说明不饮酒者亦可因脏腑亏虚而患痔。《医学入门·痔》中亦载："肠澼为痔，盖饱食则脾不能运，食积停聚大肠，脾土一虚，肺金失养，则肝木寡畏，风邪乘虚下冲，轻者肠风下血，重者变为痔瘘。"认为脾虚风侵可导致痔瘘发生。《医宗金鉴》中亦载有"久泻久痢而生痔者"与"久病咳嗽而生痔者"，明确提出了久病机体亏耗可生痔。

（三）证候分类

历代医家对痔证候分类的表述：①热结肠燥；②湿热瘀滞；③风伤肠络；④虚寒气陷；⑤气血亏虚。

（四）治疗

痔的治疗在古籍文献中多以对症治疗为主，内治方药为多，外治、手术、针灸、导引亦时有记载。《神农本草经》中载有药物365味，其中治痔之药即有30余味，可见痔病在古代确是常见。经过对古代医籍文献的整理，现执简驭繁，将治法概括为以下几类。

1. 辨证论治

（1）清热泻火：历代医家均注重对痔病病因病机中风湿燥热邪气的治疗，如《东垣十书》

中即曰："治痔漏大法以泻火、凉血、除湿、润燥为主。"其后所记载治法中，以清热泻火者为重点。《丹溪心法》中亦曰："痔疮，专以凉血为主。治法总要，大抵以解热、调血、顺气去之。"亦认为清热凉血为治痔大法。金代刘完素《素问病机气宜保命集·痔瘘论》中亦提出了"泻火"法治疗痔核。刘完素亦云："（痔）当泻三焦，火热退，使金得气而反制木，木受制则五虫不生痔有愈矣。"认为痔之为病治当泻火退热。《疮疡经验全书》中曰："凡痔有五……大半以凉血为主，徐徐取效。"强调清热凉血治法的重要性。《医学入门》中亦记载有："（痔）当用凉血为主，大法用芩栀凉大肠，人参、黄连、生地、槐解凉血生血。"认为治疗本病当清热凉血。《外科正宗》中载："肛门下坠，大便去血，时或疼痛坚硬者，宜清火渗湿。"亦认为痔病治当清热泻火。

（2）祛风除湿：多用于风湿偏盛而正气不虚者。湿热是痔形成的主要内在机制之一。《外科正宗·痔漏》中认为："夫痔者，乃素积湿热。"同时于书中记载："紫色疼痛，大便虚秘兼作痒者，凉血祛风，疏利湿热。"认为当以祛风利湿之法治疗本病。清代陈士铎《辨证录》中认为肛门距离脾胃甚遥远，然化湿热之毒应借助于脾胃，但用药时须得无损于脾胃而有利于肛门，并记载有既可不伤脾胃，又有利于去留着肛门之邪气之利水去湿剂之益后汤。清代张璐《张氏医通》中亦曰："痔证之方不一……湿胜则加苍术、黄柏、泽泻、茯苓。"提出痔属湿盛者当用祛风除湿之药。《外科大成》中云："肿者湿也，痛者火也，痒者风也，闭结者燥也。"痔病多苦于肿痛而痒，故当祛风除湿。

（3）泻热通下：阳明腑实，大便秘结者亦常可引起痔的发作，因而可以泻热通下之法治疗痔病。明代吴崑《医方考》中即曰："古方医痔漏下血……有用芒硝、大黄者，有用槟榔、枳实者，此皆责之实热可下也。"说明可以寒凉通便之药医治本病。清代郑钦安《医法圆通》中亦云："因阳火致者……其痔定然痛甚，肛门红肿，精神不衰，饮食如常，粪硬溺赤，喜饮清凉者也，法宜专清肠胃之热，如大、小承气汤，调胃承气汤，葛根芩连汤等，皆可酌用。"认为对于"阳火"所致之痔，清泻肠胃之热为一重要治法。

（4）滋阴润燥：风热燥邪内侵，不得宣泄，郁而化热，耗伤津液，可致痔病发生；患痔日久，伤津耗液，可致阴虚火旺，蕴积于肛门而成痔，故治当滋养阴液而润燥。《兰室秘藏》中云："其疾甚者，当以苦寒泻火，以辛温和血润燥，疏风止痛，是其治也……以秦艽、当归尾辛温和血润燥。"认为应以当归等物养血润燥。《外科正宗》中亦明确指出："痔疮治法，初起及已成渐渐大而便涩作痛者，宜润燥及滋阴。"认为治疗本病当润燥滋阴。《医法圆通》中提及："燥邪发泄不畅，辨证与上同，而时令不同，治宜清燥为主，如黄连玉竹阿胶汤、清燥汤、甘桔二冬汤之类。"同样认为其治当养阴润燥。

（5）补益健脾：脏腑虚损为痔病发生的重要因素之一，因而治当健脾补益，升提中气。用补养药物恢复机体正气，有助于祛邪外出，亦可使"正气存内，邪不可干"。该法适用于痔病日久或常伴出血使气血亏虚者，或便后内痔脱出者，多以补气养血为多。《外科正宗》中云："内痔去血，登厕脱肛难上收者，当健脾、升举中气。便前便后下血，面色萎黄，心忪耳鸣者，宜养血健脾。"认为便血者治当健脾益气。明代龚廷贤《万病回春》中载有一则痔病医案："一男子患痔，脓血淋漓，口干作渴，晡热便血，自汗盗汗，余谓此肾肝阴虚出……余先用补中益气汤加茯苓、半夏、炮姜，脾胃渐醒；后用六味丸朝夕而服，两月余，诸证悉愈。"即为以补益中气治法治疗痔病的证明。清代顾世澄《疡医大全》中云："痔贵早为培补，益气保元。"亦认为当以补益之法治疗痔。

2. 外治法

（1）熏洗坐浴：是指将药物煎汤，用汤水熏洗或坐浴，治疗肛门部疾病的一种方法，其效佳，可治痔嵌顿、水肿、感染、发炎等。早在《素问·阴阳应象大论》中即曰："其有邪者，渍形以为汗。"其中的"渍形"即是指用热汤熏洗。西汉《礼记》中有云："头有疮则沐，身有疡则浴。"说明疮疡之疾可以通过沐浴之法治疗。后世医家对熏洗疗法进一步发挥，时于著作中记载一些常用洗剂，如《外科正宗》中记载了清热祛湿的起痔汤、洗痔肿痛方等，亦有理气消肿、活血化瘀的洗痔枳壳汤、活血逐瘀汤等，以及祛风润燥、消肿止痒的洗痒疮方、蛇床子汤等。熏洗疗法直接作用于病变部位，因而越来越受到后世医家的重视。

（2）腐蚀枯痔：枯痔法由来已久，早在《周礼》中即有剐杀之剂（即腐蚀剂）的记载，后世延续其为枯痔法、枯痔钉疗法等。有文献记载的最早药物外敷枯痔之法，见于《五十二病方》中"牡痔"下，其载："牡痔……先蠱之，弗能蠱……与地胆虫相半，和以傅之。"应用地胆虫（即地胆，为外用腐蚀药）等药物外敷腐牡痔之法，与后世枯痔法类似。枯痔法于唐代初见萌芽，如《备急千金要方》中载："用药导下部，有疮内药疮中，无疮内孔中。"《外台秘要》中亦载："以肥大枣一颗，削去赤皮，取水银掌中以唾研令极熟，涂枣裹上，内下部中瘥。"此为最早使用水银、白矾等枯痔剂外涂使痔枯萎或硬化的记载。宋代王怀隐《太平圣惠方》中记载了将砒溶于黄蜡中，捻为条子，纳于"痔瘘疮窍"之中的方法，称为枯痔钉疗法。

宋代魏岘《魏氏家藏方·卷七》中载有使用枯痔药（如白矾、朱砂、生砒）枯痔之法，其引《李防御五痔方》中原文，认为"枯药，别名独圣散、枯痔散"，言其所用药物有："好白矾四两，生砒二钱五，朱砂一钱（生研，令十分细）"，详细地论述了枯痔药的制法为："上各研为细末，先将砒安在建盏中，次用白矾末盖之，用火煅令烟绝，其砒尽随烟去，止是借砒气于白矾中，将枯矾取出，研令十分细。"制成散药之后，又记载其用法为："先看痔头大小，将所煅白矾末入生朱末少许，二味作一处，以水调令稀稠得所，用篦子涂在痔上，周遭令遍，日三上；须仔细看痔头颜色，转焦黑，乃是取落之渐，至夜自有黄膏水流出，以布帛衬之，至中夜更上药一遍，至来日依旧上药三次，纵有些小疼痛不妨。换药时，用新水或温汤，在痔侧以羊毛笔轻手刷洗痔上，去了旧药，却上新药。次用荆芥汤洗之，三、二日之后，黄膏水流出将尽，仍看痔头焦黑为度，以篦子敲打痔头，见得渐渐坚硬黑色，却于枯药中增添生朱减退白矾，自然药力慢缓矣。"可见枯痔药的使用亦应根据痔头的大小、颜色不同增减药量。

《外科正宗·痔疮论》中对此方已有所改进，所载枯痔散等方剂内容已相当完善："凡疗内痔者，先用通利药荡涤脏腑，然后用唤痔散涂之肛门内，片时自然泛出，即用葱汤洗净，搽枯痔散，早午晚每日三次，俱用温汤洗净，然后搽药，轻者七日，重者十一日，其痔自然枯黑干硬，停止枯药。其时痔边裂缝流脓，换用起痔汤日洗一次，待痔落之后，换搽生肌散或风雏膏等药生肌敛口，虚者煎服补药，其口半月自可完矣。"并给后文所载以明矾、白砒、雄黄为主要成分的"枯痔锭"命名为"三品一条枪"，详细记载了该药的配制与使用方法。后世医家对此法多有发展，枯痔法于痔的治疗上应用甚广。

（3）结扎切除：是一种古老的治法，最早可见于长沙马王堆汉墓出土之帛书，其载曰："痔居窍旁……系以小绳，剖以刀。"《太平圣惠方》中载有："用蜘蛛丝缠系痔鼠乳头，不觉自落。"亦为结扎法治疗痔病的佐证。元代危亦林《世医得效方》中亦载："用川白芷煮白苎作线，快手紧结痔上，微痛不妨，其痔自然干瘪而落，七日后安。"说明古代多用结扎法治疗外痔。《古今医统大全》中有云："治外痔有头者，以药线系之，候痔焦黑落下，再用……沾药纳于窍中，永不发。"亦用药线结扎治疗外痔。后至《医宗金鉴》中亦有云："顶大蒂小者，用药线勒于痔根，每日紧线，其痔枯落……撮之收口……凡遇痔疮瘘瘤，顶大蒂小之证，用线一根，患大者用二根，双扣系扎患处，两头留线，日渐紧之，其患自然紫黑，冰冷不热，轻者七日，重者十五日后，必枯落。"亦认为结扎法可快速而有效地疗痔。现今我国痔病常用治法之一依然有结扎法，包括分段结扎、单纯结扎等，种类在不断探索与丰富中。

（4）涂擦治法：《千金翼方》中载有治五痔方："苍耳茎叶，以五月五日采干为末，水服方寸匕，或丸桐子大，服之立效。"宋代《太平惠民和剂局方》中载有"消毒麻仁圆"可治疗"肠风五痔"。《疡医大全》中载有内外合用治疗痔病之法，内用"唤痔散"（磁石、草乌、枯矾、干姜等）使内痔向外脱出，外用枯痔药（如明矾、轻粉、朱砂等）涂之，可消其痔。

3. 其他治法

（1）针灸疗法：古代医籍中亦可见针灸治疗痔者，其中灸法多于刺法。《黄帝内经》中已有针刺治疗痔病的经验及穴位记载。《玉龙赋》中载："长强承山，灸痔最妙。"认为长强穴、承山穴以灸法治疗痔病有一定疗效。《玉龙经》中"针灸歌"亦沿袭此说法："五痔只好灸长强。"同样认为长强穴为治疗痔之要穴。晋代皇甫谧《针灸甲乙经》中有云："痔痛，攒竹主之；痔，会阴主之。"认为攒竹、会阴为其治疗要穴。《备急千金要方》中载："久冷五痔便血，灸脊中百壮。"认为脊中穴可用灸法治疗痔病。《外台秘要》中亦载有所取穴位皆在督脉上之"崔氏灸痔法"。《圣济总录》中云："诸痔宜灸回气三气壮。"《丹溪心法》中亦有云："痔疮：大蒜一片，头垢捻成饼子，先安头垢饼于痔上，外安蒜艾灸之。"记载了以隔物灸法治疗痔病的经验。《古今医统大全》中载有："一治痔初起，痛痒不止，以旧布鞋底烘热，频频熨之痛痒处，冷则再烘熨，其痒立止。"其载之熨法亦为温热疗法，类似灸法。清代时日本医家菅沼周桂《针灸则》中录有："灸，可于痔上五十壮或至百壮。"认为可于痔上直接使用灸法。清代廖润鸿《勉学堂针灸集成》中亦录："痔乳头，灸痔凸肉，百壮即平，神效。"同样认为痔上直接使用灸法可取效。清代金冶田《灸法秘传》中载有："痔疮，当灸会阳几壮。"亦认为灸法可疗本病。历代医家对针灸治疗痔病多有记载，常用穴位有长强、承山、三阴交、攒竹、龈交、肾俞、大肠俞、委中、太冲、气海、命门等，均对痔有治疗作用。

（2）药膳食疗：唐代昝殷《食医心镜》中记有食疗治痔之法："治五痔瘘疮，杀虫，鳗鲡一头，治如食法，切作片灸，着椒、盐、酱调和食之。"后《太平圣惠方·食治五痔》中亦载有食疗之法，其曰："黄芪粥治五痔下血不止。"

（3）栓剂治疗：汉代张仲景《伤寒论》中记载了其发明的一种肛门栓剂，将蜜炼后捻成如小指粗、长二寸许、头尖之棒，待其冷却变硬后，纳入肛门内治便秘痔。此为世界上记载最早的肛门栓剂。

痔之为病，有轻有重，重者可成瘘而难愈，如《诸病源候论》中云："痔而不愈，变而为瘘。"又如明代陈文治《疡科选粹》中所云："痔疮绵延不愈，湿热瘀久乃穿肠透穴，败坏肌肉，销损骨髓而为之漏焉。"再如《薛氏医案》中曰："若破而久不愈，多成痔漏，有穿臀穿阴穿肠者。"可见治痔应尽早，防止其病变加重，成瘘穿肠而难治。综上所述，历代医家对痔的认识繁多，辨证思路多种多样，遂整理如上，考镜源流，以飨同道。

（高　阳　李文昊）

肛痈源流考

中医学对肛痈的认识由来已久，最早的相关记载可追溯到两千年前《黄帝内经》中"赤施"一说。历代中医文献中有大量针对肛痈病因病机、辨证论治的论述，包含丰富的理论探讨和实践经验。故本文从病名、病因病机、证候分类及治疗入手，对历代文献中肛痈的相关论述进行整理研究，对治则治法进行总结，对于现今临床应用具有重要意义。

（一）病名

中医古代文献中对于肛痈的病名有多种阐述，最早见于《黄帝内经》。如《灵枢·痈疽》中云："发于尻，名曰锐疽……发于股阴，名曰赤施。不急治，六十日死，在两股之内，不治，十日而当死。"此处"赤施"即是指肛痈，明代王肯堂《证治准绳·疡医》中给出了明确解释："赤施即股阴疽。"肛痈因其发生在肛周的不同部位，历代医家多以病位不同来命名，如"悬痈""偷粪鼠""坐马痈""鹳口疽""跨马痈""穿裆发""上马痈""下马痈"等，亦有为数不多的医籍中以病因病机分类命名。明清以来则多称之为肛门痈。

1. 以病位分类命名

在古代文献中因肛痈所发的部位不同，历代医家对其阐述也不同。关于肛痈的记述最早见于《黄帝内经》，书中《灵枢·痈疽》曰："发于尻，名曰锐疽……发于股阴，名曰赤施，不急治，六十日死，在两股之内，不治，十日而当死。"指出本病之病情危重，但此时尚未出现真正意义上的肛痈病名。南齐龚庆宣《刘涓子鬼遗方》中将本病称为"痔痈"，其曰："胯下两臀尖下，大道前（谷道），小道后，水道成悬痈，皆是虚极人患此。近谷道左右，乃名痔痈……慎勿过冬，即成冷漏，难治。"认为生于谷道附近的痈疽名为"痔痈"，若不及早治疗则易变生冷漏，病情危重。后文中亦根据发病部位的不同命名不同痈疽，例如，"在左"者为"上马痈"，"在右"者名为"下马痈"，"在肛门傍"者名之为"肛门痈"，等等。

明代陈实功《外科正宗》中曰："夫悬痈者……此穴在于谷道之前，阴器之后，又谓海底穴也。初生状如莲子，少痒多痛，日久渐如桃李，赤肿焮痛，欲溃为脓。"此处所论之"悬痈"即为肛痈，并提出了其别名"海底穴"，概源其部位在下处，深如海底。清代爱虚老人《古方汇精》中曰："突生肛痈肿痛，若离寸许，名偷粪鼠。若生于谷道前、阴囊后，名骑马痈。极为痛楚，乃恶症也。男女患之，皆同治法。"亦根据发生部位的不同，将其分别称为"偷粪鼠""骑马痈"等，并指出男女皆可患有此病，不分性别。清代许克昌、毕法《外科证治全书》中更详细地提出了本病不同部位的多种命名，如将发于臀部的痈疽称为"臀疽"或"坐板疮"，发于"中尾骨尖"处者称为"鹳口疽"，发于"尻骨前肛门后"者称为"涌泉疽"，发于"肛门两旁"者称为"脏毒"，发于"肛门内外"者称为"痔疮"，发于"肛门前阴根后中间"者称为"偷粪鼠"，若"溃经走泄"则称为"海底漏"，发于"尻骨高骨略上"者称为"坐马痈"，发于"左臀下折纹中"者称为"下马痈"，发于"右臀下折纹中"者称为"上马痈"，若色白则称为"东瓜痈"，发于"肾囊后"者称为"穿裆发"，发于"大腿根里侧缝夹空中"者称为"跨马痈"，发于"小腹下阴毛旁结肿"者称为"横痃",发于"小腹下腿根上折纹中"者左边称为"鱼口",右边称为"便毒",发于"阴毛际"者称为"八脚虫阴虱疮",等等,极大地丰富了本病病名的种类。

清代陈士铎《辨证录》曰:"人有阴囊左右而生痈毒者,名曰便毒。生于囊之下,粪门谷道之前,名曰囊痈。"承袭前人说法,继承了"便毒""囊痈"之名,分别按部位不同命名。清代沈金鳌《杂病源流犀烛》中亦曰:"七曰肛内痈,俗名盘肛痈,生肛门口,乃蕴积热毒于大肠之间,或多食煎煿毒物,或湿热流注日深,皆致此症。"指出此痈发于肛门口部位,因而命名为"盘肛痈"。清代王旭高《外科证治秘要》中曰:"又有肛门肿痛,大者名肛门痈,小者名偷粪鼠。又肛前、肾囊后生痈,名海底悬痈。此数症,皆易成管。"同样根据不同部位命名曰"肛门痈""偷粪鼠""海底悬痈",等等。清代高秉钧《疡科心得集》中将"便通后其肿痛仍然不减,绕肛成脓者"称为"脏头毒",将"或左或右成脓者"称为"偷粪鼠",将"在两边出脓者"称为"肛门痈",将"生于左臀之下褶纹中"者称为"上马痈",将"生于右臀之下褶纹中"者称为"下马痈",将"生于尻骨略上"者称为"坐马痈",详细指出了不同部位痈疽的不同称谓,如"脏头毒""偷粪鼠""肛门痈""上马痈""下马痈""坐马痈",等等。清代祁坤《外科大成》中将"生于尻前"者称为"涌泉疽",并描述其症状为:"肿发太阴,状如伏鼠,十日可刺,得白脓者顺,青脓者险,赤黑者逆,不穴者死。"认为涌泉疽发于太阴经上,形态似伏鼠,十日后可针刺除脓,脓色白者预后较好,脓色青者预后较差,脓色黑者预后极差。另外,书中尚将发于穷骨穴处的痈疽称为"穿裆发",穷骨穴即阴器之底部也,并言其症状特点为"色赤焮肿,痛连阴子及腰背肛门",言其发病时红肿热痛,痛连阴器及腰背肛门处。此外,书中尚将"生于臀,近肛门之右"者称为"上马痈",将"生于臀,近肛门之左"者称为"下马痈",亦将本病根据发病部位分别命名为"涌泉疽""穿裆发""上马痈""下马痈",等等,不一而足。

2. 以病因病机分类命名

因古代医家对于肛痈多以病位命名来进行论述,所以历代医家对于病因病机命名阐述较少。但肛痈的病因病机分类最早也可追溯至秦汉时期,如《黄帝内经》中《素问·生气通天论》认为其原理是:"营气不从,逆于肉理,乃生痈疽。"明代龚廷贤《万病回春》中云:"便毒,一名跨马痈。此奇经冲任为病,而痈见于厥阴经之分野。其经少血,又名血疝,或先有疳疮而发,或忽然起核疼痛而发,皆热郁血聚而成也。"此处所言及之"血疝"即为肛痈,又提出其别名"跨马痈"。王肯堂《证治准绳》中云:"背之下极发疽何如?曰:此名穿裆发,属督脉及太阳经,由劳伤忧思积郁所致。"同样沿用了"穿裆发"之名。《外科证治全书》云:"悬痈多有由忍精提气而成,所谓欲泄不泄,化为脓血是也,最难疗治。"将本病称为"悬痈",因为多得之于"忍精提气"而命名之。清代朱费元《临证一得方》云:"肝肾并亏,湿痰交滞,便浊囊胀,后房结为痰核,已成跨马痈。"沿用了"跨马痈"的名称,并指出该名称是由肝肾亏损、夹湿夹痰而成痰核,故得名。清代时世瑞《疡科捷径》云:"坐马痈生督脉经,位居尻尾湿瘀成。高疼红肿脓稠顺,散漫脓清症不轻。"同样使用"坐马痈"之名,言其是由湿邪瘀毒而成,并描述了其症状特点,提出其有两种不同预后:若高出皮肤、红肿疼痛、脓水黏稠者预后较好;若散漫而发、脓水清稀者预后较差。

"肛痈"一病从古至今,历代医家均对其有所阐述,但各个医家对其病名都有不同的见解,从最早《黄帝内经》中的"赤施"到后来的"悬痈""偷粪鼠""跨马痈""海底穴"等,不一而足，而使用最多的病名则为"肛痈"和"悬痈"。

（二）病因病机

肛门为足太阳膀胱经所主，湿热易聚膀胱，故此处生痈，多由湿热下注，经络阻隔，瘀血凝滞，热盛肉腐成脓而发。但其中有虚实之别，实证多因过食醇酒厚味，湿浊不化而生，或由内痔、肛裂感染诱发；虚证多因肺、脾、肾亏虚，湿热乘虚下注而成；或因麻疹、伤害、痨病后体虚并发。《素问·生气通天论》认为其原理是"营气不从，逆于肉理，乃生痈疽"。通过对古代医籍的整理研究，将本病病因分为以下几个部分，现分述如下。

1. 房事不节，起居失常

起居失常主要指过劳或过逸，久坐或久立，机体失于调和，气血结聚于下而形成肛痈；而房事不节亦可耗伤心神气血，阴火内生或精气不泄，逼迫后阴，蕴结于下而成肛痈。如《外科证治秘要》中云："肛门痈、偷粪鼠、脏头毒，湿热所结，由于酒色而成。初起寒热，绕肛红肿而痛，大便不通，最易成脓。"明确说明了肛痈发病原因是酒色过度，湿热瘀结而成。清代魏之琇《续名医类案》中曰："悬痈、脱疽、脚发之类，皆由膏粱浓味，尽力房劳，七情六欲，或丹石补药，精虚气郁所致，非独因荣卫凝滞而生也。"认为肛门处痈疽多由饮食不节、房事不节、情欲不节等所致，不独由气血凝滞而成。清代《爱月庐医案》曰："即使节性提躬，怡情静养，犹惧不济，而复加以湿温久扰，则虚者愈虚，余湿不能尽化，注于会阴之间，酿成肛痈之候。"从侧面指出若不能"节性提躬，怡情静养"，则容易变生肛痈。清代陈士铎《辨证录》云："悬痈之处……此等之痈，皆少年贪于酒色，或游花街而浪战，或入柳巷而角欢，忍精而斗，耐饥而交，或已泄而重提其气，或将败而再鼓其阳，或有毒之妇而轻于苟合，或生疮之妓而甘为精斗，往往多生此痈。所谓欲泄不泄，化为脓血是也。"明确指出此等肛门之痈多由房事不节、贪色滥交而发。陈士铎《辨证冰鉴》中亦认为："肛痈此病皆少年贪于酒色，忍精而战，耐饥而交，或苟合有毒之妇，或斗精有疮之妓，所谓欲泄不泄，化为脓血是也。"承袭前人观点，认为本病多由房事不节而成。《外科证治全书》中亦云："悬痈多由忍精提气而成，所谓欲泄不泄，化为脓血是也，最难疗治。"认同前人说法，同样认为纵欲滋情可导致肛痈的形成。

2. 气血失和，情志失调

情志失调如过喜、过怒等均可导致气血逆乱，致使血脉凝滞而形成肛痈。明代孙志宏在《简明医彀》中云："悬痈也。因于七情郁怒，气滞血凝，有强忍败精，有情欲不遂，皆能致此。"明确指出悬痈的成因为"七情郁怒，气滞血凝"，可见情志不畅亦为本病发病的重要原因之一。《证治准绳》亦云："背之下极发疽何如？曰：此名穿裆发，属督脉及太阳经，由劳伤忧思积郁所致。"同样明确指出，情志不遂、忧思成疾从而郁滞气血是导致肛痈发生的重要原因之一。

3. 湿邪郁阻，经络阻滞

湿邪侵袭机体，若体虚不得从表宣泄，则留于体内，下注大肠，导致湿热蕴结，寒湿阻滞或血脉瘀结可成肛痈。明代赵宜真《秘传外科方》中曰："悬痈，阴囊上肿而痛，乃膀胱肾经，感寒湿邪气，偏肾为阴之经络，至血气凝滞，寒温气不散，作为此病。"明确指出本病之发病原因为膀胱经、肾经感寒感湿，血气凝滞。明代皇甫中《明医指掌》中曰："悬痈，阴囊上肿痛，乃膀胱与肾经及足厥阴肝经感寒湿邪，偏肾于阴之经络，致血气凝滞，寒湿气不散，而为此病。"亦认为寒湿阻滞血脉乃肛痈发病因素之一。《万病回春》中云："便毒，一名跨马痈。此奇经冲任为病，而痛见于厥阴经之分野。其经少血，又名血疝，或先有痔疮而发，或忽然起核疼痛而发，皆热郁血聚而成也。"同样说明热郁血阻也可形成肛痈。《杂病源流犀烛》中曰："七曰肛内痈，俗名盘肛痈，生肛门口，乃蕴积热毒于大肠之间，或多食煎煿毒物，或湿热流注日深，皆致此症。"认识到本病的发病因素是湿热毒邪侵犯机体。清代曹沧州《曹沧州医案》中云："大肠湿热下注，渐成肛痈。"亦明确指出肛痈的形成与湿热蕴于大肠有关。由此可见，湿邪郁阻之湿邪亦有寒湿及湿热之分。

4. 阴液亏损，脏腑虚衰

上述湿邪虽为发病之外因，然尚有内因之存在，外因才可乘虚而入。《黄帝内经》中云："正气存内，邪不可干……邪之所凑，其气必虚。"可见脏腑气血阴阳虚弱为导致肛痈的内在因素。明代薛立斋《薛立斋医学全书》中曰："悬痈，谓疮生于玉根之后，谷道之前，属足三阴亏损之症。轻则为漏，沥尽气血而亡；重则内溃而即殒。大抵此症原属阴虚，肝肾不足之人。"较为明确地指出了肝肾亏虚是本病极其重要的发病原因。明代孙文胤《丹台玉案》中云："悬痈者，乃三阴亏损。湿热结聚而成。"亦明确指出其发病原因为"三阴亏损"，兼有湿热结聚于下。清代陈莘田《陈莘田外科方案》云："真阴亏损，湿热下注，结为肛痈……阴虚肺热，下移大肠，遂生肛痈。"同样阐述了肛痈的根本病因为"真阴亏损"或"阴虚"。清代陈杰《回生集》亦宗薛立斋"三阴亏损"致肛痈之发病学说。清代程国彭《医学心悟》中曰："悬痈，此症皆由肾水不足，相火内烁庚金而致然也。"进一步明确本病之病因病机为肾阴亏损，相火内灼。沈金鳌《杂病源流犀烛》及吴谦等人所撰《医宗金鉴》亦宗前人所述，如《医宗金鉴》云："悬痈毒生会阴穴，初如莲子渐如桃，三阴亏损湿热郁，溃久成漏为痨疮……由三阴亏损，兼忧思气结，湿热壅滞而成。"明确阐述了肛痈之为病不外乎三阴亏损、忧思气结、湿邪壅滞而成。

（三）证候分类

历代医家对肛痈证候分类的表述分为：
（1）实证：①肛门热毒；②湿热下注；③火毒内陷。
（2）虚证：①阴寒凝滞；②阴虚湿热；③气血两虚。

（四）治疗

肛痈的治疗在古籍文献中多以对症治疗为主，内治方药、外治法均有记载。经过对古代医籍文献的整理，现执简驭繁，将治法概括为以下几类。

1. 辨证论治

（1）清热解毒，利湿排脓：历代医家均注重对肛痈病因病机中湿邪的治疗，如汉代张仲景在《金匮要略》中用赤小豆当归散清热解毒、排脓除湿，外用苦参汤向肛熏之。明代《外科正宗》中云："便毒悬痈，内消散吞何足虑……盖男子之囊痈，泻肝经之湿热。"同样认为治疗囊痈当泻其肝经湿热，以清热利湿之品为主。《简明医彀》和明代张景岳《景岳全书》中亦用清肝火、除湿热、解毒之法治疗肛痈。明代武之望《济阳纲目》亦云："初起湿热壅滞，未成脓而作痛，或小便涩滞，用龙胆泻肝汤。"提出以清热解毒、泻火利湿的代表方剂龙胆泻肝汤来治疗本病，方中用龙胆草为主药来清肝胆之火；黄芩、栀子二味苦寒清热，共助主药以泻肝胆经实火；用渗湿泻热之车前子、木通，从小肠膀胱以导之；泽泻使邪热从肾与膀胱以导之，共助主药以除肝胆经湿热，使邪有出路，则湿邪无留；又因所用诸药多属苦燥渗利之品，故用生地、当归，使祛邪不伤正；用甘草来固护脾胃。诸药合用，共奏清热解毒、除湿利水之功。其后文中又云："肿焮痛甚，用仙方活命饮：白芷、贝母、防风、赤芍、当归尾、甘草、皂角刺、穿山甲、天花粉、乳香、没药各一钱，金银花、陈皮三钱，用酒煎服，诸药合用共奏清热解毒，理气活血，化痰散结之功。久者，大补气血为先。"所选方剂仙方活命饮出自宋代陈自明《妇人大全良方》，功擅清热解毒、活血消肿、溃坚排脓、敛疮，被称为"疮门开手第一方"。

清代《灵验良方汇编》中亦提到了用清热利湿之法治疗肛痈。《杂病源流犀烛》中曰："悬痈云者……大约此症必以驱毒为急（宜肛内痈方），清热次之，宜槐花散：槐花、侧柏叶、荆芥穗、枳壳各等分，用槐花专清大肠湿热，凉血止血为主药；侧柏叶凉血收敛；荆芥穗疏风止血；枳壳宽肠行气，诸药合用既清肠间湿热又疏肠间气血，毋轻视也。"记载了清热利湿的槐花散，并详细分析了其方义，为后世医家提供了重要参考。清代吴澄《不居集》中曰："悬痈……消肿解毒之法俱可。"同样提到了可以消肿、解毒之法治疗本病。《外科大成》中用清肝经湿热之法来收功。清代王孟英《王孟英医案》中云："悬痈乃损怯证，成之以渐。今病来迅速，腥秽异常，是身中久蕴厚味湿热之毒，挟外受之暑邪，无所宣泄，下注而为此证……先与清营之剂，三投而神气渐清。次以凉润阳明，便畅而热蠲脓净。改用甘柔滋养，月余溃处肌平。"可见在肛痈初起正气不虚之时当注重清利湿热解毒治法，然正气虚弱时则宜用补益法治疗。

（2）滋阴清热，除湿解毒：阴液亏虚，湿热内郁，耗伤阴液可导致肛痈的形成。故治疗当用滋阴清热、除湿解毒之法。明代汪省之（即汪机）《外科理例》中曰："囊痈，湿热下注也。有作脓者，此浊气顺下，流入渗道，阴道有亏，湿热不利，有作脓者，故滋阴除湿之药断不可缺，脓尽则自安耳。"亦宗滋阴清热兼除湿之说，同时强调滋阴之重要。《外科正宗》曰："夫囊痈者，乃阴虚湿热流注于囊，结而为肿。"说明本病为阴虚湿热流注所致，故用药当滋阴补虚，清利湿热。《景岳全书》中载有："悬痈，谓疮生于玉茎之后，谷道之前，属足三阴亏损之证。轻则为漏，沥尽气血而亡，重则内溃而即殒。大抵此证，原属肝肾阴虚，故不足之人多患之，虽一于补，犹恐不治，况脓成而又克伐，不死何俟。"认为悬痈成因为三阴亏虚，肝肾阴虚之人多患，因而当以滋阴清热、解毒利湿为治疗本病的主要原则，然后文又云："即寒凉之剂，亦不可过用，恐伤胃气。"认为不可过用寒凉之药，过凉易伤胃气，后文亦提到："惟制甘草一药，不损血气，不动脏腑，其功甚捷，最宜用之，不可忽也。焮痛或发热者，清肝解毒。肿痛者，解毒为主。肿痛而小便赤涩者，肝经湿热也，宜分利清肝。不作脓，或不溃者，气血虚也，宜补之。"认为制甘草一药对于本病的治疗有着特殊意义，不伤血气，不损脏腑，滋阴清热的同时除湿解毒，是治疗本病的要药。清代顾世澄《疡医大全》中亦曰："囊痈乃足厥阴肝经所主，乃湿热流入肝经而成，治当清肝家湿热，佐以养阴固肾。"说明治疗肛痈的方法是清肝经湿热，补肝肾之阴，同样说明了滋阴的重要性。清代程钟龄《医学心悟》中亦曰："悬痈，此症皆由肾水不足，相火内烁庚金而致然也，患者速宜保养真元，用药扶持，庶可延生，辛毋忽视是祷。"明确说明本病的成因多由肾阴不足、虚火内炽而成，因而在治疗肛痈时应注重滋阴清热、除湿解毒，从而达到治疗的目的。

（3）补益气血，清热解毒：脏腑虚损亦是肛痈发病的重要因素之一，因而补益气血，调和五脏六腑，恢复机体正气，进而祛邪外出，即"正气存内，邪不可干"。《刘涓子鬼遗方》中云：

"胯下两臀尖下，大道前（谷道），小道后，水道成悬痈，皆是虚极人患此。近谷道左右，乃名痔痈，宜急补脾脏，及发处贴药，即用发穴药。"指出虚极之人应当以补益脾脏之法治疗本病。《万病回春》中曰："便毒，一名跨马痈……初发宜疏利之即散；成脓后如常用托里内补之药。"随着病邪消耗人体正气，肿疡不能尽快消散，此时适当调动人体正气对抗病邪，鼓舞正气，以免邪气内陷，即万氏所述"托里"之法，故补益正气之法亦为本病常用之治法。明代傅青主《傅氏外科》中云："人有阴囊左右而生痈毒者，名曰便毒。生于肾囊之下，谷道之前，名曰囊痈。二者之间，便毒易治，而囊痈难疗也。以囊之下为悬痈，治之法，必须大补其虚，而佐以化毒之品。"明确指出治疗本病须"大补其虚"，而解毒之品仅可作为辅助之用。清代赵濂《医门补要》中曰："名盘肛痈……总当培养本元，外插提脓药。"提出培根固本，佐以外治之治疗原则。《外科证治全书》中云："悬痈多有由忍精提气而成……何不早用补药于化毒之中，正气无伤，毒又解散矣。"亦认为当早用补药以益气养精，扶正祛邪。顾世澄《疡医大全》引《辨证冰鉴》之言："肛痈此病皆少年贪于酒色……用逐邪至神丹：金银花四两，蒲公英二两，人参一两，当归二两，生甘草一两，大黄五钱，天花粉二钱，水煎服。一剂而毒消，二剂而全愈，溃者三剂可以收功矣。"所选药物多为补益正气之品，后文中亦对方义进行了详细阐述："此方用金银花、公英佐以参、归、大黄之大料，未免霸气。然大虚之证，又用大黄祛逐，似乎不宜。谁知毒盛乘初起之时，正气未甚衰，大补泻火之为得乎！倘因循不敢治，及至流脓出血，正气萧索，始用参芪补气，往往用至数斤，尚未能复元，何若早用于化毒之中，正又无伤，毒又易散，此因势利导之法，不可不知也。"提出人参、黄芪等补益正气之药宜及早使用，扶正散邪。由此可见，历代医家多认为在治疗肛痈虚证之时应在补益气血的同时，用清热解毒之法以达祛除病邪之效。

2. 外治法

历代医家治疗肛痈时，亦应用外治法，至今对临床诊疗仍有巨大的参考价值。如《金匮要略》中即载有"外用苦参汤向肛熏之"。方中用苦参煎煮后熏洗，取其清热燥湿、祛风杀虫之功效。明代《普济方》中记载有："外用野紫苏（面青背紫者是）叶焙干为末，麻油调敷。"同样使用抑菌解毒之紫苏叶治疗本病。清代顾世澄《疡医大全》引元代朱丹溪之言曰："囊痈即外肾痈也……可用青荷叶包之，或紫苏叶洗去毛包之，或单油纸煮过包之。"青荷叶味甘性寒，入脾、胃经，长于清热解毒，因而可用治本病。紫苏叶长于解毒、杀菌，因而可外包用于治疗本病。清代唐笠山《吴医汇讲》中云："令以臀坐浸于芝麻油内，再日饮麻子汁数盏，不数日而愈。"认为将患病部位浸于麻油中，配合内服麻子汁可治疗本病。近代陆锦燧《鲟溪秘传简验方》中记载有以"白猫屎，瓦上晒干，研细。酒下，并蜜和涂"之法治疗本病，可见外治法的应用对于治疗肛痈也是行之有效的一种措施。

3. 其他疗法

（1）针灸治法：明代薛立斋云："常见患悬痈者，多不肯用针，待其自破。殊不知紧要之地，若一有脓，宜针急刺之，使毒外发，不致内溃。故前人云：凡疮，若不针烙，毒结无泛而出，脓瘀无泛而泄。"明确指出应用针刺之法排脓化瘀以解毒。《证治准绳》中载有："治一切疔肿，悬痈：上用苍耳根、茎、苗，但取一束，烧为灰，醋、泔、蓝靛，和如泥，先以针刺疮上及四边数下，令血出，度药气，可以入针孔中。即去血敷药，干即易之，不过数度，即拔根出。"以针刺配合外敷之法治疗本病。《续名医类案》中载曰："悬痈、脱疽、脚发之类……必灸之以拔其毒，更辨其因，及察邪在脏腑之异，虚实之殊而治，庶无误也。"提出应用灸法治疗本病可以拔毒祛瘀，但仍须详审脏腑虚实。

（2）切开排脓：清代顾世澄《疡医大全》引宋代窦汉卿之言曰："囊痈倘脓熟开刀，须待脓热用油头绳扎住肾子，以小刀开海底穴，其脓血即流尽矣。"以切开排脓之法治疗本病，可见早在宋代便已有医家掌握并应用手术切除的方法治疗肛痈了。

综上所叙，历代医家对肛痈的认识繁多，辨证思路多种多样，遂整理如上，考镜源流，以飨同道。

（许子健　高　阳）

肛裂源流考

肛裂被作为独立疾病首见于清代马培之《马氏痔瘘科七十二种》，其中载有"裂肛痔"之称。然肛裂的相关描述最早可追溯至《黄帝内经》时期。肛裂一病，历代关于其记载多于证候、病因病机上加以描述，直到清代才明确提出"钩肠痔""肛裂痔"等一系列带有肛裂证候特点的病名。如清代祁坤《外科大成》中提到："钩肠痔，肛门内外有痔，褶缝破烂，便如羊粪，粪后出血，秽臭大痛者。"详细描述其病状特点。由于祖国医学多认为肛裂为痔疾之一，因此对肛裂病名、病因病机、证候分类及治疗的认识常包含于对痔的认识之中。本文将于各家医药文献的历史沉淀里和前人文字的记述中，撷取肛肠疾病中不可或缺的病证"肛裂"的相关论述，考察其学术源流及脉络。

（一）病名

虽然肛裂病名出现得较晚，但古代对于肛裂证候的描述却井井有条、脉络清晰。且"肛裂"之命名，历代医家古籍中认识较为统一，皆遵循症状特点即肛处开裂名之。

我国是世界上认识肛肠疾病较早的国家之一，在湖南长沙马王堆出土的西汉古书《五十二病方》中即记载有牡痔、牝痔、脉痔、血痔、肠痔、巢者、人州出等多种肛肠疾病。其中"脉痔"与后世所论"肛裂"有所相似，后世医家亦有以此命名者。从《黄帝内经》时期开始，历代医家多将肛裂归属于痔的范畴。如《素问·生气通天论》中即有云："风客淫气，精乃亡，邪伤肝也，因而饱食，筋脉横解，肠澼为痔。"历代医家对"肠澼"的注解莫衷一是，多种多样，但总结起来不外有二：①肠道功能紊乱导致肛门产生异常分泌物，如下痢脓血、黏液、垢腻等；②肠中澼积、积聚。总归均属于肛肠疾病。隋代巢元方《诸病源候论》中首次描述了肛裂的症状："肛边长裂，痒而复痛出血者，脉痔也。"认为其可名之为"脉痔"，并且归纳其症状特点为痒、痛、出血。

宋代《圣济总录·痔瘘门》中也有两段类似肛裂证候的记载，其一曰："脉痔者，肛边生疮，痒而复痛，出血是也……脏腑蕴积，风热不得宣通也，风热之气，乘虚流住下部，故肛边生疮，痒痛血出也，实为痛，虚为痒，今实热乘虚下攻大肠，故痒且痛，又脉者血之腑，得热则妄行，故血乃出也。"对脉痔的病因病机及症状特点进行了分析，但肛裂的典型特点为便时肛痛、出血，由此看来血痔似乎更合乎肛裂的症状。同书中亦云："血痔者，因便而清血随出是也，论曰：血痔者，肺热流毒也，肺与大肠相表里，今肺脏蕴热，毒气流渗，入于大肠，血性得热则流散，故因便而肛肠重痛，清血随出也。"其所述便时出血之症与肛裂症状更为相似。明代李中梓《本草征要》中载刺猬皮功效时描述："炒用，降逆定痛……肠风痔漏，脱肛肛裂。"载有"脱肛肛裂"之名称，并认为刺猬皮炒用可治疗此证。清代吴谦等人《医宗金鉴》中亦云："肛门围绕，折纹破裂，便结者，火燥也。"亦描述了肛门破裂的症状，并指出其病因病机为火燥。但直到此时，对肛裂的阐述均停留在症状描述上，尚未出现真正意义上的本病病名。

清代马培之《马氏痔瘘科七十二种》中提到了"裂肛痔"之称，首次将肛裂作为独立的病名论述，可视为肛裂病名的最早记载。其后清代祁坤《外科大成》中对肛裂之疼痛、出血、便秘三大特征有了明确认识，其曰："钩肠痔，肛门内外有痔，摺缝破烂，便如羊粪，粪后出血，秽臭大痛者……"将肛裂命名为"钩肠痔"，并描述其症状特点。

由此可见，本病的病名称谓较为单一，不外"肛裂""裂肛痔""钩肠痔"几种，皆属根据病证特点命名者，大多医家皆遵循此种称谓。

（二）病因病机

历代医家多认为肛裂病属痔之一种，其病因病机多种多样、不一而足，但总不离乎排便不顺，尽力努挣而开裂。现执简驭繁，将其病因整理概括为以下几端，分述如下。

1. 久忍大便

久忍大便可致热结肠道，耗伤津液，大肠失于濡润，以致大便秘结，便时努挣擦破肛门，则大便带血，肛门疼痛。《诸病源候论》中即曰："忍大便不出，久为气痔。"认为久忍大便可致痔病发生。《疮疡经验全书》中亦指出："恣意耽看，久忍大便，逐致阴阳不合，关格壅塞，风热下冲，乃生五痔。"意即久忍大便，肠道失润，致使大便干燥，解时努挣耗气，气血下陷，擦破肛门，风热下冲，可造成痔疾。

2. 情志不和

《薛氏医案》中曰："喜则伤心，怒则伤肝，喜怒无常，风血侵入大肠，致谷道无出路，结积成块，生血生乳，各有形相。"认为情志不顺可致气血积聚，聚于肛门处则发而为病。

3. 饮食不节

《素问·生气通天论》中即云："风客淫气，精乃亡，邪伤肝也，因而饱食，筋脉横解，肠澼为痔。"其认为痔的病因为邪气损伤肝胃后导致阴阳不和，由饱食，关格壅滞，热毒下注，血渗大肠所致，说明饮食与本病亦有一定关系。《疮疡经验全书》中具体指出："饮食不节，醉饱无时，恣食肥腻，胡椒辛辣，炙煿酽酒，禽兽异物，任情醉饱……乃生五痔。"饮食不加节制，食入过饱、过多，食用肥腻炙煿的肉类，易生湿积热；大量食用烈酒及辣椒、胡椒、姜、葱、蒜、肉桂等热性调味品，可刺激肛门直肠黏膜，使之充血灼痛，因而古人认为痔的发生与饮食有密切关系。清代冯楚瞻《冯氏锦囊秘录》中认为痔可胎受，由孕母饮食不节而致："痔者，肛门之傍，生疮肿痛者是也……皆由母食酒面煿炙，在胎受之。"此外还认为痔与外感湿热火燥四气相关："痔漏之源，受病者，燥气也，为病者，湿热也，由乎酒色过度，湿而生热，充于脏腑，溢于经络，坠于谷道，左右冲突为痔，虽见症于大肠，实而火实所致。"同样认为酒色过度、饮食不慎可致本病发生。

4. 房事不节

《诸病源候论》中即记载："诸痔皆由伤风，房室不慎，醉饱合阴阳，致劳扰血气，而经脉流溢、渗漏肠间，冲发下部。"明确指出房事的不节制可致痔病发生。明代徐春甫《古今医统大全》中记载："忍精不泄而成痔漏。"同样认为房事的不顺亦为本病的成因之一。

5. 起居不慎

明代申斗垣《外科启玄》中曰："痔曰肠癖是也。妇女因产难久坐，或经行时气怒伤冷受湿，余血渗入肛边而生。"认为妇女生产时久坐、行经时伤冷伤湿等起居失于调护的原因亦可导致痔病。《薛氏医案》中亦曰："妇人因经后伤冷，月事伤风，余血在心，经血流于大肠。"同样认为经期、孕期失于调护易导致痔病发生。《医宗金鉴》中亦有言："又有产后用力太过而生痔者。"明确指出妇人生产时用力不慎可致本病。

6. 气血失调

明代陈实功《外科正宗》中载："夫痔者……或因久坐而血脉不行，又因七情而过伤生冷。以及担轻负重，竭力远行，气血纵横，经络交错……以致浊气郁血流注肛门，俱能发痔。"其认为久坐久站使气血瘀滞，负重远行则耗气而虚，均可导致排便不顺，用力努挣从而出现肛裂。

7. 阴虚肠燥

阴血亏虚，津液不足，肠失濡润，以致大便秘结；便时努挣擦破肛门，则大便带血，肛门疼痛。可见阴液亏虚为导致肛裂的重要原因。唐代孙思邈《备急千金要方》中曰："久下不止，多生此病。"认为久下不止，伤及气阴，气虚阴亏，下之不顺而尽力努挣，可导致痔病发生。明代王肯堂《证治准绳·痔》引《圣济总录》中叙痔之形状"谓由五脏之所传，大肠之所受"，因而久泻久痢伤及大肠络，从而导致痔病。《医宗金鉴》中亦曰："久泻久痢而生痔者。"因久泻久痢使脾气亏耗，肺气也受影响，最后导致大肠之气不足，阴血亏损，于是肠燥便干，尽力努挣而成肛裂。

8. 脏腑虚损

元代朱丹溪《丹溪心法》中指出："痔者，皆因脏腑本虚，外伤风湿，内蕴热毒，醉饱交接，多欲自戕，以故气血下坠，结聚肛门，宿滞不散，而冲突为痔也。"说明痔之为病多因脏腑本虚而致，所谓"邪之所凑，其气必虚"之意。明代窦梦麟伪托窦汉卿之名所著（旧题宋代窦汉卿辑著）《疮疡经验全书》中载有："人生素不能饮酒亦患痔者，脏虚故也。"说明痔病可由脏腑虚弱而致。明代薛己《薛氏医案》中亦有："痔疮之症，或因禀受胎毒。"认为胎毒亦可导致痔病，说明了机体本身的结构弱点、生理特性或全身性变化，均为发生痔疾的基本因素。明代张景岳《景岳全书》中说："痔属肝脾肾三经，凡阴精亏损者难治，多成漏证，若肺与大肠二经风热湿热者，热退自愈，若不守禁忌者，亦成漏证。"同样强调了脏腑亏损、阴液亏耗在本病病因病机中所占的重要地位。

清代黄元御《四圣心源》中则详述了脏腑与痔的关系，其曰："痔漏者，手太阳之病也……

手太阳病则丙火下陷，不上升而化寒水，是以小肠有热。五脏六腑，病则传其所胜，以丙火而化庚金，是以热移于大肠，魄门处大肠之末，丙火传金，陷于至下之地，是以痔生于肛也。……脾土湿陷，则肝木下郁，而血不上行，故脱失于大便，凝则为虑瘦，流则为沉痔。"认为脏腑为病互相影响，脾湿肝郁，导致血不上行，结果血由大便而去，从而流为痔病，并于其后提出了痔发于寒的病因："此病一成，凡遇中气寒郁，则火陷而痔发，无论其平日，既其痔发肛热之时，皆其寒湿内作之期，而工不知也。"认为脏腑亏损后若遇中气郁寒，则易于发为本病。

（三）证候分类

历代医家对肛裂证候分类的表述：①血热肠燥；②阴虚津亏；③气滞血瘀。

（四）治疗

由于历代医家甚少将肛裂作为独立的疾病论述，因而其治法记载少而散见，未形成系统认识。其内治法以润燥除湿为主，外治法以煎汤洗浴为主，现将其整理概括，分述如下。

1. 辨证论治

（1）润燥除湿：明代汪机《外科理例·痔漏》中即云："大便秘涩或作痛者，滋燥除湿。"明确提出痔病的治疗应润燥除湿。《证治准绳·痔》中提到了治疗脉痔可使用刺猬皮丸、桑木耳散等，前者所选药物主要有刺猬皮、槐花、艾叶、枳壳、地榆、白芍、川芎、当归、白矾、黄芪、贯众等，其中刺猬皮功可化瘀止血，槐花清肝凉血，艾叶养血不伤阴，枳壳顺气活血，地榆凉血养阴，白芍养阴润燥，川芎顺气活血，当归养血润燥，白矾除湿不伤阴，黄芪养血除湿，诸药合用共奏养血润燥之功，兼以顾护阴液。后者所选药物亦多为桑木耳、槐木耳、刺猬皮、枳壳、当归、羌活等，多取其养血润燥之功，配合用治本病，除湿而不伤阴。《外科大成·下部》中记载："钩肠痔，肛门内外有痔……秽臭大痛者服，养生丹……一月收功。"所用养生丹中主要药物有猪大肠、刺猬皮、象牙末（代）、麝香、猪悬蹄、穿山甲（代）、乳香、没药、雄黄、地榆、大黄、青盐、白芷、明矾、活龟、蜂房、黄牛角、朴硝、槐花、黄蜡、自然铜等，言其可内消痔瘘、收管生肌，方中猪大肠养血润燥、除湿解毒，刺猬皮化瘀止血，象牙养阴润燥，麝香活血解毒，猪蹄润燥养血，乳香、没药活血化瘀，雄黄除湿解毒，地榆凉血不伤阴，大黄除湿解毒，青盐养阴润燥，蜂房润燥滋阴，槐花清热凉血，诸药配合共奏除湿活血而不伤阴之效。

（2）通下逐瘀：痔之为病，可由气血瘀结于肛门而发，因而可用下利脓血之法攻逐瘀结，以防久瘀而成本病。如《外科正宗·痔疮论》中即提到："预防此证……先用通利通下药物。"认为可以通下之药（如大黄、车前子、芒硝、甘遂、大戟、芫花等）预防痔病。

2. 外治法

外治多以坐浴法为主，祖国医学以坐浴治疗肛裂有悠久的历史。如《证治准绳·痔》中即云："痛甚：秦艽当归汤、七圣丸、黑玉丹、或用荔枝草煎汤，入朴硝洗之效，痒甚：秦艽羌活汤。外用槐白皮浓煎汁，安盆中坐熏之，冷即再暖。"指出外治可用槐白皮浓煎取汁，或荔枝草煎汤取汁洗涂患处，方中所用槐白皮、荔枝草等多为疏风养血之品，同时不伤阴液，故而用治本病有一定疗效。《外科大成》中亦提出："钩肠痔，肛门内外有痔，摺缝破烂，便如羊粪，粪后出血，秽臭大痛者，服养生丹，外用熏洗，每夜塞龙麝丸一丸于谷道内，一月收功。"同样认为外治中药煎汤熏洗可治疗本病，并提出可以龙麝丸塞于谷道内治疗本病，方中所用多为细辛、全蝎、雄黄、白附子、麝香等解毒药物，配合麻黄、白芷、藁本、羌活等疏风散邪，共同用治本病。《医宗金鉴》中亦有祛毒汤熏洗坐浴治疗肛门疾病的记载："凡痔未破、已破及成漏者，俱用祛毒汤烫洗。"祛毒汤中主要使用黄连、黄柏、黄芩清热泻火、凉血解毒，地榆、槐角清热凉血，大黄清热解毒，苦参清热解毒，川椒解毒杀虫，马齿苋清热解毒，防风疏风散邪，蒲公英清热解毒，野菊花清热解毒，金银花清热解毒、解表散邪，诸药合用共奏清热凉血、润燥养阴之功，目前仍在广泛使用。

3. 其他治法

其他治法里主要包括保健预防，从根本上预防肛裂的发生，因而同样具有重要意义。传统藏医即认为忍便过度、灌肠器物损伤、大小便憋住不解、大小便被阻不通、骑乘、久坐硬席、吐塞龙紊乱等皆能诱发痔疮，并提出了注意避免大便秘结、大便时用力过猛、久坐硬席、骑乘、湿浸、火灼、日晒等，对当今临床尚有一定指导意义。

虽则历代医家所著医籍对肛裂一病的记载较少且散乱，但仍对现代临床具有指导意义，故整理归纳如上，颇有意义。

（孙　瑶　王远韬）

脱肛源流考

"脱肛"作为病名首见于秦汉时期的《神农本草经》。继此之后，历代医家莫不关注脱肛为病，竭力治之，以免治不得法而成沉疴，故阐述日深，著述颇多。隋唐医家对脱肛之名已达成较为统一的认识，对其病因病机、治疗方法亦有相关论述。宋金元时期，脱肛出现诸多别名，其病因病机、辨治思路得到补充。值得一提的是，李东垣创制补中益气汤，后世医家多宗其方治疗脱肛。明清时期，随着中医外科学的发展成熟，对脱肛病因病机的研究颇深，所采用治疗方法丰富多样。故从病名、病因病机、证候分类、治疗入手，对历代重要医籍中脱肛的相关病证论述进行整理研究，对考查其学术脉络和规律颇有意义。

（一）病名

"脱肛"一词，自提出至今已有两千年历史。纵观历代有关脱肛的诸多论述，可知其在古代医书中的含义较为统一，即大肠（直肠黏膜、肛管、直肠全层、部分乙状结肠）自肛门脱出于肛外的病证。本病最早称"人州出"，在以后的古籍中又有"脱肛痔""盘肠痔""截肠"等名称，均以病证特点分类命名。

中医对本病的记载可追溯至《五十二病方》中，所载"人州出不可入者"，即脱出不能自行还纳的脱肛。其中还记载了当时治疗本病的方法，颇为朴素，其曰："到（倒）县（悬）其人，以寒水戋（溅）其心腹，入矣。"这是目前所知的世界上对本病论述及治疗的最早记载。

迨至秦汉，"脱肛"之名首见于《神农本草经·卷肿》，并明确记载了药物治疗脱肛的方法，其曰："蛞蝓味咸寒……治贼风喎僻，轶筋及脱肛。"隋唐时期，脱肛之含义清晰明确，达成了较为统一的认识。隋代巢元方《诸病源候论》、唐代王焘《外台秘要》等均有"脱肛者，肛门脱出也"之记载，以肛门脱出为病证特点。延及宋代，太医局所编《太平惠民和剂局方·治杂病》进一步完善，指出："大肠不收名脱肛。"认为大肠不收，脱出肛门，谓之脱肛。元代危亦林《世医得效方·大便下血热证》将脱肛归为"五种肠风泻血"之一，可知脱肛可有下血鲜红之症。后至明代，薛己《外科枢要·论脱肛（八）》载有脱肛医案三则，将其症状描述为"肿痛出水""肿闷痛甚"。同一时期，陈实功《外科正宗·脏毒治验》录有痔疮并见脱肛之医案，其曰："一男子素有内痔便血，常欲脱肛。一朝肛门坠重不收，肿痛突起，光亮紫色。"指出脱肛肛门重坠、肿痛突起、光亮色紫之病证特点，而本案属脏毒范畴，故应伴有下血紫暗。延及清代，吴谦等所撰《医宗金鉴·外科心法要诀》详论小儿脱肛，载有"肿硬疼痛者""若生脏毒，肛门翻出者"的病证特点。

古籍中"脱肛痔"含义有二：一指脱肛，二指痔疮合并脱肛。宋代许叔微《类证普济本事方续集·治诸痔疾》记载："四者大便后下诸脓血，更加痛涩，肛肠努出，名曰脱肛痔。"便后下血，疼痛滞涩，为痔疮之状；肛肠努出，乃脱肛之候。综其病证特点，此处脱肛痔应指痔疮合并脱肛。延及明代，由窦梦麟伪托窦汉卿之名所著（旧题宋代窦汉卿辑著）《疮疡经验全书·痔漏症并图说（附）》，将脱肛痔阐释为"肛门脱下痔漏"。迨至清代，黄凯钧《证治摘要·痔（脱肛）》根据有无疼痛、红肿，将脱肛痔分为阴症、阳症，其曰："脱肛痔阳症，大肿而疼痛者……脱肛痔阴症，无疼痛燃肿之患。"黄氏进一步论述脱肛痔阴症之状，其言："平生只有便信，屡如厕，里急后重，而大便不通，唯脱肛，脱肛则便信暂止。归则复如厕，一日数行，渐渐脱肛长大。后每度下血，面色萎黄。"并将其归入痔之范畴，其曰："一切痔疾……脱肛痔中之一症也。"同一时期，易凤鸞《外科备要·痔漏》载有二十四种痔，包含脱肛痔。

"盘肠痔"首载于明代《疮疡经验全书·痔漏症并图说（附）》，其病证特点为"盘肠而生"，并可脱出肛外。可见，医家对此认识之早。延及清代，张云航《外科十三方考·痔漏门》在其基础上深入研究，其曰："发时大肠即坠出约二、三寸许，其痔核约如棉子大，肿痛非常，渐渐阴囊俱肿，成脓溃头，辛劳即发，常常脓水不干，饮食少进。"张氏认为盘肠痔病证特点为：直肠脱出二三寸，痔核如棉子大，肿痛溃脓，可延及阴部俱肿，过劳易发。与后世医家所述肛痈、肛瘘相似。

"截肠"指脱肛后发生绞窄、坏死、脱落的情况，首见于宋代夏德《夏子益奇疾方》。明代李时珍《本草纲目》引《夏子益奇疾方》言："截肠怪病，大肠头出寸余，痛苦，干则自落，又出，名为截肠病。"夏氏称截肠为"怪病"，并将其病证特点描述为：直肠脱出寸余，自觉痛苦，干后自落，落而复出。延及清代，祁坤《外科大成·截肠症》明确指出截肠为脱肛的一种特殊类型，其曰："截肠者，脱肛症也……但其所异者，有已收些须，余者渐渐结痂，偶尔脱落者，截肠症也。"可见截肠之状，肿物自肛门脱出，已有部分回纳，其余渐渐结痂，偶有脱落。同一时期，程文囿《医述·脱肛》引唐大烈《吴医汇讲》所述，载有截肠医案一则，生动形象地描述了截肠之病证特点，其曰："沈长观肠头忽出寸许，痛苦难忍，干则退落，又出又落，二十余日，如是者三。外科始称肛痈，继莫能治。一日赴王士林家求治，曰：此名截肠病。出夏子益奇方，此时尚可为，再出再落，不可救矣。令以臀坐浸麻油内，饮麻子汁，数日而愈。"可知，唐氏所载脱肛证候，与夏子益所论颇似，治疗法夏氏之说，效如桴鼓。而外科大夫起初误诊为肛痈，说明截肠与肛痈有相似之处，临床当予以鉴别。

（二）病因病机

本病与脾胃、肺、肾密切相关。其中脾胃为气血生化之源，肺与大肠相表里，肾开窍于二阴，主一身之元气。故若以上脏腑有病变都可能影响大肠，发生脱肛。其病机不外虚实两端。虚者多因先天不足，气血未充，或久痢、久泻、久咳，导致真元不足，关门不固，而致脱肛。实者多因便秘等病，湿热郁于大肠，局部肿胀，里急后重，排便过度努责，约束受损，而致脱肛。但总体上属虚多实少。

1. 湿热下注

素本气虚，摄纳失司，复染湿热而脱。金代张子和《儒门事亲》别具一格地指出："脱肛：大肠热甚也。"至此，古代医家逐步认识到脱肛亦有实证。迨至元代，《丹溪心法·脱肛》中言："脱肛属气热、气虚、血虚、血热。"明确将脱肛分虚实，实证包括气热、血热。明代《疮疡经验全书·痔漏症并图说（附）》载有血热（脱肛）的证治。《外科枢要·论脱肛》论曰："脱肛属大肠气血虚而兼湿热。"此属虚实夹杂证，以虚为主。孙一奎《赤水玄珠》载有："脱肛乃肠胃有积滞，以致湿热之气下流，蕴于肛门而然也。"指出胃肠湿热下注大肠而成此病。《景岳全书》记载多种原因所致脱肛，亦论及湿热，其言："有因湿热下坠而脱者。"由清代许克昌、毕法合撰之《外科证治全书》指出："脱肛属气虚，有虚寒而脱者，有热极而脱者，寒则洞泄不涩，热则涩。"脱肛有虚寒、热极之分，观其涩与不涩，可资鉴别。同时期沈金鳌的《杂病源流犀烛·脱肛源流》宗薛氏之说，言脱肛"又或兼有湿热"。并认为火热便秘也可致病，其曰："大肠有火，郁闭不宣，则肛门作痛甚或大便燥硬弩出，肠头下血。"

2. 肺脾肾虚，气陷于下

肺脾肾虚，令大肠虚寒，气陷于下，进而脱肛。因脾主升清，具有升举内脏之作用，故本病与脾气的关系尤为密切，今人多谓此病机"脾虚气陷"。又《素问·五脏别论》曰："魄门亦为五脏使。"魄门即肛门，其启闭功能的正常，依赖于五脏之气的作用，如肺气的宣发肃降、脾气的升提、肾气的固摄等。故肺肾气虚，亦令魄门不固，无以收摄脱出之大肠，而成脱肛。《难经·四十八难》云："病之虚实者，出者为虚，入者为实。"脱肛以大肠脱出为主要病状，故多属虚证。

隋代巢元方在《诸病源候论》中按病因病机，将脱肛分别在"痢病诸候""妇人杂病诸候""小儿杂病诸候"中做了较为详细的论述。如在"痢病诸候"中说："脱肛者，肛门脱出也，多因久痢后大肠虚冷所为。肛门为大肠之候，大肠虚而伤于寒，痢而用气堰，其气下冲，则肛门脱出，因谓脱肛也。"在"妇人杂病诸候"中说："亦有因产用力努偃，气冲其肛，亦令反出也。"在"小儿杂病诸候"中说："小儿患肛门脱出，多因利久肠虚冷，兼用躽气，故肛门脱出，谓之脱肛也。"巢氏指出，本病的病因病机为长期泻痢，大肠虚寒，或便时努挣，生产用力，其气下陷，而致肛门脱出。因气陷是在气虚的基础上形成的，故大肠虚寒为气陷于下之基础，为脱肛之重要病理机转。

唐宋时期，医家多以"肺与大肠相表里"为理论依据，阐述脱肛之病因病机。孙思邈《备急千金要方·肛门论》中指出肛门为肺与大肠之外候，实证责之肺热，虚证责之大肠寒，其曰："肛门者，主大行道，肺大肠候也……若脏伤热则肛门闭塞，大行不通，或肿，缩入生疮；若腑伤寒则肛门开，大行洞泻，肛门凸出，良久乃入。"肛门凸出即脱肛，属虚证范畴。宋代陈无择《三因极一病证方论·脱肛证治》在继承前人所述的基础上，补充"小儿叫呼"为脱肛之病因，其曰："肛门为肺下口，主大肠……腑虚则大肠寒，寒则肛门脱出，又妇人产褥用力过多，及小儿叫呼，及久利后，皆使肛门滞出。"同一时期，陈自明《妇人大全良方·妇人脱肛候方论》宗前人之说，其曰："夫肛门者，大肠候也。大肠虚冷，其气下冲，肛门反出。亦有因产用力，努躯气冲，其肛亦令反出也。"

金元医家始以气血为纲辨治脱肛，补充了本病的病因病机。金代李东垣《兰氏秘藏·泻痢门》载有脱肛医案一则，其曰："癸卯冬，白枢判家一老仆，面尘脱色，神气特弱，病脱肛日久，服药未验，复下赤白脓痢，作里急后重，白多赤少，不任其苦，以求其治。"并详细分析其病因病机，其曰："此非肉食膏粱，必多蔬食或饮食不节，天气虽寒，衣盖犹薄，不禁而肠头脱下者，寒也。真气不禁，形质不收，乃血滑脱也，此乃寒滑气泄不固，故形质下脱也。"内伤饮食，外感寒邪，内外合邪，而成寒证。寒伤阳气，气泄不固，摄血失常，故形质下脱。元代朱丹溪《丹溪心法·脱肛》言："脱肛属气热、气虚、血虚、血热。"明确将脱肛分虚实，虚证又分为气虚、血虚。

明清时期，对脱肛病因病机的研究颇深，逐步形成了"肺脾肾虚，气陷于下"之病机要点。《疮疡经验全书·痔漏症并图说（附）》云："肺与大肠相为表里，故肺脏蕴热则肛闭结，肺脏虚寒则肛脱出，此至当之论。"窦氏承袭前人之说，认为肺脏虚寒延及大肠，而致肛门脱出，又将脱肛分为气虚、血虚、血热，列出治疗方药。由董宿原撰、方贤编定的《奇效良方·脱肛门（附论）》详述大肠虚寒致脱肛之由，其曰："虚则寒，寒则内气馁而不能收。"又以五行母子相及之理阐述肾虚脱肛之机，其言："大肠者，传道之官，肾者，作强之官，盖肾虚而泄，母气因肺虚，是以大肠气无所主，故自肛脱。"《外科枢要·论脱肛》认为本病虚实夹杂，以虚为主，其云："脱肛属大肠气血虚，而兼湿热。"薛氏进一步论述致"大肠气血虚"之因，其曰："有久痢气血俱虚而脱者，有中气虚而脱者，有因肾虚而脱者。"久痢气血俱虚，为大肠本病所致；而脾、肾二脏亏虚，皆可影响大肠，而致脱肛。正如薛氏所言："肺与大肠为表里，肛者大肠之门，肺实热则秘结，肺虚寒则脱出，肾主大便，故肾虚者多患此症。"张景岳《景岳全书·脱肛》全面论述了脱肛之病因病机，其曰："大肠与肺为表里，肺热则大肠燥结，肺虚则大肠滑脱，此其要也。故有因久泻久痢，脾肾气陷而脱者；有因中气虚寒，不能收摄而脱者；有因劳役吐泻，伤肝脾而脱者；有因酒湿伤脾，色欲伤肾而脱者；有因肾气本虚，关门不固而脱者；有因过用寒凉，降多亡阳而脱者；有因湿热下坠而脱者。"其中仅湿热一条为实证，可见脱肛以虚证居多。张氏以有热无热辨脱肛虚实，其曰："然热者必有热证，如无热证，便是虚证。"同一时期，李梴《医学入门·脱肛》将本病悉数归为虚证，值得商榷，其曰："脱肛全是气下陷。"又引《难经》所言进一步论证，其曰："《难经》曰：病之虚实，入者为实，出者为虚。肛门脱出，非虚如何？劳倦房欲过度及产育用力，久痢久泻，小儿叫呼耗气，俱有此证。"延及清代，张璐《张氏医通·脱肛》云："小儿气血未壮，老人气血已衰，故多患此疾，是气虚不能约束禁固也。"高秉钧《疡科心得集》亦有相似论述，其曰："老人气血已衰，小儿气血未旺，皆易脱肛。"由此可知，小儿先天不足，气血未旺，或老年气血衰退，以致气血不足，中气下陷，不能固摄，而成脱肛。同一时期，沈金鳌《杂病源流犀烛·脱肛源流》将脱肛之病因病机概括整理为："大肠之气，虚衰下陷，又或兼有湿热，故成此证。"

（三）证候分类

历代医家对脱肛证候分类的表述：①湿热下注；②脾虚气陷。

（四）治疗

脱肛的治疗当以补气升提为大法。以虚证为主者，治以补中升陷，益气升提。以实证为主者，治以清热化湿；虚实夹杂者，当虚实兼顾。

1. 辨证论治

（1）清热利湿：明代薛己《外科枢要·论脱肛》记载："湿热者，升阳除湿汤。"该方出自李东垣《脾胃论》，有升清降浊之功。清代张秉成《成方便读·清火之剂》载有"榆槐脏连丸""治新久痔漏，肠风下血，脱肛痛痒，肠痈，脏毒等证"。本方有清热利湿之功，为治湿热郁于大肠所设。张氏解释了异病同治之理，其曰："夫以上之证，其病各有新久之不同，其血亦有鲜晦之不一，然大抵由乎湿热郁于大肠，逼于血分者为多。故以黄连之苦寒性燥、专除湿热者为君，而以地榆、槐米之凉血疏风者佐之。"又以猪大肠为引经药，令诸药直达病所，其曰："因病在大肠，故以猪大肠引之入肠，然后三药得以建其功而除其病耳。"

（2）补气升提，收敛固涩：《素问·至真要大论》曰："下者举之。"对气虚下陷一类病证要用补中益气的方药来升提中气。金代李东垣创制补中益气汤，原为气虚发热所设，然其有升阳举陷之功，后世医家多宗其方治疗脱肛。而东垣本用诃子皮散治疗脱肛，治法如《兰室秘藏·泻痢门》所言："当以涩去其脱而除其滑，微酸之味，固气上收，以大热之剂而除寒补阳，以补气之药升阳益气。"方中御米壳即今之罂粟壳，酸、涩、平，归肺、大肠、肾经，能涩肠固脱止痛；诃子味苦、酸、涩、平，归肺、大肠经，能涩肠固脱止血，为一药对。橘皮辛行温通，有行气止痛、健脾温中之功；干姜辛热，主入脾胃，除寒补阳，为另一药对。四药合用，共奏补气升提，收敛固涩之功。元代《丹溪心法·脱肛》载道："气虚者，补气，参、芪、芎、归、升麻。"方中参、芪补气，直中病机；芎、归行气活血，令补而不滞；升麻升阳举陷，纳脱出之大肠。又曰："治之必须温肺藏，补肠胃，久则自然收矣。"朱氏认为治疗本病须温补肺与肠胃。

明清医家多以补中益气汤加减治疗脱肛虚证，亦有根据病证特点巧妙运用他方者，均不离补气升提、收敛固涩之法。明代薛己《外科枢要·论脱肛》言："久痢者，补中益气汤加酒炒芍药。中气虚陷者，前汤加半夏、炮姜、茯苓、五味。"久痢伤阴者，芍药有养血敛阴之功。中气虚陷者，须以半夏、炮姜温补中气，茯苓健脾利湿，令补而不滞；五味子收敛固涩，举脱出之大肠。同一时期，由徐彦纯撰、刘宗厚续增之《玉机微义·止涩之剂》记载："《局方》真人养脏汤治冷热不调，下痢赤白，里急后重，腹痛脱肛。"方中重用罂粟壳涩肠固脱，为君药。诃子苦酸温涩，功专涩肠；肉豆蔻温中散寒，亦能涩肠，两药共为臣药，助君药以增强涩肠固脱之功。龚廷贤《寿世保元·痢疾不治症》宗东垣之说，以补中益气汤合香连丸治痢后脱肛，其曰："一治小儿患痢脱肛，色赤或痛，以补中益气汤送香连丸而愈。后伤食作泻，复脱肛不入，仍以益气汤服之。"延及清代，《杂病源流犀烛·肛门论》言："脱肛，大肠气虚病也……虽治不同，要以升提为主。"强调了升提之法的重要性。又云："宜人参、白术、升麻、炙甘草。"四药均属补中益气汤成分，合而用之，既补益中焦脾胃之气，又升提下陷之气，颇合脱肛之病机。江涵暾《笔花医镜·脾部》载曰："脱肛，气虚下陷也，补中益气汤主之。"李用粹《证治汇补·脱肛》在运用补中益气汤的基础上，随证加减，并配以收涩之品，其曰："主以补中益气汤。挟热，加黄芩、槐花；挟寒，加木香、炮姜。止涩，加赤石脂、禹余粮；兜住，加诃子、椿皮。"张璐《张氏医通·脱肛》指出，补中益气汤中"升麻须用醋煮"。因醋味酸，经其炮制后，有收敛固涩之功。叶天士《临证指南医案》引前人之说，结合自身经验，阐明治脱肛之法，其曰："经曰下者举之，徐之才曰涩可去脱，皆治脱肛之法也。观先生治脱肛之症，亦不越乎升举、固摄、益气三法。"又辨证施以不同方药，颇为全面，其曰："如气虚下陷而脱者，宗东垣补中益气汤，举陷为主。如肾虚不摄而脱者，宗仲景禹粮石脂丸，及熟地、五味、菟丝辈，固摄下焦阴气为主；如肝弱气陷，脾胃气虚下陷而脱者，用摄阴益气，兼以酸苦泄热为主；如老年阳气下陷，肾真不摄而脱者，又有鹿茸、阳起石等，提阳固气一法。"叶氏所论治法，以补中益气、收敛固涩为主，然针对脱肛"肺脾肾虚，气陷于下"之病理机转，处方灵活多变，崇古而不泥古。

2. 外治法

《备急千金要方·脱肛》载有"治脱肛方"，其曰："蒲黄二两以猪脂和，敷肛上，纳之，二三愈。"孙思邈将蒲黄与猪脂相合，外敷治疗脱肛。明代江瓘《名医类案》云："张景周先生守广信，患脱肛，四旬余不收，诸治不效，苦甚。有医士林者，用天花粉一味为末，以豚脂、鸭羽涂上，即润泽，如有物抽吸，俄顷收入。求其法，乃出《千金方》也。"医士林继承发展《备急千金要方》之法，用天花粉为末，以豚脂鸭羽蘸取，涂于肛上，收获奇效。清代丁尧臣《奇效简便良方·小儿脱肛》以五倍子熏肛或兼汤熏洗，治疗脱肛，取其收敛固涩之效。如丁氏所言："五倍子末，铺纸上卷成筒，烧燃，放便桶内，令其坐上，使烟气熏入肛内，自上。或五倍煎汤熏洗亦可，后将白矾末搽肛门，自上，可不再脱。"其中白矾为治疗脱肛要药，外用有燥湿止痒之功。同一时期，余震《古今医案按》载道："东垣治一女子脱肛，用糯米一勺，浓煎饮，去米，候温，洗肛温柔，却先以砖一片火烧通红，用醋沃之，以青布铺砖上，坐肛于青布上，如热则加布令厚，其肛自吸入而愈。"砖经烧制后有温阳之功，醋沃之可收敛固涩。

3. 其他疗法

本病尚有针灸疗法。《灵枢·经脉》云："盛则泻之，虚则补之……陷下则灸之。"虚证脱肛须采用补气升提、收敛固涩，针灸并用之补法；而实证则采用清热利湿，只针不灸之泻法。晋代皇甫谧《针灸甲乙经》首载针刺治疗脱肛之法，其曰："脱肛下，刺气街主之。"唐代《黄帝明堂灸经》记载，百会主"大人小儿脱肛等疾"。宋代郭思《千金宝要》运用灸法治疗"因寒冷脱肛"，其曰："灸脐中，随年壮。又，灸横骨百壮。又方，灸龟尾七壮。"脐中即神阙穴；龟尾为长强穴，亦称尾翠。延及明代，徐凤《针灸大全》辨因论治，其曰："大肠虚冷，脱肛不收。百会一穴、命门一穴、长强一穴、承山二穴。大便艰难，用力脱肛。照海二穴、百会一穴、支沟二穴。"高武《针灸聚英》指出百会、长强为脱肛之要穴，其言："脱肛趋百会、尾翠之所。"符合局部选穴结合循经远取的针灸治疗原则。同一时期，张介宾《类经图翼》按经络清晰梳理脱肛之选穴，分别为：足太阳膀胱经之胃俞，手厥阴心包经之内关，任脉之神阙，督脉之长强、命门、脊中、百会。

以上历代医家的论述，逐步确立了中医药治疗脱肛的理论体系，至今仍指导着临床实践，为祖国医药卫生事业的繁荣做出巨大贡献。

（陈天玺　李文昊）

肠痈源流考

"肠痈"之名首见于《素问·厥论》，其言："少阳厥逆，机关不利，机关不利者，腰不可以行，项不可以顾，发肠痈不可治，惊者死。"虽未详细描述肠痈之病证特点，但指出少阳病，发肠痈者难治也，亦指出"肠痈忌惊"，被后世广为沿用。后至汉代，张仲景《金匮要略》总结了肠痈辨证论治的基本规律，提出了大黄牡丹皮汤等有效方剂，至今在临床仍有所应用。肠痈一病十分复杂，病机涉及多个脏腑，临床表现纷繁，故从病名、病因病机、证候分类及治疗入手，对历代重要医籍中肠痈的相关病证论述进行整理研究，望有益于临床。

（一）病名

痈者，壅也。《灵枢·大惑论》言："营卫稽留于经脉之中，则血泣而不行，不行则卫气从之而不通，壅遏而不得行，故热。大热不止，热盛则肉腐，肉腐则为脓，然不能陷，骨髓不为焦（燋）枯，五脏不为伤，故命曰痈。"卫气从之而不通，壅遏而不得行，气血壅滞，故为痈肿。痈又分内外，外痈发于肉理，内痈生于五脏。肠痈即肠部痈肿，属于内痈疾病，多因热毒内聚，伤及营血，血瘀于肠道而发。"肠痈"之名，历经千年而沿用至今。纵观肠痈之源流，搜集历代医家论述，发现肠痈多分为大肠痈、小肠痈、盘肠痈三类，现将古典医籍中所涉及"肠痈"病名之论述整理如下。

1. 以病因病机分类命名

《灵枢·大惑论》言："营卫稽留于经脉之中，则血泣而不行，不行则卫气从之而不通，壅遏而不得行……大热不止，热盛则肉腐……故命曰痈。"痈同壅，有壅障、壅肿之意，表示血不流通及毛孔堵塞成痈，发生于肠者，名为"肠痈"。又《素问·厥论》曰："少阳厥逆……腰不可以行……发肠痈不可治，惊者死。"这是对"肠痈"一名的最早记载，并指出少阳厥逆所致之病发于肠部称为肠痈，预后较差。清代吴杖仙《吴氏医方汇编·肠痈》曰："凡小肠痈……夫肠痈者……肠痈为病不可惊……庶可保全。"出现了"小肠痈"之名。

2. 以病位分类命名

明代万全《万氏秘传外科心法·总论大法》中载曰："又有生于内者为痈，曰脑痈，曰肠痈，曰肺痈，曰胞痈。"认为痈生肠者，则为肠痈。清代李学川《针灸逢源·证治参详》曰："肠痈……若大便脓血为直肠痈，易治。或绕脐生疮，或脐间出脓，为盘肠痈。"纵观肠痈之病名源流，可知各代医家对肠痈均有不同认识，肠痈之病名乃根据其病位而命名，痈生于肠则为"肠痈"。明代王绍隆《医灯续焰·肠痈脉证》中亦载："肠痈者，肠内生痈也，大肠、小肠皆有之，大抵得之不节，明代饮食，不适寒温。"指出肠内生痈故名肠痈，肠痈又有大肠痈、小肠痈之分。清代张璐《张氏医通·大小脏腑门·肠痈》云："若从脐中出者，为盘肠痈，多不治。"此为"盘肠痈"病名的首次出现。

3. 以病证特点分类命名

汉代张仲景承《黄帝内经》，又加以发挥，于《金匮要略·黄疸病脉证并治》生动形象地描述了肠痈之病证特点，曰："肠痈之为病，其身甲错，腹皮急，按之濡，如肿状，腹无积聚，身无热，脉数，此为腹内有痈脓。"指出腹内有痈脓，故名"肠痈"。后至晋代王叔和《脉经·脉经卷·平五脏积聚脉证》亦承仲景之言，载："肠痈之为病，其身体甲错，腹皮急，按之濡，如肿状。"另南齐龚庆宣《刘涓子鬼遗方》、唐代孙思邈《备急千金要方》及《千金翼方》、日本丹波康赖《医心方》等医籍中对"肠痈"之名均有提及。宋代《圣济总录》有云："上肉微起者，大肠痈也。"此书首次出现了"大肠痈"之病名。

明代董宿原撰，方贤编定的《奇效良方》亦承《脉经》，指出肠痈之为病，"其身皮甲耸然，腹皮急大如肿状"。后至清代，周学海《脉义简摩·妇科诊略·产后杂病脉证》对肠痈之病证特点进一步描述，言："肠痈，腹如积聚，按之痛……甚则腹胀大，转侧闻水声，或绕脐生疮，或脓从脐出。"清代陈士铎《石室秘录》言："人腹中痛甚，手不可按，右足屈而不伸，谁知大肠生痈乎？"亦提出大肠生痈之病。清代傅山《青囊秘诀·大肠痈论》亦承《圣济总录》言："大肠痈论，人有腹中痛甚，手不可按，而右足屈而不伸者，人以为腹中火盛而存食也，谁知是大肠生痈乎？夫腹痛而足不能伸者，俱是肠内生痈，而大肠生痈，则足尤不能伸也。惟是大肠生痈，亦自有故，无不成于火，火盛而不散，则郁结而成痈矣。"沿用"大肠痈"之名。清代高秉钧《疡科心得集·辨大肠痈小肠痈论》云："小肠痈者，少腹肿而硬，按之则痛……其因久积阴冷所成者，宜用温热之剂以温发之……宜用旋复花葱绛汤。又薛立斋曰：脉迟紧者，未有脓也……彼大肠痈之从大便出脓者，以湿热内结……因致正虚邪着，延久而毙者多矣。"亦提到"小肠痈"之名。

清代高秉钧《疡科心得集·辨大肠痈小肠痈论》中言："夫大肠生痈者，或其人平素醇酒炙……初起发热恶寒，脉数而芤，皮毛甲错……以薏苡仁汤决之……此名盘肠痈证，治法与上同。"提到大肠痈之名时亦提到"盘肠痈"一名。同时代，林珮琴《类证治裁·肠痈·大小肠痈论治》亦指出"小便数似淋，或小便出脓血者，为小肠痈。大便出脓血者，为大肠痈。脓从脐中出者，为盘肠痈，多不治"，并认为其总因"湿毒瘀血，结滞肠内而成"。

（二）病因病机

肠痈自《黄帝内经》首次提出，历经各代医家的研究发展，其病因病机多而繁杂。隋代巢元方《诸病源候论》及唐代孙思邈《备急千金要方》多承仲景《金匮要略》。宋代太医院编撰《圣济总录》指出"肠胃虚弱"的内因。延至明清，医家对肠痈的认识逐渐有所发展，如陈实功的《外科正宗》指出肠痈者，乃"湿热瘀血流入小肠"而致，并且指出三种病因，即"暴急奔走""产后体虚""饥饱劳伤"。

现多认为，本病发病多由外邪侵入肠中，湿热积聚，经络受阻，郁久化热而成；或因过食肥甘厚味、恣食生冷和暴饮暴食等因，以致脾胃受损，胃肠传化功能不利，气机壅塞而致；亦有郁怒伤肝，肝失疏泄，忧思伤脾，气机不畅，肠内痞塞，食积痰凝，郁结化热而成痈。故考镜医书，经整理概括将其病因病机概括为湿热积聚、瘀血阻滞、凝痰成痈、情志内伤、热毒内聚、火郁成痈、久积阴冷七类，现分别论述于下。

1. 湿热积聚

隋代巢元方《诸病源候论》记载《养生方》云："六畜卒疫死……喜生肠痈也。"隋代巢元方《诸病源候论》指出痈乃"邪气与营卫相干，在于肠内，遇热加之，血气蕴积"而成，若"热积不散，血肉腐败在"则可化生为脓，又言："肠痈者，由寒湿不适……结聚成痈。"由此可知，无论寒湿、湿热聚于肠内，致气血凝滞，均可结聚成痈。明代陈实功《外科正宗》言："饥饱、大劳伤，担负重物，致伤肠胃，又或醉饱、房劳过伤精力，或生冷并进以致气血乖违，湿动痰生，多致肠胃痞塞，运化不通……气血凝滞不成者三也。"其不仅指出肠痈的病因，即饥饱劳伤、又或醉饱、进食生冷，又提出其病机，即气血乖违，湿动痰生，为后世医家研究本病奠定基础。清代黄元御《金匮悬解·外科·疮痈肠痈浸淫·肠痈五》载："寒气化为热，热胜则腐肉，肉腐则为脓，是痈成为热，而其先则寒也。寒非得湿则不凝。"其认为本病乃寒邪入侵，得湿则凝，化热，热胜肉腐，肉腐成脓。近代李聪甫《麻疹专论·附录·脑膜炎与盲肠炎之认识》言："此'肠痈'也，湿热结于小肠，肠部生痈，传化失职，故二便不利，湿热郁蒸，故头汗目黄，痛急则唇白，邪实则拒按。"认为湿热结于小肠乃本病之病因病机。

2. 瘀血阻滞

若食后暴急奔走，或跌仆损伤，均可导致肠腑血络损伤，瘀血凝滞，肠腑瘀而化热，瘀热互结，最终致血败肉腐而形成痈脓。故暴饮暴食后剧烈运动最易致此病。《灵枢·痈疽》言："寒邪客于经络之中，则血泣，血泣则不通，不通则卫气归之，不得复反，故痈肿，寒气化为热，热盛则腐肉，肉腐则为脓。"故可知本病乃由外邪侵袭，客于经络，而致气血瘀滞，瘀而化热，终成痈脓。宋代《圣济总录·肠痈》言："肠痈由恚怒不节，忧思过甚，肠胃虚弱，寒温不调，邪热交攻，故营卫相干，血为败浊，流渗入肠，不能传导，蓄结成痈，津液腐化，变为脓汁，其候少腹硬满，按之内痛……或脓出脐中，或大便下脓血。"其指出本病乃情志不节，致使肠胃虚弱，再遇寒温不调可致邪热交攻，因而营卫相碍，而导致"血为败浊"，流入肠中，导致瘀血内阻，而蓄结成痈。明代陈实功《外科正宗·痈毒门·肠痈论》有云："夫肠痈者……瘀血流入小肠而成也……男子暴急奔走，以致肠胃传送不能舒利，败血浊气壅遏而成者一也；妇人产后，体虚多卧，未经起坐，又或坐草艰难，用力太过，育后失逐败瘀，以致败血停积，肠胃结滞而成者二也。"无论是急暴奔走，又或是育后失逐败瘀，此皆肠腑血络损伤，瘀血凝滞，而致肠痈。陈实功于其另一著作《外科医镜》中又言："登高蹲下，跳跃挫折，致瘀血凝阻肠中，而成肠痈。"同样认为登高或跳跃等运动会致使瘀血内阻，可致肠痈的发生。

3. 凝痰成痈

《灵枢·百病始生》指出："若内伤于忧怒，则气上逆，气上逆则输不通，温气不行，凝血蕴里而不散，津液涩渗，著则不去，而积皆成矣。"指出津液涩渗，则积可成。金元时期朱丹溪《丹溪心法·痈疽·肠痈》曾提到："肠痈，大肠有痰积死血流注……近肛门破入风者难治，防风之类。"其指出痰积这一病机。明代李梴《医学入门》言："痰乃津液所成。"故可知水湿之邪可凝聚成痰，痰乃津液所成。明代陈实功《外科正宗》言："夫肠痈者……饥饱劳伤，担负重物，致伤肠胃。"认为肠痈乃饮食不节，或生冷并进以致气血乖违，湿动痰生，多致肠胃痞塞，运化不通，气血凝滞而形成痈脓。

4. 情志内伤

《灵枢·上膈》曰："喜怒不适，食饮不节，寒温不时，则寒汁流于肠中。流于肠中则虫寒，虫寒则积聚，守于下管，则肠胃充郭，卫气不营，邪气居之。人食则虫上食，虫上食则下管虚，下管虚则邪气胜之，积聚以留，留则痈成，痈成则下管约。其痈在管内者，即而痛深，其痈在外者，则痛外而痛浮，痛上皮热。"其指出本病以情志不适为根本，兼以食饮不节，寒温不时，而致邪热积聚成痈。另外，《灵枢·玉版》中亦提到："病之生时，有喜怒不测，饮食不节，阴气不足，阳气有余。阳气有余，营气不从，乃发痈疽。"亦说明情志所伤可导致气机不畅，可致肠痈发病。

5. 热毒内聚

隋代巢元方《诸病源候论》云："邪气与营卫相干，在于肠内，遇热加之，血气蕴积，结聚成痈，热积不散，血肉腐坏，化而为脓。"其明确指出本病乃外邪侵袭，于肠内遇热加聚而成痈，若热积不散，则血肉腐坏，终化而为脓。明代《普济方》曰："盖毒气攻冲，谓之肠痈。"指出毒气攻冲导致肠痈的病因。

6. 火郁成痈

清代陈士铎《辨证奇闻·大肠痈》载："大肠痈，腹痛甚，手不可按，右足屈不伸，人谓火盛停食，谁知大肠生痈乎……大肠痈无不成于火，火盛不散，郁结成痈。"指出大肠痈的病机乃火盛不散，郁结成痈。

7. 久积阴冷

宋代陈无择《三因极一病证方论·肠痈证治》言："肠痈为病……久积阴冷所成也。"其指出本病发生时肠内有脓，为久感阴冷之气积聚于体内而致。同时代，杨士瀛《仁斋直指方论（附补遗）·肠痈·肠痈论》亦言："痈发于外，人可得见者，犹为危急之疾，而况隐伏肠间，痛无定处，人不可得而见者乎……肠痈为病……此积阴冷之所致也，当以温药调之。"指出肠痈发病的病因之一为久受阴冷，而致寒冷之气积聚体内，伤损肠络而发病。

（三）证候分类

历代医家对肠痈证候分类的表述：①气滞血瘀；②湿热内蕴；③热毒内结；④痰凝气滞；⑤阴寒凝滞。

（四）治疗

肠痈的治法亦十分庞杂，经过对古代医籍文献的整理，现执简驭繁，将治法加以概括，兹分述如下。

1. 辨证论治

（1）通腹下瘀：宋代《圣济总录·痈疽门·肠痈》载："肠痈……宜急治之，不尔则邪毒内攻，腐烂肠胃，不可救矣……治肠痈……大黄汤方。"其认为本病乃瘀血内阻所致，故治疗当活血化瘀，方用大黄汤，方中以大黄为主药，取其通下化瘀之功，下在内之瘀血，除肠中之湿气，对本病疗效显著。明代龚居中《外科百效全书》亦承《圣济总录》，亦提出未成脓者，可用大黄汤治疗。同时期，陈实功《外科正宗·痈毒门·肠痈论》中指出了本病治法为"瘀血也，宜下之"，并言："夫肠痈者……初起未成时，小腹股股作痛，俨似奔豚，小便淋涩者，当大黄汤下之，瘀血去尽自安。体虚脉细不敢下者，活血散瘀汤和利之。"指出大黄汤下之，瘀血去则自安，若体虚怕用下法太过者，可用活血散瘀汤和利之，活血散瘀汤中主要选用当归、川芎、丹皮、枳壳等药物养血顺气，化在内之瘀阻，同时顾护阴血，养血滋阴不伤正，故而可用于治疗本病体虚者。清代余景和《诊余集·肠痈》载："肠痈，余临症五年，遇肠痈数人，始萌未成脓者，或理气消瘀温通，服药而消者，茫不记忆。"其认为对于肠痈初起尚未成脓者，可用理气消瘀之法给予内服方药，使之温通消散，瘀血自去。

（2）清热解毒：明代王肯堂《证治准绳·幼科》载："肠痈之证……未有脓者，用仙方活命饮以解其毒。"指出肠痈病因病机乃饮食积热，热邪积聚而致，故治疗时可用仙方活命饮清热解毒，以金银花清热解毒；防风、白芷疏散外邪，使热毒从外透解；当归尾、赤芍、乳香、没药活血散瘀，以消肿止痛；贝母、天花粉清热散结；山甲（代）、皂刺通行经络，透脓溃坚；酒煎服，是用其活血通络以助药效；陈皮理气，甘草化毒、和中，诸药合用共奏清热解毒之功，故而可配合用于治疗本病。清代陈士铎《辨证奇闻·小肠痈门》言："小肠痈门……但大肠泄火从糟粕出，小肠泄火必从溺出。用泄毒至神汤：金银花三两，生草、车前子、刘寄奴、泽泻三钱，茯苓、苡仁一两，肉桂一分。不必四剂。"指出治疗小肠痈当利尿清热解毒，故方中药俱利水，只金银花消毒，金银花为君，但不能直入小肠，又以薏苡仁、茯苓、车前子、泽泻利水渗湿，再加肉桂一分为使引药下行，引诸药物入膀胱。陈氏另一书《洞天奥旨·肠痈》中亦言："世谓大肠之痈易治，小肠之痈难医。然而大肠之痈，可泻其火从糟粕而出；小肠之痈，可泄其火从溲溺而泄也。"认为大肠痈当通腹泻火，小肠痈当利尿泻火。

（3）壮水制火：对于火郁成痈之大肠痈，在治疗时可采用壮水制火之法治疗。清代陈士铎《辨证奇闻·大肠痈》载："大肠痈无不成于火，火盛不散，郁结成痈。然火有余，本水不足，水衰火旺无制，乃养毒不解。法宜壮水以制火，则毒自化。用清肠饮：金银花三两，当归二两，地榆、麦冬、玄参一两，生草三钱，苡仁五钱，黄芩二钱。四剂毒尽。"当归、薏苡仁润肠，又兼活血；金银花、生甘草、黄芩清热解毒；麦冬、玄参滋阴润燥；本方虽泻火，却实滋阴，相济相成。正如陈氏所言"倘不益阴润肠，惟攻毒降火，则大肠先损，何胜火毒之凌烁"。

（4）托补兼施：明代陈实功《外科正宗·肠痈论》载："肠痈治法……已溃时时下脓，腹痛不止，饮食无味者，宜托而补之。"其指出肠痈脓已成，溃破而时时下脓，腹痛不止者，宜托而补之。

（5）补气养血：《外科正宗·肠痈论》言："如脓从脐出，腹胀不除，饮食减少，面白神劳，此皆气血俱虚，宜八珍汤加牡丹皮、肉桂、黄芪、五味子敛而补之。"陈氏提出若脓从脐部而出，腹胀不减，饮食减少，面白神劳者当属血不足，故当先补正气，补气养血，以八珍汤益气补血，加入肉桂补气，黄芪益气，五味子敛气不伤阴，牡丹皮顺气而不伤阴，诸药合用共奏补气养血之功。后文亦提到若因失治误治而变生他病者，则需"观其证脉，知犯何逆，随证治之"。王肯堂《幼科证治准绳·幼科》云："肠痈为病，不可惊，惊则肠断而死。故坐卧转侧之间，须令徐缓，时少饮薄粥，及用八珍汤固其元气，静养调理，庶可保也。"指出治疗小儿肠痈者，可用八珍汤补气养血而固本，静养调理机体，使其逐渐恢复。

2. 外治法

肠痈治疗主要以内治法为主，外治法在历代文献中记载鲜少，主要为外敷灌肠，如元代朱震亨《金匮钩玄·肠痈》载："肠痈……治漏外塞药：炉甘石小便煅，牡蛎粉。"指出炉甘石、牡蛎粉均可治疗外漏不收的肠痈。

3. 针灸治法

对于肠痈之针灸治疗，早在《灵枢·上膈》中就曾记载，曰："积聚以留，留则痈成，痈成则下管约。其痛在管内者，即而痛深，其痛在外者，则痛外而痛浮，痛上皮热……黄帝曰：刺之奈何？岐伯曰：微按其痛，视气所行，先浅刺其傍，稍内益深，逐而刺之，毋过三行，察其沉浮，以为深浅。已刺必熨，令热入中，日使热内，邪气益衰，大痛乃溃。伍以参禁，以除其内，恬憺无为，乃能行气，后以咸苦，化谷乃下矣。"唐代孙思邈《备急千金要方·肠痈》中已提到灸治肠痈之法："屈两肘，正灸肘头头骨各百壮，则下脓血即瘥。"明代《普济方·针灸门》中亦认为可用灸法治疗本病："治肠痈为病，小肠重，小便数似淋，或绕脐生疮，或脓从脐出，或从大便出脓血，穴屈两肘正，灸肘头锐骨各百壮，则下脓血立瘥。"明代陈会《神应经》、明代杨继洲《针灸大成·肠痔大便门》中均有曰："肠痈痛：太白、陷谷、大肠俞。"清代廖润鸿《针灸集成》中亦曰："肠痈，小腹连腰痛，或蹇一脚身热如火，小便数而欠，昼歇夜剧，三十余日后成脓。未脓前，预灸骑竹马穴，各七壮，神效。已脓后，肘尖百壮，脓汁注下一二钵，神效……治肠痈，屈两肘尖骨头，各灸百壮，则下脓血者自愈。"亦为灸法治疗肠痈病之说法。

综上所述，历代医家对肠痈的认识繁多，辨证思路多种多样，遂整理如上，考镜源流，以飨同道。

（俞　婧　丁戊坤）

第六篇 男性前阴病

子痈源流考

子痈之名首见于汉代华佗《华佗神医秘传》，其曰："子痈者谓肾子作痛，溃烂成脓，不急治愈，有妨生命。"而后经历漫长的历史时期，由于各方面限制及名称变换，直至清代王洪绪《外科证治全生集·阴症门》才又一次提出其病名曰："子痈肾子作痛，下坠不能升上，外现红色者是也。"关于子痈的论述，由于先人对疾病的认识程度不同，认识过程复杂，故从其病之病名、病因病机、证候分类及治疗入手，对历代重要医籍中子痈的相关病证论述进行整合，考查其学术脉络源流，整理如下。

（一）病名

根据中医古代早期文献描述的症状，子痈病属"疝气"范畴。如《灵枢·经脉》中曰："是动则病……丈夫㿗疝……足厥阴之别，名曰蠡沟……其别者，循胫上睾，结于茎。其病气逆则睾肿卒疝。"其中"是动"即肝经因外邪侵袭引动而发病。"㿗"即癞。根据记载，本病表现为睾丸肿大坚硬，重坠胀痛等症。

子痈之名首见于汉代，如《华佗神医秘传》中云："子痈者，谓肾子作痛，溃烂成脓，不急治愈，有妨生命。"

隋唐时期，对癞疝的认识更为全面，如隋代巢元方《诸病源候论》中曰："癞病之状，阴核肿大。"又如唐代王焘《外台秘要》中云："男子卵大癞病……男子阴肿大如斗，核痛。"描述了本病的症状，但均未提及子痈之病名。

宋代时期，中医男科学发展迅速，对男科疾病的认识更加详细，出现了"囊痈"病名，此后的朝代中多将囊痈与子痈共同论治，不加区分。如《太平惠民和剂局方》中云："阴核偏大，肤囊痛肿，结硬牵急，重大滋长，瘙痒疼痛。"书中用吴茱萸、陈皮、川楝、肉桂、木香等研碎，配酒糊丸，温酒或盐汤服用来治疗本病。《太平圣惠方》中记载："夫小儿阴癞者，是阴核结肿大也。"并认为本病多因风湿热毒下注所致，方用导赤散加延胡索、萆薢、苦楝子等以清热化湿、解毒。然这一时期亦未指出子痈之名。

元代，由于历史条件的限制，医家仍不能分清肾囊痈和子痈，所以仍旧一并论述。如元代朱丹溪《丹溪手镜·肺痿肺痈肠痈》中有云："囊痈乃湿热下注也，浊气流入渗道，因阴道亏，水道不利而然，脓尽自安。"此时期多用"囊痈"之名。

明清时期，中医外科发展到比较成熟的程度，对子痈的认识更加深化，将症状与病名二者联系在一起，并重提"子痈"一名。如明代陈实功《外科正宗·囊痈论》中云："囊痈，初起寒热交作，肾子作痛，疼连小腹者，宜发散寒邪。"又如，清代祁坤《外科大成·下部前》中曰："囊内睾丸上，忽然突出一点，坚硬如筋头，疼痛异常，身发寒热者，暗疔也。"清代王洪绪（字维德）《外科证治全生集·子痈论治》中亦云："子痈，如肾子作痛，而不升上者，外现红色，子痈也。迟则成患，溃烂致命。"至此在中医文献中再次提及子痈病名。

（二）病因病机

历代医家对子痈的病因病机认识较为统一，多认为其由湿热下注所致。

肝经湿热易导致下焦病变。睾丸归肝肾二经所主，早在《黄帝内经》中即有载，如《灵枢·经脉》曰："肝足厥阴之脉……循股阴入毛中，过阴器，抵少腹……肾足少阴之脉……上股内后廉，贯脊属肾，络膀胱。"且《灵枢·经筋》中又有："足厥阴之筋……上循阴股，结于阴器……足少阴之筋……上循阴股，结于阴器。"皆指出阴器与肝肾关系密切。

《诸病源候论》中曰："癞病之状……骨节沉重，此病由于损肾也。足少阴之经，肾之脉也，其气下通于阴。阴，宗脉之所聚，积阴之气也。劳伤举重伤于少阴之经。"说明本病的症状之一为骨节沉重，亦为湿热之征。宋代陈自明《外科精要》有云："囊痈，湿热下注也。"明确指出囊痈的病因病机为湿热下注。明代窦梦麟伪托窦汉卿之名所著（旧题宋代窦汉卿辑著）《疮疡经验全书》中同样认为此症多因湿热扰乱肝经，致经络气血紊乱，成湿成瘀，下注阻于阴囊而肿痛。清代高秉钧《疡科心得集》中亦云："囊痈者，阴囊痈肿。乃足厥阴肝经所主，由肝肾二经阴亏湿热下注而成。"承袭前人所论，认为囊痈乃由肝肾阴亏、湿热下注所致。清代顾世澄《疡医大全》中亦载："囊痈乃足厥阴肝经所主，乃湿热流入肝经而成。"亦明确指出囊痈可由肝经湿热流注下焦而成。

（三）证候分类

历代医家对子痈证候分类的表述：①湿热下注；②瘟毒下注；③气滞痰凝。

（四）治疗

历代医家对子痈一病的治疗以内治法（即辨证论治）为主，鲜见有外治者。现整理历朝历代重要古籍，将其内治法概括为以下几类，分述如下。

1. 清利湿热

《疮疡经验全书》中使用清利湿热药物如龙胆草、当归梢、车前子、泽泻、生地、黄连、黄柏、知母、木通等来治疗囊痈。朱丹溪也提到："痈疽入囊者，予尝治数人，悉以湿热入肝经施治，而用补阴佐之。"表明清热利湿治法治疗本病有一定的疗效。《外科正宗》中亦云："夫囊痈者，乃阴虚湿热流注于囊，结而为肿……治当补阴、清利湿热，取效者十有八、九。近时人误用疝家热药，多致热甚为脓，虑难收敛。初宜龙胆泻肝汤，稍久滋阴内托散，外敷如意金黄散，俱可内消。"该书在说明囊痈可由阴虚湿热流注下焦导致的同时，亦指出本病初起当使用龙胆泻肝汤以清热利湿，病久则应内服滋阴内托散以滋阴清热，脱毒外出，再配合外敷如意金黄散，效果更佳。其中龙胆泻肝汤中龙胆草大苦大寒，上泻肝胆实火，下清下焦湿热，为君。黄芩、栀子苦寒泻火，燥湿清热，为臣。泽泻、木通、车前子清热利湿；生地、当归滋阴养血，既补肝胆实火所伤之阴血，又可防方中苦燥渗利之品损伤阴液；柴胡调畅肝胆，与生地、当归相伍，恰适肝"体阴用阳"之性，共为佐。甘草调和诸药，为使。诸药合用共奏清泻肝胆实火，清利肝经湿热之功。可以看出明代时期治疗子痈多以清热解毒为主，滋阴利湿为辅，清热利湿而不伤阴。

清代魏之琇《续名医类案·大囊痈》中亦云："大抵此症属阴道亏，湿热不利所致，故滋阴除湿为要。"亦认为囊痈可由阴虚湿热导致，故治疗当滋阴除湿。《疡医大全》中有云："囊痈乃足厥阴肝经所主，乃湿热流入肝经而成，治当清肝家湿热，佐以养阴固肾。"同样认为囊痈成因可为湿热流注肝经，在清利湿热的同时注意补肾养阴。当代顾伯华《外科经验选》中提及:"急性睾丸炎,中医称子痈,病由湿热下注厥阴之络,以致气血凝结而成,用龙胆泻肝丸清利湿热,泻肝胆实火,方是正治。"其认为子痈治当清利湿热,泻肝胆火。

2. 解毒消痈

清代王维德《外科证治全生集·子痈证治》中提到了一则治疗子痈的验方,其曰:"如肾子作痛,而不升上者,外现红色,子痈也。迟则成患,溃烂致命。其未成脓时,用枸橘全个、川楝、秦艽、陈皮、赤芍、甘草、防风、泽泻等分钱半,一服即愈。"方中川楝长于杀虫解毒,秦艽长于疏风通络、清解虚热,陈皮功擅理气散结,赤芍长于凉血消痈,防风功擅疏风散邪,泽泻长于清热祛湿,诸药合用共奏理气、消痈、解毒之功,故而可配合用于治疗本病。清代许克昌及毕法《外科证治全书·前阴证治·子痈》中亦记载了枸橘汤治疗子痈:"肾子作痛,下坠不能升上,外观红色者,子痈也。或左或右,故俗名偏坠,迟则溃烂莫治。当其未成脓时,用枸橘汤一服可愈。"《选录验方新编》中亦收入此方:"肾子作痛,外现红色而不升上,此名子痈,迟则成脓,溃烂致命。其未成脓时,用枳橘一个,川楝、秦艽、陈皮、赤芍、甘草、防风、泽泻各一钱五分,一服即愈。此林屋山人经验方也。"枳橘辛苦性温,功擅理气止痛、消积化滞,配合川楝杀虫解毒,秦艽疏风通络,陈皮理气散结,赤芍凉血消痈,防风解表散邪,泽泻清热祛湿,因而可配合用于治疗本病,是解毒消痈之法的体现。

3. 行气散结

《素问·生气通天论》中云:"营气不从,逆于肉里,乃生痈肿。"因而可用疏肝行气、活血散结之法治疗子痈,可以橘核丸加减。但历代医家使用此种治法者鲜见,概因临床上单纯的行气散结不足以消痈肿,须配合其他解毒、利湿药物方能取效。如硬结难消者,可加莪术、三棱、炮山甲(代)、夏枯草等;阴囊内积水者,可加赤茯苓、泽泻等;若脓形成,溃后流清稀脓,肝肾阴亏者,宜六味地黄丸等;气血两虚者,宜十全大补汤等。

4. 活血消瘀

顾伯华《实用中医外科学·子痈》中记载:"外治初用金黄膏外敷;溃后用二八丹或九一丹药线引流,以金黄膏盖贴……脓尽用生肌散,红油膏盖贴。"提出了子痈的外敷膏药,并说明应按照本病不同时期的症状表现敷贴不同药膏。其中金黄膏中重用天花粉,既可清热生津、消肿排脓,又能消损瘀血,以续绝伤;配以大黄、片姜黄、白芷、黄柏清热解毒、活血止痛,与天花粉合用,共治瘀热;活血还须行气,气行血行,气化湿化,湿化则肿毒消解,故以厚朴、陈皮理气消滞;以苍术、天南星燥湿消肿;配合甘草则能解毒散结止痛。诸药合用,可清热解毒、行气活血,从而可达消肿止痛之功。此外,现代临床认为子痈可由血瘀化脓而致,治当活血消瘀、清热止痛,因而常以复元活血汤治之。若复感毒邪,发热恶寒,睾丸灼热疼痛者,可加金银花、连翘、蒲公英、黄芩等。

综上所述,古代医家对子痈的认识并不复杂,然其中经历了十分漫长的探究过程,医家思路纷繁,记述杂散,故将古代重要医籍中对子痈的记载及医家的辨证思路整理如上,考镜源流,以飨同道。

(王　陆　温　馨)

囊痈源流考

囊痈载于明代汪机《外科理例》，后世日臻发展。祖国医学对于囊痈的认识论载丰富，历代医家各有心得，见仁见智。因此，从病名、病因病机、证候分类及治疗入手，对历代重要医籍中囊痈的相关论述进行整理研究，加以归纳，清其脉络，追本溯源，具有重要的理论与临床意义。

（一）病名

囊痈是指阴囊部化脓性疾病，明代汪机《外科理例》始有专篇介绍，明清时期多位医家对本病病名论述十分丰富，可以病证特点、病位进行分类命名。

1. 以病证特点分类命名

明代孙文胤《丹台玉案》言："囊痈初起，红赤肿痛，发热坠重。"认为囊痈初起可见阴囊热痛。囊痈脓成者可见"肿痛发热，有脓"。明代丁凤《医方集宜·外科》曰："囊痈者是阴囊上红肿，连小腹痛多。"认为囊痈患者多见阴囊红肿，痛连少腹。明代汪机《外科理例·囊痈》与徐春甫《古今医统大全·囊痈》均有："阴囊肿痛，得热愈盛……肝脉数，此囊痈也。"囊痈见肝脉数，得热加重。明代王肯堂《证治准绳·疡医》有云："晡热发热，肢体倦怠，入房则腿足酸软，足必热至腿膝，六脉洪数，两尺为甚……小便不利，两尺脉洪滑，按之虚甚……此囊痈也。"认为阳明热盛，湿与热搏结于内，脉洪滑，小便不利为囊痈。又云："囊自裂开，睾丸悬挂水出……阴囊胀痛……脉数而滑，此囊痈也。"认为囊痈可见睾丸悬挂，阴囊肿痛，脉滑数。又曰："囊痈腐烂，或饮食少，日晡发热。"认为囊痈日久，可见阴囊腐烂，食欲不佳。明代张景岳《景岳全书·论针法》言："囊痈，脓熟肿胀，小便不利。"认为囊痈成脓者可见阴囊肿胀，小便不利。明代陈实功《外科正宗·囊痈论》言："其囊红肿发热，小便赤涩，内热口干，坠重作痛，此为囊痈之候。"认为阴囊热肿，小便红赤涩痛，口干发热，少腹坠痛，为囊痈的表现。明代孙一奎《孙文垣医案·新都治验》曰："偏坠脐腹腰俞俱胀而痛，左关脉弦大鼓指……脉且转数，恐作囊痈。"认为阴囊肿胀，脉由弦大转为数，为邪从热化之表现，是囊痈发病的先兆。其后清代丁尧臣《奇效简便良方》、陈杰《回春集·外症门》、祁坤《外科大成》、冯兆张（即冯楚瞻）《冯氏锦囊秘录·前阴部》、丹波元简《杂病广要·内因类》亦宗此说。卢荫长、何惠川《文堂集验方·疝气》云："如阴囊红肿发热，小便赤涩，内热口干，坠重作痛，乃囊痈之症。"认为阴囊热肿重坠，口干，小便赤涩为囊痈。清代吴谦等人《医宗金鉴·肾囊痈》载："囊痈，小水淋漓肿痛。"认为囊痈表现为阴囊肿痛，小便淋漓。清代祁坤《外科大成·分治部上》言："夫囊痈者，阴囊红热肿痛也。"认为阴囊红肿作痛者为囊痈。清代魏之琇《续名医类案·衄血》曰："囊痈，六脉如丝，精神困惫，始犹健饮，渐至饘粥不入。"认为囊痈日久可影响患者食欲。清代陈德求《医学传灯·疝气》言："若红肿大痛者，谓之囊痈。"认为病囊痈者可见阴囊肿大，热痛。清代许克昌、毕法《外科证治全书·痈疽部位名记》云："久而偏溃……为囊痈。"认为阴囊偏溃者为囊痈。

2. 以病位分类命名

明代申斗垣《外科启玄·肾阴发》曰："此疮发于肾囊，一名悬痈，又名囊痈，乃冲任脉所会之处。"认为本病病位是肾囊，冲脉与任脉汇合之处。明代李梴《医学入门·痈疽总论》载道："囊痈，足厥阴经。阴囊痈属肝肾经。"认为本病归于肝肾二经。清代顾世澄《疡医大全》言："囊痈，属足厥阴肝。"清代陈士铎《洞天奥旨·肾阴发》云："肾阴发者，发于肾囊，乃生于囊之下，粪门谷道之前，乃任督脉所起之处也，俗名囊痈。"详细描述了本病的发病部位，认为本病发于阴囊，或阴囊以下，肛门之前，任脉和督脉的源头。清代陈士铎《辨证奇闻》云："生囊下，谷道前，名囊痈。"

（二）病因病机

阴囊乃足厥阴肝经所过。肝经湿热下注，蕴结阴囊；久着汗湿衣裤或坐卧阴湿之地，或囊痒搔抓，湿毒自外而入；或过食膏粱厚味，恣啖生冷，饮食不节，脾失健运，湿自内生，与热相合，下注阴囊，以致经络阻隔，气血凝滞，郁久热盛而发本病。现将其病因病机整理归类，分述如下。

1. 嗜酒无度，贪恋厚味

明代丁凤《医方集宜·外科》曰："囊痈者……惟好饮酒……多有之。"认为嗜好饮酒者多患囊痈。明代王肯堂《证治准绳·疡医》言："膏粱之客……此中焦积热，乘虚下注。"认为嗜食肥甘厚味者，中焦运化不利，郁而化热多成囊痈。清代王泰林（即王旭高）《王旭高临证医案·疝气门》云："嗜酒之人多湿，湿注下焦而成癫疝，肿胀久而不已，虑其变酿囊痈。"认为嗜酒者，中焦不运，进而化湿，湿注下焦化热成痈。清代陈士铎《洞天奥旨·肾阴发》言："囊痈，此处生痈，虽因湿热，然皆……好酒以成之也。"认为贪恋酒食，助湿化热多发囊痈。清代怀抱奇《古今医彻·闭症》有云："囊痈者……故耽酒色者恒患此。盖肝主疏泄，肾主闭藏，过饮醇酒厚味，则湿热聚于宗筋，而肝者筋之合，下注为痈。"认为阴囊为肝经所过，嗜食肥甘厚味，肝疏泄失司，湿热聚而不化，下注成痈。

2. 情志失调

明代丁凤《医方集宜·外科》曰："囊痈者……怒气人多有之。"认为性喜怒者，易发囊痈。明代王肯堂《证治准绳·疮疡》载："若乳母恚怒，令儿患此者……囊痈……或禀胎肝热所致。"认为母亲性急易怒，可传子嗣，令儿患此病。明代薛铠《保婴撮要》亦有："若乳母恚怒，令儿患此者……肝经气血虚者。"明代孙一奎《孙文垣医案·新都治验》载一案，其曰："性急好胜，若勉强作文，遇劳而发……囊痈。"患者性情急躁，强行劳力伤身，可病囊痈。清代冯兆张《冯氏锦囊秘录》同有此说。除清代几位医家认为情志因素亦可导致本病发生外，日本医家丹波元坚《杂病广要·内因类》载："此症乃恼怒伤肝……此为囊痈。"认为过怒伤肝可发囊痈。

3. 房劳不节

清代多位医家认为少年房事不洁或不节可导致囊痈发病。陈士铎《辨证录·囊痈门》载道："此等之痈，皆少年贪于酒色，或游花街而浪战，或入柳巷而角欢，忍精而斗，耐饥而交，或已泄而重提其气，或将败而再鼓其阳，或有毒之妇而轻于媾合，或生疮之妓而甘为精斗，往往多生此痈。所谓欲泄不泄，化为脓血是也。"认为少年房事不节，忍精不泄，或与患妇行房事均可发为囊痈。陈士铎《石室秘录·下治法》亦有类似论述，其曰："囊痈……此皆少年人不保重，或串花街柳巷，或贪倚翠偎红，忍精而战，耐饥而守，或将泄而提其气，或已走而再返其阳，或人方泄精，而我又入其户，皆足以生此恶毒也。"何高民校考《青囊秘诀·囊痈论》言："囊痈……皆少年贪于酒色，或入花街而酣战，或入柳巷而恣欢……往往多生此疮者，所谓'欲泄不泄，精化为脓血'是也。"认为少年恣意酒色，嗜好斗精易发本病。柏鹤亭等所著《神仙济世良方·治骑马囊痈等症方》曰："囊痈……此皆少年人不保重，或串花街柳巷，或贪倚翠偎红，忍精而战，耐饥而守，皆足以生此恶毒也。"认为少年房劳无度，忍精不泄，易化脓成痈。清代怀抱奇《古今医彻·闭症》有云："囊痈者……故耽酒色者恒患此。"认为酒色无度，常患囊痈。清代陈士铎《洞天奥旨·肾阴发》言："囊痈，此处生痈，虽因湿热，然皆贪色……以成之也。"认为囊痈盖因湿热，湿热多因纵欲过度而成。

4. 失治误治

明代戴天章《广瘟疫论·辨传经》言："疫邪夹疝……若依常治疝法，用吴萸、桂、附、茴香诸燥品，轻者变为囊痈。"认为疫邪夹疝，误用温燥之品，邪气化热成痈。清代魏之琇《续名医类案·疝》云："疝因湿热，误投温燥，每有此变……恐作囊痈。"认为阴虚有热之体，误用苦寒或过服温燥，可发为囊痈。

5. 脓毒郁滞

明代龚廷贤《寿世保元·诸痔》："肝胆经热毒瘰……囊痈。"认为邪气郁于肝胆经，进而化毒成痈。明代王肯堂《证治准绳·疮疡》曰："若肿痛数日不止，欲作脓也……若肿未溃而小便不利者，毒气壅滞也……脓已成而小便不利，毒气未解也。"阐释了囊痈可见的典型症状及其体现的病理机转。清代高秉钧《疡科心得集·辨囊痈悬痈论》亦有类似论述，其云："囊痈者……若脓已成而小便不利者，是热毒壅闭也……若脓已出而肿痛不减者，是热毒未解也。"清代陈士铎《洞天奥旨·肾阴发》载："囊痈……肾囊乃冲任脉所会之处，又诸筋所聚之处也，其囊空虚，最易凝聚气血，故易肿易大，所以艰于收功耳。"认为肾囊之生理结构，易于凝聚气血，进而肿大发痈。

6. 阴虚湿热，水道不利

明代徐春甫《古今医统大全·痔漏门》言："湿热之气渗出肠外，留连肉腠，横流肛外……为囊痈。"认为湿热之邪渗肠外出而病囊痈。龚廷贤《寿世保元·外科诸症》载："囊痈者，湿热下注也。"认为囊痈为湿热注于下为病。明代陈实功《外科正宗·囊痈论》云："夫囊痈者，乃阴虚湿热流注于囊，结而为肿。"认为湿浊下流聚于阴囊，肿而成痈。明代王肯堂《证治准绳·疡医》曰："此囊痈也，因肝肾二经阴虚，湿热所致。"认为囊痈因阴虚湿热所致。《证治准绳·幼科》言："囊痈属肝经湿热。"《景岳全书·寒阵》载："肝经湿热，或囊痈。"《景岳全书·囊痈》又载："囊痈，属肝肾二经，阴虚湿热下注也……大抵此证，属阴道亏，湿热不利所致。"认为囊痈多因湿热阻滞肝肾二经，水道不得通利，毒邪郁而化痈。《证治准绳·疡医》亦载有此句。明代龚廷贤《寿世保元·囊痈》言："囊痈者，湿热下注也。有作脓者，此浊气顺下，将流入渗道，因阴道或亏，水道不利而然……一论痈疽入囊者，曾治数人，悉由湿热入肝经处治。"认为囊痈总属湿热郁于肝经。同时代医家李梴《医学入门·痈疽总论》、徐春甫《古今医统大全·囊痈》、孙文胤《丹台玉案·乳痈门》与清代卢荫长、何惠川《文堂集验方·疝气》均沿此论。另外，丁凤《医方集宜·外科》曰："囊痈者……因肝经湿热渗入膀胱以致气凝滞，或受寒邪结而不散，气不能上升郁而为热，湿热相蒸污浊而成脓矣。"认为湿热之邪郁于肝经，或寒邪凝滞郁而化热，湿热相搏而为脓浊。

清代陈德求《医学传灯·疝气》言："囊痈，热多湿少，血热下注，日久血化为脓。"认为湿热相搏，血化为脓，邪气下注而成囊痈。清代冯兆张《冯氏锦囊秘录·前阴部》言："囊痈者……是属肝经湿热。"认为本病为湿热搏结于肝成病。清代怀抱奇《古今医彻·闭症》曰："囊痈者，厥阴肝经湿热所注，兼以阴虚而邪袭之也。"认为肝经湿热下注成囊痈。清代高秉钧《疡科心得集·辨囊痈悬痈论》有云："囊痈者……乃足厥阴肝经所主，由肝肾二经阴亏湿热下注而成。"认为囊痈为阴虚湿热下注而成。《续名医类案·衄血》载有："盖衄血之来，本因邪火上炽，乃遽用血脱益气之法，衄虽止而热不下，发为囊痈。"认为因火热致衄，治用益气法反而助热，血热下注发为囊痈。

（三）证候分类

历代医家对囊痈证候分类的表述：①湿热下注；②肝肾阴虚；③脓毒郁滞；④饮食所伤；⑤情志不节；⑥房劳损伤。

（四）治疗

囊痈病势多急，若不及时治疗，易转危殆。明清时期医家对本病治疗论述丰富，角度多样，兹详述如下。

1. 辨证论治

（1）清泻实火，渗利湿热：明代陈实功《外科正宗·治病则例歌》载："盖男子之囊痈，泻肝经之湿热。"又有："囊痈之候，初宜清利湿热。"认为囊痈治宜清泻肝经湿热。明代王肯堂《证治准绳·疮疡》言："囊痈……若肿未溃而小便不利者，毒气壅滞也，当分利之。"认为因实邪壅滞，小便不利，急当分利小便以治之。清代冯兆张《冯氏锦囊秘录·痈疽诸毒大小总论合参》有云："囊痈者……治宜清利解毒为主。若脓已成而小便不利者，是毒气未散也，当针泄之。"又有："囊痈者……若小儿患此，而由乳母多怒者，宜子母并服清肝之药。"认为母体肝经实火通过母乳传于小儿，患病囊痈，应母子同服清肝泻火的药物治疗。清代徐德铨《外科选要·治病则例歌》言："盖夫男子之囊痈，泻肝经之湿热。"认为囊痈病位在肝，治用清热利湿。

《保婴撮要》云："囊痈……初起肿痛，小便赤涩者，湿热壅滞也，先用龙胆泻肝汤，如不消，用仙方活命饮。"认为囊痈初起，用龙胆泻肝汤以清泻肝胆湿热，若服药不效，此为病重而药轻，用仙方活命饮以清热解毒、消肿溃坚、活血止痛。明代王肯堂《证治准绳·疡医》言："囊痈……肿痛甚，小便涩，发热脉数，以龙胆泻肝汤，倍车前、木通、泽泻、茯苓，势减半，仍以前汤加黄柏、金银花四剂，又减二三，便利如常。唯一处不消，此欲成脓，再用前汤，加金银花、皂角针、白芷六剂，微肿痛。"认为囊痈者先用龙胆泻肝汤；清泻湿热，加用清利湿热解毒之品；欲成脓者，加用解毒排脓之药。明代张景岳《景岳全书·古方八阵》曰："肿痛未作脓者，疏肝导湿。肿硬发热者，清肝降火……加味龙胆泻肝汤：治肝经湿热，或囊痈。"龙胆泻肝汤中龙胆草大苦大寒，上泻肝胆实火，下清下焦湿热，为本方泻火除湿两擅其功的君药。黄芩、栀子具有苦寒泻火之功，在本方配伍龙胆草，为臣药。泽泻、木通、车前子清热利湿，使湿热从水道排出。肝主藏血，肝经有热，本易耗伤阴血，加用苦寒燥湿，再耗其阴，故用生地、当归滋阴养血，以使标本兼顾。方用柴胡，是为引诸药入肝胆而设，甘草有调和诸药之效。综观全方，是泻中有补，利中有滋，以使火降热清，湿浊分清，循经所发诸症乃克相应而愈。明代李梴《医学入门·妇人小儿外科用药赋》言："龙胆泻肝汤，龙胆草、泽泻各一钱，车前子、木通、生地、当归尾、山栀、黄芩、甘草各五分，水煎。治肝经湿热，或囊痈。"明代龚廷贤《万病回春》、薛铠《保婴撮要·胁痛》沿用此论。清代魏之琇《续名医类案·囊痈》言："囊痈……以龙胆泻肝汤，倍用车前子、木通、茯苓，四剂势去其半。"认为用龙胆泻肝汤为基本方，倍用清热利湿之车前子、木通、茯苓三药，功效显著。

明代孙文胤《丹台玉案》言："清肝渗湿汤，治囊痈，肝经湿热结肿，小水不利，发热焮痛。"认为清肝渗湿汤功在清利湿热，可治肝经湿热所致囊痈。明代孙一奎《孙文垣医案·新都治验》云："囊痈，急为解毒。瓜蒌五钱，当归、甘草节、金银花各一钱，连翘、柴胡、青皮各七分，水煎服之，痛定肿消。"认为囊痈治当解毒定痛，活血消痈。瓜蒌清热化痰，当归、甘草调和气血，金银花、连翘清热解毒，柴胡、青皮清热疏肝。清代陈杰《回春集·外症门》同载此论。清代赵学敏《本草纲目拾遗》言："欲成囊痈者，用荔枝核十四枚，小茴香二钱，紫背天葵四两，蒸白酒二坛，频服即愈。"本方荔枝核行气散结止痛，小茴香理气止痛、温补肝肾，用酒活血止痛。

（2）补益气血，滋阴托里：明代薛己《外科枢要》在治疗本病时，善用补中益气汤或六味丸加减，多见效力，其曰："内热晡热者，肝经血虚也，四物加参、术。体倦食少者，脾气虚热也，补中益气汤。脓水清稀者，气血俱虚也，十全大补汤。"四物加参、术补养气血，益气托毒。当脾气虚而生内热时，用补中益气汤、十全大补汤补养气血，益气养阴。明代薛铠《保婴撮要》曰："囊痈……脓出而反痛者，气血虚也，当补益之。"认为脓出后，气血虚弱，不荣则痛，治当用补。明代王肯堂《证治准绳·疡医》曰："欲其成脓，用托里为主，滋阴佐之。"又曰："若湿热退而仍肿痛，宜补阴托里以速其脓。"囊痈欲成脓，用托里药，因势利导，托邪外出，脓出则津液大伤，须用滋阴法以顾护津液。又有："若湿毒已尽者，专用托里。"王肯堂认为脓水清稀或疮口久不收敛者，多因气血虚弱，正气不足，当用补法，故有"如脓清或多或敛迟者，用大补之剂"之说。明代孙文胤《丹台玉案》言："滋阴内托散，治囊痈已成，肿痛发热，有脓服之即溃。"用滋阴托里法托邪外出。方中黄芪补气，白芍养血，川芎行气补血，熟地益肾养阴，皂角刺、泽泻、穿山甲（代）驱毒外出。明代江瓘《名医类案·囊痈》曰："此囊痈也，脓已成。服活命饮一剂，黎明而脓溃，更用补阴托里而敛。"明代张景岳《景岳全书·囊痈》言："已溃者，滋阴托里。"认为已溃烂者，邪已外泄，此时应滋阴托里，以顾护正气。清代魏之琇《续名医类案·囊痈》有云："欲其成脓，用托里为主，滋阴佐之……湿毒已尽，专用托里。"认为囊痈欲成脓，应托毒外出，辅用滋阴；若实邪已尽，则以扶正为主。

（3）清利湿热，滋阴养血：明代王肯堂《证治准绳·疡医》引《外科精要》言："痈疽入囊者死……悉以湿热入肝经施治，而用补阴药佐之。"认为囊痈为危证，治以清利肝经湿热为主，滋阴扶正为辅。又曰："囊痈……常治肿痛，小便秘滞者，用除湿为主，滋阴佐之，肿痛已退，便利已和者，除湿滋阴药相兼治之。"认为囊痈所致小便不利，或邪去正虚者，均治以利湿滋阴。又有："膏粱之客，阴囊肿胀，小便不利，此中焦积热，乘虚下注，先用龙胆泻肝汤加黄柏、知母、黄连、牛膝，四剂渐愈，后用补阴八珍汤加柴胡、山栀而愈。"认为湿热下注所致囊痈，治宜清利湿热，滋补阴精。又曰："若小便涩滞者，先分利以泄其毒，继补阴以令其自消。"盖因囊痈总属本虚标实，先以清泻毒邪以攻其标，后滋补阴精以扶其正。故曰："随用六味丸料加车前、牛膝、柴胡、山栀，一剂小便渐通。"可达滋补肝肾，清利湿热之功。

又曰："囊痈未作脓而肿痛，以加减龙胆泻肝汤，二剂少愈，更以四物加木通、知母、黄柏而消。"认为囊痈未成脓者，先用清泻肝胆湿热，后用补益气血、滋阴清热之四物汤加味。又曰："弱人，肿痛未成脓，小便赤涩，以制甘草、青皮、木通、黄柏、当归、麦门，四剂少愈，以清心莲子饮，四剂而消。"指出禀赋虚弱者，可用清心莲子饮清热泻火、滋阴除烦。

值得一提的是，由于本病传变多端，历代医家在辨证论治基础上，详审病机，随机应变，如王肯堂《证治准绳·疡医》曰："乃用活命饮与前二药消息兼用，至二十余剂。囊裂出秽脓甚多，乃用托里消毒散六剂，脓秽清，又用托里散数剂，脓水渐少，更用补阴托里散，及十全大补汤。"首先间断服用仙方活命饮，攻补兼施，以达清利湿热、解毒消痈之功，再用托里消毒散，起到补益气血、托毒外出之效，最后用补阴托里散及十全大补汤以益气养血、滋阴祛邪。可见古代医家知常达变，审机施治，分阶段、系统化治疗囊痈。

薛铠《保婴撮要》云："先用加味逍遥散、六味地黄丸，清肝热、滋肾水而血止，用托里散而疮愈。"治用加味逍遥散清热疏肝，六味地黄丸滋肾养阴，后以托里散扶助正气，托毒外出。加味逍遥散方中柴胡疏肝解郁，又有当归、白芍养血柔肝。尤其当归之芳香可以行气，味甘可以缓急，更是肝郁血虚之要药。白术、茯苓健脾去湿，使运化有权，气血有源。炙甘草益气补中，缓肝之急，虽为佐使之品，却有襄赞之功。生姜烧过，温胃和中之力益专。薄荷少许，助柴胡疏肝郁。如此配伍既补肝体，又助肝用，气血兼顾，肝脾并治，立法全面，用药周到，故为调和肝脾之名。六味地黄丸滋补肾阴，方中以熟地大滋肾阴，壮水之主以为君。用山萸肉之色赤入心，味酸入肝者，从左以纳于肾。山药之色白入肺，味甘入脾者，从右以纳于肾。又用三味通腑者，恐腑气不宣，则气郁生热，以致消烁藏阴，故以泽泻清膀胱，而后肾精不为相火所摇；又以丹皮清血分中热，则主血之心，藏血之肝，俱不为火所烁矣。又以茯苓清气分之热，则饮食之精，由脾输肺以下降者，亦不为火所烁矣。四藏之真阴无所耗损，得以摄纳精液，归入肾藏，肾受诸藏之精液而藏。又有："若乳母恚怒，令儿患此者，加味逍遥散。肝经气血虚者，八珍散加味，柴胡、山栀，俱加漏芦，子母并服。"明代汪机《外科理例·囊痈》曰："囊痈，未作脓而肿痛，以加减龙胆泻肝汤二剂少愈，更以四物加木通、知母、黄柏而消。"治用龙胆泻肝汤清利肝胆湿热，四物汤补养气血，加木通、知母、黄柏清下焦湿热。明代张景岳《景岳全书·囊痈》有云："大抵此证，属阴道亏，湿热不利所致，故滋阴除湿药不可缺。"认为囊痈多为水道不利，湿热无从泻出，治当滋阴除湿。孙文胤《丹台玉案·乳痈门》、龚廷贤《寿世保元·囊痈》、陈德求《医学传灯·疝气》、祁坤《外科大成·分治部上》《文堂集验方·疝气》亦载此说。陈士铎《石室秘录·下治法》云："囊痈……方用金银花四两，蒲公英二两，人参一两，当归一两，生甘草一两，大黄五钱，天花粉二钱，水煎服，一剂即消，二剂全愈，溃者三剂愈。盖此毒乃乘虚而入，必大补其血，而佐以逐邪之品。"方中金银花、天花粉、蒲公英清热解毒，人参、当归、甘草调养气血，大黄泻下逐邪。清代高秉钧《疡科心得集·辨囊痈悬痈论》言："若脓已出而肿痛不减者，是热毒未解也，用清肝益营汤。此证由阴道亏、湿热不利所致，故除湿滋阴药不可缺。若溃后脓清或多，或敛迟者，须用十全大补汤加山萸、丹皮、泽泻以补益之。"认为囊痈脓尽而肿不消，治宜清利湿热，滋阴养血；而脓出不尽，或疮口不敛者，则宜补养气血，佐以清热解毒。

2. 外治法

《外科理例·囊痈》《证治准绳·疡医》《文堂集验方·囊痈》等多部明清医家著作皆载有："又有因腹肿渐流入囊，肿甚而囊自裂开，睾丸悬挂，水出，以辅炭末敷之，外以紫苏叶包裹，仰卧养之。"以辅炭即麸炭（杉木炭也）研末外敷治疗囊痈，辅炭末功擅祛风止痛活血，散湿毒而敛创；紫苏叶行气和血解毒。两药合用，共奏行血解毒、散湿敛创之功。明代陈实功《外科正宗·囊痈论》曰："治囊痈初起，红赤肿痛，发热坠重者，用葱汤同蜜调敷。夏月湿热红甚者，温茶汤同蜜调敷妙。"指出以如意金黄散配葱汤解毒散凝，治疗囊痈初起，邪气重而正不虚所致肿重者；而温茶汤性涩而收敛散湿，用其调如意金黄散，适用于囊痈湿热较重者。明代孙文胤《丹台玉案·乳痈门·附囊痈》言："如意金黄散，敷囊痈初起。"如意金黄散方中大黄、黄柏清热解毒、逐瘀燥湿，以荡涤瘀热凝血；姜黄破血消瘀、通经止痛，与天花粉同用，能祛瘀消肿止痛；厚朴、陈皮、苍术、天南星、白芷行气燥湿，散结消肿止痛；甘草解毒调和诸药。诸药合用，共奏清热解毒、散瘀消肿之功。热毒得解，瘀血得散，湿毒得化，红肿热痛自除，用于囊痈初起，红肿热痛。明代徐春甫《古今医统大全》引复斋之言曰："叶线治法，治外痔并漏囊痈悬痈臀痈。"法当用芫花入土根不拘多少。制备方法以捣自然汁于铜铫内，慢火熬成膏，以生丝线入膏再熬良久，膏浓为度，线阴干，膏留后用，主治囊痈等。清代顾世澄《疡医大全》引窦汉卿之言曰："囊痈倘脓熟开刀，须待脓热用油头绳扎住肾子，以小刀开海底穴，其脓血即流尽矣。"载有手术放脓法，适用于囊痈成熟者。又引朱丹溪之言云："囊痈……若不速治则囊裂睾丸外悬，可用青荷叶包之，或紫苏叶洗去毛包之，或单油纸煮过包之。"清代王士雄《随息居饮食谱·鸡卵》载有："凤凰胎，即鸡卵抱已成雏而未出者……外治痘疮入目、白秃聤耳、下疳囊痈，均为妙品。"鸡卵功在消肿解毒、理气止痛。可用于囊痈初起者。清代邹存淦《外治寿世方·各种疝气初起》云："寒热疼痛，如欲成囊痈者，新鲜地骨皮、生姜（各四两）共捣如泥，以绢包于囊上。"鲜地骨皮退热凉血，生姜活血散凝。囊痈欲成时，外敷，可凉血活血，此即不治已成治未成。清代何高民《青囊秘诀·囊痈论》载有："又有异宝撒囊痈，一两茯苓三分冰，黄柏瓦草各五钱，青苔儿茶一样同，麝香八分樟三钱，乳香没药二钱从。"此方活血化瘀、降火生新，用治囊痈湿热为重者。

值得一提的是，明清部分医家在辨治囊痈难治证候时，多内用方药，外合敷药。明代张景岳《景岳全书·囊痈》云："欲其成脓，用托里为主，滋阴佐之，候脓成，即针之，仍用托里滋阴。湿毒已尽者，专用托里。如脓清，或多，或敛迟者，用大补之剂，及豆豉饼灸之。"指出脓未成时用托里剂祛邪外出；脓成后，用针刺，放脓外出；脓尽仍用扶正滋阴法；如若疮口久不收敛，为正气不足，内用补法，外灸豆豉饼以清热敛疮。明代陈实功《外科正宗·囊痈论》言："夫囊痈者……初宜龙胆泻肝汤，稍久滋阴内托散，外敷如意金黄散，俱可内消。"又有："已成宜用补阴……即当养气血、固根本为主，而佐以安神定痛之药接补元气，死生在进退之间尚可转也。随以八珍汤加麦冬、五味子、远志、牡丹皮，外以甘草汤淋洗腐上，将已坏黑肉尽行剪落，其睾丸已露……搽玉红膏，外以膏盖。"认为年老者患囊痈多气血虚弱，邪盛正衰，病情虽危急，但及时滋补元气、活血化瘀，仍可向愈，并用甘草汤外洗，解毒消肿。外用玉红膏活血祛腐，解毒生肌。明代王肯堂《证治准绳·疡医》载："治以龙胆泻肝汤，湿热悉退，乃以托里药，及豆豉饼灸而愈。次年复患湿热颇盛，仍用前汤四剂而退，又以滋阴药而消。"又有："一人患此久不敛，以十全大补汤加五味、麦门，灸以豆豉饼，月余而平。"囊痈病久，正气虚弱，疮口难收，用十全大补汤补益气血而扶正，五味子、麦冬滋阴收敛固涩，灸豆豉饼除烦解表。"脓焮而便秘者，热毒壅闭也，先用托里消毒散，后用针以泄之，脓去即解。"囊痈因实邪阻滞，大便不通者，正气多有不足，故先用托里消毒散，扶正托毒外泄，外用针刺，邪去正安。又载病案曰："脓熟作胀，致小便不利，急针。以小柴胡加黄柏、白芷、金银花，四剂少愈，更以托里消毒散，数剂而消。"囊痈脓成针刺放脓后，用加味小柴胡汤以和解肝胆、消痈解毒排脓，加服扶正消毒之品以托邪外出。"以八珍汤加黄芪、黄柏、知母、山栀，更敷紫苏末，数日而痊。"内服加味八珍汤以补益气血、清热解毒，外敷紫苏末以解毒活血敛疮。"囊痈……以除湿热，清肝火之剂……夜来阴囊悉腐，玉茎下面贴囊者亦腐，此肝火挟酒毒而湿热炽盛也，仍以前药，加参、芪、归、术四剂，腐肉尽脱，睾丸悬挂，用大补气血，并涂当归膏，囊茎全复而愈。"囊痈急性期，因未及时用清肝除湿泻火药，而致阴囊尽腐，睾丸悬挂，病情危急，内服补益气血、清肝泻火之品，外用当归膏以养血和血、收湿敛疮。

清代卢荫长、何惠川《文堂集验方·疝气》载："乃囊痈之症……清肝渗湿汤治之……溃后掺药，蚌壳（煅）黄连（炒）、青黛各等分，研极细敷之。"内服清肝渗湿汤以疏肝清热、解毒利湿，外敷药末以清热泻火、解毒收湿。清代鲍相璈《验方新编》言："又名囊痈，阴囊肿烂，肾子落出。用紫苏煎汤，日日洗之。并用紫苏叶梗为末敷之，外用青荷叶包好。内用黄连六分，归尾、连翘、云苓各一钱五分，甘草、木通各一钱，煎服。"用紫苏煎汤外洗功在活血解毒敛疮，合以活血解毒之品内服。又有："内服地黄汤、外敷生肌散而愈。"清代高秉钧《疡科心得集·辨囊痈悬痈论》曰："囊痈者……若脓已成而小便不利者，是热毒壅闭也，先用托里消毒散，后用针以泄之。"认为因实邪热毒而成囊痈者，内用托里消毒以扶正，外用针刺以泄邪出。清代祁坤《外科大成·分治部上》："夫囊痈者……已成者托里消毒散，去桔梗，加泽泻、川山甲。外用如意金黄散，葱汤和蜜调敷。"内服加味托里消毒散以活血通经、泄湿浊、托邪外出，外敷如意金黄散以行气活血、消痈敛疮。"欲作脓也，托里消毒散倍用皂角刺透之，脓热作胀针之，以免遍溃其囊，法以油头绳扎住肾子，开海底穴，脓出自尽，服十全大补汤加牛膝、丹皮。"脓欲作时，托脓外出，针刺泄脓后，用补益之品扶正。"紫色作烂，欲外腐也，蟾酥锭为末，掺之，膏盖，服滋阴药，俟腐脱，搽红黑二膏。"欲作腐者，用蟾酥锭外敷以活血解毒、消肿止痛。腐蜕后用红黑二膏以生肌收口。

3. 其他疗法

（1）针灸治疗：明代汪机《外科理例·囊痈》言："囊痈……脓已成，急针之。"王肯堂《证治准绳·疡医》宗此说。《证治准绳·疮疡》云："囊痈如脓清或多或敛迟者……或附子饼灸之。"认为囊痈脓多或创口难敛者，可用附子饼灸。此法功在温肾回阳，主治创口溃烂难敛之证。明代薛铠《保婴撮要》有云："囊痈……脓已成而小便不利，毒气未解也，当针泄之。"认为囊痈实邪阻滞所致小便不利，急当针刺通泄水道。张景岳《景岳全书·卷四十六》载一案："囊痈，脓熟肿胀，小便不利，几殆。急针之，脓水大泄，气通而愈……今之患者，或畏针而不用，医者又徇患者之意而不针，遂至脓已成而不得溃，或得溃而所伤已深矣。卒之夭亡者，十常八九，亦可悲矣。"认为囊痈脓成肿胀所致小便不利者，可用针刺，令实邪去，而小便通。若患者惧针，而医者依从患者之意，邪气阻滞日久，多致夭亡。

（2）治疗禁忌：明清时期部分医家认为本病治疗应忌温热攻伐类药。明代王肯堂《证治准绳·疡医》言："若溃后虚而不补，少壮者成漏，老弱者不治。脓清作渴，脉大者，亦不治。"认为患处溃烂后，正气虚不得补，青壮年转漏，年老或体弱者难治。脓去，津液亦随之大伤，此时若见脉大无根，为危证。明代张景岳《景岳全书·囊痈》及清代魏之琇《续名医类案·囊痈》亦有类似论述。明代薛己《外科枢要》云："囊痈……若专攻其疮，阴道益虚，则肿者不能溃，溃者不能敛，少壮者多成痼疾，老弱者多致不起……切忌寒药克伐，亏损胃气。"认为本病用药不可过于攻伐，得囊痈者，多正气不足，此时若仍滥用攻伐寒凉之品，正气更虚，青壮年多转成难治的慢性久病，年龄大或正气不足者多病情危重。明代陈实功《外科正宗·囊痈论》言："囊痈……已成宜用补阴，况又用泻肝凉剂，此年老气血有亏，攻补机关已误，其疾岂有不致危亡者。"认为囊痈已成宜及时滋补阴液，若气血已然亏乏，仍妄用攻伐凉肝之品，易成危候。陈氏又言："夫囊痈者……近时人误用疝家热药，多致热甚为脓，虑难收敛。"认为囊痈误用热药，多可致脓成热甚，创口难收。清代高秉钧《疡科心得集·辨囊痈悬痈论》言："囊痈者……如虚而不补，少壮者多成痼疾，老弱者多致不起。"认为囊痈患者正气尚足者，多成顽病，正气不足者多致卧床不起。清代祁坤《外科大成》言："夫囊痈者……若攻其毒，则阴道愈虚；投淡渗之药，则真阴愈损；虽少壮者，多成痼疾，况虚弱者乎。更误作疝治，投以热药，必难收敛，以至脓清脉大者不治。"认为囊痈者，如用攻伐、淡渗之品，阴液更伤，易致危证。若误治，妄投热药，易成创口难收，脓清脉大而无根等危证。清代陈杰《回生集·外症门》曰："乃囊痈之候，不宜用疝家热药。"认为囊痈忌用热药。清代怀抱奇《古今医彻·杂症》亦有："切勿投香燥药，反助其邪。"

（3）转归与预后

1）转归之本在于脓：明代虞抟《医学正传·疮疡》又有："囊痈者……脓尽自安，勿药可也，惟在善于调摄耳。"认为囊痈一病，病愈根本为脓之去留，若调护得当，脓去，病可愈。明代龚廷贤《寿世保元·囊痈》、王肯堂《证治准绳·疡医》均沿此说。

2）阴囊虽腐亦可治：明代申斗垣《外科启玄·肾阴发》言："又名囊痈……亦有胞腐了，止存睾丸亦不死，亦有俱腐落而不死者也。"认为囊痈，症见囊腐落，而睾丸悬挂者，亦可治。龚廷贤《寿世保元·囊痈》云："虽脓溃皮脱，睾丸悬者，皆不死。"薛铠《保婴撮要》言："囊痈……若元气无亏，虽阴囊悉溃，睾丸悬露，亦不为害。"认为只要人体正气充足，即使阴囊溃烂，睾丸外漏，亦可治。明代薛己《外科枢要》云："囊痈……此症虽大溃，而睾丸悬露，治得其法，旬日肉渐生而愈。"认为及时正确的治疗，可使阴囊溃烂复生。清代陈士铎《洞天奥旨·肾阴发》有云："症重者多胞腐，有腐烂而止存睾丸，亦有俱腐落而不死者，以用药调理之善也。"认为囊痈病重者可见阴囊腐烂，当用药调理。清代魏之琇《续名医类案》言："此症虽溃尽无害，患者审之。"认为囊痈虽腐肉俱落即不害人，然患者仍当谨慎治疗。清代高秉钧《疡科心得集·辨囊痈悬痈论》言："囊痈者……又有脱囊，起时寒热交作，囊红睾肿，皮肤湿裂，隔日即黑，间日腐秽，不数日间其囊尽脱，睾丸外悬，势若险重，其实不妨。"认为囊痈虽发病急骤，病状凶险，仍可谨慎治疗。清代怀抱奇《古今医彻·杂症》亦沿此说。

3）囊痈创口难敛之因：清代陈士铎《辨证录·囊痈门》《辨证奇闻·囊痈》和《洞天奥旨》中，对囊痈此病创口难愈的原因有所阐述，云："以囊之下为悬痈，其皮肉与他处不同，盖他处皮肉或横生，或直生，俱易合口，而悬痈之处，横中有直，直中有横，一有损伤，不易收功。"认为阴囊处皮肤纹理复杂，故有创口后不易恢复。清代冯楚瞻、王大德亦同意此观点。

以上历代医家的论述，不仅给我们提供了囊痈的理论基础，而且其治疗观念至今仍影响着我们的临床实践，其显著的疗效对临床医生有极大的启迪作用。

（和鹏飞　陈天玺）

子痰源流考

子痰之名中医古籍中并无记载，明代有类似子痰临床表现的描述，明清文献中称其为"肾漏""肾囊漏",苏北地区称为子痰,近世医家将痰湿流注于肾子的疮痨性疾病称为子痰。关于子痰的论述,较为分散,缺乏系统性,现从病名、病因病机、证候分类及治疗入手,对历代重要医籍中子痰的相关病证论述进行整理研究,意在探求其源流。

(一)病名

"子痰"一词,由于各医家的临床经验、理论认知程度及方式不同,在理解上也各有其历史局限性,故在不同历史时期名称有异。明代王肯堂《证治准绳·疡医·囊痈》中记载:"石灰散,治肾漏,阴囊先肿后穿破出黄水,疮如鱼口能致命。"提出了"肾漏"之名,从症状来看,应为子痰之别称。清代祁坤《外科大成·囊痈》中有云:"因患痔漏久而串及于囊者,肾囊漏也。"提出"肾囊漏"之名,所描述症状与子痰相似。近代医家根据中医的瘰疬、结核病是由"流痰""痰核""痰火"所致,故将痰湿流结于肾子的疮痨性疾病称之为子痰。

(二)病因病机

子痰多因先天禀赋不足,后天调养失宜,劳伤太过,使肝肾阴亏,脉络空虚,痰浊乘虚下注,结于肾子而成。或有痰浊不清,郁久化热,热则血败肉腐成脓。病势缓慢,初发时肾子部出现结节,积月经年后则破溃,脓液稀薄如痰,久不收口,形成窦道。其病因病机经整理概括为六类,现分别论述如下。

1. 痰湿蕴结

明代申斗垣《外科启玄·阴囊破裂漏疮》中有曰:"外囊破裂漏水腥臭,久治不痊。"认为其病发之初为阴为寒,由痰浊凝聚所致。《外科大成·结核》中有云:"结核生于皮里膜外,如果中之核……由湿痰流注者,宜行气化痰。"指出其有由痰湿流注而成者,并说明治当行气化痰。清代王洪绪《外科证治全生集·恶核治法》中亦云:"大者名恶核,小者名痰核,与石疽初起相同,然其寒凝甚结,毒根最深,却不易溃,未溃之前忌贴凉膏,忌投凉药。"提出恶核或痰核均可由寒痰凝结所致。

2. 湿热蕴结

明代汪机《外科理例·囊痈》中记载有一则湿热所致子痰的医案:"一人年逾五十,患此疮口不敛,诊之微有湿热,治以……湿热悉退,乃以托里药及豆豉饼灸而愈。次年,复患湿热偏盛,仍用前汤四剂而退,又以滋阴药而消。"由此则医案可见,湿热蕴结乃子痰成因之一,湿热之邪阻遏气机,易于阻碍疮口愈合,且湿热之邪易于复发,久病伤及阴液,故在治疗后期应考虑滋阴补虚,以防伤及正气。

3. 痰热互结

明代龚居中《红炉点雪·卷二》中有曰:"夫结核者,相火之所为,痰火之征兆也。"认为痰核由于痰与火互结而成。

4. 气阴两亏

皮肤破溃后流出稀薄脓液,缠绵难愈,久则伤气耗血。血为阴,血亏则阴虚,故可出现阴虚火旺，气血两亏。《外科大成·结核》中即记载："结核生于皮里膜外，如果中之核……服之反甚者，肝火血燥也，溃而不愈者虚也。"认为气虚血燥亦是痰核的成因之一。

5. 阴虚浊阻

明代龚延贤《万病回春·结核》中有云："结核者，风痰郁结也，又云火因痰注而不散也。"认为其特点是睾丸部有发展缓慢的肿块，化脓后流出稀薄如痰的脓液，易成窦道，愈合困难。究其原因多因肝肾阴亏，痰湿之邪凝聚于肾子所致。

6. 阴虚火旺

《外科启玄·阴囊破裂漏疮》中曰："外囊破裂，漏水腥臭，久治不痊。"并提出病发之初为阴为寒，继则由阴转阳，由寒变热，则可出现肝肾阴虚的反应，阴虚火旺可导致本病发生。

（三）证候分类

历代医家对子痰证候分类的表述：①寒痰凝结；②湿热蕴结；③阴虚浊阻；④肝肾阴虚；⑤阴虚火旺；⑥气血亏虚。

（四）治疗

历代医家对子痰一病的论述多不成系统，关于治疗的表述更是几不可见，现代的医书中才开始出现本病的专门治疗方法，因而经过整理，执简驭繁，将现今临床上对子痰的治法概括为以下几类，兹分述如下。

1. 辨证论治

（1）温化寒湿，化痰散结：王琦及曹开镛《中医男科学》中提出可用阳和汤加减兼服小金丹治疗子痰，病家素体阳虚，营血不足，寒凝湿滞，方中重用熟地，滋补阴血，填精益髓，配以血肉有情之鹿角胶，补肾助阳，益精养血，两者合用，温阳养血，以治其本；少佐麻黄，宣通经络，与肉桂、白芥子、姜炭配合，可以开腠里、散寒结，引阳气由里达表，通行周身；甘草生用为使，解毒而调诸药。综观全方，补血与温阳并用，化痰与通络相伍，益精气，扶阳气，化寒凝，通经络，温阳补血以治本，化痰通络以治标。用于阴疽，犹如离照当空，阴霾自散。睾丸胀痛明显者，可加荔枝核、橘核等行气散结之品；阴囊冷痛者，可加吴茱萸、乌药等温热之品。

（2）清热利湿，软坚散结：此种治法可用龙胆泻肝汤加减，本方主治湿热下注肝经，循足厥阴肝经所络阴器而为肿痛。方用龙胆草大苦大寒，上泻肝胆实火，下清下焦湿热，为本方泻火除湿两擅其功的君药。黄芩、栀子具有苦寒泻火之功，在本方配伍龙胆草，为臣药。泽泻、木通、车前子清热利湿，使湿热从水道排出。肝主藏血，肝经有热，本易耗伤阴血，加用苦寒燥湿，再耗其阴，故用生地、当归滋阴养血，以使标本兼顾。方用柴胡，是为引诸药入肝胆而设，甘草有调和诸药之效。全方泻中有补，利中有滋，以使火降热清，湿浊分清，循经所发诸证乃克，相应而愈。脓出臭秽者加蒲公英、败酱草等清热解毒、消痈排脓之品；脓出不畅者可配合透脓散，托毒溃脓。

（3）滋阴养血，除湿祛邪：明代陈实功《外科正宗》中提出的滋阴除湿汤适用于该证型，邪盛为标，理当除湿治标祛邪，但继用利湿则有伤阴伐正之忧，本病辨证属阴虚湿恋之证，故治拟滋阴除湿之法，滋阴扶正可以抵邪外出，除湿祛邪亦有利于正复，故滋阴除湿，并用不悖，使湿去阴复，病安而愈。方中以生地、元参、丹参、当归滋阴养血和营，补阴血之不足，防渗利诸药之伤阴；茯苓、泽泻利湿健脾，祛湿邪之有余，制滋补诸品之腻滞，使湿去而无伤阴之弊，阴复而无助湿之嫌；白鲜皮祛湿止痒，合而为剂，有滋阴养血、祛湿之能。

（4）补益肝肾，托里透脓：此种治法可以六味地黄汤为基础方药，方中重用熟地，滋阴补肾，填精益髓，为君药。山萸肉补养肝肾，并能涩精；山药补益脾阴，亦能固精，共为臣药。三药相配，滋养肝、脾、肾，称为"三补"。配伍泽泻利湿泄浊，并防熟地之滋腻恋邪；牡丹皮清泻相火，并制山萸肉之温涩；茯苓淡渗脾湿，并助山药之健运。三药为"三泻"，渗湿浊，清虚热，平其偏胜以治标，均为佐药。六味合用，三补三泻，其中补药用量重于"泻药"，是以补为主；肝、脾、肾三阴并补。乏力头晕，脓出不畅者，加穿山甲（代）、皂刺、黄芪善治脓痈之药；渴者，加贝母、天花粉、黄芩、地骨皮等清热滋阴之品。

（5）滋阴降火：清代吴谦等人《医宗金鉴》中创制的知柏地黄丸可适用于此证型。本方实则是在六味地黄丸滋阴的基础上加入知母、黄柏以强滋阴降火之功。本病中常配清虚热、补气、活血、散结等功效之品，随证加减，如银柴胡、地骨皮、青蒿、鳖甲、党参、当归、丹参、川牛膝、川楝子、橘核、荔枝核等。

（6）补益气血：可以十全大补汤加减，兼服小金丹。十全大补汤由补气的四君子汤（人参、茯苓、白术、甘草），补血的四物汤（熟地、白芍、当归、川芎）配合温补的黄芪、肉桂而成。加减配合药物有熟附子、鹿角胶、皂角刺等。窦道久不愈合，肉芽不新鲜者，加善于治疗疮疡肿毒、皮肤皲裂的白及和有治疗阴疽肿痛功效的鹿角胶。

2. 外治法

《证治准绳·疡医·囊痈》中记载了可外抹治疗肾漏的石灰散，其曰："石灰散，治肾漏，阴囊先肿，后穿破出黄水，疮如鱼口能致命。"

此外，值得一提的是，《外科启玄·阴囊破裂漏疮》中记载了内外合治治疗子痰之法，其曰："外囊破裂，漏水腥臭，久治不瘥，盖因生梅疮，毒结于此。宜内服土茯苓汤加人参等补药，外以黄粉霜药上之自安。忌行房，戒发物。"提出了内服土茯苓汤加人参，外敷黄粉霜可治疗本病。

3. 其他疗法

（1）手术剔除：华实孚等所著《中西合参痨病诊疗集·成年后之痨病·睾丸痨（结核性睾丸炎及附睾炎）》中记载了手术可治疗子痰的方法，言其"经过甚慢，有时发热，惟不疼痛，大多陷于顽固性脓疡，且有并发输精管炎，精系部及鼠蹊腺焮肿剧痛者，预后无一定。疗法，宜速用外科手术剔除，别无他法"，认为其宜速用外科手术剔除。

（2）食疗药膳：《中医男科学》中记载了食疗可治子痰之法，并提出了食疗的药方：如"荠菜60克，水煎约半小时，去渣加鸡蛋（去壳）一只，再煮至鸡蛋熟，加少许食盐，吃蛋喝汤，每日2次，连服3个月……白花蛇舌草60克，银花藤30克，野菊花15克，水煎服，每日一剂……猫肉炖汤，喝汤吃肉……紫菜煮汤，常服……栗壳和精猪肉煮汤服……燕麦面做粥，常服。"荠菜功用凉血止血，利尿除湿。鸡蛋白能润肺利咽、清热解毒，鸡蛋黄能滋阴润燥、养血。二者合食，可共奏清热滋阴之功。也可用清热解毒中药配合有治疗瘰疬恶疮之功的猫肉。紫菜味咸，具软坚散结之效。清热散结的栗壳与肉同食，以及有补气益力、除湿止泻功效的燕麦面都是本病的有效食疗方。

综上所述，历代医家对子痰的认识及理解分散而未成系统，故将古代重要医籍中对子痰的记载及医家的辨证思路整理如上，考其源流，整理如是。

（王　陆　温　馨）

水疝源流考

"水疝"一词作为病名首见于金代张子和《儒门事亲》，而其相关记载最早见于《黄帝内经》，后世医书对其有诸多发展，后代医家对其论述亦各有千秋。水疝是阴囊积水之水肿病证，常因水湿之气下注，或感受风寒湿邪而发，症见阴囊部肿胀疼痛，阴汗时出，或见阴囊部肿大光亮如水晶状，不红不热；或有瘙痒感，破溃伤流黄水；或于小腹部按之而有水声。现通过总结历代医家的重要古医籍文献，将水疝从病名、病因病机、证候分类及治疗等几方面进行归纳研究，考其源流，并整理如下。

（一）病名

"疝"在古辞书中的释义为："疝，腹痛也。""疝"作为病名首见于《黄帝内经》，在《素问·长刺节论》中曰："病在少腹，腹痛不得大小便，病名曰疝，得之寒。刺少腹两股间，刺腰髁骨间，刺而多之，尽灵病已。"明确指出疝之为病，症见腹痛而二便不通。而唐代孙思邈《备急千金要方》中则将疝病分为四种，分别名肠、卵胀、气、水。金代张从正（即张子和）首次将"水疝"一词正式作为病名提出，并在《儒门事亲》中曰："疝有七，前人论者甚多，非《灵枢》《素问》《铜人》之论，余皆不取。非余好异也，但要穷其原耳！七疝者何？寒疝、水疝、筋疝、血疝、气疝、狐疝、㿗疝，是谓七疝。俗工不识，因立谬名，或曰膀胱，或曰肾冷，或曰小肠气，小儿曰偏气。"病名至此沿用至今。纵观历代医家关于水疝病名的论述，从不同角度对本病进行理解归纳，其命名有相同，亦存在诸多不同，其概念不一，因此对其进行搜集整理十分必要。故综合分析，现可将其归纳为两种分类命名。

1. 以病因病机分类命名

宋代陈无择《三因极一病证方论》中称本病为"水㿗"，其曰："夫阴㿗，属肝，系宗筋，胃阳明养之。世多不识，谓之外肾，非特名义差错，亦使五内不分，其可不辨。古方虽出四证，但曰肠㿗、气㿗、水㿗、卵胀，殊不别其所因。"将水㿗归为"阴㿗"之一种，认为由"房室过度，元脏虚冷"导致的"肠边系不收，坠入囊中，上下无定"之证为"肠㿗"，由"久蓄忧思，恐怒兼并，随脏气下坠阴囊"而导致的阴囊"肿胀急痛"之证为"气㿗"，由"久坐冷湿，湿气下袭"所致阴囊肿胀之证为"水㿗"，由"劳役无节，及跨马坐车"所致"卵核肿胀，或偏有大小，上下无常"之证为"卵胀"，并认为卵胀、肠㿗"皆难治"，而气㿗、水㿗"治之易愈"。详细论述了肠㿗、气㿗、水㿗、卵胀四证的成因及病名，其中水㿗的病因病机主要是由于久坐潮湿阴冷之地，导致湿气从外而入侵袭机体，而致阴囊肿胀遂发病，属于外因所致。

宋代《圣济总录》中也从发病机制来对本病命名，其云："疝者，痛也，邪气聚于阴，致阴器肿大而痛者，阴疝也，一名癞疝，其类有四，即肠癞、卵胀、气癞、水癞是也。世俗云疝气，亦云小肠气，或曰膀胱气。"同样认为水癞属于阴疝的一种。并于后文云："原其病本缘肾气通于阴，与膀胱为表里，胞囊者，膀胱之候，此二经不足，下焦受寒，皆能致阴卵肿大，或发疝痛，故通称曰阴疝。"说明阴疝的得名源之于肾、膀胱二经受寒而致阴囊肿痛，发为疝气。并在后文中云："水气盛则津液内结，谓之水癞。"认为水癞是由阴囊部位水气偏盛，津液内结而得名，并认为"水癞、气癞，病生于标，故针灸可治，其病易愈"。

2. 以病证特点分类命名

东晋葛洪首次提出水癞的概念，在其《肘后备急方·卷五》中云："水癞，多因水湿内积而成。证见阴囊肿大，不痛不痒，或肿胀坠痛。"提出了"水癞"之名，并将阴囊的肿胀、无疼痛瘙痒或坠痛感归纳为水癞的病证特点。《儒门事亲》中亦指出："水疝，其状肾囊肿痛，阴汗时出，或囊肿而状如水晶，或囊痒而燥，出黄水，或少腹中按之作水声。"明确指出水疝之名，同时论述了水疝患者主要表现为阴囊肿痛，触之囊内有光滑而软的肿物，甚则光亮如水晶物，或伴有瘙痒干燥并流黄色液体，按小腹时有水声等病证特点，因此而命名为水疝。

明代虞抟《医学正传》中亦载有："水疝者，其状肾囊肿痛，阴汗时出，或囊肿状如水晶，或囊痒而搔出黄水，或少腹按之作水声，得之于饮水醉酒，使内过多，汗出而遇风寒湿之气，聚于囊中，故水冷令人为卒疝，宜以逐水之剂下之。"沿用水疝之名的同时，描述了其症状特点为肾囊肿痛，时时出冷汗，或阴囊肿如水晶，患处发痒，以手搔抓则出黄色脓水，或按少腹处可闻水声，故而名之水疝。

明代陈实功《外科正宗·囊痈论》中云："夫囊痈者，乃阴虚湿热流注于囊，结而为肿。至溃后睾丸悬挂者，犹不伤人，以其毒从外发……又一种水疝，皮色光亮，无热无红，肿痛有时，内有聚水，宜用针从便处引去水气则安。"指出了囊痈和水疝的不同之处，并表明水疝的病证特点为阴囊部有积水，其以皮色光亮或皮色如常、不红不热等为主要临床表现，同时提出了水疝可以针法治疗，也可内服十全大补汤间以六味地黄丸。

明代鲁伯嗣《婴童百问》中有云："巢氏曰：足少阴为肾之经，其气下通于阴，小儿有少阴之经虚，而受风邪者，邪气冲于阴，与血气相搏结，则阴肿也……又有疝气名偏坠，急宜下药，小儿生下亦有如此者，不疼不痛，此皆不须攻击，不治而自愈，若肿痛甚急，当服药。"认为足少阴肾经亏虚、感受风邪与血气相搏结可致阴肿，其中又提到了偏坠之疝气，即指水疝，其认为小儿水疝不同于成人，是与生俱来先天性的，不需要治疗即可自愈，认为偏坠有一定的自愈能力。

至清代，诸医家对水疝之认识更为广泛，对其论述也可谓百家争鸣，然大多沿袭前代"水疝"之名。如清代祁坤《外科大成》中曰："囊痈与疝气相类，但痈则阴囊红肿热痛，内热口干，小便赤涩，若疝则小腹痛牵引肾子，少热多寒，好饮热汤为异耳。"先是指出了囊痈与疝气的不同之处，其后又云："若水疝，虽肿而光，虽痛有时，不红不热，按之软而即起为异耳。"在沿用水疝之名的同时，表明水疝的病证特点为肿，疼痛有时，无特别颜色变化，若按其肿胀部位柔软且没有塌陷则为异常情况。清代陈修园《时方妙用》中曰："疝者，小腹睾丸为肿为痛是也，其名有七……曰水疝，肾囊肿痛，阴汗时出，或肿状如水晶，或囊痒而外出黄水。"承袭前人之论，将疝病分为七种，其中一种即为水疝，并说明其是因肾囊肿如水晶或囊外渗黄水而得名。

清代顾松园《顾松园医镜》中云："大抵此症寒则多痛，热则多纵，湿则多肿坠，虚者亦然……囊肿光亮，阴汗时出，或按少腹作水声，曰水疝。"亦为对水疝根据其临床病证特点（如阴囊硬、肿，或睾丸疼痛，或有阴汗出，或按压少腹时有水声）进行命名，同时将其与其他疝病进行了区分。

总之，历代医家对水疝一病都有深刻的理解与体会，为后世医家对水疝的认识与治疗奠定了良好的基础。

（二）病因病机

水疝，顾名思义与水湿密切相关，故水疝的发生与肝、脾、肾三脏关系密切。隋代巢元方《诸病源候论·诸疝候》中对疝疾病因病机的论述为："诸疝者，阴气积于内，复为寒气所加，使荣卫不调，血气虚弱，故风冷入其腹内而成疝也。疝者，痛也。"现通过整理，将水疝的病因病机主要归纳为脏气虚损、寒湿内袭、肝经气滞几端，兹分述如下。

1. 脏气虚损

《诸病源候论》中列"诸疝候"，描述其病机为："诸疝者，阴气积于内，复为寒气所加，使荣卫不调，血气虚弱，故风冷入其腹内而成疝也。疝者，痛也。"认为脏腑虚弱，气血阴阳失和，感受风寒冷气故而发病，强调内、外合邪是发病的主要病理机制，但主要的病因仍是气血虚弱、脏气虚衰。明代吴崑《医方考》曰："子和云：水疝者，得之饮水醉酒，劳于使内。其言当矣。盖饮水醉酒，则湿气胜，劳于使内，则肾气虚。肾气虚，则湿胜而流坎者势也，故令肾囊肿大如水晶，阴汗不绝如罅漏也。"表明肾气亏虚，后天脾胃运化功能失司，脾肾阳虚，则导致气化输布异常，因而水湿之邪停聚于肾囊而成水疝。

《婴童百问》中云："足少阴为肾之经，其气下通于阴，小儿有少阴之经虚，而受风邪者，邪气冲于阴，与血气相搏结，则阴肿也……又有疝气名偏坠，急宜下药，小儿生下亦有如此者，不疼不痛，此皆不须攻击，不治而自愈。"认为小儿先天不足，肾气匮乏，则容易感受风邪，与血气相搏结而发为本病。清代叶天士《叶选医衡》中记载："水疝者，肾囊肿大，阴汗不绝，得之饮水，醉后劳于使内。盖饮水醉酒，则湿气胜。劳于使内，则肾气虚，肾虚则湿胜而流攻者，势也，故令阴囊肿大如水晶，阴汗不绝，如罅漏也。经云：下者举之。"强调了劳累亦为导致本病的重要因素之一，过劳可使其肾气亏虚，脏腑之气虚损，寒湿之邪流注于下，则导致阴囊肿大有水，伴有阴汗而导致本病。

2. 寒湿内袭

《黄帝内经》曰："疝者，寒气结聚之所为也……腰脊者，身之大关节也；肢胫者，人之管以趋翔也；茎垂者，身中之机，阴精之候，津液之道也。故饮食不节，喜怒不时，津液内溢，乃下留于睾，水道不通，日大不休，俯仰不便，趋翔不能，此病荣然有水，不上不下。"首提阴囊囊性肿大的病机为津液内溢，脾失健运，水湿泛溢，下聚睾丸，症状表现为阴囊日渐肿大。书中首将阴囊肿大的致病因素归结于水湿，后世医家多在此基础上有所发挥，多认为除水湿因素外亦有寒邪因素。如《三因极一病证方论》中即记载："病者久坐冷湿，湿气下袭，致阴肿胀，名曰水癫，属外所因。"即认为水疝形成的病因为久坐冷湿之地，冷气湿气下注导致阴部水肿，湿邪与寒邪共同致病，属于外因，同时认为本病"治之易愈"。

《儒门事亲》言其病因为："水疝，其状肾囊肿痛，阴汗时出，或囊肿而状如水晶，或囊痒而燥出黄水，或少腹中按之作水声。得于饮水醉酒，使内过劳，汗出而遇风寒湿之气，聚于囊中，故水多，令人为卒疝。宜以逐水之剂下之，有漏针去水者，人多不得其法。"认为水疝可得于醉酒后或过劳后汗出而遇风寒湿气，聚于囊中而发为水肿。汗出则毛孔开张，易于感受寒湿邪气，因此容易发病。清代高秉钧《疡科心得集》亦云："又有一种水疝，肿痛而皮色光亮，无热无红，内有聚水。"亦认为水疝发病是因内有水湿之邪，治当祛水利湿。

清代钱峻《经验丹方汇编》中曰："七疝症各不同，治亦有别……水疝：囊肿如水晶，阴汗、痒搔出黄水，或小腹按之作声，得于醉酒行房，汗出遇风，寒湿结囊中，以逐水之剂下之……疝气者，疝本肝经，宜通勿塞，绝与肾经无干。或无形无声，或有形如瓜，有声似蛙，是疝病也。"亦认为醉酒入房，或汗出当风，寒湿内侵，日久感受寒湿之邪，水液不行，可结于肾囊而病水疝。

清代张璐《张氏医通》亦曰："大抵疝之为证，受热则缓纵不收，受寒则牵引作痛，受湿则肿胀累垂，虚者亦然……肿极而不甚痛者，当是太阴湿土为患。"同样认为疝之为病多因受寒、受湿而发。清代叶天士《临证指南医案》中云："肾囊睾丸肿大……湿邪下坠为疝。"同样表明疝病发生多因水湿下注。这些医家对于水疝病机认识的论述，都再次证明本病的发生主要为湿为寒，寒湿之气结于囊中，而出现积水现象。

3. 肝经气滞

金代张子和《儒门事亲》中有云："岂知诸疝，皆归肝经……膀胱者，脬囊也，气化则水出茎端，此常道也，及其为疝，乃属足厥阴肝经。盖环阴器而上入小腹者，足厥阴肝经也。夫肝肾皆属于下，与冲、任、督相附，然《灵枢经》言：足厥阴肝经病，则有遗溺、癃闭、狐疝，主肾与膀胱、小肠三经，则不言疝，是受疝之处，乃肝之部分也。"认为诸疝病皆属于肝经，足厥阴肝经循阴器而行，故而肝经为受疝之处，可见疝病的发病与肝经关系密切。张氏还于同书中说到："肝主筋，睾者囊中之丸，虽主外肾，非厥阴环而引之，与玉茎无由伸缩。"前阴为宗筋之会，肝主筋，脉循阴器，故而肝之病可祸及阴囊。《外证医案汇编》中亦有曰："茎为筋之宗，热壅不能泄。"同样表明肝主筋脉，肝主疏泄，情志不舒，肝气郁结，气机不畅，则气滞水湿内停，聚久化热，湿热之邪循肝经下注，故而发病致水疝。清代郭诚勋《证治针经》中曰："水因气阻，即为水疝。"亦认为因肝主疏泄，气机不畅，失于条达则影响水液的循行，故而发为本病。可见肝气郁滞在本病的发病原因中亦占有一席之位。

（三）证候分类

历代医家对水疝证候分类的表述：①寒湿凝聚；②脾肾阳虚；③瘀血阻络；④湿热下注。

（四）治疗

水疝发病与肝、脾、肾相关，肝气失疏，气机不畅，复受寒湿，水湿内结，留聚阴囊；或肾虚气化失司，三焦气机不利，水液积聚下注，而成水疝；后天失调，脾运不健，水湿下注，发为偏坠。在治疗水疝整体来说，应当从肝脾肾方面重点考虑，综合分析，并有所侧重地予以甄别，万不可执一方而绳本病。从其病因来看，应温阳、散寒、健脾、利湿以消疝。温阳者则应温肾中之阳，阳足则水化为气而病可除；脾主运化，健脾则水气可运，健脾亦能渗湿、燥湿，故能治疝。临床当根据患者的具体情况辨证施治，或温肾散寒，或清热利湿，或疏肝理气，或健脾利水，侧重点不尽相同，然应以利水除湿为主要治则，且贯穿整个治疗过程的始终。通过对文献进行整理，执简驭繁，将治法概括为以下几类，兹分述如下。

1. 辨证论治

（1）散寒化湿，祛水升阳：本病的主要病机是阴囊内水液输布异常，蓄水过多，故散寒化湿在本病治疗中起到关键作用。唐代孙思邈编集之《华佗神方·华佗统治诸疝神方》中曰："诸疝名状不一，其痛在心腹者凡七：曰厥疝，曰癥疝，曰寒疝，曰气疝，曰盘疝，曰胕疝，曰狼疝。痛在睾丸者亦七：曰寒疝，曰水疝，曰筋疝，曰血疝，曰气疝，曰狐疝，曰癀疝。"指出水疝亦为疝病的一种，可通用一方而治，言其方药为："蜀椒四分，桔梗、芍药、干姜、浓朴（炙）、细辛、附子（炮）各二分，乌头（炮）一分。上末之，蜜和丸如大豆，服三丸，至七、八丸，日三。"方中诸药如蜀椒、干姜、细辛、附子等都是辛热之品，易散寒温阳，以方测证可知是治疗水疝寒湿凝聚证，用辛温之品散寒化湿。张子和认为本病的发病主要是由于寒湿之邪侵袭阴囊，多属寒湿凝聚证，在治疗上应用逐水之剂散寒化湿，故在《儒门事亲》中论本病："水疝，其状肾囊肿痛，阴汗时出，或囊肿而状如水晶，或囊痒而燥出黄水，或少腹中按之作水声。得于饮水醉酒，使内过劳，汗出而遇风寒湿之气，聚于囊中，故水多，令人为卒疝。宜以逐水之剂下之，有漏针去水者，人多不得其法。"

《医方考》中记载："升阳除湿汤……水疝者，肾囊肿大，阴汗不绝，宜此方主之。"提出水疝可以升阳除湿汤治疗，并言该方中："蔓荆、独活，皆味辛而气清，风药也。亦升药也，故可以胜湿，可以升阳。而黄芪之甘，可使托其陷下之气。甘草之温，可使培其防水之土。当归之润，可使调荣血于风药之队也。"《黄帝内经》有云："下者举之。"又曰："风能胜湿。"故此方中柴胡、羌活、苍术、防风、升麻、藁本、蔓荆、独活，皆味辛而气清，风药亦升药也，因而可以胜湿，可以升阳；而黄芪之甘，可托其陷下之气；甘草之温，可培其防水之土；当归之润，可调营血，遂此方主要起到行气化湿、胜湿升阳的作用。清代汪昂《医方集解》中亦对该方加以论述，其曰："羌活胜湿除川芎，加黄芪、当归、苍术、升麻，名升阳除湿汤，治水疝肿大，阴汗不绝。"亦表明升阳除湿汤在治疗水疝中具有散寒除湿的功效。

（2）温肾健脾，化气行水：《肘后备急方》中记载了治疗"水癀"的遣方用药，其曰："证见阴囊肿大，不痛不痒，或肿胀坠痛，宜服五苓散加小茴香、韭汁为丸。"五苓散主要功效为利水祛湿、温阳化气，加入小茴香、韭汁亦可起到温阳暖肾、化气行水之功，并且小茴香具有暖丹田、祛小肠冷气、同入下焦以泄阴邪的功效。《医方考》中有掺伏龙肝法治疗本病的记载："（伏龙肝）此即灶心土也。土足以防水，燥足以胜湿。水疝者，以此物细末掺之肾囊，亦良法也。"伏龙肝即灶心黄土，长于补脾燥湿。明代龚信《古今医鉴》中云："水疝者……故多水也，宜禹功散、三花神佑丸、导水丸逐中之剂下之。"其认为水疝的病机为水湿内蕴于下，故在水疝的治疗上强调以化气行水为主要原则，并提出禹功散、三花神佑丸、导水丸等代表方剂，多取其行气利水之功。明代万全《保命歌括》中亦云："四神丸，治肾冷，水疝胀痛……茴香楝实丸，治水疝，痛不可忍。"其中四神丸、茴香楝实丸均具有温肾阳散寒以化气利水的作用。

清代何英《文堂集验方》曰："水疝，苍术八两（米泔水浸一宿晒干，用生姜八两、葱白四两捣炒苍术干，去葱姜不用），茴香八两（用生姜汁四两浸一二宿后用盐炒燥），吴茱萸（汤泡三五次焙燥）二两，共为细末，捣葱白成膏为丸，桐子大，每服五十丸，空心温酒下。"通过以方测证可知，苍术具有健脾化湿之功，茴香具有温肾散寒、和胃止痛功效，再加上辛热的吴茱萸具有散寒止痛、助阳降逆的功效，三药合用再配上生姜汁、葱白的辅佐共奏温肾散寒、健脾行水之功。

（3）清利湿热，利水行气：明代孙志宏《简明医彀》中有云："肝脉急大沉为疝，牢急者顺，弱急者逆。治宜除内热，祛外邪，兼疏利行气，后补逐并施。治宜龙胆泻肝汤兼主方。"说明在治疗水疝时应该清热除湿，并兼以行气利水，最后用攻补兼施之法防伤正气，其中清热除湿之方可用龙胆泻肝汤，配合"主方"，方中主要用药为乌药、陈皮、苍术、茴香、香附、当归、延胡索、木香、川乌等，诸药合用共达清热利湿、行气利水之功。清代陈德求在治疗本病时也提到可用龙胆泻肝汤，在其《医学传灯》中记载："水疝者，皮色光亮，状如水晶，脉来弦数者，病为阳水，宜用龙胆泻肝汤。恐其肿痛不消，必致作脓，脉沉细缓者，又为阴水，宜用五苓散。"说明水疝属湿热下注所致之阳水时，当清利湿热、利水消肿，可选用代表方剂龙胆泻肝汤；若肿痛日久不消，作脓脉沉，属阴水者，则当以五苓散调治。

清代林珮琴也强调清湿热、化水湿的方法在治疗水疝过程中具有一定疗效，如《类证治裁》中载："谓诸疝不离乎肝，以肝脉络阴器故也。"认为疝病与肝经关系密切，故而肝经湿热易导致水疝发生，其又引金代张子和之言曰："水疝，囊如水晶，湿痒出水，加味五苓散去术，或肾气丸。"认同张氏使用加味五苓散去术、肾气丸等治疗水疝之法。其中加味五苓散中使用黄芪利水湿，茯苓利水渗湿，泽泻清热利湿，桂枝化气利水等，诸药合用共奏清湿热、化水湿之功。后文又云："丹溪云：自《素问》而下，皆以疝为经络有寒，收引则痛，不知始由湿热壅遏在经，又感外寒，湿热被郁，不得疏散，故痛。盖醉饱则火起于胃，房劳则火起于肾，大怒则火起于肝，大劳则火起于筋，火郁湿生，浊液凝聚，进入血隧，流于厥阴。肝性急速，为寒所束，宜其痛矣。宜枳实、桃仁、山栀、吴萸、山楂、生姜。"亦说明了清利湿热、顺气行水之法在水疝治疗方面的重要性。

2. 其他疗法

早在《黄帝内经》中即有采用名为"去爪"的针刺法治疗水疝的记载。如《灵枢·刺节真邪论》曰："黄帝曰：刺卫言去爪，夫子乃言刺关节肢络，愿卒闻之。岐伯曰：腰脊者，身之大关节也；肢胫者，人之管以趋翔也；茎垂者，身中之机，阴精之候，津液之道也。故饮食不节，喜怒不时，津液内溢，乃下留于睾，血道不通，日大不休，俯仰不便，趋翔不能。此病荣然有水，不上不下，铍石所取，形不可匿，常不得蔽，故命曰去爪。帝曰：善。"此处"去爪"是指一种针刺病变所处，以排出水湿的方法，病位在阴器。由于津液的运行失常，水邪溢蓄于体内，向下留潴在阴囊，致俯仰行动都受限制，则形成严重的水疝。因为采用铍针在患处放水，泻除了水邪，像剪去多余的指甲一样，故称"去爪"。

《外科正宗》中明确提出了水疝的外科治法，其曰："又一种水疝，皮色光亮，无热无红，肿痛有时，内有聚水，宜用针从便处引去水气则安。"同样表明在治疗本病时可采用针刺法引其水气，并强调："如肿痛日久，内脓已成胀痛者，可即针之；内服十全大补汤加山茱萸、牡丹皮、泽泻治之，间以六味地黄丸服之亦愈。"说明若肿痛日久已成脓，可用针刺法治疗并且配合内服药物十全大补汤兼六味地黄丸加减调治。

综上所述，因历代医家对水疝的认识较多，各执己见，其辨证思路亦有所不同，遂整理如上，考镜源流，以飨读者。

（张鼎顺　高　阳）

第七篇 外伤性疾病与周围血管疾病

冻疮源流考

"冻疮"之名始见于隋代《诸病源候论》。继此以往，各代医家对冻疮的认识不断加深。本书主要从病名、病因病机、证候分类及治疗入手，对历代重要医籍中冻疮的相关病证论述进行整理研究，考查其学术脉络和规律，颇有意义。

（一）病名

隋代巢元方所撰《诸病源候论》首载"冻疮"，其曰："冻疮又名冻风。"自此"冻疮"一词已有千余载历史。然而由于历代医家对前人临床经验、理论认知的程度、方式不同，在理解上也各有其历史局限性，故不同时期冻疮学术含义有所不同。纵观历代有关冻疮的诸多论述，"冻疮"在古代医书中含义有两方面：一是局部性冻疮，其中较为典型的是"灶瘃"；二是全身性冻疮。综合分析冻疮诸多称谓的历史，可归纳为两种分类命名。

1. 以病位分类命名

明代张自烈所撰写的《正字通》云："今俗呼足跟冻疮曰灶瘃。"而瘃一字在《汉书》中就有记载："将军士寒，手足皲瘃。"瘃具有冻疮之意。即在明代就有将发生在足跟部的冻疮称为"灶瘃"的习惯。

2. 以病因病机分类命名

《诸病源候论·冻烂肿疮候》记载："严冬之夜，触冒风雪，寒毒之气，伤于肌肤，血气壅涩，因即瘃冻，焮赤疼肿，便成冻疮，乃至皮肉烂溃，重者支节堕落。"说明在严冬时节，肌表易被寒邪所侵袭，寒为阴邪，其性收引、凝滞，克于肌肤，血气不通，致肌肤红肿热痛故发为冻疮。更甚者可见皮肉溃烂，若局部血脉痹阻，亦可见肢体关节坏死。金代张从正《儒门事亲·冻疮》中对冻疮病因的描述为："夫冻疮者，因寒月行于冰雪中而得之。"寒月行于冰天雪地之中，可发为冻疮。亦是言明寒邪是导致冻疮发生的主要原因。明代申斗垣在《外科启玄·冻疮》云："冻疮先痛后肿，遇暖发烧，破流脓血。"冻疮具先痛而后肿的特点，且遇暖后自觉疮面发热，甚或疮面破溃流脓血。清代顾世澄《疡医大全》引陈实功之言，对冻疮病状的描述为："冻疮乃天时严冷，气血冰凝而成，手足耳边开裂作痛。"即陈氏、顾氏均认为冻疮好发于手足及耳边，发作之时局部皮肤具有开裂疼痛的特点。在清代许克昌、毕法合撰《外科证治全书》中，亦可见到寒邪致本病认识的延续，如《外科证治全书·冻疮》曰："触犯严寒之气，伤及皮肉，致气血凝结。初起紫斑硬肿，僵木不知痛痒，名曰冻疮。"值得关注的是，该书中更为细致地描述了冻疮初起时的症状：紫斑硬肿，自觉僵硬不知痛痒，肢体局部暂时失去感觉。此乃寒邪凝滞，气血不通所致。清代廖平则在根据《诸病源候论》摘编而成的《巢氏病源》中提出了小儿冻疮，将其描述为："小儿冬月，为寒气伤于肌肤，搏于血气，血气壅涩，因即生疮，其疮亦焮肿而难瘥，乃至皮肉烂，谓之为冻烂疮也。"由此可知，无论成人或是小儿，导致冻疮发生的原因较为单一，且季节性比较突出。亦是在寒冷季节，感寒于肌表，局部气血壅滞日久生疮。其疮面焮热红肿不易好转，甚可继续发展出现皮肉溃疡，此称之为冻烂疮。

（二）病因病机

冻疮病因病机简明而直接，经整理概括为两类：一为寒冷之邪外袭，是其直接致病因素，属实证；二为元气虚弱，不耐其寒，寒盛阳虚，气血冰凝所致，属虚证。现分别论述。

1. 寒邪外袭，气滞血瘀

《诸病源候论·冻烂肿疮候》记载："严冬之夜，触冒风雪，寒毒之气，伤于肌肤，血气壅涩，因即瘃冻，焮赤疼肿，便成冻疮，乃至皮肉烂溃，重者支节堕落。"严冬之时，寒邪蕴毒于肌表以致气血凝涩不通，发为冻疮。此观点在《儒门事亲》中亦可见到，如《儒门事亲·冻疮》云："夫冻疮者，因寒月行于冰雪中而得之。"

宋代官修《圣济总录·冻烂肿疮》载："论曰：经络气血，得热则淖泽，得寒则凝涩，冬时严寒，气血凝聚不流，则皮肉不温，瘃冻焮赤，痛肿而成疮，轻则溃烂，重则损坏肢节也。"经络之气血，得热则行，得寒则凝，冬季之时较为寒冷，经络之气血受寒气的影响凝聚不通，皮肉不得温，冻而凝结焮赤，肿胀疼痛发为冻疮，轻者皮肤出现溃烂，重者肢节出现损坏。

清代《爱月庐医案》云："手背冻疮屡发，显系血因寒滞，营气失调。夫血脉营卫周流不休，寒气客于经络之中则血泣，血泣则不通，不通则卫气归之不得返。"手背屡次出现冻疮，多为血行因寒邪侵袭而不畅，营卫失和。血脉营卫之间周流不休，因寒气滞塞血脉，血泣不通，卫气不得正常地归转。清代祁坤《外科大成》记载："由寒极气凝，血滞肌死而成也。甚则手足耳鼻受冷，至不知痛痒者。"寒为阴邪，其性收引凝滞，气滞血瘀以致肌死，更甚者手足耳鼻皆受累，以至于不觉痛痒。

2. 元气虚弱，不耐其寒

明代薛铠撰《保婴撮要·足指冻疮（附耳冻疮）》记载："足指冻疮，因受禀虚怯，故寒邪易乘，气血凝滞，久而不愈则溃烂成疮。"足趾部位发生冻疮，是由于先天禀赋不足，故易被寒邪侵袭，气滞血瘀，久久不愈则出现溃烂而成疮。同一时期，《外科启玄》曰："冻疮多起于贫贱卑下之人，受其寒冷，致令面耳手足初痛次肿，破出脓血，遇暖则发烧。亦有元气弱之人，不奈其冷者有之。"申氏所载，在明代冻疮好发人群为贫苦之人，因其感受寒冷，导致面部双耳或手足出现先疼痛后肿胀的症状。疮面破溃流脓血，温度升高则患处发热。也有一部分元气虚弱之人，不能耐受寒冷亦发本病。

清代冯楚瞻《冯氏锦囊秘录》记载："即恶疮之初发，亦由自己精血元阳亏损，而阴寒凝泣之气得以乘之。"恶疮初发，也有素体精血元阳亏损的原因，人体正气亏虚则寒邪之气乘虚而入。清代陈士铎《石室秘录》云："冻疮乃人不耐寒，而肌肤冻死，忽遇火气，乃成冻疮耳。耳上冻疮，必人用手去温之，反成疮也。"患冻疮的人不耐受寒冷，肌肤受寒凝结，突然用热火烘烤，易发冻疮；或是受冻后人以手温之，亦可导致本病的发生。

（三）证候分类

历代医家对冻疮证候分类的表述：①寒凝血瘀；②气虚血瘀；③瘀滞化热；④寒盛阳衰；⑤寒凝化热；⑥气血虚瘀。

（四）治疗

冻疮的治法十分庞杂，经过古代医籍文献的整理，现执简驭繁，将治法概括为以下几类，兹分述如下。

1. 辨证论治

（1）温经散寒，养血通脉：《保婴撮要》云："治法须壮脾胃温气血，则死肉自溃，良肉自生。"冻疮，治宜补益脾胃，温通气血。脾胃为气血生化之源，调理脾胃，加之温经散寒，则可令腐肉自行溃烂，良肉新生。《外科大成》记载："宜服内托之药，以助阳气，则腐肉自溃，良肉自生。"宜服用内托之药物鼓舞阳气，则腐肉自行溃烂，新肉得自行生长。

（2）益气养血，祛瘀通脉：清代吴谦等书《医宗金鉴·外科心法要诀·冻疮》记载："若暴冻即着热，或进暖屋，或用火烘汤泡，必致肉死损形，轻则溃烂，重则骨脱筋连，急剪去筋，否则浸淫好肉。初治宜人参养荣汤。"骤然受寒后骤热或进入暖室，或用火烤，温汤洗之，则必定会导致肉死损形。轻者疮面溃烂，重者骨脱筋连，此时应立即剪去坏损筋肉，否则腐烂疮面会侵袭周边健康肌肤。就此应以人参养荣汤治之，人参养荣汤具有调理脾胃、温补气血的功效，可助生新肉。

2. 外治法

唐代孙思邈《千金翼方》记载："治冬月冒涉冻凌，面目手足瘃坏，及始热疼痛欲瘃方：取麦窠煮取浓汁，热渍手足兼洗之，三五日即瘥。"取麦窠，熬煮浓汁，手足浸泡其中温洗，三五次可愈。又言："治手足皴冻欲脱方。椒、芎䓖（各半两），白芷（一分），防风（一分），姜（一分，作盐），上五味，以水四升，煎令浓，涂洗之，三数遍即瘥。"即上五味，以水四升熬取浓汁，涂洗疮面数遍可达到创面愈合的效果。唐代许仁则所撰《子母秘录》记载："治小儿冻疮方，上用雀儿脑髓涂之立瘥。"许氏认为治疗冻疮可用麻雀之脑髓涂擦疮面。

宋代官修《圣济总录·疮肿门》曰："治冻烂，猪蹄膏方：猪后悬蹄，上一味，至夜半时烧为灰，研细，以猪脂和傅之。"猪蹄膏方，即夜半之时以猪后蹄烧灼并研细磨末和猪油敷于疮面上，治疗冻烂疮。南宋刘昉等辑撰《幼幼新书》载："《圣惠》治小儿冻手，皴裂成疮。白蔹散方：白蔹（末，三分）、白及（末，半两）、生油麻（二合，生捣），上件药同研令匀，更用蒸萝卜一个，烂研一处，以酒调似稀膏。先以童子小便洗，后便涂之效。"治疗小儿手部冻疮，方选白蔹、白及两味清热解毒，收敛生肌，与生麻油共同研磨，取蒸萝卜一个，研磨，加酒调至稀膏状。先用童子尿清洗疮面，再用上物涂抹疮面。又有："《养生必用》冻疮久不愈方。上以马兰花子为末，煎汤带热淋洗。"冻疮久久不愈，以马兰花子为末，煎汤趁热淋洗。《圣济总录·小儿冻烂疮》记载："治小儿冻脚，或痒或痛，小麦汤方：小麦（半升），穰草（三握剉），右二味，用醋一升，水二升，同煮至二升，去滓放温洗足。"指出小儿足部冻疮，可取小麦、穰草两味，与一升醋、二升水同煮至剩余二升，去渣，洗足可缓其症。

金代《儒门事亲》继承发展《子母秘录》之说，认为腊月雀脑，其味甘、性平，具有润肤生肌之效。本篇记载："腊月雀脑子，烧灰研细，小油调，涂冻疮口上。"较前人更为详尽地描述了雀脑的制备方法，将雀脑烧灰研细，用小油调之。元代罗天益所著《卫生宝鉴·疮肿门》记载："如神散治冻疮皮肤破烂，痛不可忍。川大黄为末，新汲水调，搽冻破疮上。"以川大黄为末，用新汲水（即刚打上来的井水）调和，涂擦在疮面上以治疗冻疮皮肤破烂。元代朱丹溪所书《丹溪治法心要·冻疮》言："用煎熟桐油，调密陀僧末敷之。"桐油煎熟混合以密陀僧末，敷于疮面，有助于冻疮的恢复。

明代张介宾所撰《景岳全书》记载："冻疮方：沥青末、黄蜡（各一两），麻油（一两），上三味溶化，搽患处。"上三味一同融化，调和均匀后将其搽在患处即可对冻疮起到治疗作用。明代孙志宏《简明医彀》云："橄榄核烧灰，清油调搽。耳痛，盐炒包熨。"本篇将此方法归于耳冻疮的治疗中，点明此法施术于耳部冻疮效果更好。明代徐春甫《古今医统大全·杖疮门》记载："灵异膏，治杖疮金疮跌打汤火伤，久不愈而成恶毒。川郁金（三两）、生地黄（二两）、粉草（一两）、腊猪板油（一斤），上锉入猪油内煎焦色，滤去渣，入黄蜡四两，熬化搅匀，以净器收贮，浸在凉水中，一日夜取起。用时先以温水洗疮，拭干，却敷膏在疮上，外以白纸贴之，止血定痛，且无瘢痕，治冻疮尤妙。"灵异膏，主治杖疮、金疮、跌打汤火伤属经久不愈发为恶毒者，由川郁金、生地、粉草三味药组成，具清热凉血、化瘀生肌之效。将其与腊猪板油锉入猪油内煎至焦色，将渣滤去，加入黄蜡四两，熬化搅拌均匀，以干净的容器收纳，浸泡于凉水之中一日一夜取出。用时先以温水清洗疮面，擦拭干净，将炼制的膏敷于疮面上，外用白纸贴于其上，起止血定痛之效，且不留瘢痕，此法治疗冻疮也有很好的效果。清代程鹏程《急救广生集》书："冻疮发裂，用甘草煎汤洗之，次以黄连、黄柏、黄芩末入轻粉、麻油调敷。"先用煎煮好之甘草汤淋洗冻疮裂开处，再用黄连、黄柏、黄芩末加入轻粉、麻油调和敷之。同书亦曰："一方，用蛇壳、乱头发（各二两），鲜猪板油（二斤），用清水二十饭碗，锅放露天，同此三味入铜锅煮去气，以棍频搅，熬至壳发无形为度。后入黄蜡（四两），溶化和匀，倾入极厚瓷钵，待其自凝。患裂者，先以温汤洗净，临卧用抿子脚挑抿裂内，立时定痛。"蛇蜕、头发各二两，鲜猪板油二斤，二十碗清水，置于锅中露天放置，加入上三味水煮去其气，搅拌均匀，以锅内如无物为度，用此温汤擦拭洗净患处，用抿子角挑破患处，可立即止痛。

清代陈士铎《石室秘录》引张公曰："方用黄犬屎，露天久者变成白色，用炭火煅过为末，再用石灰敷，陈年者，炒，各等分，以麻油调之，敷上。虽成疮而烂。敷上即止痛生肌，神方也。若耳上面上虽冻而不成疮者，不必用此药，止消荆芥煎汤洗之，三日愈。"选用黄犬屎，该药露天暴露久者会变成白色，用炭火煅制过后成末状，再用石灰敷之，陈年者炒，各等分，用麻油调和，敷之。即便成疮溃烂，敷上即有止痛生肌之效，且效果极佳，若耳上受冻而未成疮者，则不必用此药，用止消荆芥煎汤冲洗即可，三日可愈。同一时期，《冯氏锦囊秘录》中记载有神效当归膏："治冬月冻疮皮裂疼痛。用黄蜡一两，熔化入松香三分，搅匀，每以温汤洗拭患处，用前药熔化滴入裂缝，经宿即愈。"神效当归膏用以治疗冬月皮裂疼痛。用黄蜡一两，将其熔化入松香三分，搅拌均匀，每用温汤洗拭患处时，将其熔化滴入皮肤疮面裂缝处，经宿即愈。清代高秉钧所撰写《疡科心得集·辨蜘蛛疮漆疮冻疮论》记载："冻疮，乃天时严冷，气血冰凝而成。初起紫斑，久则变黑，腐烂成脓，手足耳边俱有之。用楝树果煎汤淋洗，以生附子为末，加楝（棟）树子肉捣和，面水调敷；或用黄蜡一两溶化，入松香三分，搅匀搽涂。"楝树果煎汤淋洗疮面，生附子研磨加楝树子肉捣碎和匀，用面水调敷；或取一两黄蜡融化后加入三分松香，搅拌均匀后擦涂疮面。清代骆如龙所著儿科专著《幼科推拿秘书》中云："治冻疮妙方：用雪擦洗冻处，即愈。"取净雪擦洗患处，治疗冻疮，即可起效。清代程鹏程《急救广生集》云："一切冻疮年久不愈者，于六月初六日、十六、二十六用独囊蒜杵烂，日中晒热，涂于冻发之处，即于日中晒干。忌患处着水。"经年缠绵难愈之冻疮，于六月初六、十六、二十六日用独囊蒜捣碎，午时晒热，涂在患处，于日下晒干，患处忌水。六月六又称"敬盘古"，对布依族来说是较为盛大的传统节日，布依族人在农历六月初六、十六、二十六日的任何一天，都可以过"六月六"。明代官修《普济方》曰："冻脚裂坼，蒸熟藕捣烂涂之。"足部冻疮皲裂处，涂抹蒸熟的藕可得缓。

清代程鹏程所著《急救广生集·一切伤痛·冻裂伤》对前人所载有关冻疮的外治法进行了较为详尽的总结，其曰："冻疮记所冻之处，来年樱桃上市擦之，当年不发（《曹氏验方》）。"冻疮所发之处，取来年上市的樱桃擦拭疮面，可保当年不发本病。"冻耳，用姜汁煎涂（《钱青抡方》）。""冻脚根，用茄根煎汤洗（《钱青抡方》）。"冻疮发病原因虽较为简明，但在治疗上，可依据冻疮所发部位不同，而采取不同的治疗方法。冻疮发于耳部，可用煎熬姜汁涂抹；足部冻疮，则更适宜用茄根煎汤擦洗。"手裂，松毛扁柏叶、臭梧桐叶、冬青叶、棉花核共捣烂作团，烧烟熏之自愈（《月潭朱氏验方》）。"手裂，上四味共同捣烂成团，烧灼以烟熏患处可自行痊愈。"手足开裂经春夏不愈者，沥青（二两）、黄蜡（一两）共熬热搅匀，瓦罐盛贮，先以热汤洗令皮软，拭干，将药于慢火炙溶敷之（《寿域神方》）。"手足开裂经过春夏两季不得痊愈者，取沥青、黄蜡共同熬煮搅拌均匀，用瓦罐存储，先用热汤温热皮肤，擦拭干净，再将药用小火加热融化，敷于肌表。"一方，用生姜汁、红糟盐同腊月猪膏研烂热擦，入皲内一时，虽痛，少顷便软，皲合再用即安（《寿域神方》）。"生姜汁、红糟盐和腊月猪膏一同研磨热擦，初感疼痛，不过片刻，便自觉皮肉僵硬处得缓。

此外，历代医家亦有应用内外同治法治疗本病的记载，如《外科启玄》云："内服补中益气之剂，外用附子末练（楝）树子肉捣搽之妙。"内服补中益气之剂以调养脾胃，外用附子末加楝树子肉捣碎搽在疮面，以温经祛瘀通脉。

3. 其他疗法

（1）艾灸法：《儒门事亲》记载："有经年不愈，用陂野中净土曝干，以大蒜捣如泥，和土捏作饼子，如大观钱厚簿（薄），量疮口大小而贴之；泥饼子上，以火艾灸之，不计艾壮数多少，以泥干为度；去干饼，以换湿饼，贴定灸之，不问灸数多少，有灸一二日者，直至疮痂内觉痒微痛，是冻疮活也；然后口含浆水澄清，用鸡翎一二十茎，缚作刷子，于疮口上洗净，以此而洗之后，肌肤损痛也，用软帛拭干；次用木香槟榔散傅之。夏月医之大妙。"冻疮经年难愈者，可用曝干陂野之中干净的土，大蒜捣成泥状，和以净土捏作饼状，厚度如大观钱的厚度，测量疮口的大小敷贴在上面。在泥饼上用火艾灸，艾壮数无特别要求，以泥干为宜。去干饼，换上湿饼，贴好再经行艾灸，艾灸次数无特殊要求，有灸一两日的人，直到感觉疮痂内有痒微痛，此为冻疮活也；然后口含澄清浆水，用鸡翎一二十茎，捆绑为刷子状，在疮口上洗净，经过清洗，肌肤有微痛感，用软布擦干；再敷以木香槟榔散。夏月之时为治疗最佳时间。

（2）膏法：《外科证治全书·冻疮》言："宜用阳和解凝膏贴之。若因暴冻著热或火烘或汤泡，必致皮死溃烂，亦用此膏贴之，三张可愈。"冻疮适宜使用具有温阳化湿，消肿散结之功效的阳和解凝膏贴之。若由于骤然感热或用火烘烤或泡热汤，必定导致皮死溃烂，也可以此膏贴之，三张即可痊愈。清代王洪绪撰《外科全生集》曰："阳和解凝膏：摊贴一应烂溃阴疽，冻疮贴一夜全消，溃者三张痊愈。"阳和解凝膏对于疮面未溃者，一夜即见效，溃烂者，三张即愈。

综上所述，冻疮之为病，病因病机相对统一，治疗方法丰富多样，遂整理如上，梳理其发展源流，以冀有裨于临床。

（王婷萱　刘　洋）

烧烫伤源流考

中医对"烧烫伤"认识久远,早在南齐龚庆宣《刘涓子鬼遗方》中便有其相关记载。其病因病机一般为水火灼伤,在治疗方面,诸医家论述颇多,下面将主要从病名、病因病机、证候分类及治疗入手,对烧烫伤的古代医学论述进行综合整理。

(一) 病名

古代医家将烧烫伤分为"汤泼火伤""汤烫火伤""火烧伤""烫火伤""汤火伤""火疮"等,总称水火烫伤,以上别名皆以病因病机命名而论之。宋代赵佶等编撰《圣济总录》以"汤火伤"名之。后至明清时期,诸医家对水烫和火灼之记载已有区分,如明代申斗垣《外科启玄》提出"皮塌肉烂"为汤烫疮,"皮焦肉卷"为火烧疮。清代陈士铎《洞天奥旨》云:"汤烫疮……轻则害在皮肤,重则害在肌肉,尤甚者害在脏腑。"提出"汤烫疮"之病名,强调其对人体伤害之程度颇为严重。

(二) 病因病机

明代陈实功《外科正宗·汤火》云:"汤泼火烧,此患原无内症,皆从外来也。有汤火热极,逼毒内攻,又有外伤寒凉,极毒入里。"强调烧烫伤病因病机大多由外伤所致,本无内症。烧烫伤之危重症皆为汤火热极或外伤寒凉所致。清代许克昌、毕法合撰之《外科证治全书》云:"汤火伤者,乃好肉暴经汤泼、火烧,焮赤肿。"轻者仅为局部皮肉损伤,重者除受伤部位立即发生外症以外,因火毒炽盛,耗损阴津,内攻脏腑,使阴阳失去平衡,从而产生火盛伤阴;阴损及阳,气血两虚等危重证候,产生诸多变证,甚至危及生命。现将历代医家对烧烫伤变证病机的论述整理如下。

1. 火毒内攻

宋代赵佶等编撰的《圣济总录》提出受汤火烫伤之人若不立即治疗,易导致"毒气入腹,即杀人",强调火毒内陷之严重性。明代陈实功《外科正宗·汤火》中提出烧烫伤毒气入里之变证,其云:"有汤火热极,逼毒内攻……毒气入里,烦躁口干,二便秘涩者。"火毒入里,损耗津液,致烦躁口干,二便秘涩。龚廷贤《万病回春》云:"一男子,因醉被热汤伤腿,溃烂发热,作渴饮水,脉洪数而有力,此火毒为患。"进一步丰富烧烫伤危重症之症状,正邪交争则发热,耗津伤液则口渴,毒邪炽盛,鼓动脉管则脉洪数而有力。清代祁坤《外科大成》指出烧伤严重性在于火毒内攻,其云:"汤泼火伤者,患自外来也。然热甚则火毒攻内,令人烦躁口干,昏愦而闷绝。"火毒入里,扰乱清窍,则昏愦而闷绝。汪氏《经验百方》云:"或被火烧肢体,遍身受伤,重者火毒攻心。"亦指出烧伤重证可致火毒攻心。王焕旗在《全体伤科》中有言:"被火烫伤皮肉,看其轻重。重者火毒入内,饮食不进,欲吃冷水。"以上皆为烧烫伤重证火毒内攻之论述。

2. 火毒下陷

明代龚廷贤《万病回春》云:"一男子火伤,两臂焮痛,大小便不利,此火毒传于下焦。"

火毒炽盛，传入下焦，内攻脏腑，致大小便不利。

3. 气血两虚

明代薛立斋《薛氏医案·汤火疮》云："若肉已死而不溃者，气血虚也。"提出烧烫伤气血两虚之病机，火毒炽盛，耗伤气血，致气血两虚。

（三）证候分类

历代医家对烧烫伤证候分类的表述：①火毒伤津；②阴伤阳脱；③火毒内陷；④气血两虚；⑤脾虚阴伤。

（四）治疗

宋代赵佶等编撰《圣济总录》云："论曰水火之气，当因其势而利导之，汤火误伤，毒热方炽，通导而泄其气可也。"主张以利导之法治疗烧烫伤。清代陈士铎《洞天奥旨》云："火烧疮，遍身烧如黑色者难救，或烧轻而不致身黑者，犹或疗也……故治火烧之症，必须内外同治，则火毒易解也。"强调烧烫伤最宜采用内外同治之法，内外皆治，则火毒易解。现将历代医家对烧烫伤治疗之论述整理如下。

1. 辨证论治

（1）清热凉血、散瘀止痛：唐代孙思邈《备急千金要方》云："治火烧闷绝不识人，以新尿冷饮之，及冷水和蜜饮之，口噤，绞开与之。"人尿性凉，有清热凉血之功。明代陈实功《外科正宗·汤火》云："四顺清凉饮，治汤泼火烧，热极逼毒入里，或外被凉水所汲，火毒内攻，致生烦躁，内热口干，大便秘实者服。"方中赤芍凉血止痛，连翘、栀子清热解毒，羌活、防风祛风胜湿止痛，当归、大黄散瘀止痛，甘草调和诸药，缓急止痛。诸药合用，共奏清热凉血、散瘀止痛之功。

（2）养阴清热：明代薛立斋《保婴撮要·汤火疮》云："汤火之症，若发热作渴，小便赤涩者，内热也，用四物加山栀、连翘、甘草。"指出针对火热伤津之证，应治以四物汤加减，以达养阴清热之功，使热退便利。武之望在《济阳纲目》中亦引用之。龚廷贤《万病回春》云："一男子，因醉被热汤伤腿，溃烂发热，作渴饮水，脉洪数而有力。此火毒为患。用生地黄、当归、芩、连、木通、葛根、甘草十余剂，诸症渐退。"方中黄芩、黄连清热解毒，生地养阴生津，当归活血止痛，木通清利湿热，葛根解热生津。诸药共奏养阴清热、生津止痛之功。又云："一男子火伤，两臂燉痛，大小便不利，此火毒传于下焦。用生地黄、当归、芍药、黄连、木通、山栀、赤茯苓、甘草，一剂便清利，其痛亦止。"此方加入利湿之品，使小便通利。清代汪氏《经验百方》云："或被火烧肢体，遍身受伤，重者火毒攻心。黄连、花粉、元参各二钱，陈皮、桔梗、山栀各一钱半，淡竹叶二十片。"针对火毒攻心之证，治疗应以清心火为主，养阴为辅。王焕旗《全体伤科》曰："被火烫伤皮肉，看其轻重。重者火毒入内，饮食不进，欲吃冷水，急投清心去毒散。"方中木通清利湿热，元参、葛根解热生津，柴胡和解退热，防己、泽泻祛湿利水，枳壳、青皮破气消积，桔梗祛痰排脓，淡竹叶、知母清热除烦，黄芩、升麻清热解毒，甘草调和诸药。诸药合用，共奏养阴清热生津之功。

（3）益气养血：明代龚廷贤《万病回春》主张治疗本病用益气养血之法，采用四物汤加减治疗，其曰："一男子火伤，两臂焮痛，大小便不利，此火毒传于下焦……乃以四物、参、芪、白芷、甘草，而坏肉去；又数剂而新肉生……因劳忽寒热，此气血虚而然也。仍用参、芪之药而五味、酸枣而安。又月余而疮痊。"又加以五味子、酸枣仁酸涩收敛，以达生肌止痛之效。

（4）攻补兼施：明代薛立斋《薛氏医案·汤火疮》云："若肉未死而作痛者，热毒也，用四君加芎、归、山栀、连翘。"针对烧伤后"肉未死而作痛"之证，主张以攻补兼施之法，治疗以益气为主，清热为辅。清代陈士铎《石室秘录·汤火伤》云："凡人有无意之中，忽为汤火所伤，遍身溃烂，与死为邻。我有内治妙法，可以变死而生。"方用逐火丹，"此方妙在重用大黄于当归、黄芪之内，既补气血，又逐火邪；尤妙用荆芥、防风，引黄芪、当归之补气血，生新以逐瘀；更妙用茯苓三两，使火气尽从膀胱下泻，而皮肤之痛自除；至于甘草、黄芩，不过调和而清凉之已耳"。后世称其为"至圣至神之方也"。同时期赵学敏《串雅内编》亦宗其旨。

值得一提的是，明代薛立斋在《薛氏医案·汤火疮》中提出内外同治之法，其云："若肉已死而不溃者，气血虚也，用四君加当归、黄芪，外敷当归膏，或柏叶末蜡油调搽，至白色其肉自生。"内服四君子汤加减益气补血，外敷当归膏、侧柏叶生肌止痛。陈实功在《外科正宗·汤火》中进一步强调烧烫伤毒气入里之变证，其云："毒气入里，烦躁口干，二便秘涩者，四顺清凉饮下之，泡破珍珠散搽之自愈。"提出毒气入里，耗伤津液，便涩不下，须内服凉润之剂开导热毒之路，外辅凉血清热之散以清遗毒。

2. 外治法

宋代赵佶等编撰《圣济总录》云："汤火之伤，本非气血所生病，故治不及于汤液，特在乎涂敷膏浴，专治其外而已。"强调汤火之伤是因外来因素引起，并非气血失和所致，故临床多以外治法治疗烧烫伤。陈自明《外科精要》总结外用药用药规则："轻者自愈，重者自腐，良肉易生。其色赤者，乃火毒未尽，必搽至色白为度。"现将历代医家对外治法之论述概括为涂、敷、膏、淋四法，兹述如下。

（1）涂法：涂法大多为散剂调油以涂于创面之上的一种外治法。如《圣济总录》云："治汤火所伤。黑神散方，白面（不拘多少），右一味，炒令焦黑，以纸倾在地上，出火毒。候冷取研细，每用一匙头，新水调涂患处，热痛立止。"仅用白面一味，炒至焦黑，以水调涂，可达止血止痛之功。元代汪汝懋在《山居四要》中提出用蛤蜊烧灰、灶心土涂患处治疗汤火烧伤，后世多引用之。古代医家在治疗水火烫伤的过程中，注意到防止感染和破伤风的重要性，如明代王肯堂《外科准绳》载有以保生救苦散油调敷涂，不但使烫伤不易化脓，并且无患破伤风之危害。此外龚信《古今医鉴》亦主张以"保生救苦散"治疗"火烧汤烫，或热油烙及脱肌肉者"。龚氏将寒水石、大黄、黄柏为末，以香油调涂患处。方中寒水石、大黄、黄柏可起清热止痛散瘀之功。武之望《济阳纲目》云："柏叶散，治汤火伤痛甚。柏叶、栀子仁（各一两），铅粉（半两，研），上为细末，以羊骨髓五两溶化和药，以木槌研良久，日涂三五次，用烛油调亦可。"方中柏叶凉血止血，栀子仁凉血解毒，铅粉清热解毒，亦用羊骨髓调养营阴，共奏养阴清热、凉血止血之功。武氏亦提出以黑白散调狗油治疗汤烫火烧伤之法，方中百草霜、轻粉可达止血敛疮之效。王肯堂《证治准绳》云："治火烧，皮烂大痛，寒水石（生）、牡蛎（烧）、朴硝、青黛、轻粉（各等分），上为细末。新水或小油调涂，立止。"又云："治汤火所伤，赤烂热痛。赤石脂、寒水石、大黄（各等分），上为末。以新汲水调涂伤处。"以上诸药可奏清热凉血、散瘀止痛之功。楼英《医学纲目》云："凡被汤、热油，痛不可忍，取厕下黑淤泥，量伤大小斟酌多少，次以老姜汁、麻油十分之一，共研令匀，搽伤处立愈。"清代吴杖仙《吴氏医方汇编》主张以黄葵花治疗汤烫火烧及火药损伤，其云："黄葵花（不拘多少，以物取下，不可着手），用香油半斤暗浸罐内，每岁加油添花。遇汤烫火烧及火药损伤，以此油搽之，即能止痛生肌，任其痂脱落而愈。"张璐《本经逢原》亦指出："其花消痈肿，浸油涂汤火伤，其痛即止。"可见黄葵花确为疗汤火伤之要药。

（2）敷法：唐代王焘《外台秘要》引《古今录验》疗汤火烂方："取商陆根捣末，以粉疮上。"治以商陆根消肿疗疮。明代龚廷贤在《寿世保元》中提及治疗烧烫伤之法，其曰："凡遇汤火所伤……先以盐水和米醋调敷疮上，次以醋泥涂之，仍用醋涂不绝，暂救痛苦，一面急捣生地黄，醋调敷疮上，直候疼止，虽厚至数寸不妨。"治以盐水、醋散瘀止血，后以生地清热凉血、养阴生津。武之望《济阳纲目》云："一黄散，大黄一味为末，蜜水调擦。"大黄单用可达止痛生肌之效，如《夷坚志》云："大黄生研，蜜调涂，不惟止痛，又且灭瘢。"李梴《医学入门·汤火疮》曰："后用寒水石七两，黄柏、黄连、黄芩、山栀、大黄、赤石脂各一两，甚者加冰片少许，为末，酒调或鸭子清调敷，或阵王丹亦好。"寒水石、黄柏、黄连、黄芩、山栀清热泻火，大黄、赤石脂收敛生肌止血，冰片清热止痛，共奏清热收敛止痛之功。阵王丹即大黄、石灰，亦有收敛止血之效。楼英《医学纲目》云："治中热油及火烧，除外痛。以丹参八两细锉，加水微调，取羊脂二斤煎。三上三下，敷在疮上可愈。"取丹参、羊脂二味散瘀止痛之特点，可使疼痛速止，伤口速愈。清代鲍相璈《验方新编》云："鸦片烟敷之，立刻清凉止痛。有人火药烧伤，百药不效、痛不能止，后用此方而愈。"鸦片性味酸平，有收敛止痛之效，但因其有毒性，故应慎用。许克昌、毕法合撰之《外科证治全书》云："汤火伤者……急用地榆磨细如面，麻油调敷，其痛立止。如已起泡，则将泡挑破放出毒水，然后敷之，再加以干末撒上，破损者亦然。"方中地榆、麻油皆有止血敛疮之功，可谓"汤火伤之神药也"。叶天士在《类证普济本事方释义》中论刘寄奴一味草药可治汤火疮，其："气味苦温，入足厥阴，能行血止疼……性能行走，使气血不致凝滞，则所伤之处，自然止痛生肌耳。"后世多引用之。

（3）膏法：南齐龚庆宣《刘涓子鬼遗方》云："治火烧烂坏柏皮膏方。"治以柏皮膏清热凉血，后世多效仿之。宋代赵佶等编撰《圣济总录》云："治火汤疮……冷金膏方，油（一升）、杏仁（去皮尖双仁半升炒焦捣碎）、乱发灰（五两）、黄柏（三两末）、石灰（半两）、黄狗脂（少许）、鼠（一枚去皮切），右七味，先熬油，次下鼠及发，待鼠肉尽，即去鼠骨又煎，入诸药更煎令黑色，若稀下蜡三五两，候得所，故帛或软纸上摊贴患处。"黄柏清热燥湿，乱发灰、石灰敛疮止血，杏仁解肌止痛，黄狗脂、鼠解毒疗疮，诸药合用，共奏清热解毒敛疮之功。朱佐《类编朱氏集验医方》主张以"至圣膏"治疗汤火伤，其曰："治汤火伤。鸡子黄（一两），右用银石器内熬自然油，调好粉敷之，愈。"治以鸡子黄补中脘而生血肉，进而达到生肌敛疮之效。明代《普济方》中主张以槐皮煎膏贴之，槐皮可"止痛长肉，及消痈肿，汤洗亦可"。楼英《医学纲目》云："治汤火疮，取旧烹银炉中烧过焦黄土研细如粉，以生姜调于帛上，贴之痛止。"治以灶心黄土、生姜温中止血止痛。邹元标《仁文书院集验方》中云："用白石膏一合许，为极细末，加生桐油一杯为膏，敷患上。其热即平，其疼即止，不坏皮肉，肌肤如故，妙不可言。"石膏末可达清热收敛之效，桐油亦有解毒生肌之功，两药配伍，平热止痛，使"肌肤如故"。龚廷贤《种杏仙方》进一步指出火烧伤导致局部潮热之治疗方法，其云："治火烧伤，皮破肉烂，十分潮热。用尿桶底白渣，摊于火纸上，贴伤处，蒸干再易，至凉为度。"人中白性味咸平，可达凉血清热之功。龚氏亦创以生地为君药的清凉膏治疗汤烫火烧，方中黄连、栀子清热解毒，白芷消肿排脓止痛，葱白解毒散结，共奏清热解毒止痛之效。如王肯堂《证治准绳》云："清凉膏，治汤泼火烧，此药止痛解毒，润肌生肉。"方中黄连、黄柏清热泻火，大黄生肌止血，朴硝排脓散毒，当归活血止血，赤芍祛瘀止痛，细辛祛风散寒，芙蓉叶凉血解毒，薄荷疏风清热，共奏清热凉血止痛之功。清代鲍相璈《验方新编》亦用清凉膏治疗烧伤后臭烂不愈，疗效显著，但与龚氏之清凉膏成分完全不同，其云："清凉膏：新出窑石灰，用冷水化开（水宜多，不宜少），次日水面上结一层如薄冰样者，取起以真桐油和入，调极浓厚敷之，立刻清凉止痛。日敷三五次，无论初起、日久皆效。有人被火烧伤起泡，臭烂数月不愈，用此敷之。五日收功，屡试神效。"叶天士《种福堂公选良方》云："治汤火疮方：当归、生地（各一两），麻油（四两），黄占（一两白者，白者只用五钱）。上先将当归、生地入油煎枯去渣，将蜡溶化搅匀，候冷即成膏矣。用涂患处，将细纸盖之极效。"方中当归活血止痛，生地清热凉血，麻油、黄蜡解毒生肌，共奏清热止痛生肌之功。

（4）淋法：唐代孙思邈《备急千金要方》云："栀子四十枚，白蔹、黄芩各五两……去滓冷之，以淋疮，令溜去火热毒，则肌得宽也。"孙氏首提淋法，开创火疮外治法之先河。方中栀子、黄芩、白蔹不但可溜去火热毒，亦有敛疮生肌之效。清代刘若金《本草述》有云："汤火伤灼，即以酸醋淋洗，并以醋泥涂之，良，亦无瘢痕。"酸以收敛，历代医家多用醋治疗烧烫伤，以奏收敛生肌之功。

此外，清代唐黉《外科心法》进一步完善烧烫伤之治疗，采用先挑破后泼冷烧酒祛毒之法，其云："汤烫火烧，皮肤疼痛，外起燎疱，即将疱挑破，出毒水，使毒轻也。其证虽属外因，然形势必分轻重。轻者施治应手而愈，重者防火毒热气攻里，令人烦躁作呕，便秘，甚则神昏闷绝。初伤用冷烧酒一钟，于无意中望患者胸前一泼，被吃一惊，其气必一吸一呵，则内之热毒，随呵而出矣。仍作烦闷者，以新童便灌之。"

3. 治疗禁忌

关于本病的治疗禁忌，唐代孙思邈《备急千金要方》云："凡火烧损，慎以冷水洗之。"否则"火疮得冷，热气更深，转入骨，坏人筋骨，难差"。明代李梴《医学入门·汤火疮》亦宗其旨，其云："汤泡火烧疮，初时宜强忍痛，急向火炙，慎物以冷物熨之，使热不能出，烂入筋骨。"王肯堂《证治准绳·汤火疮》曰："凡汤火伤，急向火炙，虽极痛强忍一时，即不痛。慎勿以冷物塌之，及井底泥敷之，使热气不出，烂入肌肉。"以上皆强调烧伤或烫伤后应立即火烤，不应以冷物敷之。武之望《济阳纲目》载有："凡汤火伤，皮红未破烂者，不可用大寒凉药，反用烧酒扫上，以拔其热毒出外，则不烂矣。"强调烫伤后未破烂者，禁用大寒凉药，应以烧酒扫之，防其溃烂。清代许克昌、毕法合撰之《外科证治全书》云："忌：七天不可见水。"指出烧烫伤后七天患处不应接触水，以防感染。汪昂《本草备要》记载："凡汤火伤，急以盐生掺之，护肉不坏，再用药敷。"强调盐的消毒防腐作用，可防止患处皮肤、肌肉腐烂。

综上所述，烧烫伤经历代医家继承发展，逐步形成完善的辨证体系，不仅确立了中医药治疗烧烫伤的理论基础，至今仍影响当代中医对本病的诊治及研究，对临床实践及理论研究起着重要的启迪与指导作用。

（赵　艳　宋美玉）

毒蛇咬伤源流考

关于"毒蛇咬伤"的记载最早可追溯至河南安阳殷墟出土的3000年前甲骨文，其称"止它"。后古籍《山海经·中山经》中有对毒蛇袭人的记载，其中带毒之蛇多以钩蛇、蝮虺、浊阴、螣蛇、琴虫、延维、鸣蛇等名称之。晋代医家葛洪在其基础上丰富了治法方药，为后世医家提供了借鉴。至明清时期，医家们对于本病已有深入的认识。毒蛇咬伤属于中医外科学的范畴，其发病急、变化快，救治不当便可殒命，故此从病名、病因病机、证候分类、治疗四个方面入手，考查历代医家的相关论述，梳理其学术脉络与规律，以惠世人，颇有意义。

（一）病名

中国古代不同时期，不同地域对于毒蛇的称呼不同，加之按不同方式命名本病，遂"毒蛇咬伤"之名称甚多，总以按照病因病机命名及病位命名最为常见。

1. 以病因病机分类命名

《山海经·中山经》中有对毒蛇袭人的记载，其多以钩蛇、蝮虺、浊阴、螣蛇、琴虫、延维、鸣蛇等咬伤命名。西汉刘安《淮南子》的"说林训"中有"蝮蛇螫人"之记载。元代危亦林《世医得效方·大方脉杂医科》中曰："恶蛇咬伤……肿消皮合。"又如明代李时珍《本草纲目·草部》中曰："恶蛇咬伤，地菘捣傅之。"均以"恶蛇咬伤"进行描述。《本草纲目·草部》亦载"蛇咬伤"，其曰："蛇咬伤疮，生堇杵汁涂之。"并记载了以生堇为汁可涂敷伤处。清代史典《愿体医话良方》所载"毒蛇咬伤"可视为现代病名的最早表述，后世医家大多沿用。

2. 以病位分类命名

毒蛇咬伤之名最早可追溯至3000年前的甲骨文，其刻有"止它"字样，在《说文解字》中"止"为"以止为足"之意，"它"为"蛇"之意，即毒蛇，故"止它"是蛇咬伤脚趾的意思，以病位命名本病。

（二）病因病机

蛇毒总系火毒所致，重者可有毒邪内陷，导致死亡。历代医家对其记载不多，且总体认识趋于一致，现将其病因病机分述如下。

1. 火毒侵袭

蛇毒多系火毒侵袭所生，火者生风动血，耗伤阴津。火毒炽盛，极易生风，风火相煽，则毒邪鸱张，必内客营血或内陷厥阴。宋代太医院编撰《圣济总录》中云："蛇，火虫也。热气炎极，为毒至甚。"明确提出蛇毒是火毒所为。毒蛇咬伤后，火毒入侵，经络阻塞，则麻木微痛；火毒内动，则吞咽不利，视物模糊；火入厥阴伤络生风，则牙关紧闭，呼吸微弱，甚则死亡；火邪入侵，气血壅滞，迫血妄行，则患部肿胀、出血，如危亦林《世医得效方·大方脉杂医科》中有言："恶蛇咬伤……香白芷为末……顷刻咬处出黄水尽，肿消皮合。"此为火毒致病之描述。若热盛肉腐，则肌肉溃烂；热入营血，则寒战高热，神昏谵语，甚则死亡。

2. 蛇毒内陷

《愿体医话良方》有言："毒蛇咬伤，急以利刀割去死肉为要……再令人口含米醋或烧酒吮伤处，吸去其毒，随吮随吐，随换酒醋再吮……患者急饮麻油一二杯护心解毒。"蛇毒内侵，应立即处理，以排出毒液为要，因蛇毒致病，易攻心神，毒邪内陷最为致命，此为蛇毒内陷之证论。

（三）证候分类

历代医家对毒蛇咬伤证候分类的表述：①风毒；②火毒；③风火合毒；④蛇毒内陷。

（四）治疗

毒蛇咬伤的治疗方药甚多，总以内服外用为主，经古代医籍相关收集整理，兹述如下。

1. 辨证论治

（1）活血通络，镇惊开窍：唐代孙思邈《备急千金要方》云："入山草辟众蛇方：干姜、麝香、雄黄，右三味等分，粗捣，以小绛袋盛，带之，男左女右。蛇毒，涂疮。"提出用"麝香雄黄散"治疗毒蛇咬伤，方中麝香开窍醒神、活血通经，配以雄黄以解毒止痛。宋代朱佐《类编朱氏集验医方·中毒门》中记载有一则治疗蛇咬伤的验方，其曰："有人被毒蛇伤，良久已昏困。有老僧以酒调药二钱灌之遂苏。及以药渍涂咬处，良久复灌二钱，其苦皆去。问之，乃用五灵脂（一两），雄黄（半两），右为细末，酒调下二钱。尔有中其毒者，用之无不验也。"书中所载方中五灵脂活血止痛、化瘀止血，雄黄有解毒杀虫之功，二者合用效验颇佳。明代张时彻《急救良方·诸虫蛇伤》中亦载："治恶蛇、恶犬、蜈蚣、蝎子咬伤，用细辛、白芷（各二钱），雄黄（一钱），麝香（少许）。上为末，以好酒调服一钱。"所用皆为活血通络之药，其中细辛、雄黄、麝香均长于解毒，故而配合取其活血、解毒、通络之功，可解蛇毒。明代胡濙《卫生易简方》亦载："用细辛、白芷、雄黄为末，入麝少许。每服二钱，温酒调服"，治疗本病。清代汪昂沿袭朱佐之方药，其《本草备要·禽兽部》中亦载："五灵脂一两，雄黄五钱，酒调服，淬敷患处，治毒蛇咬伤。"可见雄黄、五灵脂确为治疗本病的常用解毒药物。

（2）清热解毒，凉血止血：《急救良方·诸虫蛇伤》中云："治蛇咬毒入腹者，取两刀，于水中相磨，饮其汁。"其认为磨刀水可用治蛇伤，磨刀水即用铁刀蘸水后磨出含铁质的水，清代严洁、施雯、洪炜共撰《得配本草》中言其"咸，寒，利小便，消热肿"，方中取其凉血利湿之意。《卫生易简方·蛇虫伤》中对蛇咬伤后的方药有详细的记载："治诸蛇虫伤毒，用青黛、雄黄等分，为末，新汲水调二钱服。"方中青黛具有清热解毒、凉血的作用，雄黄为解毒常用药，二者配以新汲水，增强其凉血止血作用。同书中又言："用地榆生绞汁饮，及浓煎渍之，半日愈。"主张用生地榆绞汁煎服，取鲜品之凉血止血、解毒敛疮之功。同书中又载方曰："治蛇咬疮，用蒜去皮，一升，捣破，以童便一升，煮三四沸，热渍损处一两时……又方，用蒜一升、乳二升，煮烂。空腹顿服，以饭压之，次日依前再服。"大蒜味辛辣，功擅杀菌排毒；童便味咸性寒，长于滋阴降火、止血消瘀。诸药合用亦达清热解毒、凉血止血之功。

2. 敷贴外治

《肘后备急方》载"捣薤，敷之""烧蜈蚣末，以敷疮上""捣鬼针草，敷上，即定"等，皆为外敷疗法，取薤疗治疮毒；烧蜈蚣以毒攻毒，祛风止痛；鬼针草以清热、解毒、散瘀、消肿。诸药均可解蛇毒。《本草纲目·草部》中载有："恶蛇咬伤，地菘捣傅之……蛇咬伤疮，生堇杵汁涂之。"分别提出了不同的外涂药物地菘、生堇等，均有清热解毒之功。清代赵学敏《本草纲目拾遗·卷二》中记载："毒蛇咬伤，《慈航活人书》：先避风，挤去恶血，用生烟叶捣烂敷之。无鲜叶，用干者研末敷，即烟油烟灰皆可。"承袭前人所论，提出可用烟叶、烟油、烟灰等外敷治疗毒蛇咬伤。《卫生易简方·蛇虫伤》中云："治蛇伤、犬咬、一切虫毒：用试剑草捣烂贴之。"试剑草即铧尖草，味苦、辛，性寒，功擅清热解毒、凉血消肿，故而捣烂敷贴可治蛇咬伤。同书中又云："用独蒜、酸浆草捣敷伤处。"酸浆草味酸性寒，长于清热利湿、凉血散瘀、消肿解毒，故而亦为解蛇毒之良药。同书中亦载："用紫苏叶油浸，涂伤处。"紫苏叶味辛性温，功擅解表理气，现代研究表明其可抑菌，故而可用治毒蛇咬伤。同书中尚有："用水蓼捣汁饮，渣敷伤处。"水蓼味辛性平，长于散瘀止血、解毒止痒，唐代苏敬等《新修本草》中言："又有水蓼，叶大似马蓼，而味辛。主被蛇伤，捣敷之；绞汁服，止蛇毒入腹心闷者。"表明其亦为治疗毒蛇咬伤之常用药。同书其后还载有用樱桃叶绞汁服，渣敷伤处的治法。樱桃叶味辛、苦，性温，功擅止血解毒，如《新修本草》中言："捣叶封，主蛇毒。绞汁服，防蛇毒攻内也。"表明樱桃叶亦为治疗本病常用药物之一。

3. 其他治法

其他治法中主要包括针灸疗法，东晋葛洪《肘后备急方》中即介绍了灸法治疗本病，言："一切蛇毒。急灸疮三五壮，则众毒不能行。"此为利用灸法来刺激机体的防御功能，即扶助正气抵御邪气。《卫生易简方》中亦载"用艾炷于伤处灸三五壮，拔去毒即愈"及"用独蒜切片，置伤处，以熟艾灸七壮"等法，皆为此理。可见灸法亦为治疗本病的有效方法之一。

综上所述，历代医家对蛇咬伤的认识繁多，辨证思路多种多样，遂整理如上，考镜源流，以飨同道。

（丁戊坤　赵术志）

臁疮源流考

臁疮病名首见于宋代杨士瀛所撰《仁斋直指方论》，其是一种发生于胫骨脊两旁肌肤之间的慢性溃疡。下面将从病名、病因病机、证候分类及治疗入手，对历代重要医籍中臁疮的相关病证论述进行整理研究。

（一）病名

臁疮是一种发生于胫骨脊两旁肌肤之间的慢性溃疡性疾病，其多因病变部位在臁骨处而命名，又有别名"裙边疮"，亦是因为裙边为臁骨所处部位，故考证历代医籍，本病均以病变部位命名。

臁疮一病，《仁斋直指方论》中记载："或风热毒气流注，两脚生疮，肿烂疼痛，步履艰难，惟生于臁骨者为重，曰臁疮。"因风热之毒下注于足部而使足部产生肿痛腐烂，行动不便，其疮生于臁骨，名为臁疮。明代丁凤所辑《医方集宜》根据臁疮发生的位置进行命名。申斗垣《外科启玄》又称之为"裙边疮"，曰："内外足踝骨生疮，名曰裙边疮，是受裙边风所致，久治不瘥。"《证治准绳·疡医》中引《刘涓子鬼遗方》内容将臁疮分为内臁和外臁，根据病变发生的位置进行命名，曰："两曲𬱖，膀肚下内外两踝前，有廉刃两边，为里外廉。"清代许克昌、毕法所辑《外科证治全书》也同样以病变位置在臁骨的内外而进行命名，称"生于两胫内外臁骨"为臁疮。清代程国彭所著《外科十法》中曰："臁疮，生于足之内外臁。"臁疮病位在足胫骨的内外两侧。清代陈士铎在《洞天奥旨》中对内外臁疮的归经进行阐述，也同时对内外臁的病情严重程度进行了对比，说到："臁疮有内外之殊，内臁属足厥阴肝经之部位，外臁属足阳明胃经之部位也。似乎外臁轻于内臁，以胃为多气多血之腑，以肝为多血少气之腑耳。"将内侧臁疮归于足厥阴肝经，外侧臁疮归于足阳明胃经，臁疮生长在外侧一般病情轻于内侧，盖因外侧臁疮属足阳明胃经，是血气运行丰富的经脉。清代高秉钧所著《疡科心得集》对臁疮疾病加以总结，曰："臁疮者，生于两臁，初起发肿，久而腐溃，或浸淫瘙痒，破而脓水淋漓。"臁疮生在臁部两侧，发病初起主要以肿为主，病久易腐、易溃烂或初起出现渗液瘙痒，而后出现大量脓性渗出。

（二）病因病机

臁疮一病多因肝脾损伤、湿热下注、气血两虚、脾肾虚寒所致，古籍中对臁疮病程发展有不同见解。

1. 肝脾损伤

清代顾世澄《疡医大全》引《明医集》中一病例，因情志抑郁而致肝脾不和引起臁疮久病不愈，其曰："一女子患臁疮，百药罔效，每月医治新肉长满，忽疮中流血，三日渐止，别无他苦，众医不识，或一医问曰：月经如期否？女曰：已一年不至矣。医遂用引血归经药服之月余，外以生肌膏丹收口而愈。此乃抑郁损伤肝脾，错经之证，所以引血归经，归故道而疮自愈矣。"阐述一女子病臁疮，在治疗过程中，服用多种药物无效，每次新鲜肉芽填满，又突然流血，三天又止，询问月经一年未有，皆因情绪抑郁，忧思过度，导致肝脾不调，而致血不归经，遂内用引血归经药物，外用生肌药物，治疗痊愈。

2. 湿热下注

明代陈实功所著《外科正宗》对臁疮的病因加以总结，曰："臁疮者，风热湿毒相聚而成。"认为臁疮是由风热湿之毒流注所致。明代龚廷贤《万病回春》中论述："臁疮肿痛者，风热湿毒也。"龚廷贤亦认为臁疮而又肿痛者，是风热湿毒之邪所致。明代赵宜真在《外科集验方》中除对本病病因进行总结外，也记载了臁疮的症状，言："风热毒气流注，两脚生疮肿烂，疼痛臭秽，步履艰难。"病臁疮后主要是风热湿毒流注于足部，从而产生疮疡，肿痛溃烂。清代冯兆张《冯氏锦囊秘录》中有云："若初起发肿赤痛，属湿毒所乘……若漫肿作痛，或不肿不痛，属脾虚湿热下注。"把臁疮病因归为脾虚湿热所致。清代赵濂在所著《医门补要》中云："两胫内外廉骨，每有脾虚，湿盛化热，蕴于血分，而成臁疮。"进一步阐述脾虚湿盛，化热入血分而致臁疮之机理。《医宗金鉴·妇科心法要诀》曰："妇人忧思郁怒伤损肝脾，或饮食不调，损其胃气则湿热下注，更被寒湿外邪所客，则必两臁生疮。外臁足三阳经，尚属易治。"不仅认为外臁为湿热结聚于足三阳经所致，且提出本病早期治疗预后良好。《疡医大全》引蒋示吉《医宗说约》曰："臁疮红者多热，肿者多湿，痒者多风，痛者属实，早宽而暮肿者属气虚下陷。初起者风热湿毒为多，日久者下陷湿热为胜。"认为本病初期为风湿热毒所致，后期为湿热下陷所致，且总结性地阐述了臁疮湿热类型的主症：热毒致红肿，湿毒致肿胀，风毒致瘙痒，实邪致疼痛。

3. 气血两虚

《疡医大全》引蒋示吉《医宗说约》曰："早宽而暮肿者属气虚下陷。"臁疮之人，患肢白日安好而晚上肿胀，为气虚下陷所致。《冯氏锦囊秘录》中有云："若脓水淋沥，体倦少食，内热口干，属脾气虚弱……若午后发热体倦，属血虚。"脓液分泌较多，午后身体疲倦而食少，自觉内热口干，这种臁疮的发病归结于血虚。冯兆张对臁疮气血两虚型的症状、体征进行了详细的阐述。

4. 脾肾虚寒

明代赵宜真在《秘传外科方》中提到："此证久年不愈者，多是肾水虚败下流，又有脾溃溢。"认为经久不愈之臁疮多与脾肾关系密切。《疡医大全》中引《外科集验方》云："夫臁疮者，皆由肾脏虚寒，风邪毒气外攻三里之旁，灌于阴交之侧。"文中说明病患臁疮之人，本因起于肾脏虚寒，又并足三里旁，三阴交侧受外邪毒所致。《冯氏锦囊秘录》云："若肢体畏寒，饮食少思，属脾肾虚寒。"如若病患臁疮之人，同时又有畏寒肢冷，不思饮食，乃脾肾虚寒所致。

（三）证候分类

臁疮根据其病因病机可分为如下几种证候类型：①湿热毒盛；②气滞血瘀；③寒湿阻络；④气血虚弱。

（四）治疗

1. 辨证论治

（1）清热凉血：《外科正宗》中根据臁疮病因病机之不同，遣方用药亦有所差别，其曰："外臁多服四生丸。"外臁多属阳证，方用四生丸，由生荷叶、生艾叶、生柏叶、生地凉血止血。《医门补要》云："但壮实妇女患此，而疮口常血出不止者，由天癸将临，经血错行，不循正轨，尤不易效，宜内投凉血清热之剂。"对于体质壮实之妇女，臁疮久病不愈，因经血错行，这时应加清热凉血之剂。

（2）清热除湿：《疡科心得集》中对臁疮初起用药进行阐述，其云："初起者，风热湿毒为多……初宜用独活、防己、黄柏、苍术、萆薢、牛膝、归尾、苡仁、丹皮、赤芍、银花、黑栀、猪苓、泽泻等，又二妙丸、四妙丸之类。"初起伴有创口瘙痒、流水等症状者，多服清热除湿之品。

（3）清燥疏风：明代龚廷贤《万病回春》记载了应用利湿疏风和润血清燥的治疗方法，其言："肿者，名湿脚气。湿者……或生臁疮之类，谓之湿脚气，宜利湿疏风。不肿者，名干脚气。干即热也。筋脉蜷缩挛痛、枯细不肿，谓之干脚气。宜润血清燥。"对于湿毒所致臁疮，宜疏风利湿，而热毒所致臁疮，则宜清燥润血。

（4）益气补血：冯兆张在《冯氏锦囊秘录》中指出脾气虚弱者，以补中益气汤加茯苓、酒炒白芍调治，其曰："若脓水淋沥，体倦少食，内热口干，属脾气虚弱，补中汤加茯苓、酒芍。"又云："若午后发热体倦，属血虚，前汤加川芎、熟地或六味丸。"熟地甘温滋腻，善滋补营血；川芎活血行气，令补而不滞；或加六味丸填精滋阴补肾，因精血同源，阴精充足则血亦得补。清代朱时进《一见能医》以补中益气汤治疗中气下陷之臁疮，其曰："臁疮红肿，用木瓜、米仁、牛膝、防己、黄柏、苍术之品不愈者，定是中气下陷，湿热下流，用补中益气升提之。"认为臁疮周围伴红肿，且服用利湿活血之品不愈者，多由脾虚中气下陷、湿热下注所致，应用补中益气汤。《医门补要》云："臁疮，初发红片，破流臭水，极其延绵难效。或有气虚下陷，而患口难敛者。"认为臁疮久口不收者，可从气虚下陷论治。《医宗金鉴·外科心法要诀》根据臁疮病程遣方用药，载有"初服黄芪丸"之述，指出病程初期用黄芪丸补气。

（5）补益脾肾：冯兆张在《冯氏锦囊秘录》中认为脾肾虚寒者，用十全大补汤、八味地黄丸等补益之法，补肾助阳，其言："若肢体畏寒，饮食少思，属脾肾虚寒，十全汤、八味丸。"《外科正宗》载："内臁多服肾气丸妙。"内臁多属阴证，方用肾气丸，以补肾助阳。《医宗金鉴·外科心法要诀》中认为："下元虚冷者宜虎潜丸，常服甚效。"虎潜丸滋阴降火，强壮筋骨。程国彭《外科十法》有云："臁疮，生于足之内外臁，宜服生熟地黄丸。"用生熟地黄丸滋补肾阴。

（6）攻补兼施：明代赵宜真所辑《秘传外科方》载有臁疮久年不愈者的治疗，其曰："此证久年不愈者，多是肾水虚败下流，又有脾溃溢，可服苦参丸补肾水。"本方以清热燥湿之苦参为名，效曰"补肾水"，实则攻补兼施，以攻为主。方中防风、荆芥、羌活、白芷、蔓荆子祛风解表，蒺藜祛风止痒，独活、川乌、草乌祛风寒湿兼能止痛，苦参清热燥湿，赤芍清热凉血，栀子清热泻火，白附子、牙皂温化寒痰，黄芪补气，何首乌补肾，茯苓健脾，山药兼补二脏。迄至清代，《冯氏锦囊秘录》载道："妇人两臁生疮……若漫肿作痛，或不肿不痛，属脾虚湿热下注，补中益气汤或八珍汤加萆薢、金银花之类。"补中益气汤补脾益气，八珍汤气血双补，二选其一以治本，再加利湿去浊之萆薢、清热解毒之金银花等以治标，颇合脾虚湿热下注之病机。其后《疡科心得集》亦有相似论述。

2. 外治法

在臁疮的外治法当中，主要是将中药制成膏剂或散剂，对臁疮进行外敷治疗，所用中药多以清热解毒、活血止痛为主。宋代官方主持编撰的《太平惠民和剂局方》中载有槟榔散外敷法治疗臁疮，其曰："治痈疽疮疖脓溃之后，外触风寒，肿焮结硬，脓水清稀，出而不绝，内膜空虚，恶汁臭败，疮边干急，好肌不生，及疔疳瘘恶疮，连滞不瘥，下注臁疮，浸溃不敛。黄连（去须，炒）、槟榔、木香（各等分）。上为细末。每用，干贴疮上。"其中槟榔利湿消肿；黄连清热燥湿，泻火解毒；木香辛散止痛。元代朱震亨《丹溪心法》中记载应用膏剂外敷治法，其曰："臁疮，乳香、没药、水银、当归（各半两）、川芎、贝母、黄丹（二钱半）、真麻油（五两）。"将此药制成膏，敷于疮面。其中乳香、没药活血祛瘀止痛，川芎祛风止痛，贝母清热散结，黄丹拔毒生肌，整方共奏活血生肌之效。明代皇甫中《明医指掌》记载："臁疮久不痊，肾水虚惫，下流故也，可服苦参丸，外用隔纸膏贴之，红玉散敷之。""隔纸膏"是由老松香、樟脑、谷丹、水龙骨、白芷、川芎、螵蛸组成，具有活血止痛生肌之功效；"红玉散"具有生肌收口之效，主治痈疽疮毒。《外科集验方》记载："治年月深久，疮不愈者。老松香、樟脑、黄丹（炒）、水龙骨（即旧船锻石）、轻粉，不愈加白芷、川芎、海螵蛸，总为细末。熔化松香加少清油和之，以油纸随疮大小糊袋盛药夹之。用水洗净，其药缚在疮口上，二日至四日一换。"对"秘传隔纸膏"制作方法进行了详细阐述，同时也提出"若单用白芷、川芎、螵蛸三味，煎汤洗之立效"。

《医门补要》云："春夏时，阳气升泄，治多费手。交秋冬后，人身肌肤固密，始易为力。外掺用黄灵丹、胜湿丹。"春夏之际，阳气上升，则腠理开展，治疗有些难度，而秋冬之时，腠理致密，较为易治，应四季之时用药。《外科十法》有云："臁疮，生于足之内外臁，宜服生熟地黄丸，并敷海浮散，贴以万全膏。""海浮散"出自明代窦梦麟伪托窦汉卿之名所著（旧题宋代窦汉卿辑著）《疮疡经验全书》，具有活血、祛腐、定痛、生肌、收口之效，主治痈疽，疮毒，久溃不敛；"万全膏"主治一切风寒湿气、走注疼痛、痈疽疔疮。《外科十法》言"若湿热甚，而溃烂不收口者，于海浮散内，加入黄柏散，同敷立效"，"黄柏散"治疗金疮举发。《疡科心得集》记载对初起臁疮见瘙痒难止者，可外搽解毒雄黄散，或如意金黄散。解毒雄黄散治疗痈疽溃烂、久不收口，具有较好的解毒消肿的作用；如意黄金散清热解毒，两方皆有清热解毒的作用，故有止痒之效。《医宗金鉴·外科心法要诀》中提到证属湿热流注的臁疮，应用"轻粉散"治"湿毒流注"，全方有清热祛湿、解毒消肿之功效。此外，《医宗金鉴·外科心法要诀》一书中也同时根据病程发展，进行阶段性治疗，其曰："新起宜贴三香膏，色紫贴夹纸膏；日久疮色紫黑，贴解毒紫金膏；又年久顽臁，疮皮乌黑下陷，臭秽不堪者，用蜈蚣饯法，去风毒，化瘀腐，盖贴黄蜡膏，渐效。"对臁疮发病过程中不同阶段疮口的证候表现进行用药，"三香膏"具有止痛生肌功效，臁疮初起，病邪瘀毒未深入者，当止痛生肌；"夹纸膏"具有活血化瘀之功效，疮口色紫者，为日久成瘀，理应活血化瘀；疮口紫黑，瘀毒深入者，应解毒活血，"解毒紫金膏"具有解毒活血之功效；"蜈蚣饯"具有去腐生新之效；"黄蜡膏"具有生肌止痛之效。针对疮口日久腐肉覆盖者，须先进行祛腐，继而生新，方能愈合疮口。

3. 其他疗法

除外敷中药外，灸法（桑枝灸）亦有助于创口的愈合。明代孙志宏在《简明医彀》曰："发背不起，或瘀肉不溃，乃阳气虚。用桑枝燃火吹息稍近肉，取其火气，灸患处片时。日三五次，助肿溃。"桑枝灸具有祛风湿，温通血脉，加快疮口收口之功。

综上所述，在证候方面，臁疮初起多见肿症，后期腐溃，皮败而色黑，年久不愈，发病时多伴有瘙痒疼痛。在病因病机上，臁疮实证多为湿热或湿毒下注，虚证多为脾肾虚损。妇人臁疮，多涉及情志、月经等因素。在治疗上，以实证为主之臁疮，多用清热解毒、活血化瘀之法，而虚证者，多以补益脾肾之法治之。明代薛立斋《外科枢要》记载："外臁属足三阳湿热，可治；内臁属足三阴虚热，难治。"《冯氏锦囊秘录》记载："色赤属热毒，易治，色黯属虚寒，难治。"《外科集验方》中论到："此疮生于臁骨为重，以其骨上肉少皮薄，故难愈。"在病情发展预后方面，病情较为缠绵，经久不愈。

（宋美玉　孟　璐）

青蛇毒源流考

明代王肯堂首次在《证治准绳》中提出"青蛇便"之名，清代吴谦等所著《医宗金鉴·外科心法要诀》称此病为"青蛇毒"。青蛇毒的病机涉及多个脏腑，但其临床表现并不复杂，现从病名、病因病机、证候分类及治疗入手，整理和研究历代重要医籍中关于青蛇毒相关病证的论述，对现代医学治疗有重要意义。

（一）病名

"青蛇毒"一词，历经数百年而沿用至今。历代医家对临床经验进行总结，对本病的理解较为统一。青蛇毒又名"青蛇痈"，纵观历代医家对青蛇毒的诸多论述，可知其含义是指体表筋脉发生的炎性血栓性疾病，体表筋脉肿胀灼热、红硬压痛，可触及条索状物。综合分析青蛇毒诸多称谓，大多是按其病状分类命名。

《证治准绳》中有云："足肚之下结块，长二三寸许，寒热大作，饮食不进何如？曰：此名青蛇便。"指出青蛇便的病位为胫部，病变脉道长达 2~3 寸，病状形若青蛇，伴有寒热大作、不进饮食的临床表现。《医宗金鉴·外科心法要诀》中记载："青蛇毒生腿肚下，形长三寸紫块僵……此证又名青蛇便，生于小腿肚之下，形长二三寸，结肿，紫块，僵硬，憎寒壮热，大痛不食。"此处对于病状的描述更为细致，有突出结肿、呈现紫块、皮肤僵硬等特殊表现。清代许克昌、毕法合撰的《外科证治全书》亦提到："小腿肚下长二三寸为青蛇毒。"清代顾世澄在所著的《疡医大全》中记载道："《鬼遗方》云：青蛇便生足肚之下，结块长二三寸许，寒热大作，饮食不进。"同样指出青蛇毒病位及病状长度。清代易凤翥编写的《外科备要》记载："青蛇毒，又名青蛇便。生于小腿肚之下，形长二三寸，头大尾细，结肿紫块、僵硬，憎寒壮热，大痛不食。"此论述与前人基本一致。清代祁坤在所著的《外科大成》中写道："青蛇毒，生足肚之下，亦长二三寸，寒热不食。"清代郑玉坛在《彤园医书·外科》中记载："青蛇毒，生小腿肚子之下，头大尾细，形长数寸，肿结紫块，硬痛不食，壮热憎寒。"形象地指出青蛇毒病状如蛇，头大尾细，长约数寸。

《疡医大全》中有云："申斗垣曰：青蛇便即青蛇痈，生小腿上，有一条如蛇，大者为头，小者为尾，初起宜表汗。"指出此病如蛇，大为蛇头，小为蛇尾而又名"青蛇痈"。

《医宗金鉴·外科心法要诀》写道："黄鳅痈生腿肚旁，疼痛硬肿若鳅长……此证生在小腿肚里侧，疼痛硬肿，长有数寸，形如泥鳅，其色微红。"指出"黄鳅痈"病状长如泥鳅，色红。此处的"黄鳅痈"是一种病证，且与青蛇毒相关、相似。《外科证治全书》中记载："黄鳅痈，生腿肚里侧，长数寸，赤肿疼痛，形如泥鳅。"指出黄鳅痈长度及病状如泥鳅，故得名黄鳅痈。清代沈金鳌《杂病源流犀烛》云："发于足小肚上半，三四寸许大，红肿坚硬如石，痛甚者，名黄鳅痈。"指出黄鳅痈长约三四寸，且色红坚硬，并且伴有剧烈疼痛。

（二）病因病机

青蛇毒的发病与脾、肾、膀胱有关，病因病机简明，经整理概括为：①肝脾湿热，气滞血瘀；②肾经虚损，湿热下注。现分别论述如下。

1. 肝脾湿热，气滞血瘀

黄鳅痈是与青蛇毒相关、相似的病证，《证治准绳》中记载："此名黄鳅痈。属足太阴与足厥阴二经湿热，又积愤所致。"《医宗金鉴·外科心法要诀》有云："黄鳅痈……由肝、脾二经湿热凝结而成。"《外科大成》认为黄鳅痈"由脾经湿热，或肝经积愤所致"。清代沈金鳌所著《杂病源流犀烛》言："名黄鳅痈，由肝脾二经湿热或积怒所致。"

清代高秉钧《疡科心得集》有云："盖以疡科之证……在下部者，俱属湿火湿热，水性下趋故也。"脾主运化，肝司疏泄，是人体气机升降的关键，脾调节水液代谢的功能，使之上行下达，畅通无阻。若脾运化水液功能失调，必然导致水液在体内停聚，从而产生湿、痰、饮等病理产物。肝的疏泄功能正常，则全身气机条畅，血液与津液的运行和输布正常。若肝气亢逆，木郁乘土，脾失运化，水液代谢失常，湿聚而成痰饮。湿为水性，其质重浊，水湿有下流之性，故其伤人常先起于下部。《素问·太阴阳明论》曰："伤于湿者，下先受之。"湿邪重浊黏滞，郁遏阳气而化热，或湿邪与热相合而成湿热之邪。《杂病源流犀烛》中指出："疮疡之发，下部为多，以下部易于伤湿，湿郁生热，风邪时毒又易相侵，故多发外证也。"肝脾二脏功能失调，湿热内生，下注于肝脾二经经脉而发本病。

肝藏血，脾统血，积怒则肝经失司，气滞血瘀。厥阴肝经"多血少气"，太阴脾经"多气少血"。清代唐宗海《血证论》言："肝属木，木气冲和条达，不致遏郁，则血脉得畅。"肝疏泄功能正常，气机条畅，血运通达，藏血功能才有保障，才能发挥血的濡养作用。怒伤肝，肝气郁结，气机不畅，则血行不畅，血滞而不行，导致气滞血瘀，阻于脉络，气血运行不畅而发为本病。

病因肝脾失司，或生湿热或为气滞血瘀，以致经络阻隔，气血凝滞。血行不畅，日久而生瘀血。汉代张仲景《金匮要略》曰："血不利则为水。"瘀血日久，导致湿从中生，瘀血与湿互结。血瘀日久亦可郁久化热，合并湿热之邪；湿热之邪盘踞，阻碍气机，由气及血，亦可致气滞血瘀。人身之气血，相辅而行，若肝脾二脏功能失调，导致湿热蕴结，气血凝滞不行，肝脾二脏经络阻塞，阻于肌肤、筋脉等而发本病。

脾太阴、肝厥阴之脉，为肝脾二经之气血运行的主要通道，同肝脾二脏有直接络属关系。从经脉循行可看出，脾太阴之脉与肝厥阴之脉相互伴行于下肢内侧面。

2. 肾经虚损，湿热下注

《医宗金鉴·外科心法要诀》中对青蛇便的病因病机有明确记载，其曰："青蛇毒生腿肚下……肾与膀胱湿热结。"又曰："青蛇毒……由肾经素虚，膀胱湿热下注而成。"肾藏精，主水，纳气，肾阳温养全身脏器。在水液代谢中，肾阳气化水液，以助脾运化水湿。若肾阳虚，无以气化水液，水停湿聚，聚于下焦，郁久化热，加之膀胱湿热下注，损及脉道而发病。《证治准绳》中写道："此名青蛇便，属足少阴与足太阳经。"《外科备要》云："青蛇毒，又名青蛇便……由肾经素虚，膀胱湿热下注而成。"清代祁坤在所著《外科大成》提到："青蛇毒，生足肚之下……由足少阴、太阳湿热下注。"同样指出本病是由肾经与膀胱经共同致病。《疡医大全》云："《鬼遗方》云：青蛇便生足肚之下……属足少阴与足太阳二经，由肾经虚损，湿热下注所致。"清代郑玉坛在《彤园医书·外科》中写道："青蛇毒，生小腿肚子之下……由肾经素虚，膀胱湿热下注而成。"上述皆认为本病的病因病机为湿热下注，凝聚经脉，与肾、膀胱经密切相关。湿热之邪，蕴久化热，致使气血运行不畅，湿热、瘀血留滞脉络，发为本病。足少阴肾经与足太阳膀胱经相表里，肾经部分循行沿小腿内侧后缘，至腘内侧。从经脉循行部位可以看出青蛇毒的发病部位与肾经循行部位一致，脏腑功能失调，会通过经络影响经脉循行部位。

综上所述，脉道为气血运行的场所，脉管疾病与脏腑有密切联系，五脏失调导致气血运行不畅而出现脉管疾病。本病病位在脉，与肝、脾、肾、膀胱脏腑关系密切，与湿、瘀二邪密不可分。根据发病部位不同，所属经络不一，所引发疾病的证治不同。

（三）证候分类

历代医家对青蛇毒证候分类的表述：①湿热瘀滞；②瘀阻脉络。

（四）治疗

经过对青蛇毒古代医籍文献的整理，现执简驭繁，将治法概括为以下三类，兹述如下。

1. 辨证论治

（1）清热利湿，凉血活血：青蛇毒发病关键在湿、瘀二邪，故清热利湿、凉血活血之治法极其重要。《医宗金鉴·外科心法要诀》中记载："内服仙方活命饮，加黄柏、牛膝、木瓜……余肿……内服麦灵丹，俟毒减退，次服仙方活命饮调和之。"仙方活命饮出自明代薛立斋《校注妇人良方》，书中记载："仙方活命饮，治一切疮疡，未成者即散，已成者即溃。又止痛消毒之良剂也。""仙方活命饮"以清热解毒、活血化瘀、通经溃坚诸法为主，佐以透表、行气、化痰散结。方中金银花味甘，性寒，归肺、心、胃经，具有清热解毒疗疮、凉血的功效。金银花清热解毒之力强，善消一切内痈外痈，是治痈之要药。金银花炭炒入血分，善于凉血，故重用为君药。赤芍味苦，性微寒，归肝经，具有清热凉血、散瘀止痛的功效，赤芍入肝经血分，善泻肝火；白芍善柔肝敛阴，赤芍善化瘀止痛，并且能够清热凉血，消除血分热毒；乳香、没药均可散瘀止痛，乳香善行气，没药善化瘀，两药配伍，气血并调，活血止痛力强；当归尾、陈皮行气活血通络，消肿止痛，共为臣药。疮疡初起，其邪多羁留于肌肤腠理之间，与白芷、防风相配，通滞散结、热毒外透；贝母、天花粉清热化痰散结，消未成之脓；穿山甲（代）、皂刺通行经络、透脓溃坚，可使脓成即溃，均为佐药。甘草清热解毒，并调和诸药；煎药加酒者，借其通瘀而行周身，助药力直达病所，共为使药。黄柏具有清热燥湿、泻火解毒、除骨蒸的功效。黄柏虽泻火解毒但不伤阴，善治阴虚火热，且善于清泻下焦相火，湿热下注、病位在下焦者多用本品。牛膝具有活血通经，补肝肾，强筋骨，利水通淋，引火、血下行的功效。牛膝的活血祛瘀之力较强，且引火、血下行，能使火热之邪疏利降泻，同时引药下行，滋补肝肾，善治血分有热且又上炎伤阴者。木瓜平肝疏筋、和胃化湿。诸药合用，共奏清热解毒、消肿溃坚、活血止痛之功。"麦灵丹"载于《医宗金鉴·外科心法要诀》，书中有云："此丹能治痈疽恶毒，无名诸疮，及疔疮回里，令人烦闷神昏。或妇人初发乳证，小儿痘疹余毒，或腰腿暴痛等证。"以活血化瘀药与祛湿药为主，包含少量清热药，符合活血利湿的治疗方法，与本病湿热血瘀的病机特点相对应。

（2）理气活血，化瘀散结：气血运行不畅，瘀阻脉络而发病，当理气活血、化瘀散结。《证治准绳》中有云："宜服五香汤、流气饮……壮实者，一粒金丹下之，或万病解毒丹。不足者，十全大补汤加牛膝、木瓜。"五香汤见于唐代孙思邈所著《备急千金要方》中，其曰："主热毒气卒肿痛，结作核，或似痈疖而非，使人头痛，寒热气急者，数日不除杀人方。"又宋代唐慎微《证类本草》中云："乳香即薰陆香也。"方中薰陆香（乳香）活血行气止痛，消肿生肌；青木香、沉香行气止痛，理气通络；丁香散寒止痛，温通血脉；藿香，梁代陶弘景《名医别录》载其有"治风水毒肿，去恶气"之功。"流气饮"载于明代窦梦麟伪托窦汉卿之名所著（旧题宋代窦汉卿辑著）《疮疡经验全书》中。方中川芎味辛，性温，归肝、胆、心包经，具有行气活血、祛风止痛的功效，可散全身之气结瘀血。明代倪朱谟《本草汇言》中称川芎："上行头目，下调经水……中开郁结……血中之气药。"芍药味酸苦，性凉，归肝、脾二经，清热凉血、行瘀、消肿止痛兼有安神止痛的作用。香附疏肝理气解郁。木瓜舒筋活络、化湿。紫苏、桔梗理气化痰，活血祛瘀。乌药行气止痛。白芷其性温，味辛，燥湿、消肿排脓。防风胜湿止痛。厚朴与枳壳都可以破结实，除胀满，厚朴下行中有外散之趋势，可以拓宽管道，令管道松弛，同时味厚而苦，从而破结除满；而枳壳则是下行中有收敛凝聚之趋势，可以助脉道收缩凝聚，令脉道紧张，同时味苦而酸，从而破结除满。官桂散瘀消肿。川楝子行气止痛。甘草性寒，清热解毒之力较大，且有流通之力。全方共奏清热解毒、健脾利湿之效。《医宗金鉴·外科心法要诀》中记载："初服五香流气饮，其次内外治法。""五香流气饮"载于《外科大成》，方用金银花、连翘清热解毒，僵蚕、羌活等祛风邪，丁香、藿香、木香等理气通络，全方除常用治外疡的解毒祛风之品外，突出以五香理气走窜，使气流血行，邪无着落。

中医治疗青蛇毒，内服用药以活血化瘀为主，兼以清热、利湿，并根据证型的不同配伍益气养血、温经通络、疏肝理气等不同类型的药物，在与青蛇毒的基本病机湿热和血瘀紧密切合的同时又灵活多变。

2. 外治法

外治法是一种较好的辅助治疗手段，外敷药物直达病灶，具有一定的止痛和温和的防腐作用，对于本病受损脉道具有较好疗效。

《外科大成》中提到："搽拔疔散，肿处涂离宫锭子。"《医宗金鉴·外科心法要诀》中有云："随针孔搽拔疔散，外敷离宫锭……针孔用白降丹细条插入五六分，外贴巴膏。余肿敷太乙紫金锭。""离宫锭"方中血竭活血定痛，化瘀止血，生肌敛疮；麝香芳香开窍，辟秽解毒，通络散瘀，行气止痛；胆矾外用祛腐，解毒；京墨味辛，性温，有止血的作用，外涂可以消肿；蟾酥解毒，消肿，可治背部疔疮及一切肿毒；朱砂解毒。"拔疔散"载于清代项天瑞撰《同寿录》，主治诸疔疮，其硬如石，或发寒热，腐肉不化。穿山甲（代）消肿排脓，用治痈疽肿毒，瘰疬证，疮痈初起者，可使脓未成者消散，脓已成者速溃，为治痈疽肿痛之要药；银珠攻毒，杀虫，燥湿，劫痰；麝香活血，止痛，辟秽，散瘀，用治跌扑伤痛，痹痛麻木，痈肿瘰疬。三者合用其疔即化为水，毒气不入心矣。"白降丹"载于《医宗金鉴》，书中有云："治痈疽发背，一切疔毒，用少许……水调敷疮头上，初起者立刻起疱消散，成脓者即溃，腐者即脱，消肿。"本品为二氯化汞和氯化亚汞的混合结晶，归脾经，有提脓拔毒的作用。"巴膏"载于《医宗金鉴》，主治一切痈疽，发背，恶疮。将桑、槐、桃、柳、杏枝入香油中炸枯，捞出；象皮（代）止血，敛疮，治外伤出血，及一切创伤、溃疡久不收口；穿山甲（代）消肿排脓，治疮痈初起；山栀苦、寒，主治热毒疮疡；儿茶活血止痛，止血生肌，收湿敛疮，用于疮疡不敛；血竭活血定痛，化瘀止血，生肌敛疮；硇砂消积软坚，化腐生肌，常用于痈肿；黄丹外用拔毒生肌，杀虫止痒，诸药合用，化腐生肌。"太乙紫金锭"主治瘴疟暑恶，霍乱腹痛，中风痰盛，喉闭瞪膈，无名疔肿，赤白下痢，小儿惊风等。

清代鲍相璈撰《验方新编》中记载："痈疽、发背、疔肿、杨梅等一切恶证、风疹、赤游、痔疮，并用温水或酒磨，日涂数次，立消。"方中山慈菇甘微辛寒，化痰解毒，消肿散结；麝香芳香开窍，辟秽解毒，通络散瘀，行气止痛，二者共为君药。千金子霜与红芽大戟均为有毒之品，皆能以毒攻毒，荡涤肠胃，攻逐痰浊，驱除秽恶积垢，使邪毒速从下行；五倍子涩肠止泻，化痰解毒，外用善治疮疖肿毒，与上二药配伍，使泻下而无滑脱之虞，涩肠而无留邪之弊，进而调理肠胃，使中焦升降复常，则气机通畅；雄黄化痰辟秽解毒，四药均为臣药。朱砂重镇安神，兼以解毒，为佐药。诸药配伍，共奏辟秽解毒、化痰开窍、消肿止痛之功。

3. 其他疗法

（1）取汗法：《疡医大全》云："申斗垣曰：青蛇便即青蛇痈……初起宜表汗。"中医学认为"疏其汗孔，宜其外邪"，故升高局部组织温度，扩张微血管，改善循环，改善血管通透性，有助于发挥治疗效果。

（2）针刺放血法：中医的放血疗法最早的文字记载见于《黄帝内经》，如"络刺者，刺小络之血脉也""宛陈则除之"。针刺放血法简便、快速、有效，在青蛇毒的治疗中占有重要地位。

《医宗金鉴·外科心法要诀》言："青蛇毒生腿肚下……急针蛇头血出良。"青蛇毒为血瘀于脉管之中而发病，故取病变脉道头部，针刺出血，血出则病愈。《外科大成》提到："蛇头向下者顺，向上难治。宜针蛇头，出黑血。"认为本病应针刺病变脉道头部，针刺后出黑血而愈。血瘀脉道而致病，血瘀则色黑。《疡医大全》中有云："《鬼遗方》云：头向上者难治，头向下者刺出恶血，如老弱之人呕吐腹胀，神昏脉躁者，必死。"认为本病症状头向下者，针刺放出恶血可愈。

以上归纳整理了历代医家对于青蛇毒的认识与论述，以期对现代中医有所帮助。

（刘　洋　孟　璐）

股肿源流考

"股肿"为国家中医药管理局《中医病证诊断疗效标准》（1994）中的规范病名。本病主要表现为肢体肿胀、疼痛，局部皮温升高和浅静脉怒张四大症状，好发于下肢髂股静脉和股腘静脉。上肢亦可发病，常累及腋、锁骨下静脉。现代医学"下肢血栓性深静脉炎"属此范畴。本病病名在历代医籍中未见提及，某些证候散见于部分外、内、妇科疾病中。本病虽以下肢肿胀为主要表现，但其本在脉痹不通，病机则有多种，现从病名、病因病机、证候分类及治疗入手，对股肿的相关论述进行整理研究，以求有益于临床。

（一）病名

"股肿"乃近现代提出之病名，古代医家对本病系统论述较少，但古文献中"流注"的早期证候及"脉痹"的某些证候与股肿皆有相似之处，可作为辨治本病的参考。

1. 流注

明代张景岳《景岳全书·流注》引同时期薛立斋言，曰："流注之证，多因郁结，或暴怒，或脾气虚，湿气逆于肉理，或腠理不密，寒邪客于经络，或湿痰，或闪扑，或产后瘀血流注关节，或伤寒余邪未尽为患，皆因真气不足，邪得乘之，故气凝血聚为患也。然此证或生于四肢关节……或结块，或漫肿，或痛或不痛。"其指出流注之证，乃气凝血聚为患，若瘀血流注于四肢关节，或结块，或漫肿，或痛或不痛，则病证与股肿十分相似。清代唐宗海《血证论·消瘀》又言："血既止后，其经脉中已动之血有不能复还故道者……或流注四肢，则为肿痛……凡有所瘀，莫不壅塞气道，阻滞生机……不可不急去之也。且经隧之中，既有瘀血踞住，则新血不能安行无恙，终必妄走而吐溢矣。"唐氏指出瘀血流注四肢，可发为肿痛，瘀血踞住，则新血不能安行，故可阻塞脉道，此与股肿之病机及病证均十分相似。同时期，程文囿《医述·瘀血流注经络》载："产后血泄过多，气因血耗，不能逐瘀下出，流注经络，阻塞关节。"其亦指出产后气虚，无力逐瘀下出，瘀血可流注经络，阻塞关节。

2. 脉痹

《素问·痹论》云："痹……在于脉则血凝而不流。"痹者，闭也，滞而不通者也，痹于脉则血凝不流。《素问·五脏生成》又言："血……凝于脉者为泣……血行而不得反其空。"唐代医家王冰注言："泣，谓血行不利。空者，血流之道，大经隧也。"指出血凝于细小络脉，不得流于大经，则引起经脉痹阻。宋代官修《圣济总录·脉痹》言："血性得温则宣流，得寒则凝涩，凝涩不行，则皮毛萎悴，肌肉瘴痹，《内经》谓风、寒、湿三气杂至，合而为痹。又曰：夏遇此者为脉痹，痹则血凝不流可知也。"其亦遵《黄帝内经》所言，指出脉痹乃血凝不流而致。血凝不流可致皮毛萎悴，肌肉瘴痹。清代沈金鳌《杂病源流犀烛·诸痹源流》亦言："入于血，则凝而不流为脉痹。"由此观之，脉道瘀阻，导致"血凝而不流"之关键病机，乃脉痹命名之重要依据。

（二）病因病机

股肿病因病机乃为瘀血阻于经络，脉痹不通，营血逆行，水津外溢。纵观股肿病因病机之发展源流，可知早在《灵枢》就已有"脉道以通，血气乃行"之记载。《素问》又有"疏其血气，令其调达"的论述。说明祖国医学在形成和发展的初期就对气血瘀滞，脉道阻塞而肿的病机有一定的认识。现经整理概括将股肿之病因病机概括为以下三类。

1. 气滞血瘀

跌扑闪挫直接损伤人体或产后因长期卧床，肢体气机不利等，均可使局部气血凝滞，瘀血流注于下肢而发为本病。明代张景岳《景岳全书·附骨痈疽》载："此证亦有产后恶血未尽，脐腹刺痛，或流于四肢，或注于股内，疼痛如锥，或两股肿痛，此由冷热不调，或思虑动作，气所壅遏，血蓄经络而然……亦有经血不行，流注四肢或股内，疼痛如锥。"指出产后恶血未尽，气滞血蓄经络，流注四肢，可致两股肿痛，股内疼痛如锥。此临床表现与股肿十分相似。清代唐容川《血证论·肿胀》言："瘀血流注亦发肿胀者，乃血变成水之证。"指出瘀血停滞，脉痹不通，水津外溢而致肿胀之病机。吴谦等著《医宗金鉴·痈疽辨肿歌》曰："产后与闪挫瘀血作肿者，瘀血久滞于经络，忽发则木硬不热微红。"指出瘀血可作肿，另瘀血久滞于经络，肢体可出现麻木不仁之状。张璐《张氏医通·妇人门下》指出："产后卧不如法，败血流入经络骨节间，寒热腰股肿热，痛不可拊。"指出产后卧不如法，可致瘀血流入经络骨节间，疼痛剧烈。

由此观之，本病可由跌仆损伤等直接发病原因损伤脉络，致局部气滞血瘀，瘀血流注于下肢而发。亦可因产后、久病长期卧床，气机不利，气滞血瘀于经脉之中，营血回流不畅而致。

2. 痰瘀阻滞

痰瘀阻滞而致的股肿，有两种：一为因瘀致痰，痰瘀阻滞，瘀在前，痰在后。由于跌仆闪挫、产后卧不如法等使瘀血产生，阻滞气血运行，水津外溢，聚而为湿，湿聚成痰，最终导致痰瘀阻滞脉道，而致股肿之证。《灵枢·邪客》曰："营气者，泌其津液，注之于脉，化以为血。"可见在《黄帝内经》成书时期，就已经阐明了津液与血液之关系，乃营气泌其津液，注之于脉内而化为血。《灵枢·百病始生》又指出："若内伤于忧怒，则气上逆，气上逆则六输不通，温气不行，凝血蕴里而不散，津液涩渗，著则不去，而积皆成矣。"指出凝血蕴里而不散，津液涩渗，津液渗于外，凝聚则可成痰。二乃因痰而致瘀，痰在前，瘀在后。痰邪滞于下肢阴脉，使血液运行障碍而致瘀血形成，痰瘀阻滞脉道，营血运行受阻，水津外溢又可出现股肿之证。元代朱丹溪《丹溪心法》言痰之特性为"随气升降，无处不到"。清代程文囿《医述》载："人自初生，以至临死，皆有痰……而其为物，流动不测，故其为害，上至巅顶，下至涌泉，随气升降，周身内外皆到，五脏六腑俱有。"亦指出痰可随气升降，周身内外皆到，五脏六腑俱有，若下注于两股，阻塞脉道，痰瘀互结，脉道不通，水津外溢，亦可发为本病。

3. 湿邪下注

明代张景岳《景岳全书》言："流注之证……或脾气虚，湿气逆于肉理，或腠理不密……或湿痰……皆因真气不足，邪得乘之，故气凝血聚为患也。然此证或生于四肢关节。"其指出流注，可因湿气、湿痰下注四肢所致，最终导致气凝血聚为患，而致肢体肿胀疼痛。其又言："此证……流于四肢，或注于股内疼痛如锥，或两股肿痛……疼痛如锥。或因水湿所触，经水不行而肿痛者。"指出本病可由水湿所触，而致经水不行，发为肢体肿胀疼痛。

（三）证候分类

历代医家对股肿证候分类的表述：①气滞血瘀；②气虚血瘀；③气虚湿阻；④湿热下注。

（四）治疗

纵观股肿源流，古代医籍对于本病的治疗方法记载亦十分有限，现对所查之有限资料进行整理概括，将治法分类阐述如下。

1. 辨证论治

（1）利湿活血：明代张景岳《景岳全书》载："流注……常治此证……肿硬作痛者，行气和血……脾气虚，湿热凝滞肉理者，健脾除湿为主。"认为湿热凝滞肉理者，当采用健脾除湿之法。其又指出："此证……流于四肢，或注于股内疼痛如锥，或两股肿痛……疼痛如锥或因水湿所触，经水不行而肿痛者，宜当归丸治之。"可用当归丸治疗，当归丸方由当归、大黄、桂心、赤芍、葶苈子、人参、甘遂组成，有行血利水通便之功效。清代唐容川《血证论·肿胀》言："瘀血流注亦发肿胀者，乃血变成水之证。"故其认为本病可从水治之，曰："又有瘀血流注，四肢疼痛肿胀者，宜化去瘀血，消利肿胀，小调经汤加知母、云苓、桑皮、牛膝治之。"小调经汤方中当归补血；赤芍行血；树脂似人之血，没药为树脂所结，故能治结血；琥珀乃树脂所化，故能化死血。四药专治瘀血。而又恐不能内行外达也，故领以辛、桂、麝香，使药力无所不到，而内外上下自无伏留之瘀血。又加知母、云苓、桑皮、牛膝利水，使瘀血化而肿胀消。

（2）行气活血：明代张景岳《外科钤·附骨疽》载："此证亦有产后恶血未尽，脐腹刺痛，或流于四肢，或注于股内疼痛如锥，或两股肿痛，此由冷热不调，或思虑动作，气所壅遏，血蓄经络而然，宜没药丸治之。"同时期王肯堂在《证治准绳·疡医》中亦有相似论述。指出本病乃气所壅遏，血蓄经络而致，并提出可用没药丸行气活血逐水。方中芫花逐水；槟榔利水；木香、没药行气，气行则血水均行；当归养血行血；桂心、附子、肉豆蔻助阳；再加荜茇温中散寒以止痛；斑蝥逐瘀散结。清代张璐《张氏医通》言："产后卧不如法，败血流入经络骨节间，寒热腰股肿热……《局方》调经散。"指出可用调经散活血消肿，治疗产后瘀血留滞经络，四肢面目浮肿者。

2. 外治法

由于古代医家并未将本病作为独立疾病列出，故其所载外治法鲜少。现多认为股肿外治，可采用熏洗法，并选用活血通络的药物，如桃仁、红花、苏木、路路通、丹参、牛膝、防己、三棱、莪术等，煎水趁热熏洗患肢，每天1~2次，每次30~60分钟，可达到活血化瘀通络之功。

3. 针灸疗法

唐代孙思邈《备急千金要方》载："解溪、条口、丘墟、太白，主膝股肿。"宋代王执中《针灸资生经》亦承孙思邈所言。明代杨继州《针灸大成》载："殷门，肉郄下六寸。《铜人》针七分，主……外股肿。"又载："膝胻股肿：委中、三里、阳辅、解溪、承山。"指出可采用针灸疗法治疗股肿。张景岳《类经图翼》亦指出殷门，在承扶下六寸，䐃上两筋之间，主治"外股肿"。高武《针灸聚英》同样认为针殷门，可治疗外股肿，其载："殷门，肉郄下六寸。《铜人》：针七分。主……外股肿。"

综上所述，本病由于历代医家医籍记载较少，故所查资料十分有限，但历代医家对本病的认识亦各有千秋，故现对股肿的相关论述进行整理研究，以飨同道。

（俞　婧　刘　洋）

脱疽源流考

"脱疽"之证首见于《黄帝内经》，其中关于"脱疽"的论述，颇为复杂，病机涉及多个方面，故从病名、病因病机、证候分类及治疗入手，对历代重要医籍中"脱疽"的相关病证论述进行综合分析。

（一）病名

历代中医典籍对"脱疽"均有形象的记载。"脱疽"这一病证首载于《黄帝内经》，其中《灵枢·痈疽》中称其为"脱痈"，其言："发于足指，名脱痈，其状赤黑，死不治；不赤黑，不死。不衰，急斩之，不则死矣。"同时亦指出脱疽一病，好发于足趾，可根据患趾颜色判定病情是否严重。整理历代医家典籍，发现众医家大多以病位命名本病，认为发于足趾部的疽为脱疽。

晋代皇甫谧《针灸甲乙经·卷十一》言："愿尽闻痈疽之形与忌日名？……发于足指，名曰脱疽。"黄帝问岐伯痈疽的分类和命名，岐伯认为痈疽发于足趾即是脱疽。南齐龚庆宣《刘涓子鬼遗方·九江黄父痈疽论》亦言："发于足指，名曰脱疽。其状赤黑不死，治之不衰，急渐去之。治不去，必死矣。"亦认为发于足趾部位的为脱疽，若色黑，则难治，并提出此病要及时截割的治疗方法。明代薛己《外科枢要》中提出："脱疽谓疔患于足或足趾，重者溃脱，故名之。"薛己将脱疽的命名归于足或足趾生疔疮，严重者溃烂致脱。明代陈实功《外科正宗》中提出："脱疽之发，脱者落也；疽者黑腐也……多生手足。发在骨筋，初生如粟，色似枣形，渐开渐大，筋骨伶仃，乌乌黑黑，痛割伤心，残残败败，污气吞人，延至踝骨，性命将倾。"详细地总结了脱疽的病名由来及发病过程。脱即脱落，疽即患处变黑腐烂，此种病多发于手足。陈实功认为本病初发在筋骨，大小像米粟一样，患处颜色和形状像枣子一样，范围逐渐扩大并腐烂，后脱露筋骨，颜色乌黑，剧烈疼痛，气味臭秽，难以忍受。也对其预后进行详判，病情进一步发展，蔓延至脚踝，会危及生命，预后不佳。清代毕法、许克昌所撰《外科证治全书·痈疽部位名记》中对"脱疽"部位进行描述，其言："红肿曰痈，白塌曰疽，部位既殊，称名亦异……足指色黑旁有红晕为脱疽，足无名指患色白而痛甚为脱疽。"此外，在"足部证治"篇亦言："生足趾，初起色白，麻痛或不痛者名脱疽。"二人对脱疽进行详细分析，红肿为重的是痈，白色萎缩的为疽，足趾患处色黑而周围红肿的是脱疽，足趾上皮色发白，伴有疼痛麻木者亦为脱疽，以示脱疽不同时期临床症状不一。清代吴谦等在《医宗金鉴》中对脱疽的症状及病情发展进行了详细记载，其云：本病"多生足指之间，手指生者，间或有之……未发疽之先，烦躁发热……日久始发此患。初生如粟，黄疱一点，皮色紫暗，犹如煮熟红枣，黑气侵漫，腐烂延开，五指相传，甚则攻于脚面，痛如汤泼火燃其臭气虽异香难解。"总结脱疽多发于足趾之间，亦可见于手指，另外提出脱疽在发病前先有烦躁发热的症状，后在趾（指）端出现初起如粟粟大小伴有黄疱，周围颜色紫暗，随着病情加重，患趾（指）逐渐由紫暗转为黑色，进而腐烂，易从一趾（指）传变至其余四趾（指），严重者会发展至足背。

（二）病因病机

历代医家对脱疽的病因病机论述较为繁杂，现执简驭繁，将其概括为如下几端并分述。

1. 久病消渴

隋代巢元方《诸病源候论·痈疽病诸候》提出消渴病日久可致"脱疽"，其言："又，少苦消渴，年四十以外，多发痈疽。"少时患消渴，随着年纪增长，至四十岁以后，多致痈疽。宋代《太平圣惠方》云："夫痈疽何以别之……然五脏不调则致痈，久患消渴之流，亦多发痈疽之疾。"久病消渴而致五脏不调，所以好发痈疽，进一步说明了消渴致痈疽的情况。明代赵宜真《秘传外科方》有云："此证得于消渴病，发于足指者，名曰脱疽。"李梴《医学入门》论到："脚背发必兼消渴。"以上皆总结出本病的发生与消渴病的关系密切，为后世医家认识糖尿病足奠定基础。

2. 寒客经络

《灵枢·痈疽》谓："寒邪客于经络之中，则血泣，血泣则不通，不通则卫气归之，不得复反，故痈肿。寒气化为热，热胜则腐肉，肉腐则为脓，脓不泻则烂筋，筋烂则伤骨，骨伤则髓消，不当骨空，不得泄泻，血枯空虚，则筋骨肌肉不相荣，经脉败漏，熏于五脏，脏伤故死矣。"十分深入地总结了脱疽之病因病机。寒主收引凝滞，客于局部导致脉急血泣，营气不通，卫气归之，局部血脉腠理扩充、排斥，肌肉溃腐成痈。痈疽既成，肉腐化脓，脓液当及时排出，否则进一步烂筋、伤骨、消髓、枯血，终至经脉败漏，热毒熏于五脏，病深而不可救治。隋代巢元方《诸病源候论》中对如何成痈的问题在《灵枢》基础上进一步深入解释，其云："经络为寒所折，则荣卫稽留于脉。荣者，血也；卫者，气也。荣血得寒，则涩而不行，卫气从之，与寒相搏，亦壅遏不通。气者，阳也，阳气蕴积，则生于热，寒热不散，故聚积成痈。"寒邪入侵血脉，寒凝则血瘀，血液瘀积成块，阻塞血脉，血脉寒凝而致卫气募集，出现局部阳热偏盛，溢于皮肤则成痈肿。故热盛易化腐，皮肉腐易化脓，如若痈肿尚未破溃，向内而流窜，则形成筋、骨、深入髓之脱疽。

3. 房劳过度

明代陈实功《外科正宗》曰："夫脱疽者，外腐而内坏也……丹石补药消烁肾水，房劳过度，气竭精伤。"陈实功认为房劳过度，精气枯竭，加之丹石补药，更伤肾精，亦可发为脱疽。清代冯楚瞻在《冯氏锦囊秘录》中记载："多因房劳，亏损肾水，郁怒有伤肝脾，地位偏僻，气血罕到，药力难到，易致筋溃骨脱，故犹宜补托气血为主，以脉消息。若黑色者不治。"冯楚瞻也提出脱疽与房室不节关系密切，又因发病部位气血运行不利，气血不足，药物难以到达，故脱疽常易皮肉筋骨溃烂。清代顾世澄《疡医大全》亦有相似之言，由此可知，房劳过度伤及肾水是脱疽病因病机之一。

4. 情志不遂

明代孙一奎《赤水玄珠》有云："女子亦有此患，多因郁怒亏损肝脾所致。"认为女子患脱疽，多是因为肝郁气滞所致。清代冯楚瞻《冯氏锦囊秘录》有云："郁怒有伤肝脾，地位偏僻，气血罕到，药力难到，易致筋溃骨脱。"冯氏亦认为情志不遂，致使气机阻滞发为脱疽。清代顾世澄《疡医大全》引宋代陈自明《外科精要》言："痈疽，愤郁不遂志欲之人，多犯此疾。"情志不遂易影响肢体气血循环，从而产生脱疽。

5. 外伤足病

明代张介宾《景岳全书》中记载外伤足损亦可致本病，其言："崔氏方，治手足甲疽，或因修甲伤肉，或因损足成疮，溃烂上脚。"指出外力损伤趾（指）部，发为脱疽。《外科枢要》记载："亦有因修手足、口咬等伤而致者。"陈实功《外科正宗》中记载一例病例曰："一侍女年十二岁……新主嫌其脚大，用脚布任意缠紧，以线密缝其脚，胀痛不堪，诉主不听；至半月后流出臭水方解视之，其双足前半段尽皆黑腐，请视之，骨肉已死。"指出一侍女因裹脚致足损伤，肿胀破溃，足趾色黑，皮肉坏死，说明外伤也是脱疽致病因素之一。

6. 脏腑失和

隋代巢元方《诸病源候论·痈疽病诸候》记载："疽者，五脏不调所生也。五脏主里，气行经络而沉。若喜怒不测，饮食不节，阴阳不和，则五脏不调。"指出多种原因可致五脏不调，而发脱疽。由此可见，脏腑失和、五脏不调亦是本病原因之一。清代朱费元《临证一得方·手足发无定处部·脱疽》中描述："脏腑蕴毒，销铄阴液，成为脱疽，疼痛腐烂，色紫气秽，医者目为冻疮，殊属可笑。"因脏腑蕴毒失和，消耗阴液而致脱疽，同时指出脱疽患处色黑疼痛、气味臭秽，与冻疮不同。

7. 湿热下注

《素问·生气通天论》曰"膏粱之变，足生大丁。"膏粱厚味，为湿热之品，久则致足部生疔疮，甚或脱疽。明代《外科正宗》有云："夫脱疽者，外腐而内坏也。此因平昔厚味膏粱熏蒸脏腑……多致阳精煽惑，淫火猖狂。其蕴蓄于脏腑者，终成燥热火症；其毒积于骨髓者，终为疽毒阴疮。"陈实功详细分析了复杂的致病机理，认为患脱疽病的人，肢体表皮腐烂是因为内病，平日喜食肥甘厚味而致脏腑受损，邪热淫火蕴于脏腑，火燥之毒积于骨髓，最终发为痈疽毒疮。薛己《外科发挥》曰："此证因膏粱厚味，酒面炙煿，积毒所致。"说明本病是由于饮食不节，嗜食膏粱厚味而导致湿热之邪蕴结脏腑，湿热之毒下注双足，从而发病。

（三）证候分类

脱疽根据其病因病机可分为如下几种证候类型：①寒湿阻络；②血脉瘀阻；③湿热毒盛；④热毒伤阴；⑤气血两虚。

（四）治疗

1. 辨证论治

古代医家治疗脱疽疽毒初起，多采用托毒解毒之法，后期多采用托补兼施之法。

（1）祛邪解毒：明代张景岳《景岳全书》载有脱疽医案一则，其曰："一膏粱人年逾五十亦患此，色紫黑，脚焮痛，喜其饮食如故，动息自宁，为疮疡之善证，尚可治，遂以连翘消毒散六剂，更以金银花、甘草节、瓜蒌二十余剂，患指溃脱；再以当归、川芎、连翘、生地、金银花、白芷二十余剂而愈。"此例中是先以金银花、连翘等清热解毒之药攻毒，后以当归、川芎活血化瘀解毒之药治疗，二十余剂而愈。

明代薛己《外科发挥》中指出可根据脉象与症状诊治脱疽并发作渴之证，其言："尺脉大或无力而渴者，宜滋阴降火。上部脉沉实而渴者，宜泻火。上部脉洪数而渴者，宜降火。胃脉数而渴者，宜清胃火。"薛己总结认为患脱疽尺脉大或无力者，为阴虚火旺，治宜滋阴降火；上部脉沉实但伴渴饮者，治宜清热泻火；胃脉数而伴渴饮者，治宜清泻胃火。

（2）补益正气：《证治准绳》云："固服除湿败毒等药，元气益虚，色黯延足。予乃朝用补中益气汤，夕用补阴八珍汤，各三十余剂，及桑枝灸，溃而脓清，作渴不止。"指出初期用祛湿解毒之剂，损及元气，患足色愈暗，故改用补益之品，加施灸法，以扶助正气。

《外科发挥》亦曰："气虚不能生津液而渴者，宜补中气。脉大无力，或微弱而渴者，宜补气血。脓血大泄，或疮口出血而渴者，大补气血。如不应，急用独参汤。"指出气津两虚者，治宜补益中气，补气以生津；脉大无力或微弱伴渴饮者，治宜补气补血；脓血大泄，疮口出血伴渴饮者，治宜大补气血，固本培元。

此外，宋代陈自明《外科精要》中对同患病疽与渴疾的分析与诊治进行了详细的阐述："凡病疽疾之人，多有既安之后，忽发渴疾而不救者，十有八九。疽疾将安，而渴疾已作，即便合服加减八味丸。既安之后，而渴疾之证未见，亦合先服此药，以预防其未然。若疾形已见，卒难救疗。痈疽后合服补药，若用峻补之药则发热，又况痈疽人安乐之后，多传作渴疾，不可治疗，当预服加减八味丸，如能久服，永不生渴疾，气血加壮。未发疽人或先有渴证，亦合服此药，渴疾既安，疽亦不作。"陈自明认为脱疽在治疗后多可发生渴疾，应注意及时治疗或防患未然。

（3）攻补兼施：《证治准绳》提及："一人足指患此，焮痛色赤，发热，隔蒜灸之，更以人参败毒散去桔梗，加金银花、白芷、大黄，二剂痛止。"此剂为扶正匡邪，托毒外出，又加清热解毒之品，增其解毒祛邪之功。后用"十宣散去桔梗、官桂，加天花粉"，既化脓排毒又加以内补，攻补兼施，数剂而痊。

《景岳全书》曰："色赤作痛者，元气虚而湿毒壅盛也，先用隔蒜灸，更用解毒药，如活命饮、托里散之属。"张景岳提出，病初起时宜先托毒外出。书后又载："仍速用补剂，如十全大补汤、加减八味丸，则毒气不致上侵，元气不致亏损，庶可保生。作渴者，宜滋阴降火。"亦提出在治疗脱疽初期，如若解毒攻邪过度，须在元气受损之前应用补益之剂，可保患肢生机，如伴有渴饮者，须加滋阴降火之品。其中记载一病例曰："一膏粱人年逾五十亦患此，色紫黑，脚焮痛，喜其饮食如故，动息自宁，为疮疡之善证，尚可治，遂以连翘消毒散六剂，更以金银花、甘草节、瓜蒌二十余剂，患指溃脱；再以当归、川芎、连翘、生地、金银花、白芷二十余剂而愈。"由此可见在脱疽的内治法上，初期以解毒消散为主，后期以固本补元为主。

2. 外治法

（1）灸法：《景岳全书》云："此证形势虽小，其恶甚大，不问肿溃，皆须隔蒜灸之。不痛者，宜明灸之，庶得少杀其毒。"同时亦载有应用灸法治疗脱疽之病例，其中多以采用"隔蒜灸""明灸"等法，后世医家多沿用之。《外科正宗》曰："随用蟾酥饼，放原起粟米头上，加艾灸至肉枯疮死为度。"蟾酥辛温，有解毒止痛之功，可将其应用于灸法中。

（2）截割：早在《灵枢》中，便有采用"急斩之"的方法治疗脱疽病足趾色赤黑的记载。《外科枢要》亦提出："重者须当用脚刀转解周骻，轻拽去之，则筋随骨出，而毒则泄亦不痛。"强调在药物及外治法治疗无效的情况下，截割病变坏死之处可防止病情发展。《外科正宗》中记载："初生如粟，里可容谷，皮色紫赤，不作焮肿，发扎仍灸。"在痈疽初生之时，以灸法尚可。又曰："已灸之后，疮受火气，发泡作脓，外药箍之，内兼补托。毒势已成，疮形稍陷，但紫色未攻脚面者，评议割取。"指出采用灸法治疗后，病情未得到控制，进而发展，但未至脚面者，评估情况以判断是否可进行截割之法。又曰："既割取之后，血水淋漓，疼痛不减，和气血，补脾胃。已成饮食减少，身体倦怠，便数口干，滋津液、壮肾水。破后气血受伤，脾胃虚弱，自汗盗汗，恶心干呕，睡卧不宁，日晡发热，疼痛苦楚，烦闷谵妄，俱宜大补气血。"

截割之后，当大补气血。且曰："富贵及膏粱，素饕色欲，每淤房术，纵恣日久，禁行割法。"陈实功总结了截割的时机、截后之诊治，截割之禁忌证。由此可知，在脱疽初起，治疗可应用针灸，内兼补托。但毒邪已深入，形成破溃疮口，但未延及至足面，要考量是否达到截割的标准。但如截割后，出血不止，仍有剧烈疼痛，应着重补益气血和脾胃。如伴有饮食减少，身体倦怠，便数口干，治疗宜偏重滋津液、壮肾水。如气血损耗过度，宜大补气血。如纵欲过度，则为截割之禁忌证。清代吴谦等人编写的《医宗金鉴》亦提出："若割切之后，复生黑气过节，侵漫好肉，疼痛尤甚者，属逆。"清代祁坤《外科大成》提出："若割取之后，黑气仍漫，痛肿尤甚，气秽无脓，口干舌硬，神昏不食者，死。"总结截割之后病情转危的情况。

（3）外敷：中国古代医家治疗脱疽破溃，在口服中药汤剂基础上，多配合外治法，以新鲜中药、中药汤剂、中药散剂、中药膏剂外敷。《外科正宗》中选用膏剂进行治疗，如："患上生脓，照常法用玉红膏等药生肉护骨完口，此为吉兆。"玉红膏具有活血去腐、解毒生肌的功效。明代王肯堂在《证治准绳》中治疗选用散剂及中药联合外用，其曰："初发结毒，焮赤肿痛者，以五神散及以紫河车、金线钓葫芦、金鸡舌、金脑香，捣烂敷，及以汁涂敷。又以万病解毒丸，磨醋暖涂之。"五神散方中雄黄、硫黄、黄丹、密陀僧、天南星有去腐解毒之功效；加以紫河车、金线钓葫芦、金鸡舌、金脑香，加大去腐解毒之力；万病解毒丸可解毒收疮。两剂合用，达到去腐生肌，解毒敛疮之功。清代吴谦等人所著《医宗金鉴》采用中药外敷止痛，其曰："初起宜服解毒济生汤，外用大麦米煮饭，拌芙蓉叶、菊花叶各五钱，贴之止痛。"

脱疽一病，明代汪机《外科理例》中论到："疮疡之症，五善之中见一二善症者可治，七恶之内见一二恶症者难治，若虚中见恶症者不救，实中无恶者自愈。"清代时世瑞所著《疡科捷径》中提出："脱疽一症最非轻，房欲膏粱化毒成。肾竭血枯生足指，十人患此九难生。"指明本病病情危重难治。此上皆说明脱疽的发病原因复杂，病情较重，又多非单一因素致病，治疗难度大，预后不良。

综上，脱疽证候分型根据其病因病机分为五种类型，又根据其证候特点进行论治，分为内治法和外治法。外治法主要分为灸法、截割及外敷三种，其中因为中国古代医学发展的限制，外科手术即截割之术虽有提出和实施，但应用多有限制，此种疾病甚是棘手。而中医内治法主要根据病情初期、中期、后期之证候特点，分别论治，初期采用清消之法，后期采取补托之法，此外，亦有内外结合的方法。

（宋美玉　孟　璐）

破伤风源流考

破伤风之名首见于唐代蔺道人《仙授理伤续断秘方·医治整理补接次第口诀》。破伤风是指先有破伤，风毒之邪由创口侵入而引起惊风的一种疾病。西医亦称其破伤风。其临床特点是，有皮肉破伤史，有一定潜伏期，全身肌肉强直性痉挛、阵发性抽搐，抽搐间歇期全身肌肉仍紧张强直，伴有发热，但神志清醒，多因并发症而死亡。今为考查其学术脉络和规律，从病名、病因病机、证候分类及治疗方面入手，对历代重要医籍中破伤风的相关病证论述进行整理研究，介绍如下。

（一）病名

汉代《五十二病方》中已有"伤痉"之记载，其曰："痉者，伤，风入伤，身信（伸）而不能诎（屈）。"颇似今天的破伤风发病初期之表现，但并未出现确切病名。隋代巢元方《诸病源候论》中载有"金疮中风痉"，并详细地论述了中风痉证的发病原因，为"荣卫伤穿，风气得入，五脏受寒"，其典型体征为"口急背直，摇头马鸣，腰为反折，须臾大发，气息如绝，汗出如雨"，从症状来看颇似本病，但此时尚未出现破伤风之病名。唐代蔺道人《仙授理伤续断秘方·医治整理补接次第口诀》首次将破伤风作为正式病名提出，其有云："凡脑骨伤碎，轻轻用手搏令平正。若皮不破，用黑龙散敷贴；若破，用风流散填疮口，绢片包之，不可见风着水，恐成破伤风。若水与风入脑，成破伤风，则必发头痛，不复可治。在发内者，须剪去发敷之。"此后医家多沿用此病名。

如宋代《太平圣惠方》中亦云："身体强直，口噤不开，筋脉拘挛，四肢颤掉，骨髓疼痛，面目㖞斜……此皆损伤之处，中于风邪，故名破伤风。"沿用"破伤风"之名，同时描述其症状。宋代窦材《扁鹊心书》亦言："凡疮口或金刃破处，宜先贴膏药以御风，不然致风气入内，则成破伤风。此证最急，须早治，迟则不救。若初得此时，风客太阳经，令人牙关紧急，四肢反张，项背强直，急服金华散，连进二三服，汗出即愈。若救迟则危笃，额上自汗，速灸关元三百壮可保，若真气脱，虽灸无用矣。"亦强调其病情的危重性，并于其后记载其亲历之事曰："此证所患甚微，为害甚大，虽一毛孔之伤，有关性命之急，一人因拔髭一茎，忽然肿起不食，有友人询余，余曰：此破伤风也，速灸为妙。疡医认作髭疔，治以寒凉，不数日发痉而死。"更说明其急迫。

明代龚信《古今医鉴》中有云："《内经》曰：风者，百病之始也。清净，则腠理闭拒。虽有大风苛毒，而弗能为害也。若夫破伤风证，因事击破皮肉，往往视为寻常，殊不知风邪乘虚而客袭之，渐而变为恶候。"同样沿用了"破伤风"之名，并指出其若逐渐发展则预后较差。其后又提出了类似破伤风感染机理的病证，其曰："又诸疮久不合口，风邪亦能内袭，或用汤淋洗，或着艾焚灸，其汤火之毒气，亦与破伤风邪无异，其为证也，皆能传播经络，烧烁真气，是以寒热间作，甚则口噤目斜，身体强直，如角弓反张之状，死在旦夕，诚可哀悯。"说明若疮口久不愈合，或疮口处着水、着烟等亦可导致与破伤风证相同的症状，即寒热间发，甚者口闭不开，口眼歪斜，身体强直如角弓反张等。明代虞抟《医学正传》中亦可见相同说法。

明代龚廷贤《寿世保元》亦曰："夫破伤风者，有因卒暴伤损，风袭之间，传播经络，致使寒热更作，身体反张，口噤不开，甚者邪气入脏。有因诸疮不瘥，荣卫虚弱，肌肉不生，疮眼不合，风邪亦能外入于疮，为破伤风之候。"提出破伤风的两种发病原因。其所著《万病回春》亦云："破伤风证，河间云：风者，善行数变，入脏甚速，死生在反掌之间，宜急分表里虚实而用之。"指出破伤风病情的危重性。明代王肯堂《证治准绳》中亦提到破伤风之病，其曰："夫风者，百病之始也，清净则腠理闭拒，虽有大风苛毒，莫之能害。诸疮不瘥，荣卫虚，肌肉不生，疮眼不合而风邪入之，为破伤风之候。亦有因疮热郁结，多着白痂，疮口闭塞，气难宣通，故热甚而生风者。先辨疮口，平无汁者，中风也；边自出黄水者，中水也，并欲作痉。急治之。"

清代吴谦等人所撰《医宗金鉴》亦云："皮肉损破外伤风，初觉牙关噤不松，甚则角弓反张状，吐涎抽搐不时宁。四因动静惊溃审，陷缩神昏不语凶，在表宜汗里宜下，半表半里以和平。"提到"破伤风"之病，并描述其症状为："初起先发寒热，牙关噤急，甚则身如角弓反张之状，口吐涎沫，四肢抽搐，无有宁时，不省人事，伤口锈涩……若风邪传入阴经者，则身凉自汗，伤处反觉平塌陷缩，甚则神昏不语，噤口舌短，其证贵乎早治。"强调了其病情的危重性。其后文中亦有云："凡此证，不论虚实，风毒内蕴，不发于外，疮口周遭，燥起白痂，疮不甚肿，湿流污黑之水，牙关微紧，不似寻常活动，皆破伤风之先兆也。"表明破伤风一证可先期识别，早施救治。

综上所述，历代医家多称本病破伤风，鲜有另外称谓者。

（二）病因病机

本病多因皮肉破伤，感受风毒之邪所引起。《诸病源候论》谓"金创得风"，简要地说明创伤和感受风毒此两种致病机理。创伤后皮破血损，卫外失固，在机体抵抗力下降的情况下，风毒之邪从伤口侵袭人体，从外达里而发病。风为阳邪，善行数变，通过经络、血脉入里传肝，外风引动内风，肝风内动，筋脉失养而出现牙关紧闭，角弓反张，四肢抽搐。如不及时控制，必然导致脏腑功能失和，筋脉拘急不止，甚则导致呼吸、循环衰竭而危及生命。历代医家对本病的认识较为统一，均提出本病的病因病机为皮肉破伤，复感风毒之邪。风毒之邪乘皮肉破伤之处侵袭入内，风为阳邪，善行而数变，外风引动肝风内动，风毒入侵日久，化热化火，使脏腑失调，气血失和，阴损及阳，甚至阴阳离决而亡。

《诸病源候论》即云："夫金疮痉者，此由血脉虚竭，饮食未复，未盈月日，荣卫伤穿，风气得入，五脏受寒则痉。其状口急背直，摇头马鸣，腰为反折，须臾十发，气息如绝，汗出如雨，不及时救者皆死。凡金疮卒无汁者，中风也；边自出黄汁者，中水也。并欲作痉，急治之。又痛不在疮处者，伤经络，亦死。"明确指出本病的发病原因为"荣卫伤穿，风气得入"。同书中亦有云："夫腕折伤皮肉，作疮者，慎不可当风及自扇。若风入疮内，犯诸经络，所致痉。痉者，脊背强直，口噤不能言也。"认为本病发生多由"风入疮内"。其后文中又云："凡诸疮生之初，因风湿搏血气，发于皮肤，故生也。若久不瘥，多中风、冷、水气。若中风则噤痉，中冷则难瘥，中水则肿也。"同样说明风邪入里可致本病。

《太平圣惠方》中有云："夫刀箭所伤，针疮灸烙，跌折筋骨，痈肿疮瘘，或新有损伤，或久患疮口未合，不能畏慎，触冒风寒，毒气风邪从外所中，始则伤于血脉，又则攻于脏腑，致身体强直，口噤不开，筋脉拘挛，四肢颤掉，骨髓疼痛，面目㖞斜。如此之间，便致难救，此皆损伤之处，中于风邪，故名破伤风也。"说明破伤风病因为"损伤之处中于风邪"。宋代陈无择《三因极一病证方论》中亦有云："疮疡未合，风入为破伤风，湿入为破伤湿。二者害人最急，仓卒不知其因，甚难忍。痈疽瘰疬，脓溃之后，尤宜谨之。"同样认为伤口未愈合，风邪侵入可发为破伤风之症。

金代刘完素《素问病机气宜保命集》中亦认为风邪侵袭疮口可导致破伤风的发生，并将其分为四种情况，一为："破伤风者……卒暴伤损，风袭之间，传播经络，至使寒热更作，身体反强，口噤不开，甚者邪气入脏则分。"认为由意外受到外伤损害，风邪趁机侵袭入里可导致本病。二为："汗下之治诸疮不瘥，荣卫虚，肌肉不生，疮眼不合者，风邪亦能外入于疮，为破伤风之候。"认为病程日久，气血虚弱不能生肌，因而疮口无法愈合者，风邪亦可外入于疮导致破伤风。三为："故诸疮不瘥时，举世皆言着灸为上，是谓熟疮，而不知火热客毒逐经，诸变不可胜数，微则发热，甚则生风而搐，或角弓反张，口噤目斜。"认为以灸法热灸疮口，可导致火热邪毒传入经络化而生风，从而引发破伤风。四为："亦有破伤不灸而病此者，疮着白痂，疮口闭塞，气难通泄，故阳热易为郁结，而热甚则生风也。"认为疮口已结痂将疮口堵塞，气机不畅难以外泄，则阳热在内郁结热甚生风，从而引发破伤风。

明代徐用诚撰，刘纯续增《玉机微义》中有曰："盖中风有在经在腑在脏之异，独入脏者最难治。破伤风，或始而出血过多，或疮早闭合，瘀血停滞，俱是血受病。血属阴，五脏之所主，故此风所伤，始虽在表，随即必传入脏，故多死也。"认为破伤风初起可有出血过多之症状，或有疮口早早闭合导致瘀血停滞体内之症，均属损伤血络，五脏主血，故而同时损伤五脏。文后又云："又此病，或疮口坦露，不避风寒而无所伤，或疮口闭合，密避风邪而反病此，或病已十分安全而忽有此，大抵皆由内气虚而有郁热者得之。若内气壮实而无郁热者，虽伤而无所害也。"指出破伤风多由疮口未及闭合而风邪入里所致，同时亦有疮口已闭，密避风邪而得此证者，此由内虚或郁热所致。

明代楼全善《医学纲目》中亦云："破伤风者，因疮热甚郁结而荣卫不得宣通，怫热因之遍体，故多白痂。是时疮口闭塞，气难宣通，故热甚而生风也。先辨疮口平无汗者，中风也；边自出黄水者，中水也，并欲作痉，急治之。又痛不在疮处者，伤经络，亦死症也。"认为破伤风的发生机理为患处结痂堵塞疮口，在内之气机不得畅通，不得宣泄，郁结在里而化热生风。

清代李用粹《证治汇补》承袭前人所论云："破伤风由伤处着邪，传播经络，荣卫不得宣通，怫郁之气，遍行身体，热盛生风而成风象。"同样认为伤处着邪可致本病发生，并将其病因分为内外因两部分，内因为"破碎小恙，视为寻常，卒遇风邪，渐变恶候。有因疮口未合，失于调理，而为风邪所乘者；有因白基易长，疮口遽合，不得宣泄，热极生风者；或因淋洗过多；或因艾火灼灸，热毒妄行，乘虚内攻者"；外因为"凡金疮伤处，胀闷无汗者，中风也；边出黄水者，中水也；并欲作痉，其在表也；振寒善欠，摇头斜视，角弓反张，筋脉挛急，为中寒也；寒热更作，涎唾稠黏者，为入里也；舌强惊惕，口噤切牙，胸臆满塞，便浊秘涩，为入阴也；身凉自汗，伤处反陷者，毒气内走也"，详细说明了风邪从伤处内侵可致破伤风。

清代张璐《张氏医通》中亦曰："破伤风证，因击破皮肉，风邪袭入，而发热肿胀，治法与感冒不异。又诸疮溃后，风邪乘虚内袭，其候最急，往往视为寻常，致变种种，多有不可救疗者。亦有疮热郁结，多著白痂，疮口闭塞，气难宣通，而热甚生风者。或有用汤淋洗，湿气从疮口中入，其人昏迷沉重者。或有用艾灸火烘，火气逼入而烦躁发热者。"同样认为破伤风一症有由击破皮肉后风邪袭入而得者；有由疮口溃破后未及收口，风邪乘机侵袭入里者；有由患处结痂堵塞疮口使在内之气不得宣通，郁结于里化热生风者；有由水淋洗疮口导致湿气侵袭入里者；有由热灸疮口处导致火热之邪入里生风者，并说明了其病情危重，当及早救治。

清代何梦瑶《医碥》中亦论述破伤风曰："或破损，或疮溃，风从破处入，郁遏正气为热，理同伤寒。而或甚者，以曾经去血挟虚也，故多搐痉等症。先须辨疮口，平而无水者，止于郁热而已。若肿而出水，则热郁而蒸成湿矣。"认为本病由"风从破处入"而致。清代许克昌及毕法《外科证治全书》中有云："破伤风者，因跌扑金刃伤破皮肉，及新久诸疮未合口，失于调护，风邪乘虚袭入经络，宜亟治之……要在初受风时，其证发热恶风，筋脉拘急，牙关噤急，伤口锈涩肿胀，或四围起粟作痒。"亦认同破伤风发病是由风邪乘虚袭入而致。

民国陈守真《儿科萃精》中有云："小儿初因击破皮肉，视为寻常，殊不知风邪乘虚而袭，为破伤风，变证多端。"亦认为皮肉破后风邪乘虚侵袭可致破伤风之证。

综上所述，历代医家大多秉承破伤风是由风邪入侵破溃伤口而致之说，鲜少有提出其他病因病机者。

（三）证候分类

历代医家对破伤风证候分类的表述：①风毒在表；②风毒入里；③阴虚失养。

（四）治疗

金代刘完素《素问玄机原病式》中提出破伤风之治疗大纲，其曰："大法破伤中风，风热燥甚，怫郁在表，而里气尚平者，善伸数欠，筋脉拘急，或时恶寒，或筋惕而搐，脉浮数而弦也。宜以辛热治风之药，开冲结滞，荣卫宣通而愈。由伤寒表热怫郁，则以麻黄汤辛热发散者也。"认为其治疗当分表里而治，指出风热郁表而内里尚平者只须用辛热治风之药发散表邪即可，并提出了其代表方剂麻黄汤。其后又云："若破伤中风，表不已而渐入于里，则病势渐甚。若里未太甚，而脉在肌肉者，宜以退风热、开郁滞之寒药调之。或以微加治风辛热之药亦得，以意消息，不可忘也。"认为风邪入里者属病情较重，若热入肌肉者当在发散风热的同时兼以开郁化滞之寒药，或将疏风散热之解表药加量。《素问病机气宜保命集》中亦有云："破伤风者，通于表里，分别阴阳，同伤寒证治。间阎往往有不知者，只知有发表者，不知有攻里者、和解者。此汗下和三法也，亦同伤寒证，然汗下亦不可过其法也。"认为破伤风当辨别表里、分别阴阳而治。元代朱丹溪《丹溪心法》中亦云："破伤风……防风、全蝎之类。"可见本病以治"风"为要。古籍中破伤风的治疗方药颇多，现执简驭繁，将其整理概括为以下几端，分述如下。

1. 辨证论治

（1）疏风散邪：破伤风初起之时，风邪在表，故可采用疏风散邪之法使风邪外出。唐代王焘《外台秘要》中即载有："疗金疮中风，角弓反张者方……取蒜一大升，破去心，以无灰酒四升，煮蒜令极烂，并滓服一大升以来，须臾汗如雨出则瘥。"取大蒜疏风解毒、发表散邪之功。唐代孙思邈《孙真人海上方》中亦记载有："破伤风病莫迟延，脱壳秋蝉三二钱，紧了牙关难治矣，烧灰酒下便安然。"认为蝉蜕烧灰可治疗破伤风，概取其疏风解表之功。

《医学纲目》中言曰："破伤风者，因疮热甚郁结而荣卫不得宣通，怫热因之遍体，故多白痂。是时疮口闭塞，气难宣通，故热甚而生风也。先辨疮口平无汁者，中风也；边自出黄水者，中水也，并欲作痓，急治之。又痛不在疮处者，伤经络，亦死症也。初觉疮肿起白痂，身寒热，急用玉真散贴之。伤在头面，急嚼杏仁和雄黄、白面敷疮上，肿渐消为度。"所用玉真散中主药如防风、白芷、天麻、羌活等多为疏风散邪之品。后文亦记载"羌活防风汤"用治破伤风"初邪传在表"，主药羌活、防风、川芎、藁本、当归、芍药、甘草、细辛等同样长于疏风发表。

《万病回春》中亦引刘完素言曰："破伤风证，河间云：风者，善行数变，入脏甚速，死生在反掌之间，宜急分表里虚实而用之。破伤风，邪在表者，则筋脉拘急、时或寒热、筋惕搐搦、脉浮弦也，宜散之。"认同破伤风一证应辨别邪气在表在里，其后文亦载有羌活防风汤、羌活汤等，所用药物多为羌活、防风、川芎、细辛、前胡、荆芥、菊花、麻黄、白芷、薄荷等长于疏风散邪之品，并强调"治破伤风，邪初在表者，急服此药以解之。稍迟，则邪入于里，与药不相合矣"和"治破伤风在半表半里，急服此汤。稍缓，邪入于里，不宜用"，明确指出此类方药适于破伤风之初起者。后文中亦载有："治破伤风。槐子一合炒，好黄酒一碗煎八分，热服，汗出为愈。"槐子疏风除湿，配合黄酒活血行气，共奏祛邪外出之效。此外亦有金刀如圣散，其曰："治破伤风。苍术八钱，白芷、川芎、细辛、麻黄各五钱，川乌（炮）、草乌（炮）

各四钱，薄荷一钱，上为末，每服一钱，热黄酒调服，盖覆，遍身汗出有验。"方中选用药物亦多长于疏风散邪。后文尚有："治破伤风。用野苏子半生半炒为末，炼蜜丸如指头大。每服一丸，热黄酒下。"野苏子功擅清热解毒、祛风除湿。

《医学纲目》载有白术防风汤，方中所用白术、防风、黄芪均长于疏风散邪。另外载有"治半表半里，头微汗，身无汗"之地榆防风散，所用地榆、防风、地丁香、马齿苋皆功擅清热解毒、祛风散邪。明代薛己《正体类要》中载有广利方："治破伤风发热，瓜蒌子九钱，滑石三钱半，南星、苍术、赤芍药、陈皮、炒柏、黄连、黄芩、白芷、甘草各五分，用姜水煎服。上二方，用竹沥、瓜蒌实辈，治破伤风热痰脉洪者。前方用南星、半夏、草乌、川乌辈，则治破伤风寒痰脉无力者。"所选多为疏风散邪药物，并分寒热以疗本病。

《证治准绳》载有一则医案："有一患者，仲夏误伤手，腰背反张，牙关紧急，脉浮而散，此表证也，遂用羌活防风汤一剂即解。此证若在秋冬腠理致密之时，须用麻黄之类以发汗，此乃暴伤气血不损之治法也。"提出可用羌活防风汤治疗表证破伤风，亦效。

《外科证治全书》云："破伤风者，因跌扑金刃伤破皮肉，及新久诸疮未合口，失于调护，风邪乘虚袭入经络，宜亟治之。如迟则邪陷三阴，头睛黑，额上汗珠下流，目瞪，身汗如油，腹满自利嘬矍缩，皆莫救矣。要在初受风时，其证发热恶风，筋脉拘急，牙关噤急，伤口锈涩肿胀，或四围起粟作痒。此风热尚郁在表，急取玉真散二钱，温酒调服，盖被暖卧一时许，即可消散。"认为破伤风风邪在表时，以温酒调服玉真散，即可疏风散邪、活血通络而愈。

《医碥》中亦云："或破损，或疮溃，风从破处入，郁遏正气为热，理同伤寒。而或甚者，以曾经去血挟虚也，故多搐痉等症。先须辨疮口，平而无水者，止于郁热而已。若肿而出水，则热郁而蒸成湿矣。脉浮在表，宜汗，羌活防风汤、九味羌活汤。表解后，以白术防风汤补之。脉弦者，半表半里，宜和解，小柴胡汤、羌活汤、地榆防风散。"认为本病初起时可用羌活、防风、白术等药物疏风散邪。

清代文晟《急救便方》中亦载有救急治破伤风之方："鸽粪（尖者炒）一钱，白面（炒）一两，麻不拘分两（炒存性），以上三味为末。如遇破伤风肿得头如斗大或垂死者，用黄酒调药，灌下即生，屡验。又方，用手足十指甲，香油炒黄为末，黄酒冲服，汗出即愈，真奇方也。又方，黄花一合炒黄，好酒一碗煎八分热服，汗出即愈。"所选药物亦取其疏风解表之功。

（2）息风止痉：风邪入里后，解表药已无法到达病所，因而历代医家多选用息风止痉药物以搜风散邪。《万病回春》中载有玉真膏，言其可"治破伤风及金刃伤、打扑伤损、并癞狗咬伤，能定痛生肌"，其用药为："天南星（为防风所制，服之不麻人）、防风各等分，上为末，破伤风以药敷疮口，然后以温酒调一钱。如牙关紧急、角弓反张，用药一钱，童便调下。"天南星味辛、苦，性温，长于祛风止痉。《医学纲目》中载有"治破伤风，惊而发搐，脏腑秘涩，知病在里"之"江鳔丸"，其用药为："江鳔半两（炒），野鸽粪半两（炒），雄黄一钱，蜈蚣一对，天麻一两，白僵蚕半两。上为细末，分作三分，先用二分，烧饭为丸，如桐子大，朱砂为衣。又用一分，入巴豆霜一钱，同和，亦以烧饭为丸，不用朱砂为衣。每服朱砂为衣丸药二十丸，入巴豆霜丸药一丸，次服二丸，渐加至利为度。再服朱砂为衣丸药，病愈止。"所用江鳔、雄黄、蜈蚣、僵蚕等均长于搜风散邪。

《普济方》中亦载有"治破伤风及诸风角弓反张、牙关紧急、言语不得"之牛黄丸，用药繁多，主药如牛黄、龙脑、麝香、朱砂、硫黄、水银、牛膝、天麻、天南星、干蝎、犀角（代）、槟榔等均长于息风止痉、清热定惊，故而配合用治本病。其后文亦载有"治破伤中风"之莽草散，方中莽草、泽泻、牛膝、柏子仁、乌蛇等亦多为搜风散邪、祛邪外出之品。同书中尚载有诸多方剂治疗破伤风,所选药物多为羌活、防风、细辛、乌蛇、僵蚕、天麻、天南星、蜈蚣等搜风散邪、定惊止痉之品。

《寿世保元》中同样记载诸多方药治疗破伤风,如羌活防风汤、和解汤、通里汤、五真散、夺命丹、立效散等,然总不离乎上文所述之搜风散邪、定惊止痉药物。《正体类要》中记载一则医案:"有一患者,杖处略破而患此,脉洪大而实,此里证也,用大芎黄汤一剂,大便微行一次,悉退,若投表药必死。宜急分表里虚实而治之,庶无误矣。"认为破伤风治当辨清表里,风邪已入里当用大芎黄汤搜风通络、泻下祛邪。明代徐春甫《古今医统大全》中亦载有诸多方药以治破伤风,如灵砂丹、急风散、玉真散、夺命丹、如圣散等,所用药物亦多为僵蚕、蜈蚣、乌蛇、南星、羌活、防风、细辛等息风止痉之品。

清代魏之琇《续名医类案》中记载了数则治疗破伤风的医案,如:"官使明光祖,向任统制官,被重伤,患破伤风,牙关紧急,口噤不开,口面㖞斜,肢体弛缓。用土虺蛇一条,去头、尾、肠、皮、骨,醋炙;地龙五条,去泥醋炙;天南星八钱重一枚,炮。上为末,醋炙,面糊为丸绿豆大。每服三丸、五七丸,生姜酒下,仍食稀葱白粥取汗,即瘥。"亦为取其搜风止痉之意。此外尚有:"万密斋治一妇人,年四十余,形黑而瘠,性躁急,先患左腿发内痈,溃后起坐。万曰:疮口未合,当禁风。其妇自恃强健,不听。忽一日眩仆,目瞪口,身反张,手足挛曲,亟求治。曰:此破伤风,痉病也。用桂枝汤加熟附子、黄芪、防风,一剂而病减。再服十全大补汤,三剂而安。"亦是同理。此外还记载了诸多医案均如此类,治疗多以息风止痉取效。

清代祁坤《外科大成》中云:"破伤风者,因皮肉破,被风寒外袭,渐传入里,则寒湿交作,口噤咬牙,角弓反张,口吐涎沫,入阴则身凉自汗,伤处反为平陷,其毒内攻矣。宜绀珠丹、玉贞散汗之,外仍贴玉真散,得脓为效。如汗后前症不退,伤处不高,渐醒渐昏,时发时止,口噤不语者,不治。"认为可用绀珠丹、玉贞散发表散邪,以"治破伤风牙关紧急,角弓反张,甚则咬缩牙舌"之玉真散外贴止痉。

(3)养血补虚:《医学纲目》中记载有养血当归地黄散:"日久气血渐虚,邪气入胃,宜养血。四物汤加防风、藁本、白芷、细辛各等分,为细末,每用五钱,水一盏半,煎至一盏,温服。"认为破伤风病久则气血虚弱,宜益气养血扶助正气以助邪外出。明代薛己《外科枢要》中亦言:"若果系风症,亦须以大补气血为本,而兼以治风之药。设若不审是非而妄药之,则误矣。"亦强调要重视补益气血,培根固本,在此基础上才可兼以治风之药。

2. 外治法

宋代杨士瀛《仁斋直指方论》中载有:"秘传破伤风方,初觉有风,急取热粪堆内蛴螬虫一二个,用手捏住,待虫口中吐出水,就抹在破处,身穿稍厚衣裳,待少时疮口觉麻,两胁微汗,风出立效。如风紧,急速取此虫三五个,剪去尾,肚内黄水自出,涂疮口,再滴些少,入热酒饮之,汗出立效。"认为蛴螬虫肚内黄水外涂可治疗破伤风,概取其搜风解毒之意。

《万病回春》中载有破伤风的外治法,其曰:"治跌打破头面及刀伤破手足,大口血流不止:沥青(即松香)不拘多少,碾为细末,将伤破疮口用手捏凑一处,以用药末厚敷上,将净布扎住。不怕风、不惧水,旬日即痊。"松香味苦,性温,归肝、脾二经,功擅祛风燥湿、排脓拔毒,故而外敷可治疗本病。此外同书中亦载有:"治破伤风,甘草、甘遂各等分,研成末,将蜂蜜并隔年老葱头共捣一块,将疮甲揭起,微将麝香先撒于上,然后搭药在上,点香至四寸,浑身汗出即愈。"方中主药甘遂味苦,性寒,长于逐水、消肿。

"治头面五发疮肿疥癣等疾及汤火、破伤"之摩风膏,所用药物为白附子、白芍、白茯苓、零陵香、白及、白蔹、白芷、白檀、藿香、升麻、细辛、黄芪、甘草、杏仁、黄蜡等，以油内浸百日。于腊日慢木炭火上银石器内煎，至白芷微黄色，离火，入瓜蒌二味，着内煮百沸，重绵滤去滓。再慢火上烧，香油下消尽净，黄蜡溶开为度。倾在瓷器内收贮。上糁脑子密封，旋用摩风涂之。所选药物亦多疏风拔毒之品。此外《初虞世》载有："治破伤风入疮强直，防风、天南星，上等分为末。以醋调作靥贴之。"认为用醋调制天南星末、防风末可治疗破伤风。

《医学正传》中记载有一则医案："安文陈珍四兄，因劝斗殴，眉棱骨被打破，得破伤风，头面大肿发热。予适在彼家，以九味羌活汤服取汗，外用杏仁捣烂，入白面少许，新汲水调敷疮上，肿消热退而愈。后以此法治若干人，皆验。"使用杏仁捣烂外敷治疗破伤风，概取其消肿降气之意。《外科大成》中亦有云："杏仁膏，治破伤风发热红肿者。杏仁（去皮研）、飞罗面等分，新汲水调敷。"可见杏仁外敷治疗破伤风确有一定疗效。

《古今医统大全》中记载了"风药一字散"外敷治疗破伤风："苍术四两，川乌二两，草乌、白芷各一两，防风、川芎各五钱，天麻、细辛各二钱半，全蝎一钱，上为极细末，金疮皮破血出，药到即止。以帛缚之……恶疮无时不愈，口含水洗疮，拭干擦之立效。蛇伤、犬咬、蝎蜇，口含盐水洗之，敷上效。杖疮有血，干敷之。"可见外敷治疗破伤风有一定疗效。此外同书中亦载有"专治一切恶疮，无名肿毒，风癣疥癫，及妇人吹乳，疯狗咬伤，诸风"之"金枣儿"，其用药为白术、苍术、麻黄、全蝎、川乌、川芎、细辛、防风、白芷、天麻、雄黄、辰砂等，"皆用新汲水磨汁一盏，涂疮上，一半服之"，内服外涂配合治疗破伤风。

《证治汇补》中载有："玉真丹……若为风犬所咬，便用漱口水洗净，搽伤处亦效。"提出玉真丹外用亦可治疗破伤风。清代陈士铎《洞天奥旨》中亦载"用葱涕调炒飞面涂之"之法治疗破伤风。

3. 其他治法

（1）灸法：《千金宝要》中即载有："破伤风肿，厚涂杏仁膏，燃麻烛遥灸之。"记载了以灸法治疗破伤风。明代朱权《寿域神方》亦载曰："破伤风，搐搦，角弓反张，用人耳中垢，不拘多少，纸上焙干为末，入熟艾中和匀，做成小艾炷七个或十个，灸患处即愈。"明确指出灸法可用以治疗本病，使用人之耳垢焙干与熟艾配合共同灸患处治疗本病。《万病回春》中亦沿用了此种方法，认为其"治破伤风及癫狗咬伤，此方最易而神效"，说明灸法治疗破伤风有一定疗效。《外科大成》中有言："破伤风诸药罔效危急者，及一切猪羊等风。鱼鳔（焙）、杭粉（焙黄）、皂矾（炒红）各一两，朱砂三钱（另研），上为末，每服二钱，无灰酒调服。外灸伤处。"同样提到了以灸法配合内服药治疗破伤风。

（2）按摩导引：《素问玄机原病式》中载有："凡破伤中风，宜早令导引摩按。自不能者，令人以屈伸按摩挽之，使筋脉稍得舒缓，而气得通行。及频以橛幹牙关，勿令口噤。若紧噤之，则常以橛当之，及频幹之，勿损牙齿，免致口噤不开，而粥药不能下也。"以导引、按摩之法治疗本病，并认为应当及早进行，若患者无此行为能力，当使别人帮助按摩、屈伸其肢体，以使患者筋脉疏通，气机得以调畅。元代危亦林《世医得效方》中载有："舒筋法，治破伤后，筋挛缩不能伸，他病筋缩亦可。用大竹管长尺余，钻一窍，系以绳，挂于腰间，平坐贴，举足磋衮之，勿计工程。久当有效。"使用长竹管钻孔系绳，挂在腰上，平坐后举足磋滚，概取其伸筋活络之意。

（3）烟熏法：《外台秘要》中载有："《古今录验》疗金疮得风，身体痉强，口噤不能语，或因破打而得，及斧刀所伤，得风临死，总用此方，无有不瘥，瓠瓜烧麻烛熏之方。取未开瓠瓜一枚，长柄者，开其口，随疮大小开之，令疮相当，可绕四边闭塞，勿使通气，上复开一孔如口，取浮麻子烛两条并然，瓠瓜向上，烛尽更续之，不过半日即瘥。若不止，亦可经一两日熏之，以瘥为度。若烛长不得内入瓠瓜，可中折用之。"认为可用烟熏之法治疗破伤风，并提出使用瓠瓜切开口，将浮麻子烛置于其上烧熏患处。

（4）鼻窍给药法：《仁斋直指方论》中记载有："蜈蚣全蝎散治破伤风搐搦，角弓反张。蜈蚣（去毒、炒）一条，全蝎一对（炒、去毒并头足），上为细末。如发时用一字或二字擦牙缝内，或吹鼻中。"以擦牙缝或吹鼻中的方法治疗破伤风，使用的主药蜈蚣、全蝎均长于搜风通络、解毒散邪，故而可用于治疗本病。清代赵学敏《串雅内外编》中载有："治远近风病，心恙风狂，中风涎潮，牙关不开，破伤风搐者，用肥皂角一斤，去皮弦子，切碎，以酸浆水浸，春秋三、四日，夏一、二日，冬七日，揉捞去滓，将汁入银器或砂锅慢火熬透，以槐柳枝搅成膏，取出摊浓纸阴干收贮。用时取手掌大一片，温水化在碗内，灌入病患鼻孔内，良久涎出为验。如欲涎止，服温盐汤一、二口即止。忌食鸡鱼生冷湿面等物。"提出灌鼻之法，使用皂角熬膏，取其解毒、化瘀之功，并用槐柳枝搅之，取其疏风散邪之功，同时亦指出本病之饮食禁忌，不可食用鸡、鱼、生冷之物。

（5）辅助治法：清代鲍相璈《验方新编》中亦言："凡破伤风寒热交作，口闭切牙，或吐白沫，手足扯动，或头足扯如弯弓，伤口平塌者，最为险症。用前玉真散可以起死回生，最为神妙。如仓卒制药不及，用手指甲、脚趾甲各一钱，香油炒黄研末，热酒调服，汗出即愈。终不如玉真散之妙……凡破伤风，先以自手三指并连，直插入病患之口，如可插入者易治，若只有二指插入者，其症必危。即妇人产后惊风，亦用此法验之，可知生死……凡人或以烟筒竹木等物，戳伤喉咙，恐呼吸之气亦有风扇，如颈项漫肿，口张不大，饮食难下，亦防破伤风。此是内吸风，终不息，无药可治，医者遇此，先须明告病家，庶免归咎。"提出多种方法辅助治疗破伤风，如用手指甲、脚趾甲研末送服，或以手指插入患者口中测其预后等，然其科学性尚有待考证，录出仅作参考之用。

综上所言，破伤风一证，多属危急，晋代王叔和《脉经》中即云："病疮，腰脊强急者，皆不可治。"此处所论"疮"即"金疮"，指伤后受风之证。《圣济总录》中亦提出了本病的预后："汗出如珠颗，眼黄，饮得水者，可治。若汗出如油，直视吐涎水，心烦热闷，头发乱，身不转者，难治。"元代罗天益《卫生宝鉴》中亦云："四般恶证不可治：第一，头目青黑色；第二，额上汗珠不流；第三，眼小目瞪；第四，身上汗出如油。"提出破伤风之恶候。明代陈实功《外科正宗》中亦有："如汗后，前症不退，伤处不高，渐醒渐昏，时发时止，口噤不开，语声不出者，终为死候。"强调破伤风的难治性及其不良预后。《张氏医通》中载有："或腹满自利，或口燥咽干，舌卷囊缩，皆死证也。"亦说明破伤风病情危重者可致死亡。因而现代医家应加强对本病的重视，及时发现并及早施治，防止其传变入里而不治。

本文对历代医家医籍中破伤风的相关论述进行研究整理，考察其学术规律、脉络及源流，以备临床参考之用。

（丁戊坤　马斯风）

脉痹源流考

脉痹一名，始见于《黄帝内经》，其临床表现可见不规则的发热，肌肤有灼热感、疼痛、皮腐或红斑，多因血虚、风寒湿邪留滞血脉所致。现从病名、病因病机、证候分类、治疗入手，对历代重要医籍中脉痹的相关病证论述进行整理研究。

（一）病名

脉痹是指寸口或趺阳脉伏，血压不对称，患肢疲乏、麻木或疼痛等肢体病证，但在一些古代文献中，也将许多病证归属于脉痹范畴，或由脉痹发展而成，使脉痹出现一病多名，如心痹、血痹等。脉痹在各个朝代皆有不同归属命名，但相互之间联系密切。经追溯与考证，均以病位和病因病机分类命名。

早在《黄帝内经》成书时期，即有关于脉痹、心痹的记载。二者均属痹证之范畴，然其病位有别。脉痹为五体痹之一，心痹则归于五脏痹。脉痹日久不愈，复感风寒湿邪，向内传变，而成心痹。《素问》中提到："黄帝问曰：痹之安生？岐伯对曰：风寒湿三气杂至，合而为痹也……帝曰：其有五者何也？岐伯曰：……以夏遇此者为脉痹。"风邪、寒邪、湿邪此三种致病因素杂糅致病，即为痹证，而在夏季因此三邪致病，则为脉痹。又云："帝曰：内舍五脏六腑，何气使然？岐伯曰：五脏皆有合，病久而不去者，内舍于其合也……脉痹不已，复感于邪，内舍于心……心痹者，脉不通，烦则心下鼓，暴上气而喘，嗌干善噫，厥气上则恐。"五脏外合于五体，五体病变日久不去，则向内传变于所合之脏。脉痹未愈，复感风寒湿邪，内客于心，而成心痹。此外，《素问》尚有"悲哀太甚，则胞络绝，胞络绝则阳气内动，发则心下崩数溲血也故《本病》曰：大经空虚，发为肌痹，传为脉痿"之记载。其中"肌痹"，隋代杨上善《黄帝内经太素》作"脉痹"。因悲哀太过尿血后，脉道空虚，发为脉痹，传变为脉痿。

东汉著名医家张仲景所著《金匮要略》载曰："问曰：血痹病从何得之？师曰：夫尊荣人，骨弱肌肤盛，重因疲劳汗出，卧不时动摇，加被微风，遂得之。"血气痹阻与经脉痹阻相关，故血痹与脉痹类同。隋代医家巢元方在《诸病源候论·心痹候》中记载："思虑烦多，则损心，心虚故邪乘之，邪积而不去，则时害饮食，心里愊愊如满，蕴蕴而痛，是谓之心痹。"心主神志，思虑过重会影响心脉，心虚则招致外邪侵扰，使心痛痹阻，饮食不节亦会加重病情。唐代孙思邈所著《备急千金要方》中所论的"脉极"与脉痹总体相似，将五体痹归于"六极"门下，其中提到："凡脉极者，主心也，心应脉，脉与心合，心有病，从脉起。"认为心与血脉相应，若脉极亦有出现脉痹之可能。迨至明代，秦景明所撰《症因脉治》中提到："心痹之症，即脉痹也。脉闭不通，心下鼓暴，嗌干善噫，厥气上则恐，心下痛，夜卧不安，此心痹之症也。"脉络闭塞不通，阻碍血气运行，致心慌、胸闷、心痛、恶心、呕吐、睡眠不佳等症状。

（二）病因病机

诸多外感内伤因素导致血脉痹阻，脉络失养，发为脉痹。其病因病机整理概括为正气不足、外邪侵袭、阳明有余、悲气所致、脉道瘀阻五类，现分别论述如下。

1. 正气不足

北宋王怀隐等所著《太平圣惠方》曰："夫劳倦之人，表里多虚，血气衰弱，腠理疏泄，风邪易侵……随其所感，而众痹生焉。"在此进一步指出劳倦日久之人，表里俱虚，易感外邪，进而病痹证。明代朱橚等所著《普济方》中指出："夫风寒湿三气杂至，合而为痹，皆因体虚腠理空虚，受风寒湿而成痹也。"虽然风、寒、湿三邪合而致病，但是此为外因，内因为正气不足，腠理空虚，营卫失和，进而感受三邪而致病。明代方隅所撰《医林绳墨》也提到："大率痹由气血虚弱，荣卫不能和通，致令三气乘于腠理之间。"邪之所凑，其气必虚，人体正气虚弱，抗邪无力，三气方能乘虚而入，发而为痹。清代叶天士所著《临证指南医案》曰："痹者，……皆由气血亏损，腠理疏豁，风寒湿三气得以乘虚外袭，留滞于内，致湿痰浊血，流注凝涩而得之。"叶天士在正气虚感外邪的基础上，论述了湿痰、浊血凝滞，进一步阐明了病机的发展。

2. 外邪侵袭

《素问》首先提出脉痹的病因："风寒湿三气杂至，合而为痹也……以夏遇此者为脉痹。"故痹病始发，经脉气血为邪气所扰，运行不利，闭阻不通，痹病多邪气杂合。其后又提出："故风寒湿三气杂至，则壅闭经络，血气不行而病为痹，即痛风不仁之属。"患痹证所感受风、寒、湿邪交杂致病，阻滞经络，致使气血不能运行，出现疼痛、麻木的症状。《三因极一病证方论》提出："三气袭人经络，入于筋脉、皮肉、肌骨。"风、湿、寒邪相杂至，袭人经络而成痹，或中皮脉肌骨筋，内舍心肝脾肾肺。清代医家尤怡在《金匮翼》曰："风寒湿三气，袭人经络……入于脉则血凝不流。"清代沈金鳌在《杂病源流犀烛》曰："风寒湿三气犯其经络之阴而成痹也……入于血，则凝而不流为脉痹。"尤怡、沈金鳌都认同是三种外邪侵犯经脉而生脉痹。清代王清任《医林改错》曰："因不胜风寒湿热，邪入于血管，使血凝而为痹。"又曰："入于血管，痛不移处。"邪气入于脉络而成脉痹，经脉凝涩不通，不通则痛，血分受累，痛不移处。清代费伯雄《医醇賸义》曰："夫六淫之邪，暑燥火为阳，风寒湿为阴，阴气迭乘，营卫不通，经脉阻滞。"其中将风、寒、湿三邪归为阴邪，阴邪致病，导致营卫不通，进而经脉瘀阻，而发脉痹。

3. 阳明有余

《素问》中记载："阳明有余病脉痹，身时热。"明代著名医家张景岳在《类经》中对此解释为："阳明者燥金之气也，其合大肠与胃，燥气有余，则血脉虚而阴水弱，故病脉痹及身为时热。"阳明盛者，其燥气消耗阴血，导致血脉虚，故病脉痹而身时热。

4. 悲气所致

《素问》曰："悲哀太甚，则胞络绝，胞络绝则阳气内动，发则心下崩数溲血也……大经空虚，发为肌痹，传为脉痿。"其中"肌痹"，《黄帝内经太素》作"脉痹"。此条文论述了情志因素所致的脉痹，指出悲伤过度，气机郁结而使心胞络隔绝不通，进而导致阳气在内妄动，下移小肠，分泌清浊失调，于是屡发血尿，血虚日久，大经空虚，发为脉痹，传变为脉痿。

5. 脉道瘀阻

痹证皆是气血凝滞不行而发生。《素问》提到："卧出而风吹之，血凝于肤者为痹，凝于脉者为泣，凝于足者为厥。此三者，血行而不得反其空，故为痹厥也。"风寒湿气为患，血受邪则凝滞。其在肌肤则为痹阻，其在经脉则为瘀滞，其在足部则为厥逆，由于血行不畅，气血不能通达于机体，因此就会发生痹与厥逆等病态。《诸病源候论》曰："夏遇痹者为脉痹，则血凝不流，令人痿黄。"人体气血流行分布，常随四时季节的更替、气温的变化而发生相应的变动，心主夏，亦主脉，四时五行合乎人之五体而言痹，进行分类，虽然《黄帝内经》以春夏秋冬四季来命痹病之名，但病邪深入程度不同，不必拘泥。《备急千金要方》曰："气血瘀滞则痛，脉道阻塞则肿。"孙思邈认为气滞血瘀，气血不行可致脉道瘀阻，出现脉痹肿胀之症状。唐代医家王冰在注释时认为："泣，谓血行不利。空者，血流之道，大经隧也。"对《黄帝内经》中脉道不利，气血不行而致瘀阻的病因病机进一步总结。宋代太医院编《圣济总录》中曰："血性得温则宣流，得寒则凝涩，凝涩不行，则皮毛萎悴，肌肉瘴痹。"血得温则行，得寒则凝，得寒邪入侵皮肤、肌肉、筋脉后，出现血凝不行，后而出现无法滋养皮毛肌肤。宋代严用和《济生方》曰："脉痹之为病，应乎心，其状血脉不流，令人痿黄，心下鼓气，卒然逆喘不通，嗌干善噫。"其中所述脉痹，主要由心脉瘀阻，气血不能供养而致萎黄、胸闷、气短等症状。明代张景岳撰《景岳全书》亦说："盖痹者，闭也。以血气为邪所闭，不得通行而病也。"经络气血痹阻，不通不荣而致痹。《症因脉治》中提到："痹者闭也，经络闭塞，麻痹不仁，或攻注作疼，或凝结关节。"详细描述了痹证的麻木、疼痛等临床症状。清代何梦瑶所著《医碥》提到"血脉不流而色变"，脉痹致瘀，血气不行，而致周围肌肤颜色改变。清代顾靖远所著《顾松园医镜》曰："痹者闭也，三气杂至，则经络闭塞，血气不流，而痹斯作矣。"顾公认为风寒湿导致经脉痹阻，进而产生脉痹。清代汪蕴谷所撰《杂证会心录》曰："痹者闭也，乃脉络涩而少宣通之机，气血凝而少流动之势。"气机阻滞，血行不畅而致瘀，痹阻经络而致痹。清代董西园所著《医级》曰："湿热火痰，郁气死血，留滞经络形层内外，以致麻木痛痒者，不可不知。"在风、寒、湿三邪致病基础上，丰富火热之邪致病之说，诸般邪气阻碍气血运行，出现肢体麻木、疼痛、瘙痒等临床表现，进一步丰富本病之病因病机。

（三）证候分类

脉痹根据其病因病机可分为如下几种证候类型：①风寒阻络；②阳虚寒凝；③寒凝血瘀；④气郁血瘀；⑤湿热蕴结；⑥阴虚内热；⑦气血两虚；⑧脾肾阳虚。

（四）治疗

1. 辨证论治

（1）补益正气

1）寓通于补：《圣济总录》中提到"导痹汤"，治"脉痹血道壅涩"。方中黄芪、人参、白茯苓、甘草补气健脾；当归补血活血；肉桂温通经脉；枳实理气行滞；配半夏理气和中，以使补而不滞。因心主血脉，气血不足，心失所养，则惊悸不安，故加茯神、远志、龙齿以安神定志；桔梗载药上行；生姜、大枣调和营卫。全方共奏益气血、通经脉之功效。后又载"人参丸"治本病，方中人参、黄芪补正；麦冬、熟干地黄滋补阴精。《圣济总录》中对身体麻木不仁之脉痹者，采用"黄芪汤"治疗，方中黄芪之补善达于卫表，温分肉，肥腠理，一身阳气通合则津血自生；黄芪配伍人参，补中益气；当归、芍药养血和血；补益心脾、补气血；菖蒲发散开窍；白茯苓健脾益胃，既能祛邪又可补正，药性平和使补而不峻，利而不猛。清代张志聪、高世栻所著《本草崇原》对干地黄论述为："主治伤中者，味甘质润，补中焦之精汁也。血痹，犹脉痹。逐血痹者，横纹似络脉，通周身之经络也。得少阴寒水之精，故填骨髓，得太阴中土之精，故长肌肉。"其具有通血脉、通周身之经络的功效，因其特殊的生长位置，亦有填精生肌之功效。方中又加茯神、龙齿、远志养心安神定志；赤石脂酸涩收敛；菖蒲发散开窍，为治脉痹之要药。清代杨时泰所撰《本草述钩元》中提出："故论治血证者，必以救阴之伤为主，但不可妄投苦寒以伤阴气，以真阴为阳之守，而阴气又为血之先耳。"强调治疗血脉时当慎重选择苦寒之药物，以防伤及阴血。清代卢之颐著《本草乘雅半偈》曰："痹证有五，菖蒲独宜脉痹。取象形从治，则易于分解。又观菖叶两歧，菖茎盘络，悉从中心透发，故能开人心孔，而心孔为诸脉络之宗主，其挛结屈曲之状俨似之。背阳喜阴，臭之爽朗，当补五脏之用，非补五脏之体，以用行则窍通也。"对石菖蒲这一中药形态、性状、功效进行详细描述，石菖蒲可发散开窍，可作为治疗脉痹的要药。

2）攻补兼施：《圣济总录》中采用"升麻汤"治疗本病，"治脉痹，面颜脱色，脉空虚，口唇色赤，干燥，消瘅蠲热，润悦颜色"，方中升麻升阳举陷；射干清热解毒；川芎活血祛瘀、行气开郁、祛风止痛；人参补气；赤小豆利水消肿；麦冬滋阴润肺、益胃生津；葳蕤生津止渴。

宋代陈自明所著《妇人大全良方》中"治血气凝滞，手足拘挛、风痹、气痹等疾皆疗"，选用三痹汤，取其益气活血、补肾散寒、祛风除湿之功。清代喻嘉言《医门法律》评价此方："此用参芪四物，一派补药，内加防风、秦艽以胜风湿，桂心以胜寒，细辛、独活以通肾气，凡治三气袭虚而成痹患者，宜准诸此。"清代汪昂《医方集解》也针对此方治疗诸痹证的遣方用药进行阐述，其曰："风痹诸方，大约祛风、胜湿、泻热之药多，而养血、补气、固本之药少，惟此方专以补养为主，而以治三气之药从之，散药得补药以行其势，扶正驱邪，尤易于见功，故喻氏取之。"由此可知，历代医家治疗风痹多采用祛风、胜湿、泻热之药，若邪气入侵日久则伤正，理应采用扶正祛邪之法。而脉痹属痹证一种，其风气偏胜者可表现为风痹，故治疗可参考本法。

清代孟文瑞所辑《春脚集》中提及："又有五痹，筋屈不伸为筋痹，血凝不流为脉痹，肌多不仁为肉痹，重滞不举为骨痹，遇寒皮急为皮痹。此方统治诸痹，但直按症加减。"治疗此风、寒、湿三气集合成痹，基础方采用行气开痹饮，脉痹，加菖蒲、茯神、当归。全方共奏补气活血、祛风化瘀之功效。

（2）祛风通络：《圣济总录》采用"海桐皮散"方治疗本病："治风毒流入脚膝，行履艰难，向夜筋脉痹挛疼痛。"全方共奏补肝肾、祛风湿、止疼痛之效。

（3）活血通痹：

1）活血补虚：清代吴谦等所著《医宗金鉴》将脉痹分为虚实进行辨治：脉痹病虚，采用加减小续命汤加姜黄或红花，达到活血补虚的目的。

2）活血祛瘀：《医宗金鉴》中治疗脉痹病实，用增味五痹汤，以红花、桂枝为主，达到活血祛瘀的目的。

3）清热活血：清代鲍相璈《验方新编》用四妙勇安汤治湿热脉痹。方中重用金银花，以清热解毒为主；玄参泻火解毒；当归活血散瘀；甘草配金银花加强清热解毒作用。全方共收清热解毒、活血通脉之功。

2. 外治法

脉痹的外治方法主要是针灸治疗，少数情况可以使用到药物熏蒸、渴渍等其他治疗方法。《金匮要略》中记载："但以脉自微涩，在寸口、关上小紧，宜针引阳气，令脉和，紧去则愈。"病血痹者，脉涩阻滞，在寸、关两处呈紧脉，此时采用针刺治疗，使脉缓和，达到治疗的目的。

脉痹一病，多因正气不足，或感受外邪，导致血脉痹阻，脉络失养，发而为病。其传变过程极为复杂，是诸多内因和外因共同作用的结果。《素问》曰："脉痹不已，复感于邪，内舍于心。"《诸病源候论》曰:"脉痹不已,又遇邪者,则移入心。"两书都强调心主血脉,脉痹日久可导致心痹。《素问》中还提到:"诸痹不已,亦益内也。"五体之痹病久而不去,各以其时复感于邪,内舍五脏,可为多脏痹,如脉痹除易向心痹发展外,还可向其他脏腑传变,形成多种脏痹。《儒门事亲》曰:"脉痹不已而成筋痹。"传变可由外入内,由浅入深发展。

本病的治疗原则,如《灵枢》所述:"血和则经脉流行,营复阴阳。"重点在于调阴阳,通血脉,则能祛邪外出而病自除。《备急千金要方》述:"善治病者,初入皮毛肌肤筋脉则治之;若至六腑五脏,半死矣。"同样《医宗金鉴》中也提到:"痹在筋骨痛难已,留连皮脉易为功,痹久入脏中虚死,脏实不受复还生。"病位表浅则易医,但如若病久传变深入,则预后不良,甚至死亡。

综上所述,自《黄帝内经》成书至今,历代医家展开了对脉痹的病名、病因病机、证候分类及治疗手段的探索,这些成果至今仍影响我们对本病的认识,同时在提高医者的临床实践能力方面也是不可或缺的。

(宋美玉　温　馨)